U0867588

# 中西医结合脑病学

主编◎雷 励 杨明芳 郭 铁

中医古籍出版社
Publishing House of Ancient Chinese Medical Books

图书在版编目（CIP）数据

中西医结合脑病学 / 雷励，杨明芳，郭铁主编 .—北京：中医古籍出版社，2022.9

ISBN 978-7-5152-2514-2

Ⅰ . ①中…　Ⅱ . ①雷…　②杨…　③郭…　Ⅲ . ①脑病—中西医结合—诊疗　Ⅳ . ① R742

中国版本图书馆 CIP 数据核字（2022）第 114291 号

**中西医结合脑病学**

主编　雷　励　杨明芳　郭　铁

---

责任编辑　刘　婷
文字编辑　张　威
封面设计　韩博玥
出版发行　中医古籍出版社
社　　址　北京市东城区东直门内南小街 16 号（100700）
电　　话　010-64089446（总编室）010-64002949（发行部）
网　　址　www.zhongyiguji.com.cn
印　　刷　廊坊市靓彩印刷有限公司
开　　本　787mm×1092mm　1/16
印　　张　26
字　　数　570 千字
版　　次　2022 年 9 月第 1 版　2022 年 9 月第 1 次印刷
书　　号　ISBN 978-7-5152-2514-2
定　　价　118.00 元

# 《中西医结合脑病学》
# 编委会

**主　编：**雷　励　杨明芳　郭　铁

**编　委：**（按姓氏笔画排序）

王婷婷　朱兴位　朱海林　刘柯均

李　婷　陈晓琴　陈钰梅　陈焱彬

罗星星　周　愚　蒲云学　黎　辉

# 前 言

诸阳之会、诸神之聚的脑，主神明，安五脏，为人身至精、至粹之处，联系全身。人之脑调和自然，适应社会，维持人体与自然、社会的相对稳定状态。脑的生理、病理知识及脑病防治问题，向来为医学科学所关注。中医学很早就有关于神经科疾病的记载，历代医家对神经科疾病的病因、诊断、治疗都有丰富的经验总结。

众所周知，脑病是严重危及人类生命、危害人类健康的常见病、多发病，给患者、家庭及社会带来沉重的负担。随着我国老龄化社会的逐渐临近，脑病发病率已呈上升趋势。因此，脑病防治方面的研究已成为当今医学界面临的重要课题。自美国于1990年率先实施“脑的十年”计划以来，世界上许多国家制定了类似的计划，以加强对脑病的研究，极大地推动了脑病的防治。近年来，我国投入了大量的人力和物力，并运用各种先进技术和最新的科学理论研究脑病，使之在病因研究、诊断技术和治疗方法上都有了迅速的发展，取得了很大的进步。特别是自开展中西医结合诊治脑病以来，运用中药、针灸治疗脑病的研究和实践已取得了令人瞩目的成果。

本书系统阐述了中医脑病学的基础理论，全面地介绍了临床常见脑病的中西医结合诊治知识。既对脑病的中医病因、病机进行了探讨，又综合介绍了国内外脑病的病因、病理方面的理论。本书力求突出中西医结合特色，既发挥了中医对脑病诊治的特点，又充分引用现代科学的新成果，坚持理论联系实际及实事求是的治学原则，注重其科学性、系统性和实用性。

本书在编写过程中参考了大量的文献，谨对这些文献的著作者及出版者一并表示感谢。由于作者水平所限，书中难免有不妥和疏漏之处，尚祈各位专家和读者批评指正。

本书编委会

2022年8月

# 目录

# 第一章
# 中西医结合脑病学概述

## 第一节　中医脑病学的源流及发展

中医学有关神经系统疾病的认识，可追溯至《五十二病方》，书中提出了伤痉、婴儿索痉、癫痫等病名及治法。成书于战国、秦汉时期的《黄帝内经》，全面总结了中国古代医家的医疗经验，形成了中医学独特的理论体系。该文献对某些神经系统疾病有了较为详细的论述，如头痛一病，见载于《灵枢·厥病》《灵枢·寒热病》《素问·刺热论》《素问·风论》《素问·脏气法时论》等诸多篇章中，根据其不同特点、疼痛部位和发病原因，列有真头痛、厥头痛、偏头痛等，以及湿郁、热郁、血瘀、外感等各种头痛，为后世头痛的辨证论治奠定了基础。再如《素问·生气通天论》中“阳气者，大怒则形气绝，而血菀于上，使人薄厥，有伤于筋，纵，其若不容”的论述，阐明了薄厥的病因、病机、症状表现，与现代医学的脑血管意外极为相似。《黄帝内经》还设专篇对痉证的病因、病机、症状、分类、诊断要点及治疗原则等作了系统论述，指出外感暑湿、七情过用、房室劳倦等引起的五脏热盛津枯、五体失养是痿证发生的主要机制，并根据五脏与五体的所属关系及症状特点将其分为“痿躄”“脉痿”“筋痿”“肉痿”“骨痿”等五种类型，其中有肢体纵缓无力者，亦有痉挛拘急不用者，分别相当于现代医学的下、上运动神经元型瘫痪。关于治疗，《素问·痿论》提出了“治痿独取阳明……各补其荥，而通其俞……各以其时受月”的原则，至今仍指导着中医的临床实践。此外，《黄帝内经》对眩晕、汗出异常、睡眠障碍、肢体疼痛、肌肤麻木、昏厥等神经病变亦有专门论述。

东汉时期，中医学有了较大发展，张仲景的《伤寒杂病论》开创了辨证论治的先河，对某些脑病的脉因证治有了全面的阐述。又如《金匮要略》把半身不遂、口眼歪斜等表现者正式命名为“中风”，认为本病是由络脉空虚、风邪乘虚入中所致，由于风邪入中的浅深和病情轻重不同，而有在络在经、中腑中脏的区别，治疗上采用了扶正祛邪的侯氏黑散，为后世辨治此类疾病奠定了基础。

隋唐医家对感觉异常的病证有了进一步认识。《诸病源候论》认为，“不仁”是由“荣气虚，卫气实，风寒入于肌肉，使血气不宣流”而致;《千金方》观察到中风、痹证等病证既有表现为“半体不仁”或“四肢不仁”者，又有“风邪走注皮肤中如虫行”“皮中动淫淫如有虫啄”者，并称前者为木，后者为麻，为后世麻、木分治提供了依据。

宋代以后，对眩晕的病因、分类和治疗的认识较前人又有所发展。严用和在《重订严氏济生方》中说："所谓眩晕者，眼花屋转，起则眩倒是也，由此观之，六淫外感，七情内伤，皆能导致。"严氏首次指出外感风寒暑湿皆可致眩，并提出"七情所感，使脏气不平，郁而生涎，结而为饮，随气上逆，令人眩晕"的七情内伤致眩说，补前人之未备。《圣济总录》着重于眩晕的治疗，载有治眩方剂40余首，方药涉及治风、散寒、除湿、清热、补气、养阴等诸多方面，其中既有汤、丸、散等内服方剂，也有药膏涂抹外治疗法、服药时间和服药方法，也根据不同病机而有所区别，所载内容可谓症因明确、治法精当、调理适宜。

金元时期，学术争鸣使中医对神经系统疾病的认识大为深化，特别是对中风的认识，在前人基础上提出了新的观点。刘河间的"心火暴盛"说、李东垣的"正气自虚"说、朱丹溪的"痰湿生热"说等，都从"内风"立论，是中风病因学说的一个重大转折。王履总结了自《黄帝内经》以来的各派观点，从病因学角度首次将中风分为"真中""类中"两个类型，并指出中风发生与年老气衰有关，情志激动常为发病诱因。这些理论对中风的辨证论治有着重大参考价值。此外，金元各医家对眩晕、麻木、肢颤、痿痹等也从不同角度进行了阐述，如眩晕，刘完素主张从"火"立论；张子和主张痰实致眩，提出了吐法为主的治疗方法；朱丹溪倡导痰火致眩说，同时也阐述了淫欲过度、吐衄崩漏等因虚致眩的机理。对于痿证，张子和强调火热致痿，而直断"痿病无寒"，并以黄连解毒汤、凉膈散等方治疗痿证，还用医案形式记载了有关讨论分析；朱丹溪分湿热、湿痰、气虚、血虚、瘀血五个证型辨治痿证，在此基础上以五行生克制化理论阐明痿证的病机，认为五行之火，火二水一，阳常有余，阴常不足，提出了"泻南补北""滋阴清热"以除肺热、补肝肾、实脾胃为原则的治疗方法。这些是对《黄帝内经》"治痿独取阳明"理论的发展和补充，对后世有重大影响。

对于中风，张景岳提出"非风"之论，强调"内伤积损"是中风的根本原因；李中梓在王肯堂辨阴中、阳中的基础上，又进一步提出了分辨闭、脱二证的见解；叶天士创肝阳化风学说，以阴虚肝旺、风阳妄动、中土受戕、阴阳并损作为中风发病的原因，并在治疗上有所发挥；王清任宗张景岳之说，专以气虚立论，制定了补阳还五汤，对气虚血瘀型偏瘫疗效显著。

新中国成立以来，我国制定了一系列医疗方针和中医政策，为中医学的发展提供了有力的保障。广大医务工作者采用中医、中西医结合的方法来治疗神经系统疑难顽症，取得了世人瞩目的成就，同时也使中医治疗脑病的理论得到了丰富和发展。

## 第二节　脑的生理

### 一、脑的组织结构

中医学关于胚胎时期人体各器官形成的理解，与现代医学的论述（胚胎形成后各时期人体器官的主要形态特征）大致相符。认为脑与心、肝、肾等重要内脏同时或稍前形成。《灵枢·经脉》曰“人始生，先成精，精成而脑髓生，骨为干，脉为营”，明确指出受精卵形成后胚胎逐渐长成，脑髓随之生成，说明脑的生成较人体其他组织为先。清代王惠源在总结前人认识的基础上提出“子宫既感染成孕，于六月之后，乃发多细络如细腺，而周于精质之体，以遭受父母之血，与元火之生活发动，如酵水和面，罯郁而热发也。遂成三泡，如雨下滴之水泡。三泡既发，首成三支，心一、肝一、脑颅一，是胎质模形之兆发也。三泡发后，名曰人胚……或问三泡，即为精质之作德所结发，以补养血成肝体，以脉络血成心体。则脑颅之体，将何以结成乎？曰：夫至三泡，以结成脑颅与头之全体，所以须用多精质之体，与其德也……夫心以脉络甚热之血结成，肝以血络补养之血结成。脑颅及头角有骨、筋、髓、细皮等类，为其全体，既非再为二者之血所结，必须用精质之纯体以结成矣。如血络、脉络、筋络，与凡肢节之细络及细皮等继之质体，其初皆以精质结成，非以血体而成也。乃头颅骨、肉、筋等，血络脉络结成以后，以补养之血养其体。其余者，更变为精质备材之德，而后通于外肾之本所。又脑颅之体俱成，而后头之余体别分，渐相结成，与相结合，犹接顶骨，为扶佑脑髓之嫩细体，乃循其性，渐皆结成也。头为周身之首，尊居于百肢之上，为外五官，内四司之所赖以摄百肢而通其运动知觉之德，故百脉咸顺于首而相应也”。（《性原广嗣·胎孕化形生禀元质次序论》）这段论述指出脑的形成与心、肝在同一时期，而又自成体系。脑之质是受精卵中“多精质之体”，与内脏不同，与肢节、皮肉有异。

## 二、脑的生理功能

脑是机体全部精神意识、思维活动的物质基础，是精神作用的控制系统，是精神意识活动的枢纽。《素问·脉要精微论》曰：“头者，精明之府。”关于精明之府的含义，《类经》认为“五脏六腑之精气皆上升于头，以成七窍之用故为精明之府”，说明头脑主神明，为精神、意识、思维、聪明之府，人体精神意识思维活动藏之于脑，从脑发出，以认识世界，维持人体与自然、社会的相对稳定状态，调和情绪，促进形体和精神健康。

脑为诸阳之会，头为诸阳之会，十二经之阳会聚于头，五脏六腑之清阳也汇聚于头脑，故唐代孙思邈曰：“头者，身之元首，人神之所法，气口精明，三百六十五络，皆上归于头。头者，诸阳之会也。”（《备急千金要方》）清代张石顽提出：“头者，天之象，阳之分也。六腑清阳之气，五脏精华之血，皆朝会于高巅。”（《张氏医通》）说明“头，独也”，阳气之所聚，故一身清窍在上。智慧技巧、认识思维、分析决断、情绪情感、感觉联想等精神活动都是脑的生理功能。

脑为诸神之聚，脑主神明，是机体行为、情性的物质基础，神、魂、魄、意、志为脑的生理功能，喜、怒、哀、乐、爱、恶及忧、思、悲、恐、惊等是脑受到各种刺激反应于外的表现。晋代魏华存对此多有论述，曾曰“泥丸百节皆有神”“一面之神宗泥丸，泥丸九真皆有房，方圆一寸处此中”“但思一部寿无穷”“非名别住处此中”，说明脑藏神，主精神意识思维活动。后世在此基础上又有发挥，而有脑“为一身之祖窍，万神汇集之都”“一身之宗，百神之合”的论述。七窍为脑所主，七窍的功能作用是脑生理功能的外在表现。《灵枢·大惑论》曰：“五脏六腑之精气，皆上注于目而为之精，精之窠为眼，骨之精为瞳子，筋之精为黑眼，血之精为络，其窠气之精为白眼，肌肉之精为约束，裹撷筋骨血气之精而与脉并为系，上属于脑，后出于项中。”说明目与脑结构相连，目的功能是脑神向外的反应。此外耳闻声音、鼻嗅气味、舌知五味及二便的排泄也由脑神总摄。故清代王惠源曰：“耳目口鼻之所导入，最近于脑，必以脑先受其象而觉之，而寄之，而存之。”认为脑主七窍，司功能作用，协调五官之间的关系而使五官各具选择性，同时各具独有的功能作用。古人曰“天有七星地七宝，人有七窍权归脑”，说明有脑的功能作用，才有五官的各种感觉，如味觉、听觉、视觉、嗅觉等。

## 三、脑神及其功能

### （一）脑神的定义

脑神是脑物质细微精深的结构和脑生理功能活动的有机结合，分之为二：一为物质，二为功能。脑神有狭义、广义之分。狭义的神为心神，藏于心；广义的神为脑神，含有五脏神及魂、魄、意、志、思、虑、智等内容，藏于脑。神的广义概念包括了狭义概念。昔谓之曰：“（神）在头，曰泥丸君。总众神也，照生识神，人之魂也。司命处心，纳心源也；无英居左，制三魂也；白元居右，拘七魄也；桃孩住脐，保精根也。昭诸百节，生百神也。所以周身神不空也。元气人鼻，灌泥丸也。所以神明，形固安也。运动住止，关其心也。所以谓生有油然也。子内观之，历历分也。”（《太上老君内观经》）说明五脏神上归于脑，脑是元首，统率五脏之神，是众神之长，众神从此而生、而长，而行其正常生理功能。意识、思维、感觉、知觉是在脑神的作用下产生的。心神、肝魂、肺魄、脾意、肾志在脑神的作用下各自发挥生理功能。至于关节的活动、皮肤的感觉，以及耳、目、口、鼻的作用同样不能离开脑神。由此可见，脑神是全身的控制中心，全身各部都受脑神控制。

### （二）脑神的来源

脑神来源于脑，藏之于脑，是脑物质细微精深的结构和功能活动的集中表现，其来源有二。其一，脑神的来源是精，《灵枢·本神》曰：“故生之来，谓之精，两精相搏谓之神。”说明神由先天之精生成，当胚胎形成之际，脑髓随之生成，生命之神即已产生和存在。是故明代赵台鼎曰：“元精者，父母交媾之初，阴阳偶合之始，精血相含，孕于坤宫，生子坎户，徐徐凝结，渐渐成胎，十月周圆，形体全备，身中一物，名曰命蒂，乃召命之命尔，自造化中来，以其能召元神入身而为物者。”（《脉望》）说明精生神成形，精是神形的物质基础，神形由精变化发展而来，神形本身就是物质。其二，形体生成以后，脑神赖后天水谷精微的营养而成长，故《灵枢·平人绝谷论》曰："故神者，水谷之精气也。"水谷之精气上荣于脑，脑实髓满，神自身才能发展，机能才能旺盛。由此说明，神由先天之精化生而来，赖后天水谷之精的营养。先天之精是形体（也包括脑在内）的物质基础，后天水谷精微是脑神营养和脑神成长的源泉。神具有"体"的一面，也有"用"的一面，它既是脑的细微结构，又是脑的功能作用。脑神含阴阳，分之为二，合之为一，对立而又统一。

### （三）神的功能作用

昔谓"动物自首生，植物自根生。自首生，命在首；自根生，命在根"，说明脑是生命活动的中心，通过神"具众理而应万事"，协调脏腑功能，调节形神之间的阴阳变化，通关窍，泽肌肤，其作用既向内，又向外，正如明代赵台鼎所说："脑为上田元神所居之宫，人能握元神栖于本宫，则真气自升，真息自定，所谓一窍开则百窍开，大关通而百关尽通也。"（《脉望》）说明神在脑中居首位，是脑之精华，生命活动的中心。神具有独特而又复杂的生理功能。

神对人体阴阳变化具有调节作用。形体的动与静，精神的兴奋和抑制，情绪的喜与怒、哀与乐、爱与恶，个性的刚与柔、静与躁，气体交换的呼与吸，人体动作的出与入、屈与伸、反与复……人体的各种矛盾双方，都能得到神的适当调节而处于相对稳定状态，也是神平秘阴阳二气的结果。《鬼谷子·本经阴符七术》曰："神为之长，心为之舍，德为之人，养神之所归诸道。道者，天地之始，一其纪也，物之所造，天之所生，包宏无形，化气先天地而成……五气得养，务在舍神，此之谓化。化有五气者，志也、思也、神也、德也。神其一长也。静和者养气，气得其和，四者不衰。四边威势无不为，存而舍之，是谓神化，归于身谓之真人。"这说明神调节矛盾双方，养和五气，维持一身的集中统一，平秘身之阴阳。由此可见，在正常生理情况下，人体没有动而不止、静而不动的，也没有只呼不吸、只吸不呼的，更没有只纳不泄、只泄不纳的。人体总是处在阴阳变化中，对立的双方得到适当的调节，调节的枢机是神。

## 四、脑与衰老

### （一）脑虚则神衰

脑藏神，脑虚则神衰，神衰则意识活动紊乱，记忆力减退，反应迟钝，感觉呆滞。昔谓之曰："人之年寿，终竟自死矣。何以言之，以其不坚守神故也。"说明不坚守神，脑渐空而神伤，脏腑功能失调，整体与局部失和，头面失其濡养，先脏腑各自为阵，整体结构疏散，局部出现薄弱环节，全身变老。清代程钟龄《医学心悟》曰："人之有生，唯精与神，精神不敝，四体长春。嗟彼昧者，不爱其生，多言损气，喜事劳心，或因名利，朝夕热中，神出于舍。"明确指出七情内伤精神，神出于舍而脑虚，全身因而变老。

### （二）脑伤则形神失调

脑为身之主，稳定形体与精神。脑伤则形神失调，精神躁损于内，形体失制于外，“其在人也，肾藏于阳，脑潜于阴。及其老也，和气不足，阴阳将散则阳上升，阴下降。敛脑热而肾冷，肾无阳气则脚弱无力，脑无阴气则眼目不明。”（《元气论》）说明脑虚和气不足，水火不调，阴阳失调，形神悖离，形体各部的协调破坏，全身因而变老，临床常见脑虚，形盛神衰。此外如烦躁不安、口眼干涩、头额胀痛、耳鸣心悸、失眠多梦、记忆减退等症随老而至。

### （三）脑虚则内脏精华不荣高巅

脑为一身之要约。脑虚，则内脏精华之血、六腑清阳之气不能朝会于高巅，全身各部失养，津液不足，内脏、肌肤毛发失濡，全身变老，疾病丛生。明代李梴曰：“老年精血俱耗，平居七窍反常，鼻不嚏而出涕，耳无声而蝉鸣，嚼则口干，腺则涎溢，溲不利而自遗，便不通而成泻，昼时对人瞌睡，夜则独卧惺惺，此老人之病。”（《医学入门》）说明随着年龄增加，气血不荣于脑，即“髓海不足”“血少脑减”（《真诰》）。脑不为一身行气血，输津液，清窍失濡，耳目失聪，筋骨失养，骨痿无力，肌肤失润而枯槁，发素减少而脱发或变白，出现各种衰老征象。

### （四）脑虚则阴阳失调

脑是具有自身调节作用的特殊器官，协调一身之阴阳，是脑的重要生理作用。脑虚则阴阳失调，全身各部阴阳相应失和，阴不与阳秘，阳不与阴和，阴阳之间失去稳定与和谐，全身衰老，卫外不固，内气不足，“阳气日衰，损与日至”“五脏空虚，筋骨髓枯”“手足不暖，下元虚疲”“肌肉枯，气道涩，五脏之气相薄，营气衰少而卫气内伐，故昼不精而夜不瞑”，并见各种衰老征象。

# 第二章
# 脑病的病因病理及症状

## 第一节　脑病的病因病理

脑病是指六淫、七情等多种致病因素作用于脑，导致脑主神明功能失调或髓失其养，思维、情志、感觉、认识、记忆、运动等功能失调，表现以动风、神机失用、思维呆滞、麻木、拘挛、痿躄、疼痛等为主症的一类疾病。理解脑病要像理解“五脏病”一样，从中医整体观念和辨证论治原则去理解，不可以脑论脑，导致头痛医头的局面。

中医学认为，藏象学说不仅是生理解剖的基础，而且是疾病防治、诊断、治疗的理论基础。要揭示脑病的病变规律，既不可离开藏象学说，也不可忽视脑的生理、病理动态变化过程。而在这个发生、发展、变化过程中，病因特性、病证特点、疾病分类等，都是把握脑病变化规律的重要环节。而掌握这些规律，就可以在临床上分清主次、标本、缓急，从而有条不紊地进行辨证论治。

### 一、病因特性对脑病发病的影响

所谓病因，是指疾病发生的原因。中医学认为，人体是一个对立统一的有机整体，无论是脏腑经络等组织器官，还是气、血、精、神、津液等，都处于相互依存、相互转化、相互消长的动态中，它们彼此来维系人体正常的生理功能，增强人体对外界环境的应变能力。如果某种不良的影响超越了人体所能承受的能力，致使人体一时不能通过自身的调节而予以适应，就必然会导致人体内部以及人体与外界环境之间相对平衡的破坏，使正常生理功能紊乱、气血运行不畅而发生脑病。同时，胎儿在母体内的孕育过程中，由于某些不良影响的刺激，亦会导致先天禀赋不足，从而产生低能弱智儿童。因此，探讨病因特性对脑病发病的影响是十分必要的。

#### （一）六淫犯脑致病

在反常气候条件下，风、寒、暑、湿、燥、火皆可致病，故称六淫。尽管六淫致病于脏腑，常有一定的倾向性，如寒喜中肾、湿易伤脾等，然而脑主神明，主宰人体对外界环境的应变能力，六淫为病会使这种应变能力减弱，致使脑病发生。

**1. 风邪犯脑**　风为阳邪，致病广泛，犯脑也最杂。如：①客于阳经，则化火热，纵火内居，则狂乱无知。《黄帝内经》“重阳者狂”是其例。《诸病源候论》云：“狂病者，由风邪入并于阳所为也。”说明风阳之邪扰乱神明而为狂证的道理。②风邪善行数变，变化多端，发病急骤而亦易痊愈，如额面神经麻痹（中络）等。③风性易动，感邪伤经络而扰脑，常出现躯体的异常运动。如外邪引动宿痰导致的痫证而呈现的角弓反张、四肢抽筋、两目上吊等。④内风多兼痰火，阴虚阳亢，肝风内动致风痰犯脑，表现出昏厥、痉挛、眩晕、麻木、口眼歪斜、角弓反张等多种症状。⑤兼邪为患犯脑而见症，大多为风痰相兼之癫证。⑥多感觉、温度觉、肢体觉等方面异常，如头痛、头晕、体痛、半身不遂、多汗身热、面赤恶风、昏迷、高热、抽搐、身重、骨节酸痛等。《素问·风论》云：“风气循风府而上，则为脑风。”风府为督脉穴，自风府而上，即由脑户而上，是脑风产生的途径。可见，头风、头面中风、目痛或痒、偏风、首风等，莫不与风邪犯脑有关，只不过是有在风府、脑户之不同，有其轻重之异而已。

**2. 寒中于脑（或犯脑）** 头为诸阳之会，阳虚则寒邪易中于脑。表现形式亦可多种多样。①原头痛。《素问·奇病论》云：“人有病头痛，以数岁不已，此安得之？名为何病？岐伯曰：当有所犯大寒，内主骨髓，髓者以脑为主，脑逆，故令头痛，齿亦痛，病名曰厥逆。”因为一方面寒喜中肾，肾由督而通于脑，是以肾阳不充，寒邪亦易犯脑。另一方面，足太阳为巨阳，寒入太阳，亦易入脑。《灵枢·厥病》中的真头痛亦多属此类。②寒性收引、凝滞阳虚之时，阴寒之邪客于阴脉，阴寒内盛，可见“重阴者癫”。③寒邪过盛，阳气郁遏，脑之真气亦不得敷和布达，可见头痛、骨节痛、寒疝、奔豚等病症。《素问·举痛论》在讨论痛证时，用了很大篇幅来说明寒邪致痛之理，如该篇云：“经脉流行不止，环周不休。寒气入经而稽迟，泣而不行，客于脉外则血少，客于脉中，则气不通，故卒然而痛。”

**3. 暑扰神明** 《素问·生气通天论》云：“因于暑、汗，烦则喘渴，静则多言。”这里的“烦”“多言”虽然与《伤寒论》所述“蓄血发狂”“阳明谵语”等证及卫外失职有关，但足太阳统营卫，营卫失常，暑扰脑神，可见脑病。它如临床所见，中暑、暑风（多见于乙脑）等，在某种意义上也可以说属中医脑病。这与暑为阳邪，其性炎热、升散又易伤气耗津，以致脑神被扰有直接关系。

**4. 湿蒙清窍** 湿为阴邪，易阻气机，伤遏脑气。之所以为病者，其一，阻遏脑之真气宣发敷布，所以说“因于湿，首如裹”。其二，湿热胶结不解，易化为痰浊，蒙闭脑之清阳。如癫病痴呆、独语神昏等。若湿热蒸腾上逆，还可见神昏。其三，蒙闭清窍，可表现多种病证，如上蒙清空则令人耳聋、目障，湿阻廉泉则令人不语。其四，气血被湿邪阻滞，脑之真气不能宣行敷和于经络，可表现出湿热阻遏经络致肢体不遂，气机不得流通致拘挛痿躄，如《素问·生气通天论》云：“湿热不攘，大筋软短，小筋弛长，软短为拘，弛长为痿。”又云：“秋伤于湿，上逆为咳，发为痿厥。”这里所提出的软短、弛长、拘、痿也都与脑主运动功能失调有关。

**5. 燥易伤津耗神** 燥胜则干，易耗津伤液，“津液相成，神乃自生”。津液亏虚，则阴血衰少，血不养神，脑神失养，则神志淆乱，可见神志失常之象。燥热易伤肺，肺津不能四布，脑神失养，亦可见四肢痿厥不用之症，故《素问·痿论》云：“肺热叶焦，发为痿躄。”

**6. 火扰神昏** 火为热之极，为害甚烈，不但伤津，又极易与其他五气化合，出现各种病症。如风火相煽，可见两目直视、四肢抽搐、角弓反张等症。感染性疾病中因火热灼津伤液，唇焦舌燥，神昏谵语；寒邪化火，邪犯少阴，伤寒少阴病可见舌绛心烦，咽痛不肿；火扰心神，可见狂越妄动、神昏谵语等症。《素问·至真要大论》中的“病机十九条”，有五条属火，四条属热，其中有“诸热瞀瘛”“诸禁鼓慄，如丧神守”“诸逆冲上”“诸躁狂越”“诸病胕肿，疼酸惊骇”“诸转反戾”等都说明是火邪伤神的征象。此外，如五志过极，皆从化火，虽然化火，首先伤及相关脏腑，如大怒气逆、邪火伤肝等。然而，由于脑主五志的关系，在伤及相关脏腑时，也可迫及脑府，扰乱脑神。临床见如心悸虚烦、骨蒸潮热等，这些是伴见的症状。

**7. 疫毒犯脑** 疫者，疫疠之谓，是一种具有强烈传染性的致病邪气，其性质和致病特点与六淫相似，均各有异。如《瘟疫论》云：“瘟疫之为病，非风非寒，非暑非湿，乃天地间另有一种异气所感。”疫毒，《时病论》称为“瘟毒”，其发病急骤，病症急笃，症情相似，传染性极强。故《素问·刺法论》云：“五疫之至，皆相染易，无问大小，病状相似。”感染途径和方式虽然各异，或在肠胃，或在脏腑，或伤及头面，但最终必伤脑神的转归则是一致的。正如《后汉顺帝纪》云：“上干和气，疫疠为灾。”我们在通读《黄帝内经》中关于运气的七篇大论时亦不难发现，岁运太过与不及也都会不同程度地伤及脑神而致病，而太过与不及所致的淫气中大多有疫毒流行的可能，因此，在病因学上要充分肯定疫毒致脑髓为病的这一客观事实。

由上所述，六淫及疫毒之邪都可致脑为病。不过，我们还要认真说明一下其中的道理。其一，“物之生从乎化，物之极由乎变”，六气有利于生命体的生存，六淫不利于生命体的存在，六淫灾变，伤之则病。而过伤未有不伤气血者，也未有不伤神者，所以无论伤气或伤神，都会伤及脑之真气而为病（脑为元神之腑）。其二，升降出入运动是人体气化功能的基本形式。升清降浊，头为清阳之腑，清阳不升则病，浊阻痰滞不降亦病。而六淫或疫毒之邪侵犯人体，最易使人体气化升降出入运动失常，从而导致脑病的发生。这两点是首先必须弄清楚的。其三，清浊相干，营卫逆行，升降失司，可使脑病发生。这反映出六淫邪气足可致脑为病，如《灵枢·五乱》云：“乱于头，则为厥逆，头重眩仆。”也就是说，由于升降失常，清浊相干，使人发生厥气上逆，头部沉重，眩晕仆倒等。这显然是六淫致脑病的依据。

### （二）七情过用伤脑动神

既然承认“脑为元神之府”，那么，七情（喜、怒、忧、思、悲、恐、惊）过用，也就是说超过人体常度，既会扰乱五脏之神，也必然伤及脑神而致脑病。七情最易伤害相关脏腑之神，如“心怵惕思虑则伤神，神伤则恐惧自失，破䐃脱肉，毛悴色夭，死于冬。脾忧愁而不解则伤意，意伤则悗乱，四肢不举，毛悴色夭，死于春。肝悲哀动中则伤魂，魂伤则狂妄不精。不精则不正，当人阴缩而挛筋，两胁骨无举，毛悴色夭，死于秋。肺喜乐无极则伤魄，魄伤则狂，狂者意不存人，皮革焦，毛悴色夭，死于夏。肾盛怒而不止则伤志，志伤则喜忘其前言，腰脊不可以俯仰屈伸，毛悴色夭，死于季夏。恐惧而不解则伤精，精伤则骨痠痿厥，精时自下。”这里已经很明显地论述到七情致相关脏腑为病的道理，但是也必须清醒地看到：其一，五神在脑神的统率下行使其功能，所以病则常常既伤其脏，也伤其因。五脏与脑之为病，往往是伤则俱伤，损则俱损。其二，七情为病，首先影响气，继而及血。也就是说体用失调，进而伤神之用。由于气血在人体循环无处不达，且由脑之真气所统率，因而易使脑之体用失调而为脑病。如《素问·调经论》云：“血之与气，并走于上，则为大厥。”《素问·生气通天论》云：“阳气者，大怒则形气绝而血菀于上，使人薄厥。”“阳气者，烦劳则张，精绝辟积于夏，使人煎厥。”这里“血之与气，并走于上”，也即是点明病位在脑，因为“内至骨髓，髓者以脑为主，脑逆故令头痛齿亦痛，病名厥逆”（《素问·奇病论》）。头在上，脑在头颅中，脑为元神之府，病在上亦即病在脑，这是《黄帝内经》中的代指笔法。其三，七情为病无一定的传变次序，如《素问·玉机真脏论》云：“然其卒发者，不必治于传，或其传化有不以次，不以次入者，忧恐悲喜怒，令不得以其次，故令人有大病矣。”就是说外伤猝病、脑病暴发、情志失调等病症就不一定按一般规律传变。这也是七情所致脑病的一个特点。

### （三）诸邪凝滞于脑

**1. 痰饮、瘀血**　痰饮和瘀血既是脑病的病理产物，又是引起脑病的原因。脑病发生以后易产生痰饮、瘀血而为病理产物，另外痰饮、瘀血交阻脑络而发生脑病。这种因果转换常使病情恶化。

（1）痰饮：痰饮的生成虽然涉及水液代谢过程中的许多脏腑，尤其是与脾、肺关系更为密切，但由于水液代谢在机体内无处不到，一旦凝滞为痰，停滞于脑窍，可见眩晕、癫狂、神昏等症，此即“无痰不眩”“痰火迷神”之理。孙一奎说：“津液者，血之余，行乎脉外，流通一身，如天之清露，若血浊气滞，则凝聚为痰，痰乃津液之变，遍身上下无处不到。”（《赤水玄珠·中风》）通常我们所称“痰迷心窍”，症见神识呆痴、精神抑郁、神志昏蒙、举止失度、喃喃独语，或昏仆倒地、不省人事、喉中痰鸣等，在某种意义上反映出痰迷脑窍的病证。它如痰火扰神所见不寐多梦，甚则哭笑无常、狂越妄动之症；或肝郁痰结，易怒太息，烦躁易怒，失眠多梦等；或胆郁痰扰，惊悸不宁等；或中风不语，痰阻舌窍等，都不同程度地反映了脑被痰扰所见之病，临床常见的精神分裂症、癫证、痴呆、癫痫发作，中风发作以及各种痉挛、抽搐（不随意运动）等，大都是痰扰脑神所致。因为痰在人体内无处不到，又因气机升降出入不利，以致津液停滞，酿痰于脑，脑神失用。至于饮邪，《伤寒论》中称之为“水气”，其为病可见善悲欲哭，狂妄不精，意乱而不聪，思维障碍，情呆体僵，惕怵不定，忽忽善忘，甚至头痛癫眩等证。如《伤寒论》用五苓散治癫眩，即是很好的示范。

（2）瘀血：瘀血是指瘀积不行、污秽不洁和已经脱离经脉而又凝结不散的血液，同时又指某种病症影响到脉络时所出现的病变。由于离经之血或污秽不结凝结于脑络、脑窍皆可致脑神失常而病，诸如《伤寒论》所述蓄血发狂，都在不同程度上反映了这种病理变化。临床中还可见到，如忧思恼怒太过致瘀停于脑，《素问·生气通天论》所述“大怒则形气绝，血菀于上”即是；热毒瘀结上冲于脑，如《伤寒论》124条“太阳病……其人发狂者……以太阳随经，瘀热在里”即是；“有所跌仆，恶血留内”，跌仆所伤于头，则脑络脑窍多有留瘀之患；中风后期，因气虚而化气无源而致血瘀，出现偏瘫、半身不遂诸症。这些也都说明瘀血易致脑病的发生。

**2. 中毒外伤** 在脑病发生发展过程中，中毒或外伤致病占有一定的比例。以中毒而言，有药物中毒，或食物中毒，或酒精中毒，或职业接触毒物导致中毒。中毒的方式、类别、性质及损害程度不同，但对脑的损害则是必然的。如药物中毒，毒淫脑脏，则神识淆乱，昏迷不醒，语无伦次，循衣摸床，项倾头摇，犯其筋脉，还可见周身抽搐、口吐涎沫等症。食物中毒，轻则因厌食他物，断绝营养来源，可见反常的精神状态，或出现紊乱，烦躁不安；重则可致人于死。以酒精中毒而言，狂喝暴饮，毒气犯脑，扰乱神明，可见狂言乱语，行为暴烈。以职业性中毒而言，由于毒气在机体蓄积，到一定贮量时可见毒气上扰于脑，出现口唇紫绀、呼吸急迫，胸满气憋，甚至昏迷不省、手足瘛疭、妄言谵语等精神症状。凡此都说明了毒气犯脑，为害尤烈。

外伤致脑病，多称为外伤性脑病。既可因打仆损伤于脑，也可因损伤他脏而病及于脑。《医宗金鉴·正骨心法要旨》云“若被打仆损伤，血流不止，神气昏迷者”“巅者，头顶也……位居至高，内涵脑髓如盖，以统全身者也，或碰撞损伤，如卒然而死”。至于因意外车祸、突然堕落等，虽然没有直接损伤于脑，亦可扰乱脑神，如恐惧害怕、惊惕不安、梦中惊醒，怔忡难寐等。由此亦可说明，脑病因为外伤所致亦有轻重不同、所伤方式及部位之别。

**3. 饮食劳逸** 饮食是人类赖以生存的物质基础；劳逸则是人类赖以生存的方式。要维持生命运动就必须“饮食有节，起居有常，不妄作劳”，反之则易致病。例如，过饱超过胃的承受能力，可致“胃不和则卧不安”；因暴饮暴食，蕴结日久，化热生痰，痰热相并，上扰神明，并可致狂乱不安等病症，此即狂证，“夺其食”治则之所据；过食生冷，易见寒湿伤阳，倦怠嗜卧，少气乏力等症；过食辛辣，灼烁津液，上扰脑神，可见妄言谵语，骂詈叫号，狂笑暴怒，伤人毁物等狂证表现；过食肥甘厚味，滋生湿热痰浊，可见邪蒙清窍，身热不扬，默默欲寐，卧起不安。像这样的例子很多，不必一一列举，但我们应当解释为什么饮食不适竟能伤神，以致伤及脑神。其一，人体所需物质气、血、津、液、精等，都是从饮食中摄取而来，而这些物质又都是神气产生的物质基础。所以，摄取的饮食过量过饥乃至偏嗜，都能导致神的病变发生。其二，五脏之所以与五味之所合，是为了保持五脏之气统一平衡的，一有所偏，必损伤相关脏气，如多食咸，则“神伤而恐惧自失”等，五神所伤，当然也就必然影响到脑。这就是饮食失调致脑为病的道理。

劳逸也是这样。《素问·举痛论》云“劳则气耗”，指的就是长久持续繁重的体力劳动，必然挫伤机体正气，“正气即神气”，可见少气无力，四肢困倦，懒于言语，精神疲惫，动则气喘，欲卧嗜寐等症；诚然，过劳致病，过逸也致脑病。因为不参加适当的劳动或体育活动，就会使气血运行不畅，可见食少乏力，肢体软弱，精神不振，怠倦嗜卧，故有“久卧久坐为病”说。于人过逸还表现在大脑久而不用，心脑消遣，思不再省。结果则导致记忆无存，伎巧不出，神气昏庸，意识思维均显迟钝。所以说，“生命在于运动”，而运动又在于勤用脑、善用脑。

**4. 先天因素** 导致脑病的先天因素很多，其中包括遗传因素。其主要原因是因父母体质欠佳、精弱、病精、母病及胎孕期间调理失当等，以致胎儿在母体中即有疾病在身，尤其脑病为多见，如五软、五迟、瘫痪、癫痫等，正如《素问·奇病论》所云：“人生有病癫疾者……病名为胎病，此得之在母腹中时，其母有所大惊，气上而不下，精气并居，故令子发癫疾也。”至于某些精神失常、智能低下之类的脑病，也都属于遗传性疾病。

**5. 其他** 无明显诱因导致突然出现精神失常，或显露其他奇异怪症，《素问·本病论》所指：“神游失守其位，即有五尸鬼干人，令人暴亡也，谓之曰尸厥。”也有其他因素导致精神失常者，如：①狂犬伤。《圣济总录》云：“凡狂犬所啮，令人颇躁，精神异常。”张锡纯主张用斑蝥治之。②过量饮酒，亦可使热毒犯脑，精神紊乱，狂言妄语，行为暴烈；长期饮酒，蓄积中毒，亦可出现抽搐、烦乱、健忘、失眠、记忆力减退等。③产后失血过多，或月经期感邪，亦可致脑失其养，神明受扰，而表现出“语言谬错，精神昏乱，志意不安，神思不宁”，甚或“如狂”“发狂”等症。④环境污染。长期接触有毒性的物质，亦可出现口唇紫绀、呼吸迫促，甚则昏迷不省、手足瘈疭、妄言谵语等症。其他如毒蛇、猛兽、狂猫等均可致脑为病。

综合上述，我们考察了不同病因致脑为病的事实，但要强调“正气存内，邪不可干”“邪之所凑，其气必虚”的道理。也就是说，正气不足是脑病发生的内在因素，而邪气是脑病发生的外部条件。当然，在特殊情况下，如强烈疫疠之气感染于人，则又另当别论。

## 二、脑病的分类

关于脑病的分类，必须解决以下三个问题：脑病分类的必要性、脑病分类的依据、脑病的具体分类。现简述如下：

### （一）脑病分类的必要性

中医学的分科早在春秋时期就已出现，及至两汉时已比较明确。然而，当时的脑病并没有独立成科，于是脑部疾病多数都在内科、儿科、眼科、外科、骨伤科及伤寒学、温病学等诸多学科的相关疾病中进行阐述，也取得了相当好的疗效。但是对于脑病的发生、发展变化及防治规律却没有系统论述。因此，要建立中医脑病专科，就必须对脑病进行必要的分类。

诚然，对于疾病的概念，中医一向缺乏规范化的定义，甚至在“病”“证”的概念定义上也模糊不清。其实，“病”与“证”的概念是绝对不相同的。所谓病，是指有一定的发生原因，有一定的发展变化阶段，有一定的演变过程，不同的阶段有不同的证候出现而言；而证是疾病过程中动态的生理病理反应。

所谓证，是指疾病某一阶段的主要矛盾而言，当然也包括这一阶段以病因、病机、病位、症状为主要内容的矛盾概括。可见病统证，证应病，否则就无同病异治、异病同治可言。在这方面徐灵胎颇有建树，其主要思想是：①病证当分说。他说：“凡一病必有数证，有病同证异者，有证同病异者，有证与病相同者，有证与病不相同者，盖合之则曰病，分之则曰证。”（《药误不即死论》）②强调辨证的同时，必须辨病；施治之先，必须识病。“欲治病者，必先识病之名。能识病名，而后求其病之所由生。知其所由生，又当辨其所由生之因各不同……一病必有一主方，一方必有一主药。”③要使辨证论治达到炉火纯青的境界，应当知病知证，掌握“一定不移之法”。他说：“或病名同而病因异，或病因同而病证异，则又各有主方，各有主药，千变万化之中，实有一定不移之法。”（《兰台轨范》）这里的“一定不移之法”，指的是辨证论治的灵活性和原则性。由此可见，掌握疾病的分类，识病与知证结合，是提高疗效的关键。脑病分类的必要性也就可知了。

### （二）脑病分类的依据

中医脑病分类的依据应当根据中医的理论和实践而确定。从理论上来讲，脑为真气汇聚之地，脑为元神之府，脑为髓之海，这三条应当指导脑病的分类。因为无论从体或用的失调为病，都不外乎真气、神、髓方面的病变。从临床实践来讲，既不能脱离中医理论指导下的实践，也不能忽视现代中医实践的客观性，不能认为古人没有认识到的内容，今人就不必认识到，或者说也不可能认识到。例如肺性脑病等疾病，这些已是当代中医正在实践，并且有了一定成功治疗经验的疾病，所以对中医理论作出补充是十分必要的。

### （三）脑病的具体分类

**1. 脑病**

（1）外感性脑病：其中包括暑温、暑厥、春温，多数有高热、神昏、惊厥等神志异常变化，并有明显的季节特点和传染性。

（2）内伤性脑病：其中包括厥证、中风、偏头痛、癫痫、癫狂、惊恐、不寐、健忘、眩晕等，多数发病前有先兆症状，有精神刺激诱因，发病后具有不同程度神志的异常。

（3）外伤性脑病：其中包括打击、损伤头部、误用针刺等，有明显的外伤史。神志异常可随受伤轻重和部位不同而有异，以头痛、眩晕等为常见症状。

（4）先天性脑病：其中包括五软、五迟、解颅、呆小症、先天性脑发育不全等，有明显的神志障碍、思维迟钝、表情呆痴等症状，有较明显的遗传因素，而且一出生就显露其症状。

（5）中毒性脑病：其中包括某些惊厥、失志、狂言、狂躁等，多数有明显药物中毒或食物中毒等病史。如《素问·腹中论》云："热中消中，不可服高梁（膏粱）芳草石药，石药发瘨，芳草发狂……夫芳草之气美，石药之气悍，二者其气急疾坚劲，故非缓心和人，不可以服此二者。"这就说明药物致脑病的事实。

（6）其他原因的脑病：如感受山岚瘴气、痨虫感染、寄生虫（包括疟原虫）寄居脑腑、环境污染等原因所致脑病。其临床表现多有头痛、痴呆等症状。

（7）其他精神病：多数有阵发性神志症状，因情志太过易发病。一般无发热，如百合病、梅核气等，无器质性病变。

**2. 髓病**

（1）脊髓病：以感觉障碍、运动障碍为主，《黄帝内经》中所述风痱、痿证，《灵枢·热病》所述"痱"，多为脊髓病变。

（2）络病：其中包括目视歧、耳鸣、耳聋等，所谓"髓海不足，则脑转耳鸣"是也。

（3）某些肌病：《灵枢·口问》云："人之亸者，何气使然？胃不实则诸脉虚，诸脉虚则筋脉懈惰。"该症状为颈项无力抬举，肢体下垂，此与进行性肌营养不良、重症肌无力等病颇为类似。

# 第二节　脑病的症状

## 一、易虚易实

脑为娇脏，至清之地，邪不能犯，犯之则病。由于"正气存内，邪不可干""邪之所凑，其气必虚"的缘故，所以凡病实者，无非外感六淫之邪犯脑，即为痰、水、瘀、毒壅滞之证。凡病虚者，无非髓海不足，即元气亏虚。由于其喜宁静而恶躁扰，性属娇脏，故易虚易实。在发病过程中，随正邪斗争情况而有虚多实少、实多虚少、虚实兼见之症。

## 二、神机失用

神作为生命象征而存在，有生命存在就有神的运动，《黄帝内经》通常把这种运动中枢称为"神机"。"神"为机之主，故云："神去则机息。"（《素问·五常政大论》）脑为神运动中枢，其运动有一定规律，凡脑病则神失机转，而有种种不同的神志病变。其一，病实者多神志不清。如秽浊入中，厥气内阻，血菀于上，痰迷脑窍等。其二，神失守位。如《素问・刺法论》云："神失位，使神彩之不圆，恐邪干犯。"这里的"神失位"是说不能保持神之充足，那么外表之精神形态就不能丰满。轻则烦躁懊侬、失眠多梦等，重则癫狂失志、狂言骂詈等，严重则神不内敛，或神随气脱而飞越，以致死亡。其三，神衰乏用。这既是神机失用的表现，也是脑病虚证的表现，如神倦欲睡，失神健忘，好卧，目始不明，言善误，行动迟钝，感情淡漠痴呆等，为脑神不足之征。

## 三、五觉失调

凡病变在脑，多有视觉、听觉、嗅觉、味觉、机体觉等五觉功能失调之症。这是因为就生理而言，五觉正常皆赖脑神功能正常。如《灵枢・邪气脏腑病形》云："十二经脉，三百六十五络，其血气皆上于面而走空窍。其精阳气上走于目而为睛，其别气走于耳而为听，其宗气上出于鼻而为臭，其浊气出于胃，走唇舌而为味。其气之津液皆上熏于面。"脑神功能正常，人体各组织才能各行其用。就其病理而言，五觉失常，皆责于脑。如脑病而目系急，则眩晕而视歧；脑病"精脱"髓亏而耳聋；脑病而鼻不闻香臭；脑病而舌不能言、木舌、重舌、舌肿等；其他如味觉、肢体感觉等，莫不皆然。

## 四、不依次第相传

疾病的传变一般都有一定规律，如由表入里、表里脏腑相传、循经传、按五行生克规律而传、按运气太过不及传变。唯脑病变化多端，表现不一，轻重虚实均有较大差异。其最大特点是不按任何次第相传。究其原因，其一，脑病多因七情太过发病，由于"忧恐悲喜怒，令人不得以其次，故令人有大病矣。"(《素问・玉机真藏论》)其二，脑为真气所汇之处，而真气无处不至。因而，若脑为病，真气或聚而不至，或亏而不至，其表现复杂而多样，是以传变无一定次第。

综上所述，脑病的病因病理虽然复杂，但只要从脑髓理论去认真考察，加以研究，从病因特性、病理、病证特点等方面去分析，就不难把握脑病的发病规律，从而掌握防治的主动权。

# 第三节　脑病辨证纲要

## 一、精神失调，脑虚神耗

脑病精神失调，症见情绪不稳，烦躁不安，惊悸怔忡，失眠多梦；或见情绪易于激动，易怒易惊，焦虑恐惧；或见精神抑郁，头昏眩晕，紧张震颤，舌质淡青或青，苔白，脉紧数或弦。治以补脑安神，宁神，协调形体和精神，平秘一身之阴阳。

## ■ 二、气滞血瘀，脑脉瘀阻

脑病气滞血瘀，脑脉阻滞，症见头痛，痛有定处，或胀痛如裂，烦热不安，面目红赤，精神躁扰易怒，口唇焦燥，色青紫或青绛，舌质青，苔干或黄，或深黄，舌体歪斜，脉弦，或弦数。治以理气活血，祛瘀通络，消除经脉积滞，流通全身络道，维持气血畅通。

## ■ 三、气虚血虚，脑空失清

脑病气虚血虚，症见面色苍白无华，脑空昏沉，少气无力，四肢瘫痪或偏瘫，自汗恶风，时或烘热，易于感冒，尿清便溏，头晕目眩，耳鸣如蝉，精神倦怠，唇色淡白，甚至头部绵绵作痛，或麻痹，舌质淡苔白，脉沉细或细弱。治宜补气益血，安神养脑，以濡养脑窍、脑脉，协调全身各部。

## ■ 四、营阴不足，脑阴虚耗

脑病营阴不足，症见头晕耳鸣，面目红赤，口舌干焦，烘热不安，手足心热，皮肤干焦，心悸不安，眠少梦多，大便秘结，小便短赤，渴不喜饮，舌质红或绛，少苔或无苔，或苔白而干，脉细数，或弦数。治当养阴清热补脑之阴，以平秘阴阳，稳定自身。

## ■ 五、阳气虚衰，脑阳不振

脑病阳气不足，症见畏寒肢冷，四肢厥逆，面目虚浮、四肢肿浮，头痛冷湿，倦怠无力，尿多或失禁，口鼻气冷，头昏眩晕，精神萎靡，舌质淡白，苔白有津，脉沉细或弱。治应补阳益气，振奋脑阳，以活跃一身之阳，维持阴阳的协调统一。

## ■ 六、痰湿阻络，脉运不通

痰湿阻络、脉运不通是脑病常见证型，临床可见面目浮肿，脘腹胀满，时或恶心，食欲不振，便溏不爽，头痛昏蒙，四肢重着，或见口腻口苦，舌质淡，苔白厚，或白腻，或白滑，或黄腻，或黄厚，脉沉或濡，或滑，或弦滑或濡数。治宜除湿化痰，疏通经络以轻身通窍，荣养脑髓。

## 七、外感风寒，寒滞脑脉

脑病外感风寒之邪，滞于脑脉，可见头痛，身痛困倦，咳嗽清涕。风寒俱盛，一身表征俱见；寒湿壅盛，一身重滞，风寒湿俱在，头胀痛，眼眶连及太阳穴痛。舌质淡青，苍白，脉浮紧，或浮数。治以疏风散寒除湿，根据感受风、寒、湿的轻重，加减用药或导引。

## 八、外感风热，热伤脑窍

脑病外感风热，热伤脑窍，症见发热头痛，眼目红赤，口渴饮引，小便短涩，甚则头痛如劈，神昏谵语，或见风湿热兼备，症见头痛，四肢关节痛，咳痰黄稠，舌质红，苔黄，或黄厚，脉滑数或濡数。治以清热除湿，疏风；热毒盛者，还需清热解毒。

# 第三章
# 脑病诊断方法

病史采集和神经系统检查是诊断脑病的最重要步骤。对于脑病患者，必须依据各种脑病的临床特点，完整地进行望、闻、问、切，全面收集病史和细致地体格检查，结合必要的辅助检查，加以分析推理，以期得出正确的诊断，这是获取完整可靠的临床资料的主要途径。

## 第一节　中医诊断方法

临床诊断是通过搜集临床资料、运用整体观念、识别病证，从患者的整体情况出发推断病情的过程，包括四诊、八纲、证候等方面内容。本节着重介绍与诊断脑病有关的四诊方法，与辨证相关内容在上一章中已经叙述，在此不赘述。

四诊，就是通过望、闻、问、切四种诊察疾病的方法全面收集患者体内外的情况，为分析、诊断病情提供充足的信息。中医学认为：人体是一个有机统一的整体，内在脏腑的病理变化，可以通过举止言行、面部色泽和喜怒哀惧等外在表现反映出来，正如《丹溪心法》云："欲知其内者，当以观外乎，详于外者，斯以知其内，盖有诸内者，必形诸外。"即通过望神色、闻声音、问病情、切脉搏等诊察手段，得知疾病显现在各个方面的症状和体征，了解疾病发生的原因，掌握疾病的性质和归属，预测病势的趋向，分析其内在联系，从而为临床辨证论治提供可靠依据。

脑为元神之府，有关脑病的四诊有其特征性的意义。望诊中应特别注重望神和望目。神为内在和外观表现的综合反映；目为脑之系，是反映脑内病变的外在直接窗口。两者在判断脑病的病情轻重程度和辨证诊断过程中有着不可替代的作用。患者的形体和动态变化可为诊断脑病提供重要线索。问诊中除一般性的"十问"内容外，尤需注意询问头部眩晕、疼痛、麻痹、抽搐、抖动等特征性症状。舌诊和脉诊仍然是脑病诊断的核心内容。

### 一、脑病望诊

指观察脑病患者的神色形态，主要着眼于望神、望体态、望头、望目、望舌等方面。

**1. 望神**　望神是指对神的综合性诊察，是对患者总体病情的归纳。包括诊断患者的举止言行、面部表情等，了解患者的精神意识、思维活动、肢体运动及知觉等方面正常与否，以掌握脑病的性质和程度。

（1）有神：患者双目灵活，炯炯有神，神志清晰，智敏聪慧，语言清晰，是脑神正常行使其功能的表现。

（2）失神：目光晦暗，目睛呆板，精神萎靡，动作迟缓，反应呆钝，视物不清，息微而语弱，或有强呼之偶而能应；甚则出现不省人事，神识昏迷，闻有鼾声，对外界无反应；或循衣摸床，撮空理线，目闭口开，遗尿等。多是神气衰败，病情危笃，亦多为脑神衰亡之兆。

（3）神识混乱：精神兴奋，两目炯炯有神，坐立不安，属实证；精神呆板、感情淡漠、懒言少动等为抑郁状态，多为虚证，或为夹痰之癫证；面无表情，不说不动，为痴呆；精神紧张、恐惧，多为心神不足、肝胆失调；情绪高涨，表情愉快，好说好动，为心肝火盛；感情易冲动，不易接触，或有伤人毁物的行为，多为肝郁化火；患者僵仆不动，呈木僵状态，多为痰火蒙闭清窍；感情脆弱，表情抑郁，多为肝郁不疏。以上临床表现皆为神识混乱之故。

**2. 望体态**　望患者的形体和动态，是诊察脑病的重要方面。以整体状态而言，若卧而不坐，坐而昏眩，多为气血俱虚之象。若睡卧不安，行走不定者，多为烦躁之证；手足躁扰，四处奔跑者，多为阳火亢盛的狂证。突然昏仆，全身震颤，四肢抽搐者，多为肝风内动的痫证。突然瘫软，不能步履，为肝血虚血不荣筋。四肢震颤、痉挛，各种原因所致的不自主运动，多为肝风内动。老年或有外伤史患者，行走呈前趋步态，多为肾虚脑海不足（如脑萎缩）。半身不遂，多见于中风后遗症。颈项强直，俯仰转动受限，肝风内动、中风、小儿急惊风、破伤风皆可见之；外感性热病中亦可见颈项强直。颈项软弱倾斜，头项不能抬举，为五软之一。颈项连带头面不能自主摇动，多为肝风上扰于脑，津伤阴亏，气血虚弱及中风遗留所致。瘫痪、强直、拘急、震颤、抽搐、筋惕等状态，都是脑病所致。

**3. 望头**　头居人体最高位，为诸阳之会，又为元神之府。望头主要包括望头之外形和动态。

（1）头之外形：小儿头颅过大，为先天大脑积水；头颅过小，为肾精不足；发育不良，方颅畸形，多见于佝偻病，属肾气不足。小儿囟门下陷，称为“囟陷”，多见于吐泻伤津或久病缠绵之后，以津亏气虚为主；小儿囟门高突，称为“囟填”，多为实证，火毒上攻尤为多见。囟门迟闭，骨缝不合，称为“解颅”，多为肾气不足而水停；囟门早闭，头顶又尖又小，前额窄，智力迟钝，多为先天发育不良。

（2）头之动态：垂头倾斜，无力抬举，多系中气不足或髓海不足所致。前者多伴有面黄体弱、气短神疲、纳差便溏等；后者多伴见耳鸣耳聋、腰膝酸软、遗尿脉沉等。

破伤风可见仰头不下、目睛上吊之症，小儿急惊亦然。头歪一侧，见于颈部扭伤、痈疽、颈椎病等。头摇不能自制，俗称“摇头风”，风阳上扰或虚风内动的脑病患者，均可见到。所不同的是，风阳上扰多伴有眩晕、面红；虚风内动者多伴潮热盗汗、舌红少苔，尤多见于热病后期。

**4. 望目** 目为脏腑精气所注，其目系内连于脑，故脑之精明必外应于目，所以诊目对脑病诊断尤有重要意义。

（1）瞳神：瞳神的望诊对脑病是极好的诊察方法，因为瞳神能直接反映脑的病变。眼之神光即脑神客观反应。正常瞳神，黑莹幽深，圆圆端正，阳看则小，阴看则大，变化灵活。若目睛黑白分明、光彩清莹，明朗润泽，容色精爽，神采内含，有泪滋润，不燥不涩，视物清晰正确，是谓眼目有神；反之，若见白睛暗浊，黑睛色滞，毫无光彩，或浮光暴露，无眵无泪，视物模糊、错乱，是谓无神。若目视无光，昏暗眩晕，则多水亏血少，髓海不足，或肝肾亏虚。瞳神散大，见于七情内伤，精气不敛，或见于“内障”眼病，或见于热毒壅盛，火扰神明，耗伤气阴，正气将亡之时。

（2）胞睑：上睑下垂，不能随意抬举，常与脾气不足、升提无力有关，如重症肌无力；胞睑肌肤不能自控的搐惕瞤动，多为肝胆血虚、筋脉失养所致，如震颤麻痹；胞睑频频眨动，不能自主，多为脾虚肝旺，易见于小儿，如小儿多动症，肝经风热，上犯于脑，尤为多见。凡此，对诊断脑病均有一定的意义。

（3）目珠运动失常：黑珠突然偏斜，转动受限，伴有视一物为二物者，见于风邪入脑，或脾虚湿盛，或风痰阻络。若两侧目珠不自主地向左右或上下不停地有节奏地颤动或旋转，多由腠理不固、外感风邪所致；或肝经积热，兼受风邪，风邪热毒，攻冲于脑，筋脉拘急，牵引目珠所致。若眼珠骤然突出，或包于睑内，或突出眶外，多系火热亢盛，上行空窍，或暴怒气悖，气血并于上所致；若目珠大小正常，缩向眶内，陷而不鲜绽，多为外伤及脑，或五脏虚极、精膏损涸所致。

**5. 望面**

（1）面色：主要是观察患者的面部颜色和光泽。不同的病色，反映出不同的病证。面色红赤，多为实热证；两颧潮红，为阴虚内热；面红如妆，为虚阳上越。面色苍白，为血虚；面色㿠白，为气虚。面色萎黄，为脾胃虚；面色黄染，为黄疸。面色黑暗，为肾阳虚；面色青晦，为肝风内动之象。

（2）面部形态：口眼歪斜，肌肤不红，谓之面瘫，为风邪中络，或络脉空虚，风痰痹阻所致。面呈苦笑面容为破伤风，“面具脸”是帕金森病等。这些都是脑病中较常见的面部形态。

**6. 望舌** 主要分为望舌质和察舌苔。根据脏腑病变的特点，一般认为舌尖属心肺，舌中心属脾胃，舌边属肝胆，舌根属肾；望舌质可辨脏腑虚实。察舌苔可察病邪的深浅及胃气的强弱。重点观察舌质、舌苔的颜色，舌体的胖瘦，苔的薄、厚、燥、腻、老、嫩及分布的情况。

（1）舌质：脑病中虽然各种舌质都可见到，但最常见的是以下几种：绛舌，舌色比红舌颜色更深浓；紫舌，血液瘀滞之故；红舌，质呈鲜红，为热证，舌尖红为心火炽盛，舌中红为脾胃积热；兼见粗糙、干燥，为内热燔炽，常见于狂证患者。

（2）舌体：舌体胖嫩，边有齿痕，多为脾肾阳虚、痰饮壅阻，常见于精神呆滞、懒言少动之痴证患者。舌体肿胀满口，色深红，多为心脾二经积热，常见于喜怒不节、躁扰不宁的狂妄证。舌体胖而紫黯，为毒气内渍，常见于中毒性、感染性脑病和精神类疾病。舌体瘦薄，为阴血不足，常见于脏躁、百合病等病证。舌有芒刺，多邪热内结，常见于声嘶语乱、狂奔乱走的实热发狂或太息易怒、气郁发狂。舌体强硬，运动失灵，屈伸不便，甚则不能转动，致语言謇涩，常见于热闭清窍，或肝肾阴亏风动。舌处口中或伸口外，兼见舌体颤抖，动摇不宁，不能自主，多为热极动风，冲击于胞，攻心之兆；或肝血亏虚者，舌体斜偏一侧，气血不畅，多为风邪作祟；兼流涎不止，常因痰涎壅盛。舌体短缩，甚至难以伸出口外，不能抵齿，常兼舌绛，每与热痰阻络，内夹肝风有关。吐弄舌每与津伤液亏而舌体失养有关。凡不由自主地自咬舌头者，必是热毒上扰神明，或动风所致。

（3）舌苔：腻苔，多与痰浊、湿热扰乱脑神有关。舌苔薄白而腻，或白厚而腻，多痰气郁结，常见热证初期；若阻于心胸，郁结较久，常伴见神情呆滞、妄闻妄见等症。舌苔黄腻，多湿热交结，常见于妄想重重、烦躁等症。厚黄腻而干，多为痰热壅盛，郁热伤津，常见于烦躁易怒、吵闹不休的狂证患者。此外，黑苔亦有很大诊断诊值。如舌苔灰黑而润，常见于呆滞恶动、表情淡漠、喃喃独语、不知秽浊的阴癫证；有时可见于呼之不应、推之不动、身形似偶的木僵状态。舌苔灰黑干燥，多为热甚津伤、阴虚火旺，常见于烦乱不安、狂妄不宁等症。若热极津枯致舌苔黑、起芒刺，常见于癫病日久化火伤津；或狂病日久，邪热伤阴。

因此，察验舌苔可观神伤之因与伤神轻重，为诊察脑病的重要途径。

## 二、脑病闻诊

闻诊包括听声音和嗅气味两个方面。凭借医生的听觉去察知脑病患者声音的轻重、高低、强弱，语言的多少，或哭笑的状态，及患者口气、分泌物、排泄物的异常气味，以测知患者的感知、记忆、思维、智能等损伤程度，判断脑病的轻重和预后转归，这是颇有意义的诊断方法，可为辨证论治提供依据。

**1. 听声音**

（1）语音强弱：语音高亢，声调洪亮，狂喊恶叫，多言善语，高谈阔论，口若悬河，兼有躁动不安者，多属实证、热证、阳证，常见于躁狂状态的患者。语言低微，沉默寡言，对一般简单的询问反应迟钝，再三询问才能回答，或喃喃独语，伴孤独离群、倦怠欲睡，多为虚证、寒证、阴证，常见于抑郁状态的患者。若患者突然呼喊一声即止，音似畜类，且伴抽搐昏仆等症，则为虚实夹杂的痫证。

（2）言语多寡：言语简短，词汇贫乏，平时不主动讲话，提问时反应迟钝，欲讲话时常以手拍头，多见于中毒、颅脑损伤后遗症，邪蒙清窍；或器质性痴呆，髓海不足；或脑络受损的患者。若口张无语，对任何询问概不回答，目视不瞬，触而不动者，病在脾胃，多为气虚痰盛，常见于痫证、精神分裂或脑部广泛病变的患者。呻吟连声不断，多为疼痛胀满；小儿夜啼不宁，每因惊恐所致。

（3）语言错乱：神识模糊，胡言乱语，声高有力，为谵语，多见于热扰心（脑）神实证。神志不清，语言重复，时断时续，声音低弱，为郑声，多见于心气大伤、精神散乱之虚证。言语粗鲁，狂妄叫哭，失却理智，多见于狂证，系痰火扰心（脑）所致。喜居一处，不欲见人，喃喃自语，讲话无对象，遇人即止，为独言，常见于癫证，多为心气虚结、精不养神之故。语言错乱，是为错语，多为神气不足。凡此虽关乎心，而其实质病在脑。

（4）呃逆、息粗、太息：胃不和则卧不安，常伴呃逆。狂证患者多声高息粗，呼吸有力。癫证患者，则避人倚息，声微气弱。郁证或梅核气多太息之声，显与情志抑郁有关。

**2. 嗅气味** 包括二便、痰浊、口气、带下等方面。如气热发狂，大便必干结，小便黄赤，气味臭秽，中风腑实不通亦然。虚寒之阴证，大便稀薄，小便清长，少有气味，重症肌无力患者亦然。就痰浊而言，狂妄不清的患者，痰浊黏稠，有脓血异味，与肺热魄伤有关；癫证、痴呆者多痰浊清稀，与寒邪客肺有关。阳明发狂，口气秽臭，多胃有积热。带下秽臭，多与各种不同的精神失常有关。

## 三、脑病问诊

问诊是中医诊断疾病的重要环节，就是要有目的地询问病史，收集一切资料，为辨证打下基础。但是脑病患者的问诊有着自己的特点。

**1. 问家族史和出生发育状况** 某些脑病与遗传因素、孕产时状况有一定关系，应当询问家族中有无类似患病者，其结局如何。这样可以了解所患脑病是否与遗传有关，从而推测预后情况。幼年精神发育不全之人，或癫证抽搐患者，应特别详细了解父母躯体状况和母亲怀孕期间有无不良刺激，出生时是否顺产、难产、早产，是否有产伤，婴儿出生前后的生长发育情况，对诊断极有价值。

**2. 问发病前的性格** 询问患者的个性，可以了解患者的思想状况，有利于分析病因病机和病情转归。如患病前的性格是孤独离群，沉默寡言，心胸狭窄，胆小怕事，多愁善感，则多气机郁滞或阴血耗损；性格倔强，喜于社交，好谈喜笑，或稍不如意即发脾气者，则多为阳亢。

**3. 问一般情况** 包括姓名、性别、年龄、民族、籍贯、婚姻、职业等。

（1）性别：男女之间在生理特性与心理素质有着较大差异，故在脑病中有些证型和症状表现不同，如女性常因气郁情伤而诱发躁狂、奔豚、梅核气等证；男子多见外伤引起的精神失常。有的病只是男子独有，如遗精、阳痿、疝病等；有的仅为女性独有，如热入血室发狂、经带胎产后发狂、月经周期性疾病等。

（2）年龄：老幼年龄有异，病证亦常不同。如伴随着五迟、五软、解颅，出现遗尿、夜惊、夜啼、智能低下症，每见于小儿；更年期综合征多见于停经时女性；老年痴呆征、老年性精神病则见于老人。

（3）职业：如脑力劳动和体力劳动差异，脑病虚实不同，前者多虚，后者多实。长期接触毒气、毒液及化学物质的人，则多见中毒性脑病。

（4）其他：婚姻、籍贯等对脑病诊断也有参考价值。

**4. 问主症与病程**　询问患者的主要症状及脑病时间的长短、新久，就会寻找到与主症相联系的脏腑、经络、气血，从而判断病情的缓急、病性的归属和病变的虚实。对于脑病患者尤需注意询问与疼痛麻木、瘫痪、抽搐和精神状态相关的主症。

**5. 问既往病史**　包括患者有无精神病史和其他传染病史、是否患有其他疾病，了解是原发还是继发、曾经采用过何种治疗、疗效如何，从而为制定切合病情的治疗方案提供依据。

**6. 问起病原因**　详问有无明显的发病原因，包括精神因素、人际关系等。《素问》中提及："凡未诊病，必问尝贵后贱，尝富后贫……凡欲诊病者，必问饮食居处，暴乐暴苦、始乐后苦。"《医学入门》也说："所处顺境则性静和而气血易调，所处逆境则气血怫郁。"这就是说，长期精神抑郁、气血失调，则多精神、情感类疾病。

**7. 问现病史**　主要询问脑病的发生发展演变过程、治疗情况以及现在症状，重点问清导致疾病的直接因素、间接因素，分清主因和诱因，明确发病时间，然后按照"十问"逐步进行询问。

（1）问寒热：患者有无怕冷、发热等情况，以排除外感如暑温（相当于乙型脑炎）；高热时病邪传里可见神昏谵语、恶寒畏冷、嗜卧倦怠、自语神呆，多为脾胃阳虚所致。

（2）问汗：阳明气分热盛，可致大热大汗，汗出淋漓不断，扪之冰冷。气脱于外，可见绝汗亡阳，神脱于外。半侧身体出汗（左右或上下），《黄帝内经》名曰"偏沮"。其原因有二，一是营卫不和，气血不固，多伴有面色无华、倦怠无力等；一是风动经络，痰风相搏所致，多伴有眩晕、手足蠕动，中风先兆所致。

（3）问饮食：食少纳呆，甚或数日不饮不食者，多见于癫痫患者。若食欲亢进，或喜食异物，或易饮暴食，甚或饮食泥土粪秽者，多见于狂证。食物入口不能咀嚼，吞咽困难应考虑延髓麻痹。拒食的患者，应考虑为被害妄想等精神病。口渴不欲饮水，多为湿热；饮水则吐则为停饮，高颅压患者常见之。

（4）问二便：大便稀溏为脾胃虚寒，多见于中风后遗症或自主神经功能紊乱；大便常年秘结，排便困难，多见于年老津枯，或久病；大便失禁，多见于昏迷或神志不清患者；大便失禁而无神志症状，为括约肌松弛。小便黄少为实热，尿混浊为湿盛。中风中脏腑者小便多黄赤；小便清长，为虚寒，重症肌无力、运动神经元病易见；小便失禁有昏迷者，常见于急性脑病、癫痫发作；小便失禁无昏迷者，多见于脊髓病变。遗尿而突发在中风等病中，为危重征兆。

（5）问头身

1）问头面

①头痛：要注意头痛部位、性质和程度。头痛隐隐、眩晕目赤，多为血虚头痛；头脑空痛，腰膝酸软，属肾虚；头痛如裹，泛呕眩晕，为痰浊；头痛而胀，口苦咽干，为

肝火头痛；头脑胀痛，多属阳热上亢；偏头痛多疼痛剧烈，时痛时止，多属肝胆郁热；有外伤史者头痛如刺，多属瘀阻脑络；有中毒史头痛，多属毒邪犯脑；宿酒头痛，为酒毒犯脑。若感头痛如劈，甚至眼前昏黑，是谓“雷头风”，多因痰火内盛，上乘清窍；或风邪外客，循目系入脑所致。眉棱骨和眼眶骨部疼痛，昼静夜剧，伴目珠胀痛，谓之“眉棱骨痛”，多由风热之邪上扰清窍、脉道受阻所致，额窦炎多见。

②头晕：痰阻则多头重如裹；肾气虚衰多健忘耳鸣，兼见头晕；晕而且胀，兼见烦躁易怒，是为肝火上亢；头晕遇劳加重、心悸面白为气血亏虚；头晕伴刺痛不移，多见于外伤。

③头胀：自觉头部发胀如裂，又称“脑胀”。起于恼怒，昏沉闷热，头筋突起，口干口苦，多为肝火上炎；头胀沉重，如物裹头，腹胀泛呕，身体困重，为湿阻清阳。

④头重：头部沉重，悠悠忽忽，面色不华，神疲乏力，纳减便溏，为中气不足，头脑失养。其余如风湿上阻、湿阻清阳、湿热上蒙均可出现头重。

⑤脑鸣：自觉头部有声音鸣响，谓之脑鸣，多为髓海空虚、头脑失充，常伴见腰酸腿软、遗精眩晕、耳鸣等症，心脾两虚、湿热上侵、肝气郁滞亦可导致。头皮不知痛痒，麻木不仁，谓之头皮麻木。伴见眩晕、肢体倦怠、呕恶吐涎，为痰湿阻络；若兼见面色无华、头晕心悸，为血虚头面失养所致。

⑥面痛：若面痛呈阵发性、烧灼性或刀割样疼痛，痛时面红汗出，口干喜饮，为风热夹痰阻络；面痛呈抽掣样、阵发性疼痛，剧痛面白，遇冷加重，为风寒夹痰阻络。

⑦面麻、面歪：突然面部麻木、口眼歪斜，多为风邪阻络；面麻伴见头重脚轻，多为肝风内动；面麻而兼见语言不清、流涎不止，多为风痰阻络。中风病尤多见之。

2）问耳：有耳鸣、重听、耳聋、耳胀、耳闭等可资询问。以耳鸣而言，耳鸣呈高音调，多属心肾、肝肾虚损或气血不足；耳鸣呈低音调，多属肝胆火盛，邪气内闭；发病暴而急多实证，发病久而缓多虚证。以重听而言，听声音不清而产生错觉，伴腰膝酸软，多卧者为肾虚；伴头晕目眩，脑部胀痛，耳闻重音，浮肿肢麻者，多为湿阻清阳不升。

3）问鼻：鼻渊又称脑漏，指浊涕不止也，不闻香臭，是其主症，外伤性脑脊液漏或鼻窦炎多见。

4）问身体麻木、疼痛、无力、抽搐：脑病诊断时要结合现代医学的相关内容，如神经分布和走行。下肢痿软无力伴有肌肉萎缩，应考虑各种肌萎缩，或为脾虚，或为湿热。双侧下肢麻木、无力、二便障碍者，为脊髓病变，初期多为瘀血痰浊阻络，日久则为肝肾不足、气血亏虚，血不荣筋。偏身或四肢麻木，伴随痉挛、抽搐等不自主运动，为肝风内动，癫痫、帕金森病、中风者多见。偏身麻木疼痛伴有瘫痪者，则为痰浊瘀血阻滞筋脉，中风多见。

5）问胸腹：阵发性气上冲为奔豚证（焦虑、抑郁多见）；胸和两肋疼痛，喜太息、短气，在排除心脏器质性病变后，多为肋间神经痛，证属肝郁不舒；两肋窜痛、呃逆为肝胃不和。

（6）问睡眠：临床常见失眠、多梦、夜游、梦魇等多种病症，均与脑神受扰有关。嗜睡多见于久病体弱、脾虚不运；体实而嗜睡多为胆热。闭目静卧，不能入睡，闻声则心悸，为心血虚；闭目倦卧，不能入睡，时时怔忡，为心气不足；卧后思虑多想，不能入睡，为心脾两虚；夜间烦躁，不能安卧，时时起床行走，为心火亢盛；失眠自汗出，为营卫不和；欲睡突然清醒，再无睡意，为心肾不交；入睡突然痉挛（全身抽动）而醒，为肝不养筋；睡后多梦惊醒，为肝不合魂；眠后遗精，为肾阳不足；精关不固梦遗，为肝罴极，魂无所归。

（7）问月经：尽管在脑病诊断中，问月经的意义不大，但还是有参考价值。例如，围绝经期精神病多见月经紊乱，青春期癫痫、精神病与月经周期有关。

问诊要注意以下问题：①脑病患者常有神志异常的病理特征，有时不配合医师问诊，或答非所问，必要时可向其家属、亲人详细了解。②要善于抓住主要症状，不要被支离破碎的小事所干扰。③围绕主要症状及比较重要的症状进行询问，全面了解疾病发生、发展、演变的全过程，有利于提高辨治水平。

## 四、脑病切诊

切诊是医者运用指端的触觉，在病者一定部位进行触、摸、按、压，以了解病情的一种诊断方法，包括脉诊和按诊两部分。切诊也是脑病的一种重要诊断方法。

**1. 脉诊** 后世切脉都以寸口脉为主，分寸、关、尺三部。成人的正常平脉是一息脉来四到五至，和缓有力，从容有节，不快不慢，不大不小，不浮不沉，反之则为病脉。脑病常见脉象如下：

（1）浮脉：举之有余，按之不足，脉搏显现部位表浅，一般主表证。浮而有力为表实，多表现于外感脑病初期；浮而无力为表虚，常见于气虚发狂的患者。

（2）沉脉：轻取不应，重按始得，脉搏显现部位深入。沉而有力，兼见狂躁心烦，多见于狂证；沉而无力，兼见精神恍惚，多见于失志。沉弦为肝气郁滞，常见于梅核气、气郁发狂；沉弦而滑，多见于中风后遗症；沉滑则为痰涎旺盛，多见于癫证、痫证。

（3）迟脉：脉来迟缓，一息不足四至。迟主寒证，迟而有力为冷积寒滞，多见于寒疝、奔豚；迟而无力为阳气虚弱，多见于阴癫、精神患者的木僵状态。血虚寒凝之脑病亦常见之。

（4）数脉：一息脉来五六至，来去较快。数主热证，数而有力为实热，阳明发狂及狂病可见；数而无力为虚热，百合病、脏躁、心悸、怔忡、外感脑病后期可见。

（5）滑脉：往来流利，如盘走珠。滑主痰饮、食滞、实热等；沉滑有力，为痰涎壅盛；狂、癫、痫及中风病均易见到。滑而兼弦，痰气交阻、痰迷清窍、气郁痰结均可见到。滑数主痰火。

（6）涩脉：往来涩滞不畅，犹如轻刀刮竹。涩脉主气滞、血瘀、痰阻、精伤、血虚等证。无力为血少，有力为血瘀。前者多见于半身不遂，后者多见于脑外伤患者。

（7）弦脉：端直以长，如按琴弦。弦脉主肝胆病变、痰饮、痛证。弦数多见于肝阳上亢、肝风内动、肝郁不疏所致的各种脑病；弦紧常见于寒滞肝脉的各种神经痛等；痰湿内困可见到弦缓，神经官能症亦常见到。

（8）虚脉：举按皆无力，隐隐于指下有松软空豁之感。虚主气血两虚，神经衰弱、脑供血不足等多见。

（9）实脉：其脉来去俱盛，三部皆大而坚实有力。实脉主实证，察血气以及外邪入里所致的各种脑病皆可见到。不过，多处在急性发作阶段。

（10）洪脉：其脉来盛形大。气盛发狂，多洪滑有力。洪而无力，多为虚阳上越。

需要指出的是，诊脉应注意：其一，脉贵“有神”。滑伯仁说：“所谓神者，胃气也。”（转引《赤水玄珠·郁证门》）平脉即为有神之脉，太过或不及之脉都为“失神”。其二，脑主五志，由于反复长期的精神刺激，气郁为病，影响气血运行不畅，脉道不通，必出现病脉，所以脑病脉必病。通过脉搏流畅程度的鉴别，来判断气机的畅郁、血行的畅通，对脑病诊断是极有意义的。

**2. 按诊**

（1）按头额：触按颅骨，检查颅骨有无缺损、肿块、压痛等，必要时测量头颅大小。头皮光滑，按囟门中有凹陷，即可诊为解颅。小儿按眉端感指热，主夹惊之候。按额头角疼痛、双眉紧锁，多为鼻窦炎。攒竹穴疼痛明显，按之痛甚，为眉棱骨疼痛。头痛剧烈，按压眼珠坚硬如石，多为冒头风。

（2）按皮肤：皮肤甲错、晦暗无光者对脑病有特殊意义。肌肤多热，狂证、实证见之；阴邪内结，肌肤发冷，多见于瘀血性精神病。皮肤有无色素斑，对诊断脑病有特殊的意义。

（3）按手足：手足俱热而又躁动，多见于狂证、感染性脑病；手足冷，欲卧着衣，多见于阴虚及脑病后期；手足心热，多见于脏躁、百合病、中风等。检验四肢的寒热和手指、足趾的运动、麻木程度，尤有意义。

（4）按腹：根据腹部皮肤温度觉以判断虚实，按之热而灼手为热证、实证，按之不温或冷为寒证、虚证。危重患者小腹冰冷者，为阳气欲绝；治疗后脐下转温，为阳气回复。其腹部的软硬、胀满、压痛，积块的有无及坚硬程度的触摸，对诊断都有一定的参考价值。

应当指出，现代医学关于神经系统的各种检查如神经反射、自主神经检查，以及头颅和眼底检查、颅神经检查、脑脊液检查、脑电图、核磁共振、颅脑 CT 扫描等，都可借鉴使用。这不仅有利于辨病，而且还可以帮助判断临床疗效。

总之，四诊对脑病的诊察有一定的特点和规律，尤其是要做到四诊合参，才可谓之善诊。

# 第二节　西医诊断方法

## 一、神经系统疾病诊断思路

通过询问病史、体格检查（尤其是神经系统检查）和辅助检查，全面了解患者的症状、体征、病情的发展过程与特点，进而推测病变所涉及的器官和系统。推测神经系统病损部位，明确病变的性质和原因，最终做出正确的临床诊断。

### （一）神经系统疾病的症状与体征的分类及特点

**1. 缺损性症状与体征**　神经系统缺损性症状与体征是指有关的神经受损时，机体正常的功能减弱或者丧失。例如，一侧大脑中动脉中央支的阻塞，影响了内囊上 3/5 的血液供应，而通过此处的锥体束纤维的机能减弱或消失，产生对侧肢体偏瘫；又如，垂体瘤压迫视神经，致使视神经萎缩，出现视力减退或消失，瞳孔扩大，对光反应减弱或消失。

**2. 刺激性症状与体征**　神经系统刺激性症状与体征是指有关的神经结构受到刺激后所产生的过度兴奋活动。例如，大脑额叶的肿瘤，使运动区皮质受到刺激，产生对侧局灶性或 Jackson 运动性癫痫（Jackson 癫痫抽搐起始的部位往往提示肿瘤生长的部位）。又如，由于颈椎骨、椎间盘的慢性退行性病变及椎骨增生，使颈神经根受到刺激。累及第 6 颈神经根时，其疼痛沿上肢前臂桡侧向远端放射至拇指；累及第 7 颈神经根时，其疼痛放射到食指与中指。

**3. 释放性症状与体征**　神经系统释放性症状与体征是指神经系统高级中枢受损后，原来受其制约的低级神经系统所受到的抑制解除，从而出现功能亢进。例如，大脑额叶皮层的脑出血，使运动区皮质受损，减弱或解除了对下运动神经元的抑制作用，产生对侧肢体的肌张力增高、腱反射亢进和病理反射阳性。又如，脊髓肿瘤压迫锥体束，也可使肢体的肌张力增高、腱反射亢进和病理反射阳性。

**4. 断联休克性症状与体征**　神经系统断联休克性症状与体征是指中枢神经系统局部发生急性而严重的损害时，引起在神经系统功能上与此部位有密切联系的远隔部位的神经功能短暂丧失，休克期过后，受损部位的缺损性和释放性症状与体征将会逐步出现。临床上分为脑休克和脊髓休克两种。

（1）脑休克：由脑部的急性病变引起。如内囊出血的急性期，临床上出现意识障碍、肢体瘫痪、肌张力减弱、浅深反射消失等。

（2）脊髓休克：由脊髓的急性病变引起。如急性脊髓炎，临床上可见病变水平以下弛缓性瘫痪，一切反射均消失。

### （二）神经系统疾病病变部位的分类及特点

**1. 局限性病变** 神经系统局限性病变，指神经系统某一部分组织结构受损，可完全破坏或部分损害神经组织而出现相应的机能障碍。局限性病变又分为以下三种情况：

（1）单一的局限性病变：只有一个局灶性病变，并出现相应的局灶性临床表现，如一侧的内囊出血，产生对侧肢体的偏瘫和感觉减退或消失，腱反射亢进和病理反射阳性等临床表现。

（2）多个局限性病变：存在数个局灶性病变，并出现数个相应的局灶性临床表现，如发生在两侧的多发性脑梗死，产生一侧肢体的无力或偏瘫，同时可见对侧肢体的病理反射阳性等临床表现。

（3）纵向延伸的局限性病变：有一个局灶性病变，但其纵向延伸了相当大的距离，如脊髓空洞症，其空洞常以颈段为最大，有时向上延伸至延髓，可与第四脑室相通。临床上以节段性分离性感觉缺失、肌无力及萎缩等为主要表现，累及延髓时兼见面部周围部分的痛觉、温觉缺失，舌肌萎缩与纤颤等临床表现。

**2. 弥漫性病变** 神经系统弥漫性病变指神经系统散在的多发的广泛性损害。弥漫性病变所引起的临床症状和体征，因损害部位的广泛性和严重程度的不同，而是表现繁杂化和多样化。如多发性硬化为中枢神经系统内散在的多发性脱髓鞘病灶，其脱髓鞘斑块分布于视神经、脊髓白质和脑室周围，其临床症状和体征极为复杂多样，可见视力减退、眼球震颤、复观、构音障碍、饮食发呛、步态蹒跚、站立不稳、截瘫或偏瘫、肢体震颤和舞动等。

**3. 系统性病变** 神经系统疾病的系统性病变，指传导束或神经机能系统的选择性受损，如运动神经元病变选择性地侵犯上、下运动神经元，引起脊髓前角细胞、下位脑干运动神经核、锥体束等部位的进行性变性，产生肌无力、肌萎缩、锥体束征、延髓麻痹等临床表现，而感觉完全正常。

### （三）神经系统疾病诊断步骤

**1. 判断病变的器官和系统（整体判断）** 神经症状不一定全部都是神经系统疾病所引起的临床表现。有些神经症状是心血管、呼吸、消化、内分泌等各科疾病的神经系统并发症，也有些神经症状是其他器官或组织，如骨骼、关节、周围血管结缔组织发生疾病引起的运动、感觉障碍，临床表现类似于神经受损。即使是神经系统疾病所引起的症状和体征，如瘫痪、抽搐、疼痛、意识障碍、言语障碍等，随着临床医学日益专业化的趋势，往往可归于各专科，如神经内科、神经外科、精神科等予以处理。因此，在对神经系统症状和体征进行分析判断时，首先应当强调整体观念，全面了解病情及可能累及的器官和系统，避免局限于某个专科的视角，只重视检查局部，而忽视甚至忘记整体。只有从整体出发，详细检查患者，进行全面地分析与判断，才能作出正确的临床诊断。这种用整体观念来判断病变累及的器官和系统的方法，在神经科的临床检查和诊断方面具有十分重要的意义。

**2. 推测病损部位（定位诊断）** 经过全面的临床检查，初步判定确系神经系统病变，应根据临床所见的症状和体征，进一步分析病损的具体部位。

（1）周围神经根病的临床特点：周围神经包括颅神经和脊神经两种。

1）脊神经受损的临床特点：脊神经是混合神经，受损时出现其所支配区的运动、感觉和自主神经障碍的症状和体征；而脊髓前角或前根、脊髓后角或后根受损时，可出现单纯的运动障碍或感觉障碍。其运动障碍为下运动神经元瘫痪，无锥体束征，如肌力降低或丧失、肌张力降低、肌肉萎缩、肌肉纤维束颤动、腱反射减弱等；其感觉障碍仅限于病变神经所支配区域，而无传导束型感觉障碍，如支配区域的疼痛、感觉过敏、感觉减退或消失，该区域内腱反射减弱等。

2）颅神经受损的临床特点：颅神经共12对，嗅神经和视神经与大脑相连，其余10对颅神经的核均位于脑干内。颅神经受损的临床表现，因具体受损的颅神经不同有很大差异，但其共同特点均为核下病变，无核上病变的临床表现。

（2）脊髓病损的临床特点：脊髓横贯性损害时，症状为双侧性，产生损害平面以下的各种感觉缺失、截瘫或四肢瘫痪和大小便障碍；脊髓半侧损害时，产生损害平面以下同侧中枢性瘫痪和深感觉缺失，对侧痛温觉缺失。局限在脊髓的病损，不出现颅神经和脑部症状。

（3）脑干病损的临床特点：一侧脑干的损害，多见同侧周围性颅神经受损，伴有对侧肢体的中枢性神经功能障碍，如同侧的周围性颅神经功能缺失，同时对侧的中枢性肢体瘫痪和锥体束征，称作交叉性瘫痪；又如一侧的面部和对侧偏身感觉性障碍，称作交叉性感觉性障碍。如果双侧脑干病损，将产生双侧脑干的周围性颅神经障碍和双侧锥体束征和感觉障碍。

（4）脑部病损的临床特点：一侧大脑半球病损，可产生中枢性偏瘫、中枢性偏身性感觉障碍，还可见单瘫、某一肢体的感觉障碍、失语等局灶性症状和体征，也可伴有中枢性颅神经障碍，如中枢性面瘫和中枢性舌瘫等。而双侧广泛性脑部病变，常导致意识障碍、精神障碍及双侧性中枢性瘫痪、双侧性感觉性障碍，如大小便异常。小脑病变主要表现为共济失调，如眼球震颤、构音障碍等。

**3. 明确病变的性质和原因（定性诊断）** 在全面分析病史、病程、发病特点、病损部位和辅助检查资料的基础上，须进一步明确病变性质和原因。神经系统常见的病变性质和原因有以下几方面。

（1）遗传性和家族性病变：神经系统疾病中，有不少是由遗传所决定的，还有一些是具有家族性的。其显性遗传性疾病，如遗传性舞蹈症、家族性痉挛性截瘫等；其隐性遗传性疾病，如脊髓小脑型共济失调症、家族性黑矇性痴呆等。

（2）外伤：多有明显的外伤史，一般急性起病，但亦可经一定时间后发病。前者如脑挫裂伤、脑震荡，后者如硬脑膜下血肿。外伤所致的神经系统疾病，一般可分为脑外伤、脊髓外伤和周围神经损伤三类。

（3）炎症：系由病原体所致的脑脊膜、脑脊髓和脊神经的感染。发病多为急性或亚急性，于数日或数周发展到高峰。神经系统症状常较广泛弥散，可伴有发热等全身感染中毒的症状和体征。

（4）肿瘤：一般起病缓慢，病情逐渐发展加重，常有局限性神经系统受损的体征。颅内肿瘤可伴有颅内压增高，脊髓肿瘤可伴有椎管阻塞。无论是神经系统原发性肿瘤，还是人体其他部位转移到神经系统的继发性肿瘤，均有病情的不断进行性、神经系统的占位性和临床表现的局灶性三个特点。

（5）血管病变：发病多急骤，病情可在几分钟、几小时或几天内达到高峰，症状演变和进展迅速，急性期一般持续三周左右，存活者转入恢复期或留下后遗症。脑血管病与高血压、动脉粥样硬化、心脏病、糖尿病、血液流变学异常、血液病、不良饮食习惯等有密切关系。

（6）变性疾病：神经系统变性疾病一般均潜隐性起病，呈渐进性的临床过程，有家族性遗传性的倾向，临床表现与病灶多属两侧对称性质，尚有选择性的解剖学与生理学相关的神经元受累，而实验室检查常为阴性结果。

（7）脱髓鞘疾病：主要指神经系统原发性髓鞘脱失，而神经轴突、神经细胞、胶质等改变轻微或相对完整。髓鞘脱失病灶散在于脑或脊髓白质，特别是小静脉周围或脑室周围。临床上病变部位较为弥散，可急性发病、亚急性发病或慢性发病。

（8）寄生虫病：一般具有全身感染的寄生虫病史，寄生虫感染后出现神经受累症状和体征，补体结合实验阳性及血中嗜酸细胞增多，并具有局灶或多灶性的神经症状和体征。

（9）其他：如中毒、代谢异常、营养缺乏、放射性损伤等，在临床上均具有相应的一般表现和病史。

## 二、诊断原则

神经系统疾病的诊断特点是包括定位、定性两方面诊断，前者确定病变部位，后者确定病变的性质及其原因，也就是病理病因诊断。

**1. 定位诊断** 确定神经系统疾病的部位是诊断的第一步，是定性诊断的基础。定位诊断主要是依据神经解剖学、生理学和病理学知识，对疾病的损害部位作出诊断。在诊断的过程中首先应确定神经系统病损的水平，其次根据损伤的范围分为局灶性（局限于某一部位）、多发性或播散性（涉及两个或两个以上部位）、弥漫性（弥散地侵犯两侧）。

首发症状常常提示病变的主要部位，症状演变过程可说明病变扩展的方式和范围，特别注意神经系统检查中发现的阳性体征、阴性体征和可疑体征及其演变过程。最后，根据症状和体征综合分析，来确定病灶的部位，尽可能地遵循一元论原则来确定病损部位和范围。各部位损害有其相应的特点。

（1）神经肌肉联结点及肌肉病变：肌肉为运动效应器，病变损害肌肉（如进行性肌营养不良症）或神经肌肉联结点（重症肌无力）时，受损部位出现运动障碍（为下运动神经元性质的瘫痪），无感觉障碍。

（2）周围神经病变：脊神经多为混合神经，受损时在其支配区出现运动、感觉和自主神经症状。其特点为下运动神经元性瘫痪，表现为肌张力降低，腱反射降低或消失，无病理反射。感觉障碍的范围与受损的周围神经支配区一致，但较解剖学范围略小。前根或后根损害分别出现根式分布的运动和感觉障碍；多发性神经炎可以出现四肢远端对称性的运动和感觉障碍。

（3）脊髓病变：脊髓的横贯性损害最为多见，损害平面以下常出现运动、感觉及括约肌三大功能障碍，属于上运动神经元性损害，出现痉挛性截瘫。脊髓的变性疾病，表现为传导束损害的症状，如前角及锥体束的损害（肌萎缩性侧索硬化）、锥体束及后索损害的亚急性联合变性、后束及脊髓小脑束损害的脊髓型遗传性共济失调等。

（4）脑干病变：一侧脑干损害时，出现病变侧的脑神经受损症状，病变对侧肢体瘫痪或感觉障碍，即交叉性运动感觉障碍。双侧脑干受损时，双侧表现为两侧脑神经病变、锥体束征和感觉传导束受损体征。

（5）小脑病变：小脑病变常有的体征是共济失调、眼球震颤、构音障碍和肌张力减低等。小脑蚓部病变主要引起躯干的共济失调，小脑半球病变引起同侧肢体的共济失调。急性病变（血管性及炎症性）较慢性病变（变性及肿瘤）的临床症状明显，因后者可以发挥代偿机制。

（6）大脑病变：最突出的是有高级神经活动障碍，如意识障碍、精神症状、失语等。单侧病变出现对侧中枢性偏瘫、偏身感觉障碍、偏盲等症状和体征。大脑各个脑叶病变各有其不同的特点：额叶损害可出现强握反射、运动性失语、失写等；颞叶损害可出现象限盲、感觉性失语；枕叶损害可出现视野缺损、视觉先兆的癫痫发作等；顶叶损害可出现中枢性感觉障碍、失读、失用等。

**2. 定性诊断**　定性诊断是疾病的实质性诊断，是通过起病缓急、病程长短、病灶范围、发病诱因和发病的伴随情况等特点，来判断疾病的可能病因。以下介绍几种常见疾病类型的特点：

（1）感染性疾病：多数呈急性或亚急性起病，多于数日内或数周（少数）发展至高峰，有感染的证据，如发热、白细胞增高、血沉增快等。在进行微生物学、血清学、寄生虫学以及脑脊液等有关检查时，可获得感染的病原学依据。

（2）外伤：多为急性起病，但也有个别为慢性起病，如慢性硬膜下血肿，常有明确的外伤史，可合并颅骨骨折和内脏器官的损伤，CT 检查或普通 X 线检查可帮助发现病变。

（3）血管性病变：发病多急骤，症状可在几秒、几分、几小时或几天内达高峰，包括栓塞、梗死、出血等多种情况。脑血管病常伴有高血压、动脉硬化、心脏病、糖尿病、高胆固醇血症、大动脉炎等，既往常有心肌梗死或短暂性脑缺血发作史。但也应注意，有些进展性脑中风，经半个月进展方达高峰。

（4）肿瘤：一般来说病程长，起病缓慢，症状呈逐渐进展状态。常有头痛、呕吐、视神经乳头水肿、颅内高压和同灶性神经系统受损的体征。脊髓肿瘤可有脊髓压迫体征及脑脊液蛋白增高。在考虑神经系统本身肿瘤的同时，要注意全身性肿瘤向神经系统转移的肿瘤，并注意查找原发病灶。

（5）遗传性疾病：以儿童期及青年期发病多见，常有家族史，多侵犯某一特定的神经组织（如周围神经、脊髓前角等）。常见疾病有肝豆状核变性、遗传性共济失调、少年型脊髓性肌萎缩、结节性硬化和进行性肌营养不良症等。

（6）代谢与营养性疾病：患有糖、脂肪、蛋白质、氨基酸和重金属代谢障碍性疾病，或有引起营养及代谢障碍的病因，如饥饿、偏食、呕吐、腹泻、酗酒、胃肠切除术后和长期静脉营养等。通常发病缓慢，病程较长，除神经系统损害外，常有其他脏器如肝、肾、视网膜、皮肤和血液等损害证据。

（7）发育异常：多于幼年发病，但有时到成年后才出现神经症状，随着年龄的增长，病势逐渐达到高峰，如环枕部畸形等。

（8）变性疾病：起病及进展均缓慢，有一定的好发年龄，变性病多侵犯神经组织的某一系统，如运动神经元变性病（肌萎缩性侧索硬化等）、Pick 病。多系统萎缩则可引起神经系统多个部位的变性。

（9）脱髓鞘疾病：一般起病急，进程中常有缓解与复发，症状时轻时重并呈多灶性。最常见的是多发性硬化、急性播散性脑脊髓炎、肾上腺脑白质营养不良等。

## 三、临床诊断方法

### （一）病史采集

在神经系统疾病的临床诊断中，病史采集占有极为重要的地位。完整而准确的病史资料是诊断最重要的依据，从病史中往往可以得出关于神经系统病变部位和病变性质的初步诊断。某些典型的疾病，如癫痫、偏头痛、周期性麻痹等，在其发病的间歇期内常常查不到阳性体征，但根据典型的病史，亦可以做出诊断。甚至有些疾病的性质只能从病史中阐明，比客观检查具有更重要的意义。

**1. 现病史** 现病史是整个病史采集中最重要的部分，也是患者现患疾病的详细经过。其中包括主诉和每个症状发生的时间、方式、性质、发展情况，以及伴随症状；有无明显的致病因素或诱发因素，治疗经过与疗效，以及病程中有无缓解和复发等。神经系统疾病常见症状包括以下几种，应根据患者的具体情况加以询问。

（1）头痛：头痛的部位、性质、发作规律、诱发和缓解因素、伴随症状、是否有先兆等。

（2）疼痛：与头痛相似，也需问清疼痛部位、性质、规律和伴随症状等，特别要注意神经系统定位关系，如局部性疼痛、放射性疼痛或扩散性疼痛等。

（3）抽搐：要注意向患者及家人询问病程的全部经过，向患者近亲或目睹发作者了解病情发作全过程，包括：①发作前有无先兆症状如感觉异常、躯体麻木、视物模糊、闪光幻觉、耳鸣和怪味等。②发作过程是全身性或局部性，强直性、阵挛性或不规则性，是否有意识丧失、口吐白沫、舌咬伤或尿失禁等。③发作后症状如头痛、全身酸痛、精神异常和肢体瘫痪等，能否回忆发作经过。④病程包括发病年龄、发作频率，以及高热惊厥、脑炎、脑膜炎和寄生虫等病史，发病的可能诱因，既往治疗经过及疗效等。

（4）*瘫痪*：发病急缓、瘫痪部位、性质、进展情况、伴随症状等，常为疾病的定位及定性诊断提供依据。注意询问有无复视、饮水呛咳或吞咽困难等。

（5）*感觉障碍*：主症的性质可提供病因指南。间断或反复短暂性症状可能为感觉性癫痫发作，固定时间发生间断的局灶性症状提示外源性因素。感觉障碍的部位可提示病变起源，如肢体感觉障碍为周围性神经病、颈髓或脑干病变。

（6）*眩晕*：了解发病原因、加重因素、持续时间。注意鉴别真性眩晕和假性眩晕，与头位、体位有无关系，有无伴随症状如耳鸣、耳聋、恶心、呕吐、眼震、言语不清、口周麻木、面色苍白、冷汗、心悸、行走不稳、二便失禁、意识障碍等。

（7）*睡眠障碍*：询问有无嗜睡、不眠、多眠、难以抵御的睡眠、睡不实、不易入睡、睡后易醒、醒后不能解乏及每日睡眠时数等，有无妨碍睡眠的疼痛、强迫观念、焦虑症等。

**2. 既往史** 既往史对寻找神经系统疾病的原因和鉴别诊断均有重要意义，曾经患过的疾病，可能与现病有重要关系。特别应注意询问与神经系统疾病有关的既往史，如脑炎、结核、风湿病、外伤、癌症、癫痫、偏头痛、精神病等；很多传染性疾病可引起神经系统并发症，如麻疹、水豆、天花、腮腺炎，可继发急性播散性脑脊髓炎；钩端螺旋体病可引起脑动脉炎；心脏瓣膜病、房颤等可继发脑栓塞；糖尿病患者亦可出现多发性末梢神经炎和脑血管病。

**3. 个人史** 主要了解患者生长发育情况、出生情况及其母亲妊娠时的健康状况，以及社会经历、居住地及时间、学习与工作单位的性质与年限、特殊嗜好及程度、卫生习惯及工作环境。婚姻史、月经史、冶游史等也能为神经系统疾病的诊断提供有益的线索。

**4. 家族史** 神经系统疾病中有一些遗传性家族性病变，这些疾病往往具有明显的家族史。还应询问直系亲属中有无近亲婚配情况。

### （二）体格检查

完整的神经科临床体检，应包括一般体格检查和精神检查。前者参阅诊断学和内科学基础，后者参阅精神病学。本节重点叙述神经系统常用检查法，尤其是颅神经、感觉系统、运动系统、反射系统的检查方法和临床意义。

**1. 高级神经活动检查**

（1）意识

1）嗜睡：较强刺激可唤醒，醒后可保留短时间的觉醒状态，有一定的语言和运动反应，停止刺激即又入睡。

2）昏睡：需大声呼唤或施以疼痛刺激方能唤醒，反应迟钝，并且很快又进入昏睡状态。

3）昏迷：轻度昏迷指痛觉反应迟钝，吞咽反射、角膜反射、对光反射、腱反射尚存在；中度昏迷指痛觉反应消失，上述反射均减弱，但呼吸调节、循环调节、温度调节尚可；深度昏迷指痛觉反应消失，上述反射消失，瞳孔散大，呼吸、循环、温度调节出现障碍。

特殊状态的昏迷：醒状昏迷是患者虽能注视周围环境及人物，但不能言语和活动，二便失禁，尚能吞咽，虽强烈刺激也不能改变其意识状态，属于丘脑或脑干上行性网状激活系统受损。去大脑皮质综合征是患者虽能睁眼、闭眼或转动眼球，但属于无意识活动，其眼球不能随光线或物品而转动，对外界刺激无反应。这属于双侧大脑皮质广泛受损，皮质下功能尚存。

（2）智能：包括记忆力、定向力、计算力、理解与判断力。

（3）情感：主要了解情感的高涨、欣快、淡漠、沉默及情绪不稳等情况。

（4）言语

1）失语：在主侧大脑半球的言语中枢发生病变时则出现失语症。常见的失语有以下几种类型。

①运动性失语：虽然患者没有咽、喉和舌肌的瘫痪，但不能言语，或只能讲个别简单的单词，而对别人的言语可以理解，复述困难，对书写的文字能理解。其病变位于额下回后部运动性语言中枢。

②感觉性失语：患者发音正常，但不能理解别人和自己的言语，复述能力减退。其病变位于颞上回后部的感觉性语言中枢。

③命名性失语：患者虽然能表述如何使用物品及物品的用途，但却不能命名物品，其病变位于颞叶后部的言语形成区。

2）失写：患者虽无手部肌肉瘫痪，但不能书写，而抄写能力尚保存，常合并运动性失语或感觉性失语。其病变位于中央后回后部的书写中枢。

3）失读：患者无失明，但不认识文字及图画，常与失写同时存在。其病变位于角回附近的阅读皮质区。

4）失用：患者的肢体无瘫痪，无感觉障碍，无共济失调，却不能完成有用的动作。主侧大脑半球广泛的病变如顶叶缘上回、胼胝体及额叶病变较易产生失用症。

5）构音困难：由于支配言语肌的神经损害所致，多见于脑干后组颅神经及其运动神经核损害、双侧皮质延髓束受损。

**2. 头面部、颈部、脊柱及四肢检查**　头面部注意其形状、大小，有无伤痕、肿块，有无静脉充盈，有无颅骨缺损、局部压痛，有无血管杂音，有无头颅畸形。颈部注意有无颈项强痛、颈椎压痛，转动是否有杂音，有无脑膜刺激征等。脊柱注意有无脊柱畸形、触痛、叩击痛等。

**3. 颅神经检查**

（1）嗅神经：应先检查鼻腔是否通畅，排除鼻腔本身的病变。检查时让患者闭目，用手压住患者一侧鼻孔，将盛装有易挥发气味溶液的小瓶，置于另一侧鼻孔下，让患者说出所嗅到的气味。所用的挥发性溶液，如松节油、柠檬水、玫瑰水等，也可以用香皂、牙膏、茶叶、樟脑等测试。

（2）视神经：包括视力、视野和眼底检查。视力代表视力的中心视敏度，分为远视力和近视力，用国际视力表检查。视野是眼球向前方正视时所能看到的空间范围，可反映周边视力。正常人视野鼻侧约65°，颞侧约91°，上方约56°，下方约74°，外下方视野最大。必要时可用精确的视野计法检查。眼底检查则需眼底镜检查。

（3）动眼、滑车和外展神经：共同支配眼球运动，可同时检查。首先观察睑裂是否对称，有否上睑下垂、眼球前突或内陷、斜视、同向偏斜。观察眼球运动时让患者头部不动，两眼注视检查者的手指，并随之向各方向转动。观察有无眼球运动受限及受限方向和程度，有无复视和眼球震颤。其次观察瞳孔及反射，瞳孔大小、形状、位置及是否对称。正常瞳孔呈圆形，双侧等大，位置居中，边缘整齐，直径为3～4mm。直径小于2mm为瞳孔缩小，直径大于5mm为瞳孔扩大。光反射是光线刺激引起瞳孔收缩，感光瞳孔缩小称为直接对光反射，对侧未感光瞳孔也收缩称为间接对光反射。调节反射是两眼注视远处物体时再突然注视近物，出现两眼会聚、瞳孔缩小。

（4）三叉神经：主要支配面部感觉和咀嚼肌运动，是混合神经。对于面部感觉，可用圆头针、棉签及盛冷热水试管分别测试面部三叉神经分布区皮肤的痛觉、温觉和触觉，两侧及内外对比。周围性感觉障碍为眼支、上颌支、下颌支病变区各种感觉缺失，核性感觉障碍为剥葱皮样分离性感觉障碍。对于咀嚼肌运动，应首先观察有无颈肌、咬肌萎缩，再用双手压紧双侧颞肌、咬肌，让患者做咀嚼动作，观察两侧是否对称。再嘱患者张口，以上下门齿中缝为标准，判定下颌有无偏斜。对于角膜反射，检查者用细棍絮轻触角膜外缘，正常表现双眼瞬目动作，受试侧瞬目称为直接角膜反射，对侧瞬目为间接角膜反射。

（5）面神经：支配颜面部表情肌运动为主，并支配舌前2/3味觉，也是混合神经。面部肌肉运动重点是观察额纹、眼裂、鼻唇沟和口角是否对称，然后让患者作蹙额、皱眉、示齿、鼓腮等动作，观察有无瘫痪及是否双侧对称。眼裂上、下表情肌瘫痪为周围性瘫痪，眼裂下表情肌瘫痪为中枢性面瘫。味觉的检测为让患者伸舌，以棉签蘸少许食糖、食盐、醋等溶液涂抹于舌前一侧，让患者指出所辨别的味道。

（6）位听神经

1）蜗神经：传导听觉，损害时出现耳鸣、耳聋。常用耳语、手表声音或音叉进行检查。声音由远而近，测量患者单耳能够听到的声音距离，再与对侧比较。传导性耳聋损害的主要是低频音气导下降，感音性耳聋则为高频音气导与骨导均下降，音叉试验可简单鉴别。用电测听可以获得准确的资料。

2）前庭神经：受损时出现眩晕、呕吐、眼球震颤和平衡障碍等。观察患者的自发性症状，也可通过冷热水试验和转椅试验，通过变温和加速刺激引起两侧前庭神经核接受冲动不平衡而诱发眼震。

（7）舌咽神经：与迷走神经在解剖与功能上关系密切，常同时受累，故同时检查。检查发音有无声音嘶哑、带鼻音或完全失音，嘱患者张口，观察悬雍垂是否居中，双侧腭弓是否对称；观察双侧软腭抬举是否一致，悬雍垂是否偏斜。咽反射是嘱患者张口，用压舌板分别轻触两侧咽后壁，正常出现咽肌收缩和舌后缩（作呕反应），舌咽神经、迷走神经损害时，患侧咽反射减弱或消失；眼心反射是检查者中指和食指对双侧眼球逐渐施压，为 20 ～ 30 秒，正常人脉搏每分钟减少 10 ～ 12 次。功能亢进者反射加强（脉搏每分钟减少 12 次以上），迷走神经麻痹者反射减退或消失。颈动脉窦反射是指压迫一侧颈总动脉分叉处引起心率减慢，反射由舌咽神经传入，由迷走神经传出，颈动脉窦过敏患者按压时可引起心率过缓、血压下降和晕厥，须谨慎行之。

（8）副神经：检查时让患者对抗阻力向两侧转颈和耸肩，检查胸锁乳突肌和斜方肌上部功能，比较收缩时双侧的肌力和坚实度。副神经损害时向对侧转颈及同侧耸肩无力或不能，同侧胸锁乳突肌及斜方肌萎缩、垂肩和斜颈。

（9）舌下神经：观察舌在口腔内位置及形态、颤动。核性和核下性病变伸舌偏向病侧，伴该侧舌肌萎缩。核性损害可见肌束颤动，双侧病变则舌不能伸出口外。

**4. 运动系统检查** 包括肌营养、肌张力、肌力、不自主运动、共济运动、姿势及步态等。

（1）肌肉形态和营养：观察和比较双侧对称部位肌肉外形及体积有无肌萎缩、假性肥大及其分布范围。下运动神经元损害和肌肉病变可见肌萎缩，进行性肌营养不良可见肌肉假性肥大。

（2）肌张力：肌肉松弛状态时的紧张度和被动运动时遇到的阻力。检查时嘱患者肌肉放松，触摸感受肌肉硬度，并被动屈伸肢体感知阻力。肌张力减低表现肌肉弛缓柔软，被动运动阻力减低，关节活动范围扩大，见于下运动神经元病变（如多发性神经病、脊髓前角灰质炎）、小脑病变和肌源性病变；肌张力增高表现为肌肉发硬，被动运动阻力增加，关节活动范围减少，见于锥体系和锥体外系病变，前者为肌肉痉挛性肌张力增高，上肢屈肌和下肢伸肌肌张力增高，即折刀样肌张力增高；后者表现为强直性肌张力增高，且屈肌、伸肌同时增高，称为铅管样肌张力增高。

（3）肌力：指人体作随意运动时肌肉收缩的力量。检查时嘱患者依次作各关节运动，并克服检查者所给予的阻力。观察肌力是否减退，并注意瘫痪部位。四肢肌群肌力检查包括各个关节的屈伸运动。

肌力分级记录一般采用 0 ～ 5 度分级法：0 度肌力为完全瘫痪，无肌肉收缩；1 度肌力可见肌肉收缩，但不产生动作；2 度肌力肢体能在床面移动，但不能抬起；3 度肌力能克服地心引力而作自主运动，即肢体能抬离床面，但不能抵抗外加阻力；4 度肌力能对抗阻力作自主运动，但较正常肌力减弱；5 度肌力为正常肌力。

（4）不自主运动：观察患者有无不能随意控制的舞蹈样动作、手足徐动及肌束颤动、抽搐、阵挛等，以及出现的部位、范围、程度和规律，发作情况与情绪、动作、寒冷、饮酒等的关系，并注意询问家族史。

（5）共济运动：观察日常生活如穿衣、吃饭、系纽扣、取物、说话、书写和坐姿、站姿等是否协调，然后检查以下试验。

1）指鼻试验：检查者食指距离患者 0.5m，嘱患者用食指触碰检查者的食指，再触自己的鼻尖，睁眼和闭眼，双侧反复比较。

2）跟－膝－胫试验：患者仰卧，抬一侧下肢足跟触碰对侧膝盖，再沿胫骨前缘下移。小脑性损害时出现辨距不良和意向性震颤，下移时摇晃不稳。感觉性共济失调，闭眼时足跟难寻找膝盖。

3）快速轮替试验：患者前臂快速旋前和旋后，或一手用手掌、手背快速交替拍打对侧手掌。小脑性共济失调者动作笨拙、节律性失调。此外还有闭目难立征：患者双足并拢站立，双手平伸、闭目。后索病变时睁眼站立稳，闭眼站立不稳；小脑病变时睁眼、闭眼均不稳；蚓部病变时向前后倾倒；小脑半球病变时向左右倾倒。

**5. 感觉系统检查**　包括特殊感觉（视觉、听觉、嗅觉、味觉等）和一般感觉。特殊感觉已经在相关部分论述。

（1）浅感觉：浅感觉包括痛觉、触觉、温度觉。用大头针的针尖以均匀的力量轻刺皮肤，嘱患者回答“痛”“不痛”“尖的”“钝的”，来区分痛觉、触觉及轻压觉。温度觉是用盛冷水（5 ～ 10℃）、热水（40 ～ 50℃）的试管轮番接触皮肤，嘱患者回答“冷”“热”的感觉。触觉是让患者闭目，用棉絮纤维或毛笔均匀一致地轻触皮肤，说出“有”或数出触到的次数。

（2）深感觉：深感觉包括位置觉、运动觉、振动觉。位置觉是嘱患者闭目，将其肢体放在一定位置，让患者说肢体的位置。运动觉是嘱患者闭目，轻轻握住患者手指或足趾的两侧，作伸或屈的动作，让患者说出此活动与前一静止位置的方向关系，如“向上”“向下”等。振动觉是将振动的音叉柄置于欲测部位的骨隆起处，如趾、内外踝、腕骨、肋骨、胸骨、锁骨、指骨、腕关节等处的皮肤上，让患者回答有无振动的感觉。

（3）复合感觉检查：复合感觉包括定位觉、实体觉、图形觉、两点辨别觉。定位觉是嘱患者闭目，以手指或棉签轻触患者的皮肤，令患者用手指指出感觉刺激的部位，正常误差在 1cm 以内。实体觉是嘱患者闭目，将熟悉的日用品放入患者手中，令其触摸后，说出物品的名称。图形觉是嘱患者闭目，在其皮肤上画常见的几何图形，如圆形、三角形、方形，或在其皮肤上写常用的数字，令其回答，观其可否识别正确。两点辨别觉是用金属叩诊锤将其两角分开到一定距离而接触患者的皮肤。如果患者感到是两个触点时，再缩小两点的距离而试之，至两个接触点被感觉为一点为止，将此距离与对侧及正常值比较，以判别其有无障碍。

**6. 反射系统检查**

（1）深反射

1）肱二头肌反射：前臂置于轻度旋内及半屈位，检查者左手拇指置于肱二头肌腱上，用叩诊锤叩击拇指，引起前臂屈曲运动。

2）肱三头肌反射：前臂旋内及半屈位置，检查者以手托住肘关节，用叩诊锤叩击鹰嘴上方的肱三头肌肌腱，引起前臂伸展运动。

3）桡骨膜反射：患者前臂轻度屈曲、旋内位置，以叩诊锤轻击桡骨下端，引起前臂旋前及屈曲运动。

4）膝反射：坐位时小腿松弛下垂，与大腿成直角；仰卧时检查者用左手托起患者双膝，使小腿屈成 120°，右手用叩诊锤叩击髌骨下股四头肌肌腱，引起小腿伸展。

5）跟腱反射：患者仰卧，外展下肢，半屈膝，检查者以手托足趾部，使足背屈，或嘱患者跪于椅上，叩击其跟腱，引起足趾屈反应。

（2）浅反射

1）角膜反射、咽反射：见颅神经检查。

2）腹壁反射：用竹签迅速从腹上部外缘沿肋弓缘向剑突下划去，从腹中部外缘向脐部、腹下部外缘划去，分别引起上腹壁、中腹壁、下腹壁收缩反应。

3）提睾反射：用竹签轻划大腿内侧皮肤，引起同侧睾丸向上提起。

4）足趾反射：以钝器划足趾外侧，引起足趾屈曲反应。

5）肛门反射：以钝器划肛门附近皮肤，引起肛门括约肌收缩反应。

（3）病理反射

1）巴宾斯基（Babinski）征：经典的病理反射，提示锥体束受损。检查方法同跖反射，阳性反应为拇趾背屈，可伴其他足趾扇形展开。

2）巴宾斯基征等位征：如查多克（Chaddock）征，由足跟向前划至足背外侧；奥本海姆（Oppenheim）征，用拇指和食指沿胫骨前缘自上向下用力下滑；舍费尔（Schaeffer）征，用手挤压跟腱；戈登（Gordon）征，用手挤压腓肠肌；贡达（Gonda）征，用力下压 4 趾、5 趾，数分钟后突然放松；普谢普（Pussep）征，轻划足背外侧缘。阳性反应均为趾背屈。

3）强握反射：用手指触摸患者手掌时强直性握住检查者右手指，可见于成人对侧额叶运动前区病变。此在新生儿为正常反射。

**7. 自主神经功能检查**

（1）一般观察：皮肤黏膜色泽、质地、温度，以及水肿、溃疡和褥疮等；毛发和指甲包括多毛、少毛、局部脱毛、指和趾甲变形松脆等；出汗指全身或局部出汗过多、过少和无汗等。

（2）内脏及括约肌功能：注意胃肠功能如胃下垂、腹胀、便秘等，排尿、排便障碍（尿急、尿频、排尿困难、尿潴留、尿失禁等），膀胱区膨胀程度等。

（3）自主神经反射：①竖毛试验：皮肤受寒冷或搔划刺激，可引起竖毛肌（由交感神经支配）收缩，局部出现竖毛反应，毛囊隆起如鸡皮状，逐渐向周围扩散，至脊髓横贯性损害平面停止，刺激后 7 ～ 10 秒最明显，以后逐渐消失。②皮肤划纹试验：用钝竹签在两侧胸腹壁皮肤加压划一条线，数秒钟后出现白线条，稍后变为红条纹，为正常反应，如划线后白线条持续较久，为交感神经兴奋性增高；红条纹持续较久且明显增宽或隆起，为副交感神经兴奋性增高或交感神经麻痹。③卧立位实验：由平卧起立后，1 分钟脉搏如增加超过 10 ～ 12 次，或直立变为卧位后每分钟脉搏减少超过 10 ～ 12 次，提示自主神经兴奋性增高。④发汗试验：先将碘、蓖麻油与 96% 酒精配制成碘液涂满全身，待干后再涂淀粉，皮下注射毛果芸香碱 5mg 使全身出汗，汗液与淀粉、碘发生反应，使出汗处皮肤变蓝，无汗处皮色不变，可指示交感神经功能障碍范围。⑤眼心反射和颈动脉窦反射：见脑神经检查。

## 四、辅助检查

### （一）脑脊液检查

**1. 脑脊液的采取方法**　一般均用腰椎穿刺，也可采用小脑延髓池穿刺，颈椎侧方穿刺，在特殊情况下，也偶尔采用脑室穿刺和前囟穿刺等方法采取脑脊液。

**2. 腰椎穿刺术适应证与禁忌证**　腰椎穿刺术适应证包括中枢神经系统感染性疾病、脑血管疾病、变性疾病、脊髓疾病需作脑脊液动力学检查者，以及椎管造影、椎管内注射治疗性药物、减压引流治疗。禁忌证包括颅内压增高，尤其是后颅凹的肿瘤；穿刺点局部皮肤有炎症及败血症者；脊柱结核；开放性颅脑损伤或脑脊液漏者；病情处于休克或濒于休克期者。

**3. 常规检查**

（1）压力：侧卧穿刺的正常压力为 80 ～ 180mm$H_2O$。高于 180mm$H_2O$ 为颅内压增高，低于 80mm$H_2O$ 为颅内压降低。

（2）压腹试验：以手掌压迫腹部，使椎管内静脉压增高后，可见压力上升，手松后下降。只要穿刺针头确在椎管蛛网膜下腔内，无论椎管有无阻塞均有此反应。

（3）压颈试验：以手压迫双颈静脉，颅内压增高，水柱即上升，手放开后水柱回降，为正常现象。压颈时水压升降缓慢，为椎管不完全阻塞；压颈时水柱不升，为椎管完全性阻塞。如一侧压颈水柱不上升，则提示该侧横窦闭塞。

（4）脑脊液外观检查：排除穿刺损伤后，若脑脊液为血性或红黄色，提示为出血性病变。脑脊液混浊为细菌感染引起的细胞增多所致。脑脊液淡黄放置到凝固，可能是阻塞椎管的病变引起蛋白质明显增加；微混，放置后有纤维蛋白薄膜形成结核性脑膜炎的表现。

（5）脑脊液显微镜检查：包括细胞计数、找病原体及癌细胞。

1）细胞计数：正常脑脊液中细胞数不超过 $5\times10^5$/L，并且多为单核细胞，而（6 ～ 10）$\times10^6$/L 为界限状态。白细胞增多可见刺激脑脊膜的病变，尤以感染性病变时增加最多。结核性、病毒性、真菌性及梅毒性脑膜炎以淋巴细胞增加为多；化脓性及流行性脑膜炎以多核细胞增多为主。

2）涂片检查：可发现寄生虫卵、真菌或细菌。

3）离心浓缩涂片：可发现肿瘤细胞。脑脊液细胞学检查可提高阳性率。

4）生化检查

①蛋白质：正常脑脊液中含量为 0.15 ～ 0.45g/L。神经系统感染、急性感染性多发性神经炎时蛋白质增高，脑瘤、脑出血、脑梗死时可轻至中度增高。脊髓压迫时蛋白质亦增高，椎管完全阻塞时蛋白含量明显增高。

②糖：正常脑脊液中含量为 2.5 ～ 4.4mmol/L。化脓性、结核性与真菌性脑膜炎时糖显著减少，脑膜癌病时糖也可降低，病毒性感染时糖量正常或略高，糖尿病患者脑脊液中糖量增高。

③氯化物：正常含量 120 ～ 130mmol/L，感染性脑膜炎时含量均减少，结核性脑膜炎最显著。

5）特殊检查

①细胞学检查：通常采用玻片离心法，干燥后用染色镜检。化脓性感染细胞增多以中性粒细胞为主，病毒性感染以淋巴细胞为主，结核性脑膜炎呈混合性细胞反应。蛛网膜下腔出血呈无菌性炎性反应和单核吞噬红细胞反应，4 ～ 5 日后出现含铁血黄素巨噬细胞，可持续数周至数月。

②蛋白电泳：前白蛋白 2% ～ 60%，白蛋白 44% ～ 62%，球蛋白 4% ～ 8%，$\alpha_2$ 球蛋白 5% ～ 11%，β 球蛋白 8% ～ 13%，γ 球蛋白 7% ～ 18%。前白蛋白在神经系统炎症时降低，变性病时增高，白蛋白降低常伴 γ 球蛋白增高。α 球蛋白增高主要见于 CNS 感染早期，$\alpha_3$ 球蛋白增高见于肌萎缩侧索硬化和退行性病变等，γ 球蛋白增高见于脱髓鞘疾病和感染等。

③免疫球蛋白（IgG）：正常时含量很低，IgG 为 10 ～ 40mg/L，IgA 为 1 ～ 6mg/L、IgM 含量极微。CSF–Ig 增高见于 CNS 细菌、病毒、螺旋体及真菌等感染，结核性和化脓性脑膜炎时 IgG 和 IgA 上升明显，对多发性硬化及其他脱髓鞘病变、中枢神经系统的血管炎等诊断颇有价值。

④酶学检查：正常 CSF 谷草转氨酶、谷丙转氨酶、乳酸脱氢酶和肌酸磷酸激酶水平显著低于血清，某些中枢神经系统疾病时 CSF 酶含量可增高，但缺乏特异性，多发性肌炎 CK 增高。

⑤病原学检查：单纯疱疹病毒、巨细胞病毒、EB 病毒等可通过 CSF 分离出病毒或进行抗体检测辅助诊断，怀疑脑囊虫时可用 ELISA 法检测脑囊虫特异性抗体。

### （二）神经影像学检查

**1. 头颅和脊柱 X 线平片**　头颅平片检查简便安全，包括正位、侧位及颅底、内听道、视神经孔、舌下神经孔及蝶鞍像等。头颅平片主要观察颅骨厚度、密度及各部位结构，颅底的裂和孔，蝶鞍及颅内钙化斑等，主要适于检查先天性疾病，如头颅形态及大小畸形、颅骨外伤、肿瘤病变等。目前广泛采用的计算机 X 线摄影术极大地提高了图像的清晰度和对比度，数字化 X 线摄影技术近年才用于临床。目前许多头颅平片检查已被 CT 和 MRI 等手段取代。

脊柱平片包括后前位、侧位和斜位，可观察脊柱生理曲度、椎体发育异常、骨质破坏、骨折、脱位、变形和骨质增生，以及椎弓根形态、椎间孔和椎间隙改变、椎板和棘突破坏或脊柱裂、椎旁软组织阴影等。

**2. 脊髓造影和脊髓血管造影** 脊髓造影也称椎管造影，将造影剂碘苯酯或泛影葡胺经腰穿注入蛛网膜下腔后，观察流动有无受阻及受阻的部位和形态，在病变部位摄片。脊髓碘水造影后 CT 扫描更有助于诊断。脊髓造影适应证为脊髓压迫症。随着 MRI 技术应用特别是 MR 水成像技术应用，可以更好地显示神经根等结构，目前椎管造影已基本被 MRI 检查取代。脊髓血管造影是将水溶性含碘造影剂注入脊髓动脉系统显示血管分布，可诊断脊髓血管畸形和脊髓动静脉瘤等。

**3. 数字减影血管造影（DSA）** 脑血管造影是将含碘显露剂如泛影葡胺注入颈动脉或椎动脉，利用 X 线摄片成像，目前已被数字减影血管造影取代。主要适应证是头颈部血管病变如动脉瘤和血管畸形等，而且是其他检查方法所不能取代的。

**4. 电子计算机体层扫描（CT）** CT 是利用各种组织对 X 线的不同吸收系数，通过电子计算机处理，显示不同平面的脑实质、脑室和脑池形态图像。由于 CT 是无创性检查，简便迅速，敏感性较常规 X 线检查提高 100 倍以上，已广泛应用于各种神经系统疾病诊断。目前 CT 常规用于颅内血肿、脑外伤、脑出血、蛛网膜下腔出血、脑梗死、脑肿瘤、脑积水、脑萎缩、脑炎症性疾病及脑寄生虫病（如脑囊虫）等的诊断。静脉注射造影剂泛影葡胺可增强组织密度，提高诊断阳性率。

CT 血管造影（CTA）是静脉注射含碘造影剂后，利用螺旋 CT 或电子束 CT，连续薄层扫描，计算机对图像进行处理后重建血管立体影像，可清晰地显示 Wills 动脉环，以及大脑前、中、后动脉及主要分支，可为脑血管病变提供重要的诊断依据。

**5. 磁共振成像** MRI 较 CT 可提供多层面解剖学信息，具有图像清晰度高、无放射性损害、不出现颅骨伪影、清晰显示脑干及后颅窝病变等特点，可清晰地观察病变的形态、位置、大小及周围组织结构的关系。MRI 对神经系统疾病的诊断主要用于脑梗死、脑肿瘤、脑萎缩、颅脑先天发育畸形、颅脑外伤、脑炎等，MRI 图像对脑灰质与脑白质可产生明显的对比度，常用于脱髓鞘疾病、脑变性疾病及脑白质病变的诊断。对脊髓病变如脊髓肿瘤、脊髓空洞症、椎间盘脱出、脊椎转移瘤和脓肿等诊断均有明显优势。然而，MRI 检查急性颅脑损伤、颅骨骨折、急性出血病变和钙化灶等不如 CT。此外，须注意患者体内有金属植入物不能进行 MRI 检查。

磁共振成像血管造影（MRA）可显示血管影像和血流特征，它无需插管，方便省时，无创性及无放射损伤，缺点是分辨率不适宜大范围检查。临床主要用于颅内动脉瘤、脑血管畸形、大血管闭塞性疾病和静脉窦闭塞等。

近年来还有以下几项新型MR相关检查。MR弥散加权成像（DWI）是广义的功能性MRI技术，可早期诊断缺血性脑血管病，发病2小时内即可显示缺血病变；MR灌注加权成像（PWI）可显示毛细血管网血流情况，提供局部脑血容量、局部脑血流量和平均通过时间，有利于缺血性脑血管病早期诊治；弥散成像－灌注成像（DWI–PWI）对脑梗死早期诊断意义越来越被肯定，目前认为DWI–PWI之差是治疗时间窗或半暗带存活时间的客观影像学依据。MR波谱通常可检测脑组织中乙酰天门冬氨酸、肌酸、胆碱和乳酸的含量，可提供病变组织代谢和生化功能信息，有助于病变定性。MRI脑功能成像（B1RI）对皮质功能进行定位成像，信号强度变化反映了该区灌注的变化，功能性影像和形态性影像检查相结合将为临床诊断提供重要信息。

**6. 脑磁图（MEG）** 脑磁图技术始于20世纪70年代，随着计算机技术和影像学信息处理技术的发展，脑磁图仪的性能显著提高，自20世纪90年代开始用于临床研究，但因价格昂贵未能作为临床上常规辅助检查手段。MEG使用超导量子干扰器测定神经元兴奋性突触后电位产生的电流形成的生物电磁场。与EEG比较，MEG有良好的空间分辨力，可检出直径小于3.0mm癫痫灶，定位误差小，灵敏度高，且可与MRI和CT等解剖学影像信息结合进行功能定位，有助于难治性癫痫外科治疗的准确定位。

### （三）神经电生理检查

**1. 脑电图** 脑电图（EEG）检查是在头皮规定部位放置16～19只电极，用电子放大器将脑生物电活动放大并描记于纸上的检查，可用于脑机能的研究，对鉴别脑器质性疾病和功能性疾病有一定作用。近年来，动态脑电图和视频脑电图的广泛应用提高了癫痫诊断的准确性。

脑电图检查可发现脑部弥漫性或局限性损害，如颅内肿瘤，尤其是大脑半球肿瘤、颅脑外伤、脑血管病、颅内炎症、睡眠与意识障碍等，其最大的诊断价值是用于癫痫。不但能帮助诊断，而且可以了解其发作类型，为选择药物提供依据。

**2. 脑电地形图** 脑电地形图又称作脑电分布图，是应用电子计算机分析脑电的一种检查方法，将从脑电图记录到的各种信号综合分析，然后画出它们在脑的空间分布图，可以看出不同部位的不同频率的脑电分布情况。

**3. 脑诱发电位检查** 脑诱发电位检查是指给人体某些感受器以不同的刺激，产生大脑电活动的一种新的客观的电生理学检查。

（1）体感诱发电位：给周围神经以电刺激或自然刺激，神经冲动沿传入通路上行至皮质。可记录到感觉神经电位、脊髓成分、脑干成分和皮质成分，可分析感觉传导通路的病变部位。

（2）视觉诱发电位：给视网膜以视觉刺激，在头部记录到由视觉通路所产生的电位变化。临床上主要用于检查视觉通路的损害。

（3）脑干听觉诱发电位：给予短声刺激，可从头颅记录到包括脑干成分的听觉诱发电位。对听神经瘤瘤体小而CT不能发现者诊断意义大。而脑昏迷发展到脑死亡，首先是中晚成分消失，然后是Ⅰ波或脑干诱发电位完全消失，为判断脑死亡标准之一。

（4）诱发运动电位：用无损伤电刺激或磁圈刺激，刺激头皮运动投射区，可诱发出对侧肢体的电活动反应，以了解运动通路的情况。

（5）事件相关电位：是人对外界或环境刺激的心理反应，潜伏期100毫秒以上，为长潜伏期电位。事件相关电位主要研究认知过程中大脑神经电生理改变，探讨大脑思维轨迹，主要反应大脑皮质认知功能，用于各种大脑疾病引起认知功能障碍评价，也有将此电位用于测谎等研究。

**4. 肌电图**　肌电图检查是用表面电极放置在肌肉表面的皮肤上，或将针电极刺入肌肉，通过放大系统及阴极示波器显示肌肉动作电位的波形，在观察的同时进行记录，用以诊断神经和肌肉疾病。一个前角运动神经元连同它所支配的肌纤维一起组成一个功能单位，称为运动单位。肌肉静止时无电活动出现，称为静息电位；而在针电极插入肌肉的瞬间，刺激肌纤维而产生短暂的电活动，称为插入电位。每个波的时限为1～25毫秒，持续1秒后消失。当肌肉轻微收缩时，使一个运动单位激活，它所支配的肌纤维的电活动的总和，称为单运动单位电位，多为双相或三相，时限为3～10毫秒。中度收缩时，几个运动单位被激活而出现数个运动单位电位，称为混合相。当用力收缩时引起许多运动单位的电位活动，频率增加至50～150次/秒。这些电位互相重叠干扰，难以辨认每个电位的轮廓，称之为干扰相。正常肌电的波幅，不超过4mV。如果电极插入肌肉后或移动电极后有持续的电活动，以及静息时出现纤颤电位，正锐波、束颤电位等自发性电位，提示肌纤维失神经支配。肌肉收缩时，呈单运动单位电位相或混合相，而波幅增高，时程延长，提示下运动神经元病变；而肌肉收缩时仍呈干扰相，但波幅降低，时程缩短，提示为肌病。肌原性病变与神经元性病变，包括周围神经病变相前角细胞病变，主要肌电图特点如下：

（1）肌原性病变：无静止时静息电位，或严重病例偶见，肌电电位平均时程缩短，无肌肉不同点同时的动作电位，大力收缩时肌电波呈干扰相或混合相、波幅减低。

（2）周围神经病变：常见静止时静息电位，肌电电位平均时程增加，少见肌肉不同点同时的动作电位，用力收缩时肌电波形呈单运动单位电位相或混合相，波幅正常或减低。

（3）前角细胞病变：常见静止时自发电位，肌电电位平均时程增加，常见肌肉不同点同时的动作电位，用力收缩时肌电波呈单运动单位电位相，波幅增高。

**5. 神经传导速度**

（1）运动神经传导速度测定：用电刺激某些周围神经的不同点，从而得到在其所支配的肌肉潜伏期中不同的复合肌电反应。测量两个刺激点的距离，即可算出其运动神经的传导速度。

（2）感觉神经传导速度测定：将刺激电极置于远端皮肤，而将记录电极置于周围神经的不同部位，在刺激电极上施加刺激并经叠加后从记录电极得到诱发电位的不同潜伏期。测量两个记录电极间的距离，便能计算出感觉神经传导速度。此检查在早期和轻度周围神经病损时更为敏感。

**6. 重复神经电刺激** 当重复给予一连串电刺激时，正常人可以得出相应数量的肌电反应，并且其波幅基本相同。而重症肌无力时可有波幅的逐渐降低，重复电刺激对重症肌无力的诊断具有一定意义。

### （四）头颈部血管超声检查

**1. 经颅多普勒（TCD）** 用多普勒超声探头检测颅内外大血管之血流速度、血流方向等参数的非创伤性的检查方法，20 世纪 80 年代始广泛应用于临床。检测指标主要包括血流速度参数、动脉参数和是否有杂音以及血流方向的改变等。常用于以下疾病的辅助诊断：①颅内外段脑动脉狭窄或闭塞，对于颅外段的闭塞或 50% 以上的狭窄确诊率在 95% 以上。②脑血管畸形，有助于脑深部动静脉畸形定位。③脑动脉瘤，主要用于观察动脉瘤破裂出血发生、发展、转归。④脑血管痉挛，确定是否存在脑血管痉挛，对判断蛛网膜下腔出血的预后有重要价值。⑤锁骨下动脉盗血综合征。⑥脑动脉血流微栓子监测。

**2. 颈动脉超声** 颈部血管超声是一项无创性检测方法，可客观检测动脉结构和动脉硬化斑块形态，对缺血性脑血管病诊断有重要意义。探测部位包括双侧颈总动脉、颈内动脉、颈内静脉等。主要检测血管壁结构（内膜、中膜和外膜），血管内径和血流动力学变化。异常变化主要有血管内膜弥漫性或节段（局灶性）增厚、管腔动脉硬化斑块形成、动脉狭窄或闭塞、血管走行异常、先天发育异常和动脉瘤等，以及血流方向异常，如盗血综合征等。

临床常用于诊断以下疾病：①颈动脉粥样硬化：可判断内膜增厚、斑块形成、动脉狭窄或闭塞程度等。②先天性颈内动脉肌纤维发育不良：可见动脉管径不规则缩窄，内膜和中膜结构显示不清，管腔内血流充盈不均呈“串珠样”改变。③颈动脉瘤：根据动脉瘤的病理基础和结构特征可分为真性动脉瘤、假性动脉瘤和夹层动脉瘤。④大动脉炎：动脉内膜相对均匀增厚，管腔均匀性缩窄，动脉内膜和中膜的结构融合。内膜下可有钙化，外膜表面粗糙等。⑤锁骨下动脉盗血综合征：锁骨下动脉或无名动脉起始部狭窄或闭塞，导致病变远端肢体血液供应障碍。

### （五）放射性同位素检查

**1. 单光子发射计算机断层脑显像（SPECT）** 采用颈内动脉注入 $^{133}$Xe 测定局部脑血流量方法，由于图像远不如 PET 和 SPECT 清晰，不能反映皮质下血流灌注，近年已被吸入或静脉注入方法取代。该检查主要用于高碳酸血症或低血压时阻力血管自主调节能力测定。主要了解脑血流和脑代谢，对颅内占位性病变诊断阳性率约 80%，对脑膜瘤、血管丰富或恶性度高的脑瘤阳性率在 90% 以上，对急性脑血管病、癫痫、帕金森病和痴呆的分型及脑生理功能研究均有重要价值。

**2. 正电子发射断层扫描（PET）** 用回旋或线型加速器产生正电子发射同位素，经吸入和静脉注射通过血脑屏障进入脑组织，因具有生物学活性可参与脑代谢并发出 β 射线。通过探测脑不同部位示踪剂浓度脑切面组织图像，可计算脑血流、氧摄取、葡萄糖利用等，为研究人脑生化过程的无创伤性技术。临床应用于脑肿瘤分级、肿瘤组织与放射性坏死组织鉴别、癫痫病灶定位、各种痴呆鉴别、帕金森病与帕金森综合征鉴别诊断等。由于价格昂贵，还不能在临床广泛应用，仅限于少数大型医院或主要应用于科研方面。

**3. 脊髓腔和脑池显像**　该检测方法是将某些放射性药物注入蛛网膜下腔，沿脑脊液循环路径运行，进入颈部蛛网膜下腔，最终进入血液循环。通过在患者注药后扫描，观察图像中有无缺损或局部不正常放射性聚集，了解脑脊液循环生理、病理改变。主要显示交通性脑积水、梗阻性脑积水、脑脊液漏、脑穿通畸形、蛛网膜囊肿及脊髓压迫症所致的椎管阻塞等疾病检查。

### （六）脑、神经和肌肉活组织检查

脑、神经和肌肉活组织检查主要目的是明确病因或做出特异性诊断，或通过病理检查结果进一步解释临床和神经电生理改变。随着病理诊断技术不断发展，组织化学、免疫组化及 DNA 等技术应用，病理诊断阳性率不断提高。然而，活组织检查也有一定的局限性，如受取材部位和大小的限制，散在病变的病理结果阴性不能排除诊断，当病变较轻或正常组织难于鉴别时应慎下结论。

# 第四章 中枢神经系统的血液供应及其调节

## 第一节 概 述

脑不仅是一个形态和功能单位，而且是一个相当复杂的整合体，每一个部位都有它的专门功能。脑是体内代谢活跃的器官之一，需要血液稳定地为其供应葡萄糖和氧分，这些是它所需要而又不能大量储备的能源。脑的血供丰富，在安静状况下，成人脑血流量平均为 50 ～ 55mL/（100g · min），或 750mL/min。成人脑约重 1300 ～ 1500g，占全身体重约 2%，但血流量占全身供血量 20%。在安静状态下，脑组织耗氧量为 3 ～ 3.5mL/（100g · min），占全身耗氧量 20% ～ 30%。平均年龄为 6 岁的儿童脑氧消耗量更高，占全身氧消耗量的 50% 左右，大脑皮质的氧消耗量要高于白质 3 ～ 5 倍。脑组织消耗的能源主要来源于葡萄糖的氧化磷酸化，一般需血液葡萄糖 75 ～ 100mg/min，占全身葡萄糖总消耗量的 17%。由于脑组织中能源储存很少，耗氧量大，正常脑组织工作需要机体源源不断地将血液运送到脑组织，以便脑组织可以利用血液中的葡萄糖和氧并不断排出组织代谢产物。如果脑动脉供血中断 5s 就可导致昏迷；中断 10 ～ 30s，神经细胞就可受到损害，但尚可恢复；如中断 4 ～ 5min，神经细胞会受到严重损害，较难恢复正常；如缺血达 30min 以上，神经细胞则会发生严重破坏，导致脑水肿或肿胀以及坏死。由于脑各部的功能和结构不同，故其各部血流量也不是均等的。正常成人大脑皮质血流量 80mL/（100g · min），当平均半球血流量减少到 25 ～ 30mL/（100g · min）时，可能发生精神紊乱，甚至丧失意识；白质血流量为 21mL/（100g · min），小脑血流量为 33mL/（100g · min）。供应脑的动脉来自颈内动脉系和椎 – 基底动脉系，左右颈内动脉每侧接受 300 ～ 400mL/min 血液，左右椎动脉双侧接受 200mL/min 血液，其血流量远比颈内动脉少。一般以小脑幕为界，颈内动脉系和大脑后动脉供应幕上结构，椎 – 基底动脉系供应幕下结构。或以顶枕沟为界，颈内动脉系供应脑的前 3/5，包括眼、大脑半球额叶、顶叶、颞叶的大部分、基底神经节、丘脑前小半及下丘脑大部分；而椎 – 基底动脉系供应大脑半球的枕叶、颞叶的一部分、丘脑后大半、下丘脑的小部分、脑干、小脑及脊髓上部。

颈内动脉和椎动脉均从颅底入脑，入脑后颈内动脉仍分为左右两侧，左右椎动脉在脑桥尾部合成基底动脉，称椎 – 基底动脉系。最后在脑底分出大脑后动脉，为终末支。两侧颈内动脉分出的大脑前动脉由短的前交通动脉相交通，颈内动脉的终段和大脑后动脉由后交通动脉相结合，在颅底围绕视交叉、灰结节、乳头体和脚间窝形成一动脉环，为 Willis 动脉环。通过 Willis 动脉环，颈内动脉和椎－基底动脉以及左右两侧脑动脉相沟通，对维持脑动脉的血压平衡可起到重要作用。如 Willis 动脉环发育良好，即使某一动脉闭塞，通过侧支循环可使闭塞动脉供应区不出现症状或仅有轻微临床表现，脑动脉一般分为两类：一类为中央支（或旁中央支），从脑底的前穿质和脚间窝近垂直穿入脑实质供应间脑、纹状体和内囊，故也称穿动脉或纹状体动脉。另一类叫皮质支（或回旋支）。由于大脑半球高度发育，皮质支先在皮质表面反复分支，吻合成网，然后再从吻合网上发出细小的分支以垂直方向进入皮质，供应皮质和髓质。由于各皮质支之间有着广泛的吻合，侧支循环易建立，故某支动脉阻塞后，脑软化范围比动脉供应区要小，而中央支由于吻合较差，阻塞后常见其供应区发生脑软化。

脑动脉属于肌型动脉，由内膜、中膜和外膜三层组成，中膜与外膜较管径同等大小的颅外动脉为薄，内膜厚度基本相同。内膜由一层内皮细胞和内弹力膜组成，内弹力膜发育良好，比人体其他部位同等管径动脉的内弹力膜厚。中膜由平滑肌构成，与相同管径颅外动脉相比，肌成分相对较多，而结缔组织相对较少。外膜由结缔组织构成，含有胶原、网状和弹力纤维，以及神经和营养血管。胶原纤维纵行或部分环行排列，弹力纤维纤细而稀少。由于脑动脉管壁较薄，中膜及外膜弹力纤维相对较少，是血管病好发于脑动脉的原因之一。脑实质外动脉主要由肾上腺素能和胆碱能神经纤维支配，另外一些肽能神经如 P 物质（SP）、降钙素基因相关肽（CGRP）、血管活性肠肽（VIP）及神经肽 Y（NPY）能神经支配脑动脉。近年已发现一氧化氮（NO）也参与对脑循环的调节。多数学者认为脑实质内动脉只有肾上腺素能神经支配，它是软脑膜神经的延续，位于血管外膜。

一个正常人，在常温下，中枢神经系统各部位能够耐受缺血的时间不同：大脑皮质 3 ～ 4min，小脑 10 ～ 15min，延髓（呼吸血管运动中枢）20 ～ 40min，脊髓 45min，交感神经节 60min。脑为何在血供中断后只能耐受如此短的缺血时间呢？因为在正常体温非麻醉情况下，脑需要的能量约为 33.47kJ/(100g · min)，在血流完全中断之后，脑全部可利用的贮存能量是 83.68kJ/(100g · min)，也就是说只能维持功能活动 2 ～ 3min，即使机体通过很快的自发电活动终止来节省能量消耗，但这些贮存的能量在清醒条件下于 5min 内即可被完全耗尽，在深度麻醉的情况下，10min 内也将完全耗尽。可见正常的血液供应与脑功能的关系何等重要。

脑的血液供应不仅在量上丰富，其血流速度也很快，血液自动脉进入颅腔到达静脉窦仅需要 4 ～ 8s，平均为 6s，椎－基底动脉系统的血流速度比颈内动脉系统要慢。

## 第二节　颈内动脉系

颈内动脉（internal carotidartery）起自颈总动脉，于第 4 颈椎水平由颈总动脉发出，是颈总动脉两大终支之一，约于甲状软骨上缘或按其行程分为颅外段和颅内段。

## ■ 一、颅外段

颅外段又称颈段，从颈总动脉分为颈内动脉和颈外动脉处起，至颅底止，开始在颈外动脉后外侧，逐渐转向颈外动脉后内侧，沿咽壁后外侧与上颈椎横突之间上行达颅底，入颈动脉管。

## ■ 二、颅外段

颅外段根据走行位置又分为岩骨段、海绵窦段、虹吸弯段、床突上段和终段（后两段又合称大脑部）。

岩骨段起于颞骨岩部的颈动脉管外口，入颈动脉管后先上行一段很短的距离，随即急转向前、向内，行至颞骨岩部尖端处，出颈动脉管内口，在破裂孔上方沿蝶骨体侧面向上入颅中窝，在硬脑膜外走行一段后穿硬脑膜外层移行为海绵窦部。海绵窦部为颈内动脉在海绵窦内的一段，为岩骨段的直接延续，在后床突附近进入海绵窦，在窦内稍向上的近水平位处沿蝶骨体两侧的颈动脉沟前行，略呈“S”形，到前床突内侧弯，向后上穿过海绵窦顶部的硬脑膜以及蛛网膜，在蛛网膜下腔移行为大脑部。此段特点是：其内侧紧邻蝶窦侧壁，外侧被有海绵窦内侧与穿过海绵窦的第Ⅲ、第Ⅴ、第Ⅵ对脑神经相邻。若此段有动脉瘤或动脉静脉瘤形成时可压迫这些脑神经引起眼外肌瘫痪或伴有搏动性突眼，视力障碍。虹吸弯段位于前床突附近，在海绵窦内先向前再向上行，呈“C”形弯曲，又称膝段。眼动脉从此段或与海绵窦段相移行处发出。

床突上段在前床突内侧续于海绵窦段，此段血管位于蛛网膜下腔内，走行方向与海绵窦段正好相反，即由前、向后。终段即为颈内动脉参与 Willis 环一段，发出后交通动脉、脉络膜前动脉、大脑前动脉和大脑中动脉。一般将颈内动脉海绵窦段和大脑部合称颈内动脉虹吸部，二者转弯处为虹吸弯。

临床上常见颈内动脉病变为颈内动脉狭窄和（或）闭塞，其中在颈内动脉粥样硬化基础上出现颈内动脉血栓形成为主要原因，并以颈内动脉窦处阻塞为最多见。颈内动脉阻塞的临床表现因闭塞的部位、发生的速度、侧支循环建立的程度以及所影响脑功能区域而不同。单侧颈内动脉狭窄和（或）闭塞的临床表现为：①多数患者常有短暂性脑缺血发作（TIA），以偏侧肢体或单肢的发作性轻瘫为最多见。②病侧出现短暂性单眼失明，这是由于颈内动脉阻塞影响到眼动脉，如果眼动脉血栓形成，侧支循环建立较差，病侧单眼失明可以是永久性，可伴有视神经萎缩。③临床表现类似大脑中动脉阻塞，出现对侧偏瘫、偏身感觉障碍和偏盲，若病变在优势半球可出现失语，理解障碍及联想困难，如影响到眼动脉可出现同侧失明和（或）视神经萎缩。④少部分患者表现为慢性进行性神经功能缺陷，可有顽固性头痛、感觉障碍、偏瘫、失语、视乳头水肿等，临床表现类似颅内肿瘤，常被误诊。⑤部分患者无提示血管性病因的突然发病迹象，出现精神症状，表现为抑郁、激动、嗜睡、精神错乱、情绪不稳及痴呆表现。双侧颈内动脉狭窄和（或）闭塞的临床表现取决于与颈外动脉和椎－基底动脉系的侧支循环建立情况，表现为无症状或部分患者出现双侧大脑半球梗死，临床如发现患者无明显定位及定侧体征，但双侧眼压相对上臂血压来说降低非常明显，则应怀疑双侧颈内动脉病变。

颈内动脉在颈段无分支，在颈内动脉管和海绵窦段发出一些小分支，颈内动脉的主要分支发自大脑部。

## 三、颈内动脉的重要分支

颈内动脉的主要分支发自大脑部，有后交通动脉、脉络膜前动脉、大脑前动脉和大脑中动脉，但眼动脉发自虹吸弯段或与海绵窦段相移行处。

### （一）眼动脉（ophthalmic artery）

在前床突内侧由颈内动脉虹吸弯段前面发出，伴视神经下外侧经视神经孔入眼眶，越过视神经上方至眶内侧壁和上壁交界处前行，至内眦处分为额动脉与鼻背动脉，眼动脉以视神经孔为界分为颅内段、眶腔段。眶腔段在眼眶内走行过程中发出分支供应眶内容物，并与颈外动脉分支如面动脉相吻合。

眼动脉最重要分支为视网膜中央动脉，在近视神经孔处由眼动脉发出，在眼球后方由视神经下面穿入，沿视神经中轴前行，于视乳头入视网膜，分视网膜鼻侧上、下动脉和视网膜颞侧上、下动脉四支。这些小动脉是终末动脉，可借助眼底镜直接观察，一般视网膜中央动脉硬化可反映脑血管硬化情况，但也不总是一致。视网膜动脉栓塞可以引起黑矇，栓子溶解或很快通过视网膜血管，黑矇又可消失，恢复正常视力。

眼动脉是颈内动脉的分支，测量眼动脉的血压可以反映颈内动脉的血压改变。眼动脉的额动脉和眶上动脉分布于额内侧皮肤，该动脉的搏动、血压、血流及局部皮温的异常，均是颈内动脉疾病的线索。

眼动脉可借分支与颈外动脉相吻合，是颈内与颈外动脉的重要吻合血管。

### （二）后交通动脉（posterior communicating artery）

后交通动脉起于颈内动脉大脑部，在视束下方，蝶鞍和动眼神经上面，乳头体和灰结节的外侧，水平向后稍内行，与大脑后动脉吻合。后交通动脉发出 2 ～ 8 支细小的中央支，分前群和后群，前群供应下丘脑、丘脑腹侧部、视束前 1/3 及内囊后肢，后群供应丘脑底核。这些中央支之间缺乏吻合，其中任何一支阻塞，相应供应区将发生梗死。

后交通动脉变异常有：①两侧后交通动脉不等大，一侧正常而另一侧很细（管径在 1.0mm 以下）。②一侧后交通动脉呈丛状。③一侧后交通动脉缺如。

由于血流动力学的原因，后交通动脉与颈内动脉交接处是脑动脉瘤好发部位，因动脉瘤压迫动眼神经可引起动眼神经麻痹，如动脉瘤较大影响到视交叉，可出现视力减退、视神经萎缩、视野缺损。

### （三）脉络膜前动脉（anterior choroidal artery）

脉络膜前动脉为较细动脉，从颈内动脉后面发出，按行程可分脑池段（基底段）和脑室段（脉络丛段）。脑池段指从脉络膜前动脉起始处到进入侧脑室下角止，先行经视交叉池内，伴视束而行，在颞叶海马回沟和大脑脚之间形成一凸侧向内的弯曲，然后沿视束下外侧向后走行，经脉络膜裂入侧脑室下角，形成脉络丛，与脉络膜后动脉相吻合。脑室段为脑池段入侧脑室下角的延续。

脉络膜前动脉主要供应苍白球大部、内囊后肢、视束、杏仁核、海马回沟和外侧膝状体等部。由于脉络膜前动脉在蛛网膜下腔行程最长，管径又细小，因而易发生栓塞。脉络膜前动脉阻塞后表现为对侧偏瘫、偏身感觉障碍和偏盲，由于偏瘫是大脑脚底中部供血不全或软化的结果，偏瘫表现为上下肢瘫痪程度相等。

### （四）大脑前动脉（anterior cerebral artery）

大脑前动脉是颈内动脉较小的终支，为供应大脑半球内侧面主要动脉，在视交叉外侧正对前穿质处，呈直角或近于直角由颈内动脉发出，水平向前内，横过视神经上面在大脑纵裂内，两侧大脑前动脉平行走行，沿胼胝体由前向后至压部，与大脑后动脉末梢支吻合。左右大脑前动脉借前交通动脉（anterior communicating artery）相连，大脑前动脉依前交通动脉为界分近侧段（基底段、交通前段）和远侧段（交通后段）。近侧段发出中央侧支，远侧段从前交通动脉水平起，在大脑纵裂内半球内侧面绕胼胝体膝，沿胼胝体体部行至压部，延续为楔前动脉。大脑前动脉分为中央支和皮质支。

**1. 中央支** 分两组，即短中央动脉（间脑动脉）和长中央动脉（返动脉）。

（1）短中央动脉：分为外侧组和内侧组。外侧组从大脑前动脉近侧段发出后，经前穿质内侧部入脑实质，内侧组由大脑前动脉及前交通动脉发出后，经前穿质中间部入脑实质，两组均沿尾状核头内侧面弯向后上方行，直达尾状核体的前部内侧面，供应尾状核头部及尾状核体的前部内侧面。

（2）长中央动脉：又叫返动脉或赫伯纳返动脉，由大脑前动脉相当于前交通动脉水平发出，主干折回从大脑前动脉起点附近的前穿质入脑，而沿途发出分支，供应大脑皮质的眶回。主干入脑后供应尾状核头，壳核前端以及两者之间内囊前肢，可能也供应内囊膝部和后肢前部。此动脉阻塞可引起内囊前肢软化，引起额性共济失调，若在优势半球，出现智力障碍，由于内囊膝部、后肢前部缺血或软化，可出现对侧下表情肌、舌肌及上肢肌轻度上运动神经元性瘫痪。

**2. 皮质支**

（1）眶动脉：在距前交通动脉 4 ～ 10mm 处，由大脑前动脉远侧发出，向前越过额叶眶面，供应直回、嗅叶及眶回内侧部。在脑血管造影中，眶动脉向上移位提示颅前窝肿瘤。

（2）额极动脉：在胼胝体膝部下方，从大脑前动脉发出，沿额底沟向前上行至额极，供应额极外侧面。脑血管造影中，额极肿瘤常可引起额极动脉移位，

（3）额前动脉：在胼胝体膝部附近由大脑前动脉主干以直角或锐角发出，发出后以“U”形弯曲向上，沿额叶内侧面向前上方行，并转至半球的上外侧面。

（4）额中动脉：在胼胝体膝部上方由大脑前动脉主干成直角发出，发出后向后上方斜过扣带回，越过半球背侧缘到额中回，供应扣带回、额上回外侧面及额中回上缘或上半的中部。

（5）额后动脉：在胼胝体中部附近从大脑前动脉发出，发出后向后上方行，斜过扣带回，越过半球背侧缘至半球背外侧面，供应扣带回、额上回、额中回上缘或上半及中央前回上 1/4 部分。

（6）旁中央动脉：在胼胝体中部或后部从大脑前动脉主干发出，向后上方行至旁中央小叶分为 2 ～ 3 支，并越过半球上缘到中央前、后回上部，分布部分扣带回、旁中央小叶及中央前后回上 1/4 部分，此动脉阻塞可引起对侧下肢上运动神经元性瘫痪。伴有排尿障碍等。

（7）楔前动脉：为大脑前动脉主干，在胼胝体压部的稍前方，以几乎直角弯曲向上移行为楔前动脉，经顶下沟至楔前叶，并越过半球上缘至顶上小叶深入顶间沟，分布扣带回后部、楔前叶前 2/3，顶上小叶及顶下小叶上缘。

（8）胼胝体动脉：通常在胼胝体压部前方，由大脑前动脉主干下缘发出若干细小分支，即胼胝体动脉，沿胼胝体沟向后行，供应胼胝体及附近皮质。

总之，大脑前动脉皮质支供应顶枕裂以前的半球内侧面、半球背外侧面的额中回上缘或上半、额上回、旁中央小叶、中央前回及中央后回上 1/4，顶上小叶和顶下小叶上缘，在大脑下面为额叶眶面内侧半，中央支供应部分额叶眶面皮质、外囊、尾状核和豆状核前部、内囊前肢、膝部及后肢前部。

临床上大脑前动脉阻塞较少见，是否有临床表现主要取决于阻塞部位及侧支循环建立情况。一侧大脑前动脉近侧段阻塞，因为阻塞侧大脑前动脉远侧段多可以通过对侧大脑前动脉借前交通动脉供应，一般无临床症状。大脑前动脉在前交通动脉和赫伯纳返动脉之间阻塞时，临床上多有明显症状，表现为对侧中枢性偏瘫，下肢重于上肢，上肢近侧端重于远侧端，可伴有额性共济失调、精神症状、对侧下肢感觉障碍及排尿困难等，如在优势半球侧还可出现运动性失语及肢体失用症，在赫伯纳返动脉发出以后的大脑前动脉主干发生阻塞时，则仅出现对侧下肢远端瘫痪和感觉障碍以及轻度膀胱和直肠障碍，其原因是旁中央小叶发生缺血或软化。如眶动脉和额极动脉阻塞时，由于侧支循环丰富，往往无临床表现，如出现症状，仅表现为短暂性对侧肢体共济失调、肌张力降低、腱反射亢进和强握反射。在大脑前动脉出现变异，一侧大脑前动脉缺失，对侧大脑前动脉供应两侧大脑内侧面及部分背外侧面时，如此动脉阻塞，可使双侧旁中央小叶受累，引起双侧下肢瘫痪、感觉障碍，合并大小便功能障碍，此时应与脊髓病变造成的截瘫相鉴别。

### （五）大脑中动脉

大脑中动脉为颈内动脉的直接延续，因走行于 Sylvius 裂（大脑外侧裂）内，又称 Sylvius 动脉。大脑中动脉由颈内动脉发出后，向前、向外横过前穿质，在前床突附近进入大脑外侧裂，沿大脑外侧裂向后上方走行，沿途发出许多皮质支，从外侧裂浅出，向上或向下分布在大脑半球背外侧面。

大脑中动脉分支也分为皮质支和中央支。大脑中动脉由颈内动脉发出后至进入大脑外侧裂前发出许多中央支，经前穿质进入基底节。

**1. 中央支** 又称纹状动脉或豆纹动脉，分为内、外侧两组。

（1）内侧豆纹动脉：从大脑中动脉起始部 1cm 以内发出的中央动脉。

（2）外侧豆纹动脉：为大脑中动脉起点 1cm 以外部分发出的中央动脉。

内、外侧豆纹动脉分布于尾状核、豆状核以及内囊前肢、膝部以及后肢上部。由于豆纹动脉在高血压动脉硬化基础上极易破裂出血，故又称“出血动脉”。由于这些中央动脉大都经豆状核穿过内囊到尾状核，出血都会导致对侧偏瘫及感觉障碍。

**2. 皮质支** 根据大脑中动脉主干在大脑外侧裂分干情况可分单干型（总干型）、双干型、三干型。单干型指大脑中动脉在大脑外侧裂只有一干，从干的上、下缘发出分支到额、顶、枕、颞各叶凸面。双干型指分上、下两个等大的伴向后行的干，上干发出分支到额、顶叶，下干发出分支到颞叶、枕叶及顶叶。三干型则分为三个等大的子干，上、中两干发出分支到额叶、顶叶，下干发出分支到颞叶、枕叶、顶叶。据统计，我国成人以双干型居多。

大脑中动脉的皮质支分别经上干和下干发出，由上干发出眶额动脉、中央沟前动脉、中央沟动脉、中央后沟动脉、顶后动脉，由下干发出颞极动脉、颞前动脉、颞中动脉、颞后动脉及角回动脉。

（1）眶额动脉（眶额外侧动脉）：从大脑中动脉上干或总干上缘发出，向上、向后走行，在大脑外侧裂前升支与水平支附近分为前、后两支，前支沿大脑外侧裂水平支向前，分布眶部外侧半，后支沿前升支上行分为 2 ～ 3 支，分布于三角部、盖部及额中回后部。该动脉阻塞，如在主侧半球可致运动性失语。

（2）中央沟前动脉：从大脑中动脉上干或总干发出，在大脑外侧裂前部浅出，斜向后上方行，多分 2 ～ 3 支，前部分支分布盖部的后部及额中回后部，后部分支分布中央前回下 3/4 皮质。该动脉阻塞可引起对侧中枢性面瘫、舌瘫，可伴上肢轻瘫，若在优势半球也会出现运动性失语，这是由于运动性语言中枢 Broca 区受累所致。

（3）中央沟动脉（中央动脉）：从大脑中动脉上干或总干发出后，向上越过封锁中央沟下部的脑回，沿中央沟或中央沟前缘或后缘上行，供应中央沟前后缘下 3/4 的皮质。由于该动脉供应区有丰富的侧支吻合（来自大脑前动脉），故此动脉阻塞可无症状或仅有对侧中枢性面瘫和上肢单瘫，可伴有感觉障碍。

（4）中央后沟动脉（顶前动脉）：从大脑中动脉上干或总干发出后，经中央沟上行，一支弯向后进入顶间沟，另一支沿枕叶后沟继续上行。该动脉供应中央后回下 3/4 的皮质及顶间沟前部上、下缘皮质。该动脉阻塞可引起以头面部为主，对侧上、下肢感觉障碍伴有轻瘫，如发生在优势半球可有命名性失语。

（5）顶后动脉：多为双干型上干的终支，发出后沿大脑外侧裂后支上行，越缘上回至顶间沟，供应缘上回及顶上小叶下缘皮质。此动脉阻塞如发生在优势半球会出现运用不能或失用症。

（6）角回动脉：多为大脑中动脉双干型下干的终支，发出后先在大脑外侧裂深面走行一段，在外侧裂后端浅出，沿颞上沟向后上方行，越过角回至顶间沟后部，供应角回及顶上小叶后部下缘，有时伸展至顶枕裂外侧端。由于优势半球的角回为阅读中枢，此动脉阻塞在优势半球可有失读症，并可出现 Gerst-mann 综合征，表现为不能识别手指、左右失定向症、失写、失算。在非优势半球可出现体象障碍。

（7）颞后动脉：从大脑中动脉的下干或单干的下缘发出后，在大脑外侧裂后端浅出，分布于颞上回、颞中回、颞下回的后部。此动脉阻塞在优势半球可影响到感觉性语言中枢（Wernicke 区），引起感觉性失语（Wernicke 失语），患者表现为听不懂别人及自己的语言。

由于顶后动脉、角回动脉和颞后动脉还供应皮质深面的视放射，所以上述三支动脉阻塞还会出现对侧同向偏盲。

（8）颞中动脉：发出后在颞叶中部越过颞上回，分布于颞叶中部颞下回上缘。

（9）颞前动脉：多在大脑中动脉主干进入大脑外侧裂以前发出，斜向后外，越颞上回前部再斜向后下，达颞中沟及颞下回的上缘，供应颞叶前部。

（10）颞极动脉：发出后向前外下行，供应颞极。

大脑中动脉供应区大于大脑前动脉或大脑后动脉的供应区，它供应岛叶，额叶眶面的一部分、额下回、额中回、中央前回、中央后回下 3/4、顶上小叶、顶下小叶、颞上回、颞中回及部分顶叶。大脑中动脉可由于阻塞部位和范围不同，临床常会产生各种不同的表现。

大脑中动脉起始段发生阻塞时，可导致中央支和皮质支供应区循环障碍，临床表现为对侧中枢性偏瘫、感觉障碍，可伴有对侧同向偏盲，如发生在优势半球，可有失语。对侧偏瘫特点是：上、下肢同等程度瘫痪，这是因为中央前回运动区和经内囊的锥体束同时受累的结果，由于中央后回感觉中枢受累，可导致对侧偏身感觉障碍，由于大脑中动脉少数情况下供应视放射（膝距束），视放射受累致对侧同向偏盲。

大脑中动脉中央支阻塞，临床表现为“不完全内囊型”，即对侧上、下肢产生同等程度的中枢性瘫痪，大多不伴有感觉障碍和偏盲，这是由于中央支供应内囊上 3/5 及大部分壳核和尾状核，内囊上 3/5 相当于锥体束通过处，而内囊下 2/5 相当于深浅感觉传导束和视放射通过处，则由脉络膜前动脉供应。

大脑中动脉发出中央支之后主干阻塞时，主要表现为皮质支供应区的缺血或软化，常为偏瘫和偏身感觉障碍，偶有偏盲。偏瘫和偏身感觉障碍以头面、上肢重，而下肢轻。这是由于大脑中动脉皮质支供应中央前、后回下 3/4( 头面及上肢运动和感觉中枢 )，而支配下肢运动和感觉的中央前、后回上 1/4 及旁中央小叶则由大脑前动脉供应，如发生在优势半球则出现混合性失语，这是病变涉及多个语言中枢所致。

双侧大脑中动脉皮质支若发生阻塞，可出现假性球麻痹，临床表现为吞咽困难、构音障碍、发音困难、表情淡漠、强哭强笑、双侧锥体束损害证候群及排尿困难等。

# 第三节　椎 – 基底动脉系

椎 – 基底动脉系统是脑血液供应的重要来源之一，此动脉系统供应大脑半球的枕叶、颞叶的一部分，丘脑后部、丘脑下部的小部分、脑干、小脑及脊髓上部等结构。

## 一、椎动脉解剖特点

### （一）椎动脉解剖结构

椎动脉为椎 – 基底动脉系统的主干动脉，左右椎动脉起始于左右锁骨下动脉，向后上方上行短距离即人第 1 ～ 6 颈椎横突孔构成的骨性管道内，由寰椎横突孔穿出，向后内绕过寰椎后弓经枕骨大孔入颅。入颅后沿延髓侧面上行达脑桥下缘水平合并成基底动脉。

### （二）椎动脉变异

正常椎动脉在锁骨下动脉第一段范围内起始者占 96.5%，异常起始类型有椎动脉起自主动脉弓者约占 2%，从无名动脉末端发出的占 0.5%，双起源的占 0.5%，与锁骨下动脉主干发出的占 0.5%。此外，极少数情况下椎动脉可见起自颈内动脉、颈外动脉，甚至是肋间动脉或甲状腺动脉。通常情况下左侧椎动脉直径较右侧椎动脉粗，个别情况下右侧粗于左侧，此外尚有一侧椎动脉闭锁或缺如的情况。

### （三）椎动脉造影的解剖分段

侧位相椎动脉分为颅内与颅外两部分，其分界点接近枕骨大孔。椎动脉入颅后，由后下向前上上行向斜坡，在斜坡下端两侧椎动脉合并成基底动脉。正位相椎动脉经横突孔上行，至寰椎平面转向外，而后行向内上方，至中线处与对侧合并成基底动脉。

### （四）椎动脉的主要分支

椎动脉颅外段分支包括脊髓支与肌支供给相应脊髓及膜、颈枕部深层肌肉的血液循环。椎动脉颅内段分支包括脑膜支、脊髓前动脉支、脊髓后动脉支、小脑下后动脉及延髓动脉。现就椎动脉颅内分支介绍如下：

**1. 脑膜支**　脑膜支一般为两支，前支起于椎动脉第 2 颈椎水平，由枕骨大孔前部入颅，供应枕骨大孔前面的硬膜。后支从枕骨大孔水平处发出，在后颅窝行于颅骨与硬膜之间，供应后颅窝的骨及小脑镰、大脑镰、小脑幕和邻近的硬脑膜。

**2. 脊髓前动脉**　脊髓前动脉由双侧椎动脉内侧面各发出一支，沿延髓前面向内侧下行，在橄榄体下端平面两支合并为一单干，称为前正中动脉，该动脉沿脊髓前正中裂下降，一直延续到终丝，行程中接受 6 ～ 8 支前根动脉补充，并发出一系列分支经前正中沟交替深入脊髓，供应脊髓前 2/3 组织，包括前角、侧角、中央灰质、脊髓前索、侧索及后角根部。此外，脊髓前动脉及前正中动脉的起始部还发出 1 ～ 5 支细小的延髓支，经前正中裂穿入，供应舌咽、迷走、副神经根及舌下神经根。脊髓前动脉汇合的形式以左右支合并为一支的最多，约占 47% 左右；两支平行下降，中间有 1 ～ 2 支横吻合支占 20% 左右，没有吻合支的占 18% 左右。

**3. 脊髓后动脉**　脊髓后动脉从椎动脉较低于脊髓前动脉的位置发出，发出后绕至脊髓后外侧，沿脊髓后外侧沟垂直下行，途中接受数支后根动脉补充加强，一直延伸至脊髓下部，供应脊髓的后 1/3 组织。包括灰质后角的表浅部分、白质后索及白质侧索的浅表部分。脊髓后动脉的上部还发出小的延髓支，供应延髓背侧，包括薄束、楔束、薄束核、楔束核及绳状体尾端的背侧。

**4. 延髓动脉**　椎动脉在脑桥下缘水平发出 1 ～ 3 支延髓动脉，从延髓后外侧沟穿入，供应延髓的锥体、舌下神经核上部、橄榄核的大部及橄榄小脑纤维、部分迷走神经运动背核、孤束与孤束核等。此前尚发出分支供应舌咽、迷走及副神经根。

**5. 小脑下后动脉**　小脑下后动脉是椎动脉的最大分支，左右各一，常从椎动脉平橄榄体中或下 1/3 低于脊前动脉发出点的水平发出，向后上方弯行，至延髓上端或脑桥下缘转折向下，再沿四脑室底下外侧缘下行，进入小脑溪至小脑后下面。小脑下后动脉在脑干和小脑扁桃体之间的行程有三个较明显的弯曲。第一弯曲位于延髓侧面的橄榄处，此弯曲较宽阔，多为向下；第二弯曲位于小脑扁桃体下段弯向上，又称尾袢；第三弯曲位于第四脑室下端外侧绳状体附近，又称头袢。

（1）小脑下后动脉的分支：①小脑支：为小脑下后动脉主干的延续，常分为两支，即蚓支和半球支。蚓支自小脑溪处分出，至小脑下蚓部，供应蚓小结、蚓锥、蚓垂等结构；半球支供应小脑半球下面，之后又分为三支，分别是内侧支、中间支及外侧支。其中外侧支在小脑外侧缘处与基底动脉的小脑前下动脉和小脑上动脉的分支吻合，形成椎动脉与基底动脉间的吻合。②脉络丛支：小脑下后动脉在绳状体附近发出四脑室脉络丛支，参与构成第四脑室脉络丛的垂直部。③延髓支：小脑下后动脉的延髓支动脉一般分为两组，头侧组 5 ～ 8 支，由小脑下后动脉主干发出，在橄榄体与绳状体之间进入延髓；尾侧组 2 ～ 3 支，发出位置较头侧组低，从侧方进入延髓，其中有较长的分支绕至延髓的背侧。延髓支供应延髓的背外侧结构，包括疑核、迷走神经运动背核及孤束核、前庭外侧核、三叉神经脊束核及脊丘束、脊髓小脑束及绳状体、橄榄小脑纤维、红核脊髓束及延髓网状结构与自主神经纤维。

（2）小脑下后动脉的变异：小脑下后动脉最多见发出于双侧椎动脉橄榄体水平，但亦有在橄榄体以上或以下水平发出。此外尚可见小脑下后动脉一侧起于椎动脉，另一侧起于基底动脉者或缺如者。

## 二、基底动脉解剖特点

### （一）基底动脉的解剖

基底动脉是由左右椎动脉在脑桥下缘合并而成，全长约 3cm，在左右外展神经根之间上行，经脑桥基底动脉沟达脑桥上缘，再分为左右大脑后动脉。

### （二）基底动脉的变异

通常情况下，基底动脉沿基底沟走行，但亦常见一些走行变异，如向左、右侧凸。基底动脉的起点及终点有时亦偏离脑桥上、下缘，此外，基底动脉干上尚可见“小窗或岛”等解剖变异或发育畸形。

### （三）基底动脉的分支

**1. 小脑前下动脉**

（1）小脑前下动脉解剖：小脑前下动脉常由基底动脉下 1/3 段发出，向后外方斜行，通过外展神经、面神经和位听神经的腹侧，达绒球外上方内耳门附近，此处有时发出迷路动脉，而后分为内、外两分支。内侧支向下至下蚓外侧的小脑半球，其与小脑后下动脉的分支有吻合。外侧支围绕绒球形成一个动脉袢，而后沿小脑水平裂向外行，其分支绕过上半月叶、下半月叶与小脑上动脉及小脑下后动脉的分支吻合。此外，小脑前下动脉途中还发出一些小分支至脑桥基底尾侧、延髓上部、脑桥臂下部、绳状体、四脑室脉络丛等结构。故小脑前下动脉供应区包括小脑半球前下部、绒球、蚓锥、蚓小结及半球深部之齿状核，脑桥背盖尾侧的面神经核及根丝、内侧丘系、脊丘系、三叉丘系等结构，还供应小脑中脚下部、小脑下脚和四脑室外侧孔附近的脉络丛。

（2）小脑前下动脉变异：小脑前下动脉的变异可有与小脑后下动脉共干发自椎动脉；一侧或双侧可有两支，一侧小脑前下动脉缺如，供血由小脑后下动脉取代。

**2. 内听动脉**　内听动脉（迷路动脉）是一较细长的动脉分支，左右各一，从基底动脉下端发出。但有研究发现，50% 以上内听动脉发自小脑前下动脉，发出后在外展神经根前方越过，行向桥延沟外侧，伴位听神经入内听道，分为耳蜗支、前庭支与前庭蜗支，入内耳。耳蜗支分为 10 ～ 12 小支，穿过蜗轴孔达基底膜，供应基底膜。前庭支供应椭圆囊、球囊及上、外半规管。前庭蜗支供应部分耳蜗及部分前庭和后半规管。

**3. 脑桥动脉**

（1）脑桥动脉的解剖：脑桥动脉从基底动脉两侧缘及后面发出，一般分为三组：旁中央动脉、短周边动脉和长周边动脉。旁中央动脉从基底动脉背侧发出，左右侧各有4～5支，发出后从基底动脉沟两岸进入脑桥，供应脑桥腹侧面中线旁结构，主要为脑桥核、外展神经根丝、皮质脑干束及皮质脊髓束。短周边动脉自基底动脉两侧发出，左右各5～10支，发出后绕过脑桥腹面，从脑桥腹外侧区入脑，供应脑桥腹外侧楔形区的脑桥核、部分三叉神经、面神经核及根丝、皮质脊髓束和内侧丘系的部分纤维、脑桥小脑纤维等。

（2）脑桥动脉的变异：脑桥动脉是由许多细小的动脉组成，其血管的长短、口径及供应范围均有较大的差异，它们与周围血管的吻合也不尽相同。因此，确切了解每支动脉分布情况是较为困难的。

**4. 小脑上动脉**

（1）小脑上动脉的解剖：小脑上动脉一般从基底动脉上端近终点处发出，发出后围绕大脑脚转向后内，至中脑背侧，行于结合臂上方、小脑幕游离缘下方，而后经小脑前上缘至四叠体后部发出蚓支与半球支。蚓支为小脑上动脉的终末动脉，后者在小脑顶端直转向下，在上蚓部延为细小的终支，称上蚓动脉，供应小脑上蚓部。上蚓动脉与由小脑后下动脉分出的下蚓分支有吻合。半球支由内向外依次分为：内侧支、中间支、外侧支、缘支。半球支绕过小脑前上缘到小脑上面，呈扇形分开，一般终止于小脑后叶上部。小脑上动脉供应小脑半球上面、上蚓部、结合臂，小脑齿状核，脑桥被盖头端，中脑被盖尾端外侧部、桥臂、松果体及第三脑室脉络丛。

（2）小脑上动脉的变异：小脑上动脉的变异可见于一侧小脑上动脉不由基底动脉发出，而从大脑后动脉发出；一侧或双侧动脉各为两支。多蚓支如三四支蚓支者。

## 三、大脑后动脉解剖特点

### （一）大脑后动脉解剖

大脑后动脉左右各一，在脑桥上缘由基底动脉分出，是基底动脉的终末分支。其主干一般分两部分：内侧部为由基底动脉末端至后交通动脉汇合处，外侧部为后交通动脉汇合处。大脑后动脉从基底动脉分出后，向外、向后绕过大脑脚，在环池内侧，转向上至中脑后外侧面，再沿颞叶沟回与胼胝体压部之间向后走行，分成内侧的枕支与外侧的颞支，终于颞叶和枕叶内侧面。

### （二）大脑后动脉的变异

大脑后动脉的变异较为多见，可有以下几种情况；一侧大脑后动脉发自颈内动脉，行程中发出的分支与基底动脉有吻合，但该动脉供应区的血液大部分来自颈内动脉系统；一侧有两支大脑后动脉，一支来自颈内动脉，一支来自基底动脉；一侧大脑后动脉发自颈内动脉，且与基底动脉无吻合支。此外，双侧大脑后动脉管径不对称或大脑后动脉主干上出现“小窗”等情况亦可见。

（三）大脑后动脉的分支

**1. 大脑后动脉的皮质分支**

（1）颞下前动脉：颞下前动脉在海马回沟处从大脑后动脉发出，行向前外，越过海马回前部，达颞下回前部并绕至背外侧。供应颞下回前部及靠近外侧面的边缘部分。

（2）颞下中动脉：颞下中动脉在海马裂中部从大脑后动脉发出，经海马回中部入侧副裂，向外分布至梭状回及颞下回中部。供应颞叶中部及靠近外侧面的边缘部分。

（3）颞下后动脉：颞下后动脉在海马裂后部从大脑后动脉发出，越过海马回及侧副裂后部，斜向后外达梭状回后部及舌回，并绕至枕叶背外侧。供应颞叶底面之其余部分及近外侧面的边缘部分。

（4）枕后动脉：为大脑后动脉的终支，又分为距状裂动脉与顶枕动脉，前者沿距状裂向后行，绕至枕极外面，达月状沟或枕外侧沟以后部分，后者沿顶枕裂底部向上外行，分布楔叶及楔叶后部。枕后动脉供应颞叶之内侧面，楔前叶及二者近外侧面的边缘部分、枕极、胼胝体压部。

**2. 大脑后动脉的中央支**

（1）后内侧中央动脉：后内侧动脉从大脑后动脉内侧部发出，可分为头侧群与尾侧群，头侧群供应丘脑下部的灰结节、垂体、漏斗，其中有穿入脑实质的 1 ～ 2 支血管叫丘脑穿动脉，供应丘脑前部及内侧部。尾侧群供应丘脑下部乳头体区及丘脑底部和内壁的核团。另外还有一些小支向下至中脑，供应中脑被盖内侧部及中央灰质。

（2）后外侧中央动脉：后外侧动脉从大脑后动脉外侧部发出，有以下几条分支。①脉络丛后动脉：脉络丛后外侧动脉在海马回沟附近进入脉络膜裂至侧脑室下角，形成脉络丛；脉络丛后内侧动脉发出后，绕大脑脚后行，至上丘弯向上，进入大脑横裂，沿丘脑上面和第三脑室顶向前形成三脑室脉络丛。②丘脑膝状体动脉：一般由大脑后动脉交通后段发出，在内、外侧膝状体及丘脑枕间穿入，分布于丘脑膝状体及丘脑后外侧部。③松果体动脉：亦常发自大脑后动脉，至松果体边缘分为前后两支，供应松果体的血液。

# 第四节　脑动脉的侧支循环

## 一、脑底部动脉的侧支循环

### （一）脑底动脉环

脑底动脉环由两侧大脑后动脉交通前段、后交通动脉、颈内动脉终末段、大脑前动脉交通前段和前交通动脉吻合而成。正常情况下，该动脉环各动脉的血流有其自身的循环道路，左、右两半之间血流并不混杂，但当动脉环的某一动脉血流受阻时，血液可由一侧流向另一侧，建立侧支循环，以保证阻塞动脉供血区之血流。

### （二）延髓动脉环

左、右椎动脉在汇合成基底动脉之前，各发出一支脊髓前动脉在正中线汇合。左、右椎动脉与脊髓前动脉在延髓腹面构成菱形之延髓动脉环。在人类延髓动脉环因脊前动脉较细，代偿潜能不大。

## 二、脑周围动脉的侧支循环

各脑动脉皮质支的末梢在软脑膜内形成弥漫的软脑膜血管网，具有较丰富的侧支循环。当某动脉在交通动脉后血流受阻时，可利用软脑膜血管网之间的动脉吻合，建立侧支循环。软脑膜血管网的动脉吻合具体如下。

**1. 大脑前动脉的分支与大脑中动脉的分支吻合**

（1）大脑前动脉的额前、中、后内侧动脉分支与大脑中动脉的眶额动脉分支有吻合。

（2）大脑前动脉的额后内侧动脉分支与大脑中动脉的中央前沟动脉分支有吻合。

（3）大脑前动脉的旁中央动脉分支与大脑中动脉的中央沟动脉分支有吻合。

（4）大脑前动脉的楔前动脉分支与大脑中动脉的顶下动脉分支有吻合。

**2. 大脑中动脉的分支与大脑后动脉的分支吻合**

（1）大脑中动脉的顶下动脉及角回动脉分支与大脑后动脉的顶枕动脉分支有吻合。

（2）大脑中动脉的颞后动脉分支与大脑后动脉的距状裂动脉分支有吻合。

（3）大脑中动脉的颞前动脉分支与大脑后动脉的颞前下动脉分支有吻合。

**3. 大脑前动脉的分支与大脑后动脉的分支吻合**

大脑前动脉的楔前动脉分支与大脑后动脉的顶枕动脉分支之间有吻合。

## 三、脑内动脉的侧支循环

脑动脉的深穿支之间亦存在较广泛的吻合，前脑的脉络膜前动脉和大脑后动脉的吻合，广泛存在于丘脑下部、膝状体、侧脑室脉络膜从及颞叶内侧面。后脑的小脑下前动脉与小脑下后动脉间亦有广泛的侧支循环，分布于后脑底面、四脑室脉络丛及小脑表面。

## 四、颅内、外动脉间的吻合

（1）眼动脉的鼻背动脉与面动脉的内眦动脉在眼内眦处吻合。

（2）眼动脉的泪腺动脉与颞浅动脉的颧眶动脉在眼的外侧吻合。

（3）眼动脉的鼻背动脉与上颌动脉的眶下动脉在鼻背附近吻合。

（4）眼动脉的眶上和滑车动脉与颞浅动脉在额部吻合。

（5）眼动脉的脑膜支与脑膜中动脉的眶支在眶上裂附近吻合。

（6）颈内动脉海绵窦段的脑膜支与脑膜中动脉在颅中窝的硬脑膜处吻合。

（7）椎动脉发出的脑膜支与枕动脉的脑膜支在颅后窝的硬脑膜内吻合。

### 五、原始动脉的遗留

在个体发生过程中，有些在胎盘早期存在的血管，随着胚胎的发育而消失。但偶有些未曾退化的血管遗留下来，在特定的条件下可成为侧支循环之通路。常见遗留的原始动脉有：

（1）原始三叉动脉起于颈内动脉海绵窦段，连于基底动脉。

（2）原始舌下动脉起于颈内动脉颈段，连于基底动脉。

（3）原始耳动脉起于颈内动脉岩段，连于基底动脉。

## 第五节　脑静脉系

脑静脉系是由中胚层的前主静脉发生而来，在人胚第 4 周时于脑泡附近形成前、中、后三个大脑丛，形成了脑静脉系和静脉窦基本结构。

脑静脉主要收集颅内血液，之后血液流入颈内静脉，至上腔静脉再回心脏。根据收集血液的来源位置而将脑静脉分为大脑浅静脉和大脑深静脉。大脑浅静脉收集皮质及皮质下髓质的静脉血，并直接注入邻近的静脉窦（如上矢状窦、海绵窦、岩上窦和横窦）；大脑深静脉收集大脑深部的髓质、基底核、间脑、脑室脉络丛等处的静脉血。脑静脉的特点为：①大多数不与动脉伴行，故命名亦不一样。②管壁缺乏肌肉和弹力组织，故壁薄、腔大，甚少弹性。

### 一、脑的浅静脉

皮质和皮质下髓质的血流主要汇入大脑浅静脉。在行脑血管造影时，大脑浅静脉充盈较早，一般在颈动脉注射造影剂后 2 ～ 3 秒即可出现。前额静脉又较中央沟及顶静脉先充盈，形态变化较大，呈车轮状排列，其主要静脉可分为三组。

**1. 大脑上静脉**　大脑上静脉有 6 ～ 8 支，引流大脑半球皮质凸面上部和内侧面上部血液进入上矢状窦，通常为逆血流入（前额静脉例外）。流入上矢状窦的血管，其中主要一条为中央静脉（Rolando 静脉），位于中央沟附近。大脑上的静脉常数支先合并成一干支，然后再进入上矢状窦的开口。包括：①前额静脉 1 ～ 2 支，为顺血流入矢状窦。②中央沟静脉（Trolard 静脉），亦称大吻合静脉或上吻合静脉，可与大脑中静脉及大脑下静脉吻合，为最大的浅静脉。③顶静脉及枕静脉。

**2. 大脑中静脉** 又称 Sylvius 静脉，有 1 ～ 3 支，多数位于外侧裂内，主要引流外侧裂附近、岛盖部皮质及部分岛叶的血液，主干在外侧裂中（亦称侧裂静脉），静脉向前、向下，绕过侧裂窝至大脑底面，然后向内沿蝶骨嵴汇入蝶顶窦，或直接汇入海绵窦。大多数此静脉在床突顶间线上或其上 2.2cm 以内。

大脑中静脉是最大的浅静脉，它不仅可以流入上矢状窦，而且可以流入海绵窦，故有沟通该两窦的功能。大脑中静脉与其他浅、深静脉主要吻合支有：①大脑中静脉后端通过前大吻合静脉（Trolard 静脉）与上矢状窦相连接。②通过中央静脉（Rolando 静脉）与上矢状窦相沟通。③大脑中静脉后端通过后大吻合静脉（Labbe 静脉）与横窦相连接。④通过与大脑中静脉（Sylvius 静脉）的吻合，与基底静脉相连接。

**3. 大脑下静脉** 位于外侧裂以下，有 2 ～ 3 支，主要引流大脑凸面下方及底面、颞叶外侧面及颞枕叶底面大部分的静脉血液，枕叶内侧面一部分也收集至大脑下静脉，最后汇入横窦。其中在顶后有一最大静脉为颞枕静脉（亦称 Labbe 静脉）与中央沟静脉吻合后，向下向后汇入横窦。其他下组静脉与大脑中静脉及基底静脉相连，额叶眶面静脉与额叶浅部静脉相连入矢状窦。

大脑背外侧面的静脉，有较多的支间吻合和干间吻合，变异较大，最著名的为 Trolard 静脉及 Labbe 静脉。

大脑内侧面的浅静脉汇入上矢状窦。枕叶内侧，特别是距状裂两侧皮质的血液，汇入大脑大静脉；大脑底面的浅静脉及额叶眶面的静脉汇入基底静脉；颞叶及枕叶底面的静脉血进入横窦。

## 二、脑的深静脉

大脑深静脉引流大脑深部结构血液，主要收集大脑半球髓质、基底节、间脑及脑室脉络丛等处的静脉血。其位置较恒定，因而对诊断甚为重要。每侧的隔静脉及丘纹静脉在室间孔处汇合成大脑内静脉，两侧大脑内静脉及基底静脉汇合后再在中线汇合形成大脑大静脉，向后汇入直窦。

**1. 隔静脉** 起于额极向后到胼胝体，在尾状核头及壳的下方通过，沿透明隔下方呈直线或微曲的行程，多数在室间孔处引流入大脑内静脉，有时隔静脉有两支。隔静脉的长度反映侧室额角的大小。为引流胼胝体、额叶深部、纹状体、内囊及丘脑的静脉。

**2. 丘纹静脉** 又称后终静脉，起于侧室中部的壁，接受丘脑、纹状体、内囊及脉络丛的分支。在侧室底部脑室壁的下外侧面上走行于丘脑和尾状核之间的沟中，呈从后向前稍向上的凸形曲线，在室间孔正后转向后方汇入大脑内静脉。侧位上丘纹静脉反映了丘脑与尾状核间的边界，大体反映侧室体部的大小。正位上从外上向内下走行至中线，似牛角形，反映侧室底的位置。

**3. 脉络膜静脉** 起于侧室脉络丛，汇入丘纹静脉。也可终于大脑内静脉的中部，易被误认为丘纹静脉。

**4. 尾状核前静脉** 又称前终静脉，起于侧室前角，在尾状核部通过核的脑室面，向后内方在室间孔或其附近汇合于丘纹静脉。

**5. 大脑内静脉** 从室间孔起，双侧成对的大脑内静脉在第三脑室脉络丛组织中向后走行，先彼此平行，在后 2/3 部向外弯曲，然后在胼胝体压部下方于中线部汇合，形成大脑大静脉。大脑内静脉接受第三脑室脉络丛、穹窿、胼胝体及后角室管膜来的分支。在大脑内静脉汇合前，有双侧基底静脉汇入。

**6. 大脑后静脉** 即脐周后静脉或胼胝体后静脉，起于大脑半球内侧面后下部及胼胝体后部上面来的小静脉，它绕胼胝体进入大脑内静脉或大脑大静脉，因而可识别胼胝体压部。

**7. 大脑大静脉** 又称 Galen 静脉。位于四叠体上方、胼胝体压部后方，形成侧位上呈凹面向上的弧形。此部围绕胼胝体，下矢状窦呈直角与之汇合。大脑大静脉由左、右大脑内静脉汇合而成，在大脑镰与小脑幕相连处与下矢状窦汇合成直窦；大脑内静脉位于第三脑室顶上方，左、右各一条，由侧脑室之隔静脉及丘脑纹状静脉会合，通过室间孔而形成，收集半卵圆中心、基底节、脉络丛静脉的血液；丘脑纹状体静脉通过室间孔时，形成一向后开放的锐角，血管造影显像时称静脉角，此静脉角变异较大。

**8. 基底静脉** 亦称 Rosenthal 基底静脉，为深静脉系中一重要主干静脉，起于颞前部内侧面前穿质部位，为小静脉所形成，侧位见起端呈星芒状，行程长而纡曲比较粗大，接受外侧面来的大脑中静脉，内侧面的大脑前静脉和由头端来的纹状体下静脉。收集胼胝体、扣带回、额叶眶面及纹状体下侧血流。基底静脉在脑底沿大脑脚外侧面，向上注入大脑大静脉，并收集脚间窝、大脑脚、四叠体以及内、外膝状体的血液回流。其主要分支有：①大脑前静脉。②深部大脑中静脉。③纹状体静脉。此部在鞍上约 1 ～ 1.5cm，其行程类似大脑后动脉但稍高，其前端 1cm 的一段正在海马钩回的上方，在钩回上缘常呈膝状，在环池中沿颞叶内缘向上向内走行，注入大脑大静脉，也可汇入直窦。

## 三、小脑及脑干的静脉

小脑上部表面的静脉进入直窦和横窦，另外则可穿过小脑幕注入大脑大静脉，小脑下部表面的静脉血液则流入岩上窦和横窦。

脑干和间脑的浅静脉，其位置、走向、数目和粗细变异较大，各静脉间存在广泛的吻合。

小脑幕下静脉按其引流方向可分：①上组：系引流入大脑大静脉或直窦的静脉群，包括中脑后静脉、中央叶前小脑静脉、上蚓静脉等。中脑外侧静脉也属此组，但此静脉常为中脑后静脉或基底静脉的分支。②前组：系引流入岩上窦及岩下窦的静脉群。其中最重要的是汇入岩上窦的岩静脉。汇入岩静脉的分支有在脑干前面纵行及横行的中脑前静脉、脑桥前静脉、延髓前静脉和桥横静脉等，以及第四脑室侧池静脉。此外尚有小脑臂静脉、小脑半球静脉、橄榄体后静脉、绳状体静脉和扁桃体内侧静脉等，但血管造影时均不易成影。③后组：系引流入直窦或窦汇的静脉群，其中主要的是下蚓静脉。此外尚有小脑后静脉、小脑上静脉和小脑下静脉等，但多不恒定，形态变化较大。

## 四、静脉窦

静脉窦亦称硬脑膜窦（dural sinus），是由坚韧的硬脑膜层所围成的腔道，位于硬膜的骨膜层和脑膜层之间，其内面衬贴一层内皮细胞，除接受来自脑的静脉血外，脑脊液也由此回流至颈内静脉，它还通过导静脉与头皮静脉相连。静脉窦有不成对的上矢状窦、下矢状窦、直窦和窦汇以及成对的横窦、海绵窦、岩上窦和岩下窦等。

**1. 上矢状窦**　位于大脑镰的上缘，前始于额骨的鸡冠，向后至枕骨粗隆处与横窦相沟通的窦汇；上矢状窦接受大脑上静脉对大脑半球上半部血液进行引流，与颅骨内的板障静脉以及颈外静脉系统的颅骨静脉相通；上矢状窦侧壁有膨大或陷窝，蛛网膜绒毛伸入其内，脑脊液即由此再吸收而进入上矢状窦。

**2. 下矢状窦**　位于大脑镰下缘的后半部，在小脑幕处与直窦直接相连，回收胼胝体和大脑半球内侧面下部的静脉血。

**3. 直窦**　始于 Galen 静脉与下矢状窦汇合的膨大处，位于大脑镰与小脑幕的附着处，直行向后，在枕内隆突处与上矢状窦汇合。它接受来自下矢状窦，小脑上静脉及大脑大静脉的静脉回流。

**4. 横窦**　为颅内最大的一对静脉窦，位于枕骨内粗隆的两侧，当其围绕乳突向下至颈静脉孔时，呈“乙”字形走行，故此段也称乙状窦。横窦亦接受岩上窦、小脑下静脉、大脑枕叶静脉乳突血管等静脉回流，经颈静脉孔至颈内静脉。

**5. 窦汇**　是上矢状窦、直窦和左、右横窦相汇合之处。窦汇的变异与临床有重要关系。

**6. 海绵窦**　位于蝶鞍两侧，其内部结构为海绵状结缔组织，有颈内动脉和眼球运动神经及三叉神经眼支等通过；它接受来自额部和眶部的静脉血，包括眼静脉、蝶顶窦、大脑中静脉和大脑下静脉的血液；并通过岩上窦与横窦相交通，通过岩下窦与乙状窦或颈内动脉相交通；两侧海绵窦沟通成环状称为环窦。

**7. 岩上囊**　位于颞骨岩部上缘的岩上沟和小脑幕前缘的附着处，前起海绵窦的后端，向后外方连于横窦。

**8. 蝶顶窦**　在蝶骨小翼下面近后缘处，与大脑中静脉相连终于海绵窦前端。

# 第六节　脑血流的调节

多年来，人们通过光学显微镜、荧光显微镜和电子显微镜的观察以及组织化学方法的应用，已证实脑血管壁外膜上有丰富的交感神经和副交感神经分布，这些神经末梢结构中有神经介质——儿茶酚胺、乙酰胆碱或它们的前身物存在。尽管形态学上有了充分的证据，但神经在脑血流调节中的作用问题仍是个谜。随着方法学的发展，许多研究者对人和动物进行了大量的体内、体外实验。现在人们不仅注意到外围交感、副交感神经对脑循环的影响，而且也开始注意中枢神经以及中枢的一些血管活性胺在脑血流调节中的作用。

## 一、脑血管的神经分布

通过大量形态学的研究已证实人和动物的脑血管上有神经分布。早在 1664 年 Willis 就描述了大脑前动脉、大脑后动脉上的神经，自那以后就有不少人从事这方面的研究，并且都证实脑血管上有神经分布。

### （一）脑实质外动脉上的神经分布

**1. 肾上腺素能神经的分布**　所谓脑实质外动脉主要指 Willis 环血管和蛛网膜下腔的软脑膜动脉。早期人们用金属染色法，在光学显微镜下观察到这些血管上有神经分布，并认为这些神经含有去甲肾上腺素。20 世纪 60 年代初 Carlsscm 和 Falck 用荧光显微镜直接发现大脑基底部的主要动脉上有丰富的肾上腺素能神经分布，甚至在直径为 15 ～ 20mm 的软脑膜小动脉上也发现有肾上腺素能神经。

超微结构研究认为软脑膜动脉上的肾上腺素能神经的结构与其他器官的血管神经一样，神经纤维位于血管壁的外膜，或者是在外膜和中层的交界处，没有穿过血管壁的平滑肌层。血管的神经纤维周围有纤维细胞，轴突末梢呈鳞茎状的曲张，含有两种类型的囊泡，即颗粒囊泡和无颗粒囊泡。含有颗粒囊泡的神经末梢起源于交感神经，与血管收缩有关，含有无颗粒囊泡的末梢可能起源于副交感神经，与血管扩张有关。这些含有囊泡的轴突在靠近平滑肌的一侧没有纤维细胞覆盖，具有典型的“神经肌肉接头”的特征。

脑实质外动脉上的肾上腺素能神经起源于颈上神经节，上升的神经纤维伴随着颈内动脉，分布于同侧的脑实质外动脉。部分神经可能起源于星状神经节，但尚缺乏实验证据。

**2. 胆碱能神经的分布**　脑实质外动脉上不仅存在肾上腺素能神经，而且还有胆碱能神经分布，其分布的范围和肾上腺素能神经相似。这些神经起源于副交感神经系统，其末梢的无颗粒囊泡含有乙酰胆碱，具有扩张血管的功能。

在同一根血管上可以看到胆碱能神经纤维和肾上腺素能神经纤维走在一起，分布于血管平滑肌的外缘，此处没有纤维细胞，提示在功能上有相互作用的可能性。

脑血管上胆碱能神经的确切起源部位还不清楚。早期的文献中描述这些副交感神经纤维从延髓沿着神经到岩浅大神经，最后形成颈内动脉丛。有人发现切断面神经的颅内部分后 2 周，软脑膜动脉上的胆碱能神经的乙酰胆碱酯酶仍然存在，估计胆碱能神经节可能非常靠近效应器系统。事实上，在颈内动脉的颈内部分和颈动脉窦的外膜中已发现胆碱能神经的细胞结构。

**3. 肽能神经及其递质的脑血管调节**　脑血管除了有肾上腺素能和胆碱能神经分布外，20 世纪 70 年代中期又发现了肽能神经调节脑血流的证据，这些神经末梢突触囊泡的数量和结构与肾上腺素能、胆碱能神经不同，其中神经肽 Y（NPY）在整体和离体试验中都是一个强烈的血管收缩因素，而血管活性肠肽（VIP）、组氨酸异亮氨酸肽（PHI）、P 物质（SP）、神经激肽 A（NKA）和降钙素基因相关肽（cGRP）通过不同的机制导致脑血管舒张。

（1）NPY：具有强烈收缩血管效应的 NPY 对脑血管作用极强，除了对脑血管的直接作用外，NPY 还可加强其他收缩血管物质（如去甲肾上腺素）的反应性。甚至从颈内动脉给予大剂量 NPY，会造成皮质血流长时程（至少 2h）、大幅度（达 98%）减少。它的作用机制和特点正在逐步被揭示，它的作用位点在突触后膜，并可抑制 cAMP 生成与开放脑动脉肌层的钙通道。它的收缩作用依赖于细胞外的钙离子。应用钙离子拮抗剂或降低细胞外钙离子浓度，则可显著抑制其收缩效应。

（2）VIP/PHI：含有 VIP 的神经纤维位于血管壁的外膜或外膜与中层的交界处，它不仅存在于软脑膜血管，而且还分布于椎动脉、Willis 环前部血管、大脑前动脉、大脑后动脉、后交通动脉以及小动脉分支，偶尔在脑实质内血管上也可以看到这些神经纤维。通过作用于特异性受体，VIP 在整体和离体试验中均表现出舒张脑动、静脉的作用，在体试验还显示脑血流的增加。PHI 对预收缩离体脑动脉呈现出浓度依赖的血管舒张效应，但与 VIP 相比，达到相同舒张效应的 PHI 剂量要大得多。在同一个离体脑血管条，用 VIP 充分舒张后给予 PHI，没有出现进一步的反应；而逆转试验（即先给予 PHI）则有较小的反应。由此我们可以认为，VIP 和 PHI 作用于脑血管平滑肌的同样受体时，作用位点或作用机制相同。这种舒张效应与血管腺苷酸环化酶的激活一致，且不依赖于内皮的完整性。

在副交感神经及其血管周围末梢中，除了 VIP/PHI 外，还有 Ach 和 NPY 的共存，因此使血管反应更趋复杂。直接刺激蝶腭神经节，导致局部脑血流（rCBF）升高；给予胆碱能阻断剂，反应不消失，说明此效应与 VIP 相关。单侧蝶腭神经节电刺激，同侧皮质 CBF 较静息时增加 40%，对侧增加 20%，停止刺激，所有参数即恢复正常。交感神经切除后，血管周围 NA 含量下降 98%，NPY 水平仅下降 40%，副交感神经 VIP 和 NPY 共存为此现象提供了一种解释。试验表明，低浓度 NPY 可对抗 VIP 和 Ach 的舒张血管反应。VIP 与 NPY 共存的意义尚需进一步的探讨。

（3）SP/NKA：速激肽类的血管运动效应已经在人、猪、猫和豚鼠的脑血管上进行研究。应用敏感的离体试验技术测定已知的速激肽类 SP、NKA、神经激肽 B（NKB）、神经肽 K（NPK）对预收缩脑动脉的作用，显示出浓度依赖性血管舒张作用存在种族差异，但四种速激肽中 SP 的效应最强，一般说来，SP > NKA。去除内皮细胞可使它们的舒张反应消失，其舒张效应还能够被 SP 阻滞物质 Spantide 竞争性或非竞争性拮抗。

（4）CGRP：脑血管周围感觉神经的激活可引起多种神经肽（速激肽类和降钙素基因相关肽）的释放，它们相互作用可能产生复杂的血管效应。在外周循环的实验中可知，CGRP 是体内已知最强的扩血管物质。离体脑动脉证明了 CGRP 舒张效应，整体实验中，大脑中动脉和软脑膜小动脉经前列腺素（$PGF_{2\alpha}$）预收缩后可产生浓度依赖的舒张。与 SP 相比，这种舒张不依赖于内皮的完整性，且 CGRP 作用与血管壁腺苷酸环化酶的活性一致。对软脑膜小动脉而言，CGRP 作用较 SP 强，而 SP 可舒张软脑膜静脉，CGRP 却不能。某些实验证据还表明，三叉神经血管系统可能参与某些脑血管异常收缩（如蛛网膜下腔出血）时脑血管直径的复原，在这一效应中，CGRP 对抗血管收缩的作用较速激肽类更为重要。

### （二）脑实质内血管上的肾上腺素能和胆碱能神经分布

在 20 世纪 20 年代初，人们用氯化银染色，证明软脑膜动脉上有神经分布，但脑实质内血管上即使有神经，可能也是非常稀少的。Clarke 首先发现脑实质内动脉上有神经纤维。这些神经是软脑膜血管神经的延续，围绕着软脑膜血管的肾上腺素能神经伴随着动脉分支进入大脑实质。

近几年来，有人认为脑实质内血管上的神经起源于中枢。双侧颈上神经节切除后 2 周，软脑膜动脉壁外膜中的荧光神经消失，但有时发现在大脑皮质的小血管附近仍然有曲张状态的浅绿色荧光神经末梢。实验证明，脑实质内动脉上的去甲肾上腺素能神经起源于蓝斑和脑干的其他几个核。根据研究结果推测：两种去甲肾上腺素能神经系统都支配脑血管，第一个系统起源于颈交感神经节，主要分布于脑实质外血管，很少到脑实质内血管；第二个系统起源于延髓，它发出的纤维分布于脑实质内血管。

以往人们一直认为肾上腺素能神经是脑实质内血管上唯一神经，现在在脑实质内毛细血管上也发现有胆碱能神经末梢，脑实质内血管可能与脑实质外血管一样有胆碱能神经分布，但到目前为止这方面的资料还是非常少的。

## 二、外周神经对脑血流的调节

现已公认脑血管具有丰富的自主神经分布，肾上腺素能神经主要起收缩作用，胆碱能神经的功能是舒张血管的。过去人们曾认为这些神经的功能非常低下，与其他血管相比，脑血管对神经电刺激的反应最小（仅是皮肤血管的 1/10），而对其他刺激（化学或压力）反应却很大。现已有许多实验结果否定了这一观点，表明脑血管上的神经像血气、血压一样对脑血管有较大影响。但是在血压和血气变化引起的脑血管反应中，内在因素（局部的二氧化碳、氢离子浓度）和外在机制（神经反射）各起了多少作用尚不清楚。

### （一）交感神经对脑血管的调节

软脑膜动脉直径的研究表明，电刺激颈交感神经，软脑膜动脉直径变化很小，而且变化是不一致的。颈交感神经切除后，不出现血管扩张和灌注增加。但大多数的研究结果表明，颈交感神经在脑血流调节中起了一定的作用。Browne 用血管照相术发现刺激一侧颈交感神经会引起对侧 Willis 环血管和某些分支扩张，这是由于刺激侧血管张力增加所致。容积描记法表明，阻断颈上、中神经节，血管就扩张；如果刺激这些神经节，血管就收缩。电刺激颈交感神经，血流下降，下降的幅度与刺激的频率有关。拟交感药物的效应也是如此，脑血流随着药物剂量加大而减少。颈上神经节切除使脑血流增加 60% 左右，说明交感神经维持了脑血流的基本张力。高浓度二氧化碳时刺激颈交感神经使脑血流显著减少，双侧颈交感神经切除使脑血流对二氧化碳的反应性降低，这些现象提示交感神经参与了脑血管对二氧化碳的反应。交感神经对脑各部位血流的影响不同，与血管上神经分布的密度有关。

Harper 观察到在正常二氧化碳时，无论电刺激颈上神经节还是颈动脉内灌注去甲肾上腺素对脑血流几乎没有影响，只有在高浓度二氧化碳时，才会引起脑血流的显著下降。根据上述现象，Harper 提出了这样的假设：脑实质外血管上有丰富的肾上腺素能神经支配，主要受交感神经系统的影响；脑实质内血管上的神经支配很少，主要受代谢的控制，脑代谢产物可以改变这些血管的直径；软脑膜血管上不仅有肾上腺素能神经支配，并且也和大脑接触，处在神经和代谢的双重影响下。正常二氧化碳时，电刺激颈交感神经使脑实质外血管扩张，阻力下降，血流恢复到原来水平。但在高浓度二氧化碳时，脑实质内血管早已扩张，当脑实质外血管收缩时，脑实质内血管不能进一步有效地扩张，因而血流下降。

有人认为在脑血流的自体调节中交感神经系统也起了作用。一般在静息条件下，交感神经不影响血流的自体调节，在高血压或低血压时，交感神经才影响脑血流的自体调节。在出血性低血压时，将狒狒的颈交感神经切除或阻断，能增强其脑血流自体调节的能力，肾上腺素能阻断剂（苯氧苄胺）也有相似的效应。James 却认为急性去除交感神经会损伤脑血管的自体调节，使脑血流增加。Boisvert 观察到急性电刺激颈交感神经使脑血流自体调节的上限向高血压水平移动，但在另一些人的研究中却没有看到此现象。

迄今大多数人的研究结果证实了交感神经在脑血流调节中的收缩血管作用，但仍有人在此研究中得到不一致的结果，这可能要归因于不同的脑血流检测方法、实验对象以及所施的生理条件。

### （二）副交感神经和外周化学感受器在脑血流调节中的作用

很久以前就有人注意到胆碱能神经在脑血流调节中的扩张血管作用。Brodal 却认为神经引起的血管直径变化仅仅是通过收缩血管作用的改变而出现的，不存在真正的扩张血管的结构机制。但药物学和神经电生理的研究支持了胆碱能神经扩张血管的观点。

最初人们研究了刺激脑神经Ⅳ、Ⅴ、Ⅵ、Ⅶ、Ⅸ、Ⅹ对软脑膜动脉的影响，发现扩张血管的神经纤维循面神经走行，面神经是脑扩张血管效应的传出通路。电刺激面神经引起脑动脉扩张，软脑膜动脉直径可增加 16%。$^{14}C$– 安替匹林放射自显影的方法也表明刺激已切断的面神经远端，脑血流增加。D′Alecy 电刺激狗单侧岩浅大神经，发现狗脑血流随着电刺激频率的增加而加大，最大值可达 11%。在动脉内灌注乙酰胆碱，脑血流最多可增加 60% 左右。电刺激单侧岩浅大神经的升血流效应是乙酰胆碱灌注升血流效应的 1/6，D′Alecy 从上述现象推测动眼、面、舌咽神经都可能发出副交感神经纤维支配脑血管，否定了过去认为脑血管上的副交感神经纤维只来自面神经的观点。他还认为副交感神经和交感神经舒缩脑血管的机制类似于自主神经对心率的调节。

Mchedlishvili 观察了胆碱能神经在脑的自体调节扩张血管中的作用。静脉内给予胆碱能神经阻断剂——阿托品后，可降低动脉血压，但不能引起软脑膜动脉扩张。阿托品还能阻断二氧化碳的扩血管效应，而拟胆碱药——新斯的明却能提高脑血管对二氧化碳的反应性。

近年来，有一种神经性扩血管的新观点，其反射弧的传入通路是外周压力和化学感受器，传出通路是面神经的副交感神经纤维。Ponte 和 Purves 认为低氧和高二氧化碳的反射性扩张血管效应是起源于外周化学感受器，但也有学者认为在低氧或高二氧化碳的扩张血管反应中，外周化学感受器的作用是不重要的，局部因素起着主要作用。低血压的扩张血管反应也不依赖于外周压力感受器，如破坏压力感受器的传入通路之后，动脉血压降低时，软脑膜血管仍然扩张。最近，Mc Calden 提出外周化学感受器在脑血流调节中起了部分作用，高浓度二氧化碳扩张血管的快速效应与颈动脉化学感受功能有关。综上所述，目前对于外周化学和压力感受器在脑血流调节中作用问题，尚未取得较为一致的意见，有待于进一步研究。

## 三、脑血流的中枢调节

目前，在脑血流的神经调节中，已从强调交感神经和副交感神经的作用转移到轴内神经通路。很多实验证实脑干是调节脑血流的中枢，脑干损伤会引起脑血流紊乱。少数不同意见认为中枢神经系统中的局部血管反应不依赖于任何中枢神经纤维。

Shalit 等认为二氧化碳对脑血流的影响是通过神经反射机制，在脑干某一水平损伤可以阻止或破坏这一机制。局部冷冻使狗脑干可逆性麻醉，消除了脑血管对二氧化碳的扩张反应。给猫吸入 2% ～ 5% 二氧化碳气体，在正常时，脑血管的二氧化碳反应性可重复出现，如用电凝方法在脑桥以上横断，脑血管对二氧化碳的反应性消失，而脊髓血管的反应性仍然存在。相反，如果在脑桥以下部位切断，那么脑血管的二氧化碳反应性存在，而部分动物脊髓脑血管的反应性消失。

电刺激猴的大脑皮质对脑血流和代谢没有影响，刺激间脑和脑干时脑血流大量增加。刺激间脑和脑干时，颈动脉血流可增加 40%。用 3 ～ 12V、5 ～ 100Hz 刺激中脑网状结构，此时扩张脑血管效应与吸入 8% 二氧化碳气体时一样大。电刺激产生的升血流效应是非常迅速的，平均潜伏期仅 4 ～ 5s，而且其效应不受动脉二氧化碳张力和颈交感神经切除的影响。

蓝斑的细胞体发出的纤维分布于脑内血管，具有调节脑血流的功能。电刺激大白鼠一侧的蓝斑，使同侧的扣带回、侧中隔、腹尾壳顶的血流分别减少 65%、40%、70%，而对侧这三个相应部位的血流没有明显变化。电刺激蓝斑可能会引起脑实质内小动脉上的轴突神经末梢释放去甲肾上腺素，使血管张力增加，血流减少。实验证明蓝斑在脑血管的高、低浓度二氧化碳反应中是起作用的，但对脑血流的自体调节没有影响。

中枢神经调节脑血流的机制可解释一些临床现象以及动物实验结果，如长时间昏迷的局限性脑桥出血患者和局部脑干梗死患者出现脑血流和脑耗氧减少。

## 四、脑血管壁上的受体

已知脑血管壁上存在肾上腺素能受体、胆碱能受体、5- 羟色胺受体、组胺受体等。脑血管上神经末梢释放的介质和一些血管活性胺首先作用于血管壁上的特殊受体，对脑血管产生效应，导致血流的变化。

### （一）肾上腺素能受体

脑血管上存在调节血管运动反应的 α 型肾上腺素能受体（简称 α 受体）和 β 型肾上腺素能受体（简称 β 受体）。α 受体兴奋使脑血管收缩，β 受体兴奋使脑血管扩张，拟交感神经药物的血管效应都是通过这两种受体完成的。将肾上腺素、苯肾上腺素、去甲肾上腺素灌注到孤离的狗脑时，引起脑血管阻力增加，预先给予受体阻断剂，苯氧苄胺可以取消这些药物的收缩血管效应。灌注异丙基肾上腺素，脑血管阻力下降，此效应可被 β 受体阻断剂——心得安阻断。Rosendorff 用 $^{133}$Xe 清除法测定清醒兔的下丘脑血流，发现小剂量（1μg）去甲肾上腺素可使血流增加，但此升血流效应可被心得安阻断；大剂量（10 ～ 200μg）去甲肾上腺素使血流减少，其降血流效应可被苯氧苄胺阻断。上述现象说明：脑血管壁上 β 受体的去甲肾上腺素的阈值低于 α 受体，小剂量的去甲肾上腺素激活了脑血管壁上的 β 受体使血管扩张，大剂量去甲肾上腺素激活了 α 受体，引起血管收缩。酪胺能使内源性的去甲肾上腺素释放，其对脑血管的效应和外源性的去甲肾上腺素一样，都有舒缩血管的作用，并且也是通过血管壁上的 α 受体、β 受体调节的。

Ekstrom-Jodal 发现静脉内灌注去甲肾上腺素可使高浓度二氧化碳和低氧时的升血流效应变小，而受体阻断剂——酚妥拉明能取消去甲肾上腺素在高浓度二氧化碳和低氧时的降血流效应。

### （二）胆碱能受体

胆碱能神经分布于脑血管，其末梢释放的乙酰胆碱通过胆碱能受体作用于血管。在体外，乙酰胆碱对切除交感神经的软脑膜动脉有扩张和收缩的双重效应，这两种效应都可被阿托品阻断。但烟碱型的胆碱能受体阻断剂——六烷双胺不会影响乙酰胆碱的效应，说明这两种效应都是由毒蕈碱型的胆碱能受体调节的。在体内，将一定浓度的碳酰胆碱直接用于脑血管周围，血管出现最大扩张。正常情况下，阿托品对脑血流的自体调节和脑氧耗没有影响，但是限制了高浓度二氧化碳时的升血流效应和低浓度二氧化碳时的降血流效应，表明胆碱能受体参与了高、低浓度二氧化碳时的脑血流调节。

Edvinsson 和 Aubineau 对此进行了研究，证实了乙酰胆碱、烟碱、碳酰胆碱对交感神经有抑制作用，是通过肾上腺素能神经中的烟碱受体调节的。在生理条件下，胆碱能神经末梢释放的乙酰胆碱通过两种途径使脑血管扩张：①直接作用于血管平滑肌中的毒蕈碱受体，使血管扩张。②通过轴突 - 轴突相互作用，乙酰胆碱作用于肾上腺素能神经中的烟碱受体，抑制了该神经末梢去甲肾上腺素的释放，使血管张力下降，血管扩张。

### （三）多巴胺受体

静脉注射多巴胺受体兴奋剂——阿扑吗啡，使脑血流量增加，同时脑耗氧量和葡萄糖代谢率也增高。因此，一般认为多巴胺首先作用于脑代谢，脑血流的变化是继发于代谢而产生的。另一种说法则认为多巴胺直接作用于脑血管壁上的受体而使脑血管发生变化。多巴胺对脑循环有重要作用，但对其作用机制，目前的说法尚不一致。

在以上资料的基础上，我们可初步得出这样的结论：神经控制是脑血管调节的主要因素之一，但到目前为止，分歧还是存在的，要得出最后令人信服的肯定结论，将有待于更多、更深入的研究来证实。

# 第五章
# 常见的脑血管综合征

## 第一节　脑各部的血液供应

### ■ 一、大脑皮质

供应大脑半球皮质的动脉主要是大脑前动脉、大脑中动脉和大脑后动脉。大脑中动脉是供应大脑半球的主要动脉，大脑皮质功能区大部分由该动脉供应，故大脑中动脉阻塞后所产生的症状较复杂而多样。

#### （一）大脑前动脉皮质支供应范围

（1）在半球内侧面顶枕裂以前的皮质以及胼胝体。

（2）在背外侧面达额中回上缘、额上回、中央前后回上 1/4、顶上小叶以及额叶眶部内侧半等区域。

（3）顶间沟上下缘、中央前后回上 1/4 部分及额中回上缘或上半为大脑前动脉皮质支与大脑中动脉皮质支交错区域。此外，应注意的一点是，额叶后部、旁中央小叶及楔前叶等部的血液供应可能来自对侧大脑前动脉，或来自胼胝体正中动脉。

#### （二）大脑中动脉皮质支的供应范围

（1）主要供应半球背外侧面。包括额中回以下、中央前后回下 3/4、顶下小叶、枕叶月状沟或枕外侧沟以前及颞下回上缘或上半以上部分。

（2）颞极内外面，眶部外侧半及岛叶各部皮质亦由大脑中动脉皮质支供应。

（3）大脑中动脉皮质支与大脑前动脉皮质支交错区域，是额中回上缘或上半、中央前后回上 1/4 部及顶间沟上下缘等处皮质。

（4）大脑中动脉皮质支与大脑后动脉皮质支交错区域，是颞下回上缘或上半、月状沟或枕外侧沟以前附近的皮质。

#### （三）大脑后动脉皮质支供应范围

（1）主要供应颞叶下面及枕叶内侧面，包括海马回、梭状回、颞下回、舌回、穹窿回峡、楔状回、楔前叶后 1/3 及顶上小叶后部。

（2）大脑后动脉与大脑前动脉的交错区，在楔前叶后部及顶上小叶后部。

（3）大脑后动脉与大脑中动脉的交错区，在颞下回上缘及枕叶月状沟或枕外侧沟附近的皮质。

## 二、基底节和内囊

有人对内囊血液供应做过一个简要概括，即内囊前肢、膝的背外侧部分由大脑前动脉和大脑中动脉的中央支供应；后肢的腹侧部分（相当于丘脑皮质束和视放射通过的位置）和豆状核后部由脉络膜前动脉供应，内囊后肢的背侧部分（相当于皮质脊髓束通过的位置）由大脑中动脉的中央支供应。此外，膝部尚接受从颈内动脉直接发出的 1 ～ 2 个细支，现将其血液供应的特点归纳如下：①基底节和内囊的血液供应均来自颈内动脉系。②供应基底节和内囊的动脉的分支分布，大致有个前、中、后关系。大脑前动脉分布于基底节和内囊的前部，大脑中动脉分布于中间大部，脉络膜前动脉则分布于后部。③供应基底节和内囊的动脉，大都从它们的腹侧面进入，经 3 ～ 4 级分支后，最终形成毛细血管网。毛细血管网的密度，以壳核最密，尾状核次之，苍白球稀少，内囊最稀疏。④基底节和内囊的动脉不是椎动脉，在核团内、核团间、核团与皮质间均存在有广泛的动脉吻合。

## 三、丘脑的血液供应

丘脑血液供应来源复杂。从总体看，丘脑接受颈内动脉系和椎 – 基底动脉系两个系统的血液供应，虽然从颈内动脉系发出供应丘脑的分支数目较多，但不是供应丘脑的主要动脉，丘脑的血液供应大部分来自椎 – 基底动脉系。

### （一）供应丘脑颞内动脉系和椎 – 基底动脉系的具体分支如下

**1. 颈内动脉系**

（1）脉络膜前动脉的丘脑支和枕支。

（2）大脑前动脉的丘脑前动脉。

（3）大脑中动脉的豆核视束动脉。

（4）后交通动脉的丘脑结节动脉。

**2. 椎 – 基底动脉系**

（1）大脑后动脉的丘脑膝状体动脉。

（2）大脑后动脉的丘脑穿动脉。

### （二）丘脑各核团的血液供应

**1. 丘脑内侧核群**　由丘脑穿动脉和脉络膜前、后动脉的丘脑支供应，其中丘脑前核由豆核视束动脉和丘脑前动脉供应。

**2. 丘脑外侧核群**　后半部由丘脑膝状体动脉、丘脑穿动脉和豆核视束动脉供应，前半部由丘脑结节动脉和丘脑视束动脉供应。

**3. 中线核**　主要由丘脑穿动脉和丘脑结节动脉供应。

**4. 内髓板核**　主要由丘脑穿动脉供应。

**5. 枕核**　由脉络膜前、后动脉枕支和丘脑膝状体动脉供应。

## 四、丘脑下部、垂体的血液供应

**1. 丘脑下部的血液供应**　丘脑下部的功能相当复杂，因此血液供应丰富，来源较多且够恒定，一般说来有下列规律。

（1）外侧区由大脑中动脉的中央支供应。

（2）视上区（丘脑下部前核、视上核、室旁核）由大脑前动脉的中央支供应。

（3）结节区（外侧部——丘脑下部外侧核、结节核，内侧部——背内侧核、腹内侧核和丘脑下部后核）由颈内动脉和后交通动脉的分支供应。

（4）乳头区（乳头体核）由大脑后动脉的后内侧中央支和后交通动脉供应。

从丘脑下部核团的血液供应来看，其中以视上核和室旁核的血液供应最为丰富，毛细血管网稠密地布于核团内，特别是视上核，它是中枢神经系统中毛细血管床最为丰富的神经核团之一。其生理意义在于血液的变化可以很快被这两个核团所感知，从而改变这两个核团的神经活动，包括它的神经分泌活动。

**2. 垂体的血液供应**　垂体的血液供应也相当丰富，并已有一套自己独特的血管体系。供应垂体的动脉主要是垂体上动脉和垂体下动脉。

（1）垂体上动脉：垂体上动脉共有数支，均起自 Willis 环。它们在接近垂体时分为两组：一组在垂体前，称为垂体上动脉前组；一组在垂体后，称为垂体上动脉后组。

1）垂体上动脉前组：大体从垂体结节部的前上方穿入垂体实质内，在垂体内，它向前下方向走去，行程中向后方发出若干条细小分支，这些分支中最上的分支可达正中隆起，下部的分支通常仅达垂体柄水平。在上述两个地方，这些细小分支进一步细分，最终形成毛细血管网，并为结缔组织鞘或胶质鞘所围绕。然后，毛细血管网集合成几条小的静脉，经垂体柄到达垂体前叶，在垂体前叶内这些小静脉再次分裂成毛细血管网，布于垂体前叶细胞间，最后汇流到垂体外侧静脉。由于这些小静脉与肝脏的门静脉极为相似，同样是静脉两端均连于毛细血管网，加上血管流域仅限于垂体范围之内，故把这些小静脉称为垂体门静脉或垂体门静脉系。

2）垂体上动脉后组：从垂体柄的后方进入垂体实质内，在正中隆起至垂体柄的一段范围内，同样先形成毛细血管网，接着在结节部集合成几条小静脉，并向垂体前叶方向走去。这些小静脉也构成垂体门静脉的一部分。综上所述，垂体门静脉的特点是：①血管流域仅限于垂体范围内，确切地讲，除正中隆起和垂体柄外，丘脑下部与垂体后叶的血流并不经垂体门静脉进入垂体前叶。换句话说，即垂体门静脉流域仅限正中隆起、垂体柄和前叶范围。②垂体门静脉两端为毛细血管网，上端毛细血管网位于垂体前叶，由垂体门静脉分裂而成。③从丘脑下部某些区域发出的神经纤维与正中隆起和漏斗柄处的毛细血管网有密切接触。④垂体门静脉的再生能力很强。

（2）垂体下动脉：脉垂体血液供应的另一个来源是垂体下动脉。垂体下动脉左右各一条，主要供应垂体后叶的神经部，也供应部分前叶的血液。它从颈内动脉海绵窦段的后部发出，向内进入垂体窝底，在接近垂体下方时，每一侧垂体下动脉分为两小支进入垂体。在垂体内，它们沿前、后叶间的凹沟下行，沿途发出细小分支到后叶，也有少数分支到前叶。

## 五、脑干血液供应

脑干所包括的三个脑部——延髓、脑桥和中脑的血液供应大致如下：延髓阶段为椎动脉供应，脑桥阶段为基底动脉供应，中脑阶段为大脑后动脉、脉络膜前动脉和脉络膜后动脉供应。

供应脑干的血管从形态学上看，大体分为三种，即旁中央动脉、短周边动脉和长周边动脉。旁中央动脉大都从脑干腹侧面粗大的血管主干直接发出，随即垂直地或稍倾斜地从脑干腹侧面中线两旁进入脑干实质内，主要供应脑干内中线旁诸结构。短周边动脉大部从脑干腹侧面的粗大血管主干的侧壁发出，然后从腹侧向背侧旋绕，一般短周边动脉组血管从脑干侧方进入脑干实质，以供应脑干的侧方为主。长周边动脉与短周边动脉发出情况近似，不同点在于旋绕脑干的行程比短周边动脉为长，大体从脑干的背外侧入脑实质，以供应脑干的背外侧为主。

### （一）延髓的血液供应

**1. 延髓下段**　主要由三对动脉供应。

（1）脊髓前动脉：相当于旁中央动脉，供应延髓下段中缝两旁各结构，主要供应锥体、网状结构内侧部、第四脑室底的内侧部，包括舌下神经核在内。

（2）椎动脉延髓支：相当于短周边动脉，有若干支，其中靠下部的延髓支供应延髓下段，在丘系交叉、锥体交叉阶段主要供应锥体和楔束间的延髓外侧区。

（3）脊髓后动脉：相当于长周边动脉，供应薄束、楔束、薄束核、楔束核以及绳状体的下端。换言之，除脊髓前动脉、椎动脉延外侧支供应区以外的所有结构由脊髓后动脉供应。

**2. 延髓上段**　主要由四对动脉供应。

（1）脊髓前动脉：相当于旁中央动脉，此动脉主要供应延髓上段中线两旁诸结构，由腹侧面至背侧面依次包括锥体束、下橄榄核的内侧部、内侧丘系、顶盖脊髓束、内侧纵束和舌下神经核。

（2）椎动脉延髓支：相当短周边动脉，主要供应橄榄核包括橄榄背侧副核，横越，网状结构的橄榄小脑纤维，以及一部分迷走神经运动背核、孤束及孤束核，此外它尚供应舌下神经核的最上部。

（3）小脑后下动脉：相当长周边动脉，主要供应椎动脉延髓支供应区以外的延髓背外侧面。供应的脑神经核团有疑核、迷走神经运动背核、孤束核、前庭神经核以及三叉神经脊髓束核，供应的纤维传导束包括行髓丘系、三叉神经脊髓束、孤束、脊髓小脑束、绳状体、橄榄小脑纤维、红核脊髓束以及网状结构外侧部。

（4）脊髓后动脉：供应上述三个动脉以外的区域，主要为绳状体和前庭核。

### （二）脑桥的血液供应

**1. 脑桥旁中央动脉**　发自基底动脉，主要供应脑桥基底部，包括皮质脊髓束、皮质延髓束、皮质脑桥束，一些细小分支有时行向背侧，供应脑桥被盖腹侧部，包括部分内侧丘系。

**2. 脑桥短周边动脉**　发自基底动脉，供应脑桥基底部的外侧部分，包括皮质脊髓束和外侧丘系的一部分纤维以及部分三叉神经、面神经核及其根。

**3. 脑桥长周边动脉**　发自基底动脉，和小脑上动脉及小脑前下动脉一起供应脑桥被盖部和脑桥臂大部。主要供应三叉神经、展神经、面神经和位听神经核团以及三叉神经脊髓束、内侧丘系、斜方体和外侧丘系，脊髓丘系、三叉丘系、脊髓小脑束、脑桥臂和结合臂、脑桥网状结构等。

### （三）中脑血液供应

**1. 中脑旁中央动脉**　由大脑后动脉发出，供应中缝两旁结构，包括大脑脚内侧部的大部、红核（部分）、内侧纵束、动眼神经核及动眼神经根。

**2. 中脑短周边动脉**　供应大脑脚的中间和外侧部、黑质、被盖外侧部和中脑上部。

**3. 中脑长周边动脉**　主要是大脑后动脉发出的四叠体动脉，供应上、下丘。

## 六、小脑血液供应

小脑的半边各由两个小脑下动脉和一个小脑上动脉供应，它们分别行于小脑的上、下面。

**1. 小脑下动脉**

（1）小脑后下动脉：发自椎动脉，循延髓行一短距离后，分布至延髓背外侧，再到下蚓，特别是蚓垂和蚓小结，又发分支到脉络丛。

（2）小脑前下动脉：起自基底动脉，供应蚓锥、蚓结节、绒球和半球的下面。它又发出分支到深部髓质，并供应齿状核。有些人小脑的绒球、扁桃体的一部分以及二腹叶可由不恒定的小脑中下动脉供应。

**2. 小脑上动脉**　小脑上动脉自基底动脉的上端，动眼神经的后方分出。到了小脑上，它分成两个主支，内侧支分布到上蚓和邻接的外侧部；外侧支到半球上面的余部。这些动脉发出许多分支，深入小脑到达前髓帆、中脚、上脚、髓质的深部以及中央核，细支还到第四脑室脉络丛。

### 七、视觉系统的血液供应

供应视束、视放射和视皮质的动脉主要是脉络膜前动脉、大脑中动脉和大脑后动脉。脉络膜前动脉供应视束和视放射前部，大脑中动脉供应视放射，大脑后动脉供应部分视放射及视觉皮质。

## 第二节　颈内动脉系统的血管综合征

### 一、颈内动脉主干闭塞综合征

多种原因均可导致颈内动脉阻塞，但临床较多见的原因是在动脉粥样硬化基础上的颈内动脉血栓形成，约占 50% ～ 60%。其次，像在风湿性心脏病心房纤颤基础上心脏栓子脱落或动脉炎等，也可造成颈内动脉阻塞。

颈内动脉各段均可发生血栓形成，但以初发血栓起于颈动脉窦或者颈内、外动脉分叉处最为常见，其次为虹吸部。初发于颈动脉窦的血栓可在数小时内上行至虹吸部，甚至更远。血栓平均长度约为 23 ～ 25mm。据报道大约有 2/3 颈内动脉血栓形成的患者临床无任何症状，或仅有反复短暂性颈内动脉供血不足的发作，只有约 1/3 患者出现症状。颈内动脉血栓形成的临床表现复杂多样，给临床确诊带来一定困难。常见的临床表现为对侧偏瘫、偏身感觉障碍和偏盲。若病变累及优势半球，尚可出现完全性失语。约有 1/4 的患者可有同侧失明或视神经萎缩。

#### （一）颈内动脉血栓形成的临床分型

**1. 急性型（或中风型）** 起病突然而急骤，可以有严重的意识障碍、偏瘫及失语。偏瘫侧也可有感觉障碍，但运动障碍表现较重，有偏盲的很少。本型常需与脑出血进行鉴别。

**2. 亚急性（或反复发作型）** 此型占多数。起病稍缓，病程中可多次出现发作性的暂时头痛、半身感觉异常、轻瘫及失语等，时好时坏，病情逐渐发展或跳跃式发展，最后变成完全性中风。

**3. 慢性进行型** 起病缓慢，进行性发展，有顽固性头痛（可能是侧支循环的重建，血管代偿性扩张所致）、感觉障碍、抽搐、偏瘫或失语等症状。病程可持续数月乃至数年。

除上述症状外，还可有视乳头水肿、腰椎穿刺压力增高、脑脊液蛋白增高以及脑电图局灶性改变等，临床表现很像肿瘤，所以常被误诊。此外，有以下几种征象出现时，也提示我们应考虑到是否为颈内动脉血栓形成。

**4. 交叉性视神经 – 偏瘫征**　患者表现为患侧短暂性失明或视神经萎缩伴有对侧偏瘫，为颈内动脉血栓形成的典型症状。其中视力障碍可能是一过性的和可逆的，也可以是永久的不可逆的，这主要取决于颈内动脉分支中的眼动脉是否同时有血栓阻塞。如果伴有血栓，则视力障碍有可能成为永久的不可逆的。

**5. 发作性晕厥 – 偏瘫征**　患者表现为晕厥发作和偏瘫，意识障碍一般很轻。产生原因主要是由于病侧大脑半球脑缺血所致，当血液供应情况改善时，晕厥和偏瘫可减轻或完全消失。如果侧支循环建立差也可进行性症状加重。

**6. 交叉性 Horner– 偏瘫征**　患者表现为患侧不完全 Horner 征和对侧偏瘫。当颈内动脉虹吸部血栓形成时，尚可出现眼睑下垂和复视。

**7. 痴呆 – 偏瘫征**　患者主要表现为智退、失认、失用、失算、不能分辨左右侧以及偏瘫等。其损害区主要为额 – 顶 – 颞叶。

总之，颈内动脉血栓形成的临床症状是多样而复杂的。但不难看出，一旦颈内动脉发生阻塞后，首先易受累的是大脑中动脉供应区（故有时颈内动脉血栓形成与大脑中动脉血栓形成不易区别），其次是眼动脉供应区，而大脑前动脉供应区一般多不表现出受累或很少表现出受累症状。另外，也说明脑血管供应区和实际产生脑软化的区域之间并没有绝对的平行关系。虽然颈内动脉供应脑的幕上大片区域，包括额叶、顶叶、部分枕叶和颞叶、基底节、内囊、间脑前半部，以及眼球及其附属结构，但是颈内动脉阻塞后，软化区域却不等于就是它的供应区，这是因为脑动脉本身尚存在着广泛侧支吻合的缘故。

Willis 环是一个重要的潜在侧支循环装置，它借助前、后交通动脉把两侧颈内动脉和椎 – 基底动脉有机地联系起来。当一侧颈内动脉突然阻塞后，病侧大脑前动脉供应区较易通过极短的前交通动脉从健侧颈内动脉获得血液。按病理侧大脑中动脉供应区获得血液来源主要有两条通路，一条经前交通动脉从健侧颈内动脉获血，另一条通过后交通动脉从椎 – 基底动脉获血。但遗憾的是，通过前交通动脉由健侧流向病侧的血液大多分流至病侧大脑前动脉供应区，而至大脑中动脉供应区的血液相对较少，加上第二条通路——后交通动脉常发育不良（我国约有 50% 以上的人此动脉一侧或两侧发育不良），结果供应范围较广的大脑中动脉获血却相对较少。因此，颈内动脉阻塞时，所产生的症状主要是在大脑中动脉供应区受累的症状（对侧偏瘫、偏身感觉障碍及偏盲）。看来，Willis 环特别是组成此环的后交通动脉发育是否完好，是决定颈内动脉阻塞后是否产生症状，或产生症状是轻还是重的关键。

此外，通过颈外动脉的面动脉与颈内动脉的眼动脉的吻合，血液可经病侧颈外动脉流入颈内动脉，使病侧脑部获得一定血液供应，这里眼动脉是否通畅是这个侧支循环的关键。患者产生突然的视力模糊或失明，甚至视神经萎缩，主要是由于颈内动脉突然阻塞后，侧支循环未建立，或眼动脉同时合并有血栓，致使眼球发生供血障碍所致。

另外，通过病侧颈内动脉系的大脑前、中动脉和椎－基底动脉系的大脑后动脉间的吻合，病侧也可获得一些血液供应。

### （二）颈内动脉血栓形成的诊断要点

综上所述，颈内动脉血栓形成的诊断要点可归纳如下。

**1. 反复发作的颈内动脉系统 TIA**　约 40% 的患者以反复发作的 TIA 起病，表现为病灶侧眼一过性的黑矇、病灶对侧肢体麻木或轻偏瘫；如病灶侧为优势半球，可出现短暂的失语。影像学检查可发现基底节或半卵圆中心的腔隙梗死病灶。

**2. 颈内动脉系统的突发性中风**　约 30% ～ 40% 的患者以突发的中风起病，可出现双眼向病侧凝视，病灶对侧肢体偏瘫、偏身感觉障碍和偏盲；如为优势半球病变，出现不同程度的运动和感觉性失语；个别侧支循环不能迅速建立的患者可出现癫痫大发作样抽搐及意识障碍。影像学检查可见大脑中动脉供血区皮质和皮质下的广泛缺血病灶，伴有水肿和中线移位。

**3. 颈内动脉系统的进展性中风**　另有 30% 的患者以进展性中风起病，神经系统的定位损害体征在 24 ～ 48h 达高峰，出现病灶对侧肢体的偏瘫、偏身感觉障碍和偏盲。影像学检查可见基底节的大块梗死病灶。

**4. 颈动脉局部查体**　颈内动脉狭窄超过管腔的 75% 以上者，局部听诊可闻及血管性杂音；颈内动脉完全闭塞者，病灶侧动脉搏动减弱和消失，病灶对侧动脉搏动代偿性增强。

**5. 颈动脉超声波及血管造影检查**　颈动脉超声波检查可发现病变血管的管壁增厚，显示动脉粥样硬化斑块的回声，DSA 检查可发现颈内动脉狭窄或闭塞。

颈内动脉血栓形成应与颈内动脉系统脑栓塞鉴别。后者一般在活动中突然发病，出现偏瘫、偏身感觉障碍、偏盲或失语等症状，病后立即达到高峰，病情严重者可出现抽搐或意识障碍。病后早期头颅 CT 检查可发现病灶侧脑沟变浅、侧脑室受压等脑水肿征象。多见于风湿性心脏瓣膜病。心肌梗死、心律失常或亚急性细菌性心内膜炎等合并有心脏瓣膜附壁血栓的患者。

## 二、颈动脉盗血综合征

较少见。可分为颈内动脉闭塞引起血流向对侧颈内动脉盗血和颈内动脉向椎－基底动脉盗血的两种类型。主要临床表现如下：①闭塞对侧颈内动脉引起供血不足，可出现短暂发作的轻偏瘫、失语、偏盲或偏身感觉障碍。②椎－基底动脉供血不足的临床表现，发作性的头晕、视物旋转、耳鸣、口周麻木、复视、构音障碍，或肢体活动不灵。③颈内动脉造影显示一侧颈内动脉起始部完全闭塞，另一侧颈内动脉通过前交通动脉向闭塞侧的大脑前、中或后动脉供血。④头颅 CT 扫描及 MRI 检查可见闭塞侧大脑半球深部的梗死病灶，闭塞对侧大脑半球或脑干由于低灌注可出现散在的小缺血病灶。

## 三、颈内动脉海绵窦瘘

颈内动脉海绵窦瘘为颈内动脉海绵窦段破裂所造成的结果。破裂多由外伤引起，约占 3/4。另外一个较多见的原因是颈内动脉海绵窦段动脉瘤自发性破裂。

颈内动脉海绵窦段的内侧与蝶窦（副鼻窦之一，位于蝶鞍之下，蝶骨体内）侧壁相邻，外侧与海绵窦内皮紧密相贴。当海绵窦段动脉破裂后，海绵窦内皮也相继破裂，此时，压力高的动脉血势必从破口涌入压力低的海绵窦内，造成海绵窦压力增加。从而导致注入海绵窦的静脉，如眼静脉、大脑中静脉及脑膜中静脉血液发生障碍；以及穿经海绵窦的诸结构，特别是动眼神经、滑车神经、三叉神经第一支眼神经和展神经受压，而出现相应的脑神经症状。故颈内动脉海绵窦瘘的症状主要是由于静脉回流障碍以及窦压增高压迫脑神经等结构所致的症状。

### （一）临床表现

**1. 静脉回流障碍所致症状**

（1）搏动性突眼：由于眼静脉没有瓣膜，故高压力的动脉血可经海绵窦逆流至眼静脉，使眼部血液回流发生障碍，从而导致病侧眼球突出，与脉搏一致的眼球搏动，球结膜及眼睑的血管怒张、高度水肿出血以及外翻等症状的产生。此外，触诊眼球有震颤，在眼球、眶额部或颞部听诊可听到血管杂音，二者与脉搏一致。

（2）视力障碍：这是由于眼静脉压升高，使视网膜水肿、出血及视神经乳头水肿所造成的。也有因扩大的海绵窦压迫其前方的视神经而发生原发性视神经萎缩者。

**2. 压迫脑神经的症状**

（1）眼外肌麻痹：由于动眼神经、滑车神经和展神经受累所致，重者可使眼球固定，患者可有复视。

（2）面部感觉障碍：由于三叉神经第一支受累所致，表现为同侧额部感觉障碍。

### （二）诊断要点

综上所述，颈内动脉海绵窦瘘的诊断要点如下：

**1. 青壮年男性好发** 多有头部外伤及颅底骨折史。

**2. 病灶侧眼球突出及搏动** 颈内动脉与海绵窦的交通使大量血液充盈，淤积在海绵窦内，使眼静脉回流受阻，出现眼球突出、眼球搏动、球结膜充血水肿和眼外肌麻痹，

**3. 病灶侧颅内血管性杂音** 患者自发病后可自行闻及持续存在的随血管搏动的轰鸣声，使用钟式听诊器在眼眶周围、前额和乳突部均可闻及随动脉搏动的血管杂音。压迫同侧颈内动脉可使杂音减弱或消失。

**4. TCD 检查** 眶窗可发现异常充盈的血流信号。DSA 检查可见造影剂自颈内动脉

直接进入海绵窦内，使病灶侧眼静脉出现逆行性充盈。

## 四、后交通动脉闭塞临床表现

后交通动脉形态变化很大，其管径粗细不一，粗者与大脑后动脉等粗甚至略粗，看上去宛如后交通动脉移行为大脑后动脉；细者直径可小于 1mm。其长度平均为 15mm，长者可达 34mm，短的只有 2mm。其形态也较为多样，以线形最为多见，但也有的呈丛状、袢状，甚或呈钩状，后几种情况时后交通动脉绕行至大脑后动脉后面，从其后壁注入。其发育程度也很不一致，发育不良的情况较为多见。因此，后交通动脉被认为是组成 Willis 环各动脉中变化最多者。在生理情况下，Willis 环是脑侧支循环的一个潜在的装置。在病理情况下（如一侧颈内动脉阻塞），Willis 环能在多大程度上发挥代偿作用，在很大程度上取决于后交通动脉的变异和发育情况，发育不良时，其代偿作用是有限的。

当后交通动脉发育良好时，后交通动脉可作为颈内动脉系和椎－基底动脉系压力平衡的渠道。但是，两者的血液在正常情况下多不相混，只有当其中之一的压力明显降低时，颈内或椎－基底动脉系血液才分流至他系。这就是通常颈内动脉造影时，椎－基底动脉系的分支多不显影；椎动脉造影时，颈内动脉系分支多不显影的原因。

由于血流动力学关系，后交通动脉是脑动脉瘤好发部位之一。不过，真正干上的动脉瘤是少见的，而比较多见的是位于后交通动脉与颈内动脉相接处或邻近部分。由于后交通动脉从动眼神经上方越过，因此，后交通动脉的动脉瘤可下压动眼神经引起动眼神经麻痹（其发生率约为 36% ～ 56%）。故临床遇到一侧或双侧仅表现为动眼神经麻痹者，应考虑到颅内后交通动脉动脉瘤的可能。供应丘脑底核（Luys 体）的后交通动脉中央支的阻塞，可引起对侧偏身舞蹈症（hemiballism）。

## 五、脉络膜前动脉闭塞综合征

脉络膜前动脉直接起自颈内动脉，供血区包括侧脑室脉络膜丛、苍白球和尾状核、内囊后肢、视束及视放射的起始部、外侧膝状体及听放射的起始部、大脑脚的上部和颞叶海马等。脉络膜前动脉发生动脉粥样硬化的程度较轻，自身发生狭窄性闭塞的可能性较小，临床所见的脉络膜前动脉综合征的病因，多见于颈内动脉闭塞后使脉络膜前动脉供血区发生了缺血性坏死，产生基底节和大脑脚的梗死灶，还可见于后交通动脉瘤破裂发生血管痉挛以后，脉络膜前动脉出现继发性闭塞。

### （一）临床表现

阻塞后可能出现的临床症状如下：

（1）对侧偏瘫：这是由于大脑脚底供血不全或软化造成的。

（2）对侧偏身感觉障碍：为内囊后肢后 2/5 相当于丘脑皮质束的纤维供血不全或软化的结果。

（3）偏盲：为内囊后肢后 2/5 相当于视放射的纤维供血不全或软化的结果。

当上述症状同时发生时，内囊下 2/5 相当于听放射的纤维肯定也会受累，但由于一侧听觉纤维是向两侧皮质投射，故一侧听放射受累不致产生耳聋。

上述症状可能是持久性的也可能是一过性的，这主要取决于脉络膜前动脉的侧支吻合情况。由于脉络膜前动脉有丰富的侧支吻合网，因此动脉阻塞后很少出现以上典型症状。

虽然脉络膜前动脉阻塞后可产生一系列神经缺失症状，但是，在了解脉络膜前动脉侧支吻合良好的情况下，结扎脉络膜前动脉，可使一些患帕金森综合征患者的症状有所改善。

### （二）脉络膜前动脉闭塞的诊断要点

综上所述，脉络膜前动脉闭塞的诊断要点如下：

（1）病灶对侧不同程度的偏瘫病变累及大脑脚内的锥体束。

（2）病灶对侧偏身感觉障碍病变累及内囊后肢中走行的丘脑辐射纤维。

（3）病灶对侧偏盲或象限盲病变累及视放射的纤维。

（4）上述症状可根据侧支循环的改善状况发生变化，可有一过性的加重或好转。

（5）病后 48 ～ 72h，头颅 CT 扫描检查可发现基底节以苍白球和内囊为中心的低密度病灶，同侧丘脑不受累。颈部多普勒超声检查可见颈内动脉狭窄或闭塞，DSA 检查可证实颈内动脉起始部或颅内段闭塞。

应与基底节小量脑出血及大脑中动脉闭塞进行鉴别。前者表现为典型的“三偏”综合征，因出血量较小可无头痛、恶心、呕吐等颅压增高症状；根据既往有高血压病史、多在活动中发病、病后早期头颅 CT 扫描检查显示基底节高密度病灶等线索做出诊断。后者可出现“三偏”综合征，因缺血范围较广泛，可出现颅压增高的表现，病情严重者可合并有上中枢的凝视麻痹和意识障碍；颅脑 CT 扫描可见沿大脑中动脉供血区的额叶和颞叶的大片状楔形低密度病灶。

## 六、大脑前动脉闭塞综合征

大脑前动脉阻塞较为少见。动脉阻塞后是否产生症状，取决于阻塞地点以及侧支循环情况。①大脑前动脉近侧段阻塞，临床不出现任何症状，因为阻塞侧大脑前动脉远侧段供应区可通过前交通动脉从对侧大脑前动脉获得血液供应。②大脑前动脉在前交通动脉和赫伯纳返动脉之间发生阻塞，通常有明显的症状产生。典型的临床症状有以下几方面：

（1）对侧中枢性偏瘫：特点是下肢重，头面及上肢轻，有的仅有下肢中枢性瘫痪。

通常尚有额性共济失调。

（2）对侧下肢感觉障碍。

（3）轻度膀胱和直肠括约肌障碍，主要表现为排尿困难。

（4）精神症状。

上述症状实际是胼周、胼缘和赫伯纳返动脉同时受阻的表现。

偏瘫发生的原因为大脑前动脉在前交通动脉和赫伯纳返动脉之间的一段阻塞后，胼周动脉和赫伯纳返动脉供应区同时受累的结果。其中下肢瘫是由于胼周动脉供应区中，旁中央小叶前半和中央前回上部 1/4 皮质发生缺血或软化的结果，头面及上肢瘫是由于赫伯纳返动脉供应区、内囊膝部和后肢前部的锥体束纤维发生血液供应障碍的结果。

偏瘫表现为下肢重而头面及上肢轻的原因，是由于支配下肢的旁中央小叶前半和中央前回上 1/4 的皮质，仅由大脑前动脉供应，而支配头面及上肢的内囊膝部和后肢前部的锥体束纤维，除由赫伯纳返动脉供应外，尚有其他动脉供应，故虽有症状但表现较轻。

有些患者仅有下肢单瘫而没有头面及上肢瘫，这类患者的赫伯纳返动脉可能仅供应内囊前肢，并不供应支配头面和上肢运动的内囊膝部和后肢前部，故患者仅表现皮质支阻塞的症状——下肢单瘫。虽赫伯纳返动脉发生缺血，但因它不供应内囊的锥体束纤维，故临床可无头面及上肢瘫。

额性共济失调：是由于赫伯纳返动脉供应区中，额桥束纤维发生缺血或软化的结果。

下肢感觉障碍：是由于胼周动脉供应区的旁中央小叶后半及中央后回上 1/4 皮质缺血或软化所致。由于大脑前动脉阻塞，影响胼胝体和额叶的血液供应，所以常出现精神症状。左侧大脑前动脉阻塞时，还可伴有运动性失语和肢体失用症。

胼周动脉主干阻塞：如果胼周动脉与大脑中动脉和大脑后动脉之间没有足够的侧支吻合的话，这时由于旁中央小叶的缺血或软化，常导致对侧下肢瘫痪和感觉障碍，以及轻度膀胱和直肠障碍。这是因为旁中央小叶不仅是下肢运动和感觉的中枢，还是膀胱和直肠括约肌中枢的缘故。

赫伯纳返动脉阻塞：由于内囊膝部和后肢前部缺血或软化，可使对侧面下部表情肌、舌肌以及上肢肌的上运动神经元瘫痪，但瘫痪程度常较轻微。由于内囊前肢缺血或软化，可引起额性共济失调。如果优势半球侧此动脉阻塞，则可能出现智力障碍。

旁中央动脉阻塞：表现为对侧下肢瘫痪和感觉障碍，可兼有膀胱功能障碍。

眶动脉和额极动脉阻塞：由于侧支循环丰富，其供应区虽有短暂的循环障碍，但临床不表现症状。如果出现症状，通常为短暂的对侧肢体共济失调、肌张力降低、腱反射亢进和强握反射。

当一侧大脑前动脉缺失，由另一侧大脑前动脉供应两侧大脑半球内侧面及部分背外侧面时，可因大脑前动脉的阻塞使两侧的旁中央小叶受累，而出现双下肢截瘫和感觉障碍，并常伴有严重的尿潴留，此时要注意与脊髓病变造成的截瘫相鉴别。

另外，大脑前动脉的缺血性病变尚可表现为扣带回综合征，主要临床表现为：①突然发病，意识蒙眬，表情淡漠，睁眼凝视。②呈缄默状态，张口及伸舌不能，四肢运动受限，尿便失禁。③对听觉、视觉、痛觉和触觉刺激无任何反应。④查体除意识障碍和双侧病理反射阳性外，无其他神经系统定位损害体征。⑤意识障碍逐渐加深，最终昏迷甚至死亡。

## 七、大脑中动脉的主要血管综合征

### （一）大脑中动脉闭塞综合征

大脑中动脉供应区比大脑前动脉或大脑后动脉任何一支动脉的供应区更为广泛，包括岛叶、额叶眶面的一部分、额下回及额中回、中央前回和中央后回下 3/4，顶上和顶下小叶、颞上和颞中回，以及枕叶一小部分。从神经中枢角度看，大脑半球皮质上许多重要中枢由大脑中动脉供应。加上大脑中动脉还发出分支供应部分内囊和基底节。因此，大脑中动脉阻塞后，临床上通常会产生广泛的症状。

由于颈内动脉发出大脑前动脉之后，自然延续为大脑中动脉，因此大脑中动脉及其分支因栓塞（如风湿性心脏病心房纤颤时瓣膜上栓子的脱落所致的脑栓塞等）造成血管阻塞的机会比其他动脉更为常见。

**1. 大脑中动脉起始段阻塞** 由于大脑中动脉起始段先发出若干条细小的中央支，然后再发出皮质支，因此大脑中动脉起始段阻塞表现为中央支和皮质供应区的循环障碍。

大脑中动脉起始段阻塞的临床主要表现为对侧偏瘫、对侧偏身感觉障碍，有时可出现对侧同向偏盲，发生于优势半球侧还多伴有失语。其中对侧中枢性偏瘫的特点是上、下肢瘫痪具有同等程度，这是由于中央前回运动区和经内囊的锥体束同时受累的结果；对侧偏身感觉障碍的原因为中央后回感觉区受累的结果，对侧同向偏盲是由于大脑中动脉在少数情况下尚供应视放射（又称膝距束），为视放射受累的结果；而失语通常只有病变发生在优势半球侧才有可能发生，主要是由于优势半球额下回后部语言运动区和颞上回后部语言感觉区同时受累的结果。

**2. 大脑中动脉中央支阻塞** 大脑中动脉的中央支为数条细小动脉血管，它供应内囊的上 3/5 以及大部分壳核和尾状核。动脉阻塞后，患者临床表现为“不完全内囊型”，对侧上下肢产生同等程度的中枢性瘫痪，但多数没有偏身感觉障碍和偏盲。这是因为内囊上 3/5，相当于锥体束通过处为豆纹动脉供应；而内囊下 2/5，相当于浅深感觉传导束和视放射通过处，则由脉络膜前动脉供应的缘故。

看来，如果情况允许做适当检查，加上对症状的仔细观察，临床诊断豆纹动脉阻塞不是不可以做到的。

**3. 大脑中动脉发出中央支之后主干阻塞** 该动脉于此处阻塞后，患者患侧半球的背外侧面可发生广泛的缺血或软化。缺血或软化最明显区为大脑外侧裂周围的皮质，而大脑半球背外侧面边缘地区的皮质则很少发生软化，这是因为边缘地区皮质的血液供应不仅来自大脑中动脉，还来源于大脑前、后动脉的缘故。由于供应内囊的中央支未发生阻塞，故内囊并没软化灶的发生。

大脑中动脉发出中央支后主干阻塞的症状通常为“两偏”，即偏瘫和偏身感觉障碍，偶有偏盲。偏瘫的特点是：头、面、上肢完全瘫痪，而下肢轻度瘫痪。偏身感觉障碍也具有相同的特点，即头、面、上肢感觉障碍重而下肢轻。这是因为大脑中动脉皮质支供应的范围为中央前、后回下 3/4，恰为头面及上肢运动和感觉投影区，而支配下肢运动和浅深感觉的中央前、后回上 1/4 及旁中央小叶，则由大脑前动脉供应，很少发生缺血或软化的缘故。损害如发生在优势半球时，尚可出现混合性失语、失写、失读以及运用不能等，这是由于额下回后部语言运动区、颞上回后部语言感觉区、额中回后部书写区、角回阅读区以及缘上回运用区分别受累的结果。

**4. 大脑中动脉皮质中的某一支阻塞**

（1）眶额动脉阻塞：该动脉主要供应额叶眶部外侧半以及额下回。约有 93% 的眶额动脉向后发出一分支至额下回后部（Broca 回，在优势半球侧为语言运动区）。眶额动脉栓塞的急性期可有一过性的“精神症状”发生，实际并非精神症状，而是失语给我们造成的错觉，不久即可逐渐消失。患者产生的失语性质为运动性失语，这是由于额下回后部语言运动区受累所致。

（2）前中央动脉阻塞：该动脉供应额中回后部、额下回后部（主要是盖部）及中央前回下 3/4 皮质。动脉阻塞后可引起对侧面肌及舌肌瘫痪、对侧上肢轻瘫，损害若发生在优势半球可有运动性失语。

（3）中央动脉阻塞：该动脉主要供应中央沟两岸下 3/4 的皮质。动脉阻塞的症状常不一定，因为该动脉的供给区——中央前、后回下 3/4 的皮质。常有极丰富的来自大脑前动脉的侧支吻合，故出现偏瘫和偏身感觉障碍，也仅以头面和上肢较严重。

（4）顶前动脉阻塞：该动脉主要供应中央后回下 3/4 及顶间沟前部上、下缘的皮质。阻塞后通常引起以头面、上肢为重的对侧偏身感觉障碍。如果此动脉也分布供应中央前回的话，则此动脉阻塞时尚可有偏身力弱的出现。

（5）顶后动脉（缘上回动脉）阻塞：该动脉主要供应缘上回（在优势半球侧此回为运用区）及顶上小叶下缘皮质。阻塞后如果损害发生在优势半球可发生运用不能或失用症。患者表现为运用物件的动作不能，如给患者一根蜡烛和一盒火柴令其点燃蜡烛，患者常表现不知如何应用，不是用蜡烛擦火柴盒，就是用火柴盒去“点燃”蜡烛。

（6）角回动脉阻塞：该动脉主要供应角回（在优势半球侧为阅读区）及顶上小叶后部上缘皮质以及周围的颞 – 顶 – 枕脑区。阻塞后患者可有失读症，也可发生命名性失语症、失读症、失认症（丧失左、右侧的辨认）、失指症等，故又称手指失认 – 左右失认 – 失写 – 失计算综合征。主要诊断要点有：①手指失认：不能按照指令准确出示自己双手各指，在言语理解和表达正常的情况下，不能正确说出自己或他人双手各指的名称。②左右失认：不能辨认自己手指和肢体的左右，无法正确完成闭左右眼、伸左右手、摸左右耳及抬左右脚的指令。③失写：无法书写自己的姓名和家庭住址，不能写出常用字和简单词语，笔画倒错、顺序颠倒、镜像书写、自行造字等。④失计算：不能进行简单的口算和心算，不能正确的读写数字，无法排列出加、减、乘、除运算的算式。

（7）颞后动脉阻塞：该动脉主要供应颞上回后部（在优势半球侧为语言感觉区）以及颞中回和颞下回后部。阻塞后主要表现为感觉性失语。

由于顶后动脉、角回动脉和颞后动脉尚供应皮质深面的视放射，故以上 3 支动脉阻塞后除各产生相应皮质损害症状外，均可产生对侧同向偏盲。

**（二）大脑中动脉出血综合征**

基底节和内囊区域为高血压动脉硬化性脑出血最常见的出血部位，占高血压性脑出血的 55%。目前，有些人认为真正内囊部位出血相对比较少见，而过去所谓的内囊出血，其中大部分实际是壳核出血。

壳核的血液供应主要来源于大脑中动脉的中央支。为什么大脑中动脉中央支在病理基础上容易出血呢？因为大脑中动脉是颈内动脉的直接延续，颈内动脉的压力直接传递到大脑中动脉，加上距离颈内动脉终段很近的大脑中动脉中央支，又近乎垂直，逆行方式从主干动脉发出，故中央支血管内压力与颈内动脉压相当接近，且其行程较长，血管纤细，管壁较薄，难以承受过大的压力。在高血压动脉硬化时，为了维持正常的脑血流必须增加脑血管阻力，后者主要通过增加脑的小动脉的张力和中层肥厚来获得。长期的高血压，其血管壁上的平滑肌必然产生纤维化，加上血管壁脂类的沉着，大脑中动脉中央支这个受机械压力较大的部分，天长日久就容易发生局部扩张，形成微小动脉瘤。当突然血压急剧增高时（实际是显著而急剧的血压波动），大脑中动脉中央支往往受到较大冲击，承受最大压力，导致微小动脉瘤的破裂，因而产生出血。

由于壳核出血后血肿发展方向的不同，可分为外侧型（即外囊出血）和内侧型（即内囊出血）。外侧型较少见，内侧型较多见。出血量以 60 ～ 100mL 者最多。外侧型出血主要涉及外囊、屏状核、岛叶白质及壳核的外侧部，由于不影响内囊，临床上无明显偏瘫，约 75% 的患者脑脊液清亮，使临床症状很难与脑梗死相鉴别。脑血管造影时可显示内囊回避现象。此型死亡率低，预后好。内侧型出血者，血肿向后上方发展，破坏内囊后肢并波及膝部，严重者穿破侧脑室外侧部，脑脊液呈血性。出血仅局限在内囊者极为少见。壳核出血急性期的表现为：内囊膝及后肢运动传导束受累所致的双眼球向病侧偏斜，头转向病侧，病变对侧中枢性面瘫，伸舌偏向偏瘫侧，病变对侧上下肢瘫，往往上肢较下肢为重，肌张力减低，腱反射减低或消失。如偏瘫较轻，腱反射即亢进。偏瘫侧腹壁反射及提睾反射消失，并引出病理反射。如为优势半球出血，则有失语。内囊后肢感觉传导束如受累，偏瘫则出现感觉减退或消失，如视放射亦受累，则出现对侧同向偏盲。这样，就构成内囊损害的三偏症状——偏瘫、偏盲与偏身感觉障碍。但这种典型的内囊三偏症状是不常见的，一方面因为在急性期，大多数患者意识不清，不能配合检查；另一方面如患者意识清楚，出血量即较小，病灶多局限于偏前部，以偏瘫或偏轻瘫为主，有时伴有偏身感觉减退，位于后方的视放射很少累及，故同向偏盲最为少见。如壳核出血严重，血肿很大，必将影响其内方的丘脑，波及丘脑内髓板核等网状结构，而致昏迷，重者肌肉松弛，生理与病理反射均消失，极重者对侧丘脑也受压，此时很难区分何侧瘫痪。

### ■ 八、偏瘫型偏头痛

偏瘫型偏头痛为颈内动脉系统供血区的血管舒缩功能障碍，先兆为双眼偏侧视野的闪光、暗点或偏盲，数十分钟后出现对侧头部跳痛，同侧肢体麻木和轻偏瘫，严重者可伴有失语。偏瘫症状一般在头痛缓解后数日才逐渐恢复，不遗留神经系统定位损害体征，头颅 CT 或 MRI 检查可发现基底节或半卵圆中心散在的缺血病灶。该类型偏头痛中大部分患者有阳性家族史。

## 第三节　椎 - 基底动脉系统的血管综合征

此系由双侧椎动脉和基底动脉组成。主要担负幕下结构（脑干、小脑）的血液供应，另外尚供应部分幕上结构（如颞叶下面、枕叶的内侧面等）的血液供应。

基底动脉为椎动脉的延续动脉，左右侧椎动脉的血液约在脑桥下缘处汇流到基底动脉，然后经基底动脉主干，大部分流到左右大脑后动脉，基底动脉血很少流入颈内动脉。因此，无论从结构上还是从功能上讲，基底动脉和椎动脉都是一个整体。由于动脉的这种关系，临床上应注意以下几个问题：①椎动脉粥样硬化斑或血栓栓子的脱离均可很快进入基底动脉。不过，一般情况下，因椎动脉管径较基底动脉为细，故粥样硬化斑或血栓栓子很难阻塞基底动脉主干，而往往随着血流阻塞基底动脉的某一分支，特别是其终末分支——大脑后动脉。②由于基底动脉血液来源于椎动脉，因此影响椎动脉血流的因素，相应也影响基底动脉血流。一侧椎动脉阻塞时，因血液可从另一侧椎动脉流入，且随流量代偿性地增多，可不发生椎 - 基底动脉供血不全的现象。但是，此时如果由于头颈部运动，压迫健侧椎动脉，使其血流暂时受阻，也可出现椎 - 基底动脉供血不全的表现。两侧椎动脉同时阻塞时（如双侧椎动脉严重动脉硬化使管径狭窄或双侧椎动脉同时血栓形成等），部分或完全断绝了基底动脉的血液来源，如果侧支循环不能很快建立，患者可发生严重的椎 - 基底动脉供血不全，从而导致供应区大片梗死和软化。此外，锁骨下动脉盗血综合征患者由于椎动脉血液大量向上肢逆流，影响了基底动脉的正常充盈，也可发生椎 - 基底动脉供血不全。③由于基底动脉与椎动脉管壁上附的大量自主性神经丛互相延续，所以其中一支动脉因某原因发生痉挛时，可导致另一血管反射性地发生痉挛。

综上所述，可知椎动脉与基底动脉无论结构上还是功能上，都很难分开，实际是一个整体的两部分。因此，在临床叙述其病变时常合并一起，总称椎－基底动脉系疾病。

为了方便读者理解，我们将椎动脉和基底动脉血管病变所产生的临床综合征分别进行讲述。

## 一、椎动脉及其分支阻塞的综合征

椎动脉为椎－基底动脉系的主干动脉，左右各一，起始于锁骨下动脉，向上穿行于第 6 颈椎到第 1 颈椎横突孔，由寰椎（即第 1 颈椎）横突孔穿出，随即向后，绕行寰椎侧块，穿过寰枕后膜及硬脑膜，经枕骨大孔入颅，椎动脉的颅内分支主要有脑膜支、脊髓后动脉、脊髓前动脉、小脑后下动脉和延髓动脉，其中最重要的是小脑后下动脉。

### （一）锁骨下动脉盗血综合征

在正常生理情况下，主动脉及其分支与颈内动脉保持一定的压力梯度。主动脉压力最高，分支动脉随血管管径逐渐变细，压力依次递减。只要保持这种压力差，动脉血就可源源不断通过椎动脉和颈内动脉供应脑组织。但某一重要部位像锁骨下动脉近段或无名动脉如发生阻塞，可使正常的压力梯度颠倒过来，引起血液由头部向心脏、上肢方向逆流，从而把脑的血液转而供应上肢，临床称为锁骨下动脉盗血综合征。现就此综合征的一些有关问题做简要介绍。

**1. 病因学**

（1）左锁骨下动脉近椎动脉发出处的动脉粥样硬化，是最常见的形成阻塞的因素。

（2）先天性血管病，如先天性主动脉狭窄或锁骨下动脉近段闭锁。

（3）脉管炎。

（4）主动脉和有关的大血管手术，如对法洛氏四联征患者行锁骨下动脉近端与肺动脉吻合术，如不一并结扎左椎动脉，即可引起反流。

（5）外伤，如锁骨下动脉近段外伤性血栓形成，但较罕见。

**2. 病理生理学** 如上所述，锁骨下动脉盗血综合征之所以发生，主要由于主动脉发出的一些大血管，在其关键部位发生阻塞。因此，首先注意到阻塞的血管不同，发生盗血的形式也有所不同。概括起来，主要有以下三种形式：

（1）左锁骨下动脉阻塞，引起同侧椎动脉血液反流。

（2）无名动脉阻塞，引起同侧椎动脉和颈内动脉血液反流。

（3）无名动脉和左锁骨下动脉狭窄，致使双侧椎动脉血液反流。

分析这三种盗血形式，便可看出：①血液是否发生反流以及反流的路径与受阻血管及受阻部位有关。②反流血流量的大小与上肢对血液需求的状况有关。

对于任何一个锁骨下盗血症患者来说，受阻血管及其部位是已确定的因素，但反流血流量的大小则是一个可变化的因素。因为，上肢对血液的需求会随情况变化而发生变化。例如：上肢由静止状态进入运动状态，由于运动，肌肉对血液的需要增力口，血液反流量随之加大，致使盗血加重，患者症状加重。反之亦然。

再者，不论是脑还是上肢，之所以发生供血不足症状，是因为它们得到的血液供应不能满足其正常组织代谢的需要。如果通过侧支循环能得到足够的代偿，就不会产生供血不足的症状。不同的患者代偿能力的差别很大。有些患者侧支循环丰富，虽然反流的血液量较大，也不会产生症状。另一些患者则不然，只要有少量血液反流，由于侧支代偿的能力较差，便出现脑供血不足症状。常见的侧支循环有；①椎动脉与椎动脉。②甲状腺动脉与甲状腺动脉。③颈升动脉与同侧椎动脉及椎动脉的分支。④同侧颈升动脉与椎动脉的分支。⑤颈外动脉的枕支与同侧椎动脉的肌支。

**3. 临床表现** 锁骨下动脉盗血综合征典型的症状主要包括两方面，即椎－基底动脉供血不全和上肢缺血性症状。如果有以下四联症，应考虑到是否为锁骨下动脉盗血综合征：①椎－基底动脉供血不全，伴上肢缺血症状。②左右两臂血压的收缩压相差至少为2.7kPa（20mmHg）。③锁骨下动脉－椎动脉血管杂音。④脉搏迟至。

当然，目前临床对于盗血综合征的认识已有很大进展，已被认识的盗血综合征的种类日益增多，锁骨下动脉盗血综合征只是其中的一类，且此类又有进一步的分型。但是，锁骨下动脉盗血综合征毕竟是新近才被认识的一类临床疾病，其病史和预后还不清楚。不过有一点似乎已得到较普遍的确认，即并非所有血液反流的患者都出现症状。有症状的患者随着侧支循环的不断建立和完善，最终也可导致症状自发消退。

**4. 诊断要点**

（1）男性发病率高于女性，左侧患病率明显多于右侧。

（2）患肢桡动脉搏动减弱或消失，患侧血压较对侧低2.7kPa（20mmHg）以上。

（3）患肢用力活动后迅速出现头晕和视物旋转，严重者可发生晕厥。

（4）听诊患侧锁骨上窝可闻及血管杂音，血管Doppler超声检查可发现狭窄或闭塞的锁骨下动脉，并可见椎动脉内血液逆流，DSA血管造影检查可明确诊断。

### （二）小脑后下动脉综合征

小脑后下动脉综合征又称延髓背外侧综合征、Wallenberg综合征等。小脑后下动脉在临床甚为重要，因为椎－基底动脉供血不全多表现为小脑后下动脉血液供应障碍的症状，而且此动脉在临床为血栓形成或栓塞的好发部位之一。小脑后下动脉阻塞后，由于其小脑支和脉络膜支与附近血管有丰富吻合，所以影响较小，而延髓支通常被认为是功能性终动脉，因此影响较大。这样，小脑后下动脉阻塞主要表现为延髓支供应区——延髓背外侧面软化，临床称为延髓背外侧综合征。

小脑后下动脉阻塞，一般是由动脉硬化性血管疾病所引起，也可以由梅毒性动脉内膜炎或后颅窝手术误扎此动脉所引起。症状的发生有时是渐进性的，有时是突发性的。一般表现为眩晕、呕吐、眼球震颤、呃逆、躯体及头面部感觉异常、吞咽困难、声音嘶哑、共济失调以及Horner征，但并不出现意识障碍。

### （三）延髓腹侧综合征

延髓腹侧综合征为脊髓前动脉延髓支阻塞所致，因后来有学者进一步将脑干的深穿支动脉分为旁正中动脉、短旋和长旋动脉，故该综合征又被称为延髓旁正中综合征。病因为椎动脉闭塞，导致深穿支供血区梗死。脊髓前动脉延髓支主要供应延髓腹侧中缝旁的一些结构，包括锥体束（皮质脊髓束）、内侧丘系和舌下神经根丝等。故此支动脉阻塞后最典型的症状为：①病变同侧的舌肌弛缓性瘫痪，伸舌时由于对侧（健侧）颏舌肌的力学作用而使舌偏向患侧（舌下神经脑内根丝损伤）。②病变对侧上下肢痉挛性瘫痪（锥体束损伤）。③病变对侧深感觉障碍，表现为位置觉、震动觉和精细触觉的丧失（内侧丘系损伤）。④痛、温觉正常。

如果病变累及两侧脊髓前动脉延髓支，则可引起伸舌不能，四肢瘫以及四肢位置觉和震动觉的丧失。此外，无论是前根动脉还是后根动脉，其分布情况都是至中胸部脊髓节段的数量甚少；从中胸部以上或以下节段来的吻合支，到此已经很细弱，所以中胸部是整个脊髓中血液供应最薄弱的地区，最易受缺血性疾病之害。

再则，脊髓前部由脊髓前、后动脉，脊髓冠状动脉环及其吻合支形成的软膜小动脉网，远没有脊髓后面丰富、浓密，因此侧支代偿能力也远不及脊髓后面，这也是脊髓前部（前 2/3 区域）易发生梗死性疾病的原因之一。

### （四）延髓被盖综合征

病因为椎 – 基底动脉闭塞，使延髓旁正中动脉和长旋动脉供血区均出现缺血性梗死。有人认为该综合征实质上是延髓背外侧病变加上延髓旁正中病变。主要临床表现有：①病灶侧舌、咽、喉麻痹：病变累及疑核、孤束核和舌下神经核，出现饮水呛咳、吞咽困难、声音嘶哑及构音障碍；查体悬雍垂偏向健侧，病灶侧软腭活动受限、声带麻痹、咽反射消失，伸舌偏向患侧，伴有舌肌纤颤和萎缩。②交叉和分离性感觉障碍：病变累及三叉神经脊束及核，并累及脊髓丘脑束，表现为病灶侧颜面痛温觉减退，病灶对侧肢体痛温觉减退，但触觉正常。③眩晕、恶心呕吐及眼球震颤：前庭下核和迷走神经背核受累。④病灶侧 Horner 综合征：延髓网状结构内的交感神经纤维受损，出现病灶侧眼球内陷、睑裂变小、瞳孔缩小、皮肤少汗或无汗。⑤病灶侧肢体小脑性共济失调：脊髓小脑前束及脊髓小脑后束受累，表现为步态不稳、身体向患侧倾倒、病灶侧肢体指鼻及跟膝试验无法完成。⑥病灶对侧肢体轻偏瘫：病灶累及锥体束，出现对侧肢体轻度无力，腱反射活跃，病理反射阳性。

### （五）迷走 – 副 – 舌下神经综合征

本综合征又称杰克逊综合征（Jackson syndrome），病因多因动脉粥样硬化性血管病及梅毒性血管病变。病变主要累及延髓下部的被盖部，使疑核、副神经脊束核和舌下神经核受损。临床表现主要为：①病灶侧软腭、咽、喉麻痹：出现吞咽和构音障碍，咽反射消失。②病灶侧副神经麻痹：胸锁乳突肌和斜方肌瘫痪，转头及耸肩受限，可有肌萎缩。③病灶侧舌下神经麻痹：伸舌偏向患侧，伴有舌肌萎缩和纤颤。

### （六）疑核、脊髓丘脑束综合征

本综合征又称 Avellis 综合征。多为血管病变引起延髓的疑核和脊髓丘脑束受损所致。临床表现主要为：①病灶侧舌咽、迷走神经麻痹：因疑核受累，表现为饮水呛咳、吞咽困难、声音嘶哑和构音障碍，查体可见悬雍垂偏向健侧，病灶侧软腭活动受限、声带麻痹、咽反射消失。②病灶对侧肢体感觉障碍：病变累及脊髓丘脑束，出现对侧肢体痛温觉减迟，因内侧丘系未受到损害，触觉、音叉振动觉和关节位置觉均正常。

### （七）颈交感神经麻痹综合征

本综合征又称霍纳综合征（Horner syndrome）。交感神经传导通路上任何一级神经元受到血管病、肿瘤、外伤或炎症的损害，均可出现此综合征。主要临床表现为：①病灶侧睑裂缩小：交感神经支配的 Muller 肌麻痹，但动眼神经支配的提上睑肌正常，出现睑裂变小。②病灶侧瞳孔缩小：交感神经支配的虹膜上的瞳孔开大肌麻痹。③病灶侧眼球内陷：交感神经支配的眼球后方 Landstrome 肌麻痹。④病灶侧颜面少汗或无汗：支配汗腺的交感神经节后纤维麻痹。

### （八）假生球麻痹综合征

本综合征又称核上性延髓麻痹，多见于双侧大脑半球先后发生梗死和出血、腔隙状态及白质疏松的中老年患者，还可见于肌萎缩侧索硬化症，为双侧皮质脑干束病变的一组临床证候群。临床表现包括：①突然或逐渐起病，表现为构音障碍、饮水呛咳和吞咽困难。②面部表情呆板，双侧中枢性面瘫、舌瘫，无舌肌纤颤和萎缩。③情绪及情感异常，出现强哭和强笑。④双侧软腭活动受限，但咽反射活跃；可引出口轮匝肌和眼轮匝肌反射，下颌反射亢进。⑤可合并有痴呆、尿便失禁、四肢肌张力增高和双侧病理反射阳性。⑥头颅 CT 或 MRI 检查可发现半球和脑干白质内的多发性的缺血病灶。

## 二、基底动脉及其分支病变的综合征

基底动脉的分支远比椎动脉分支数量为多，原因是脑桥支数量甚多。基底动脉主要分支有：脑桥支、内听动脉、小脑前下动脉、小脑上动脉以及大脑后动脉。

### （一）脑桥基底内侧综合征

脑桥基底内侧综合征又称福维尔（Foville）综合征。主要为脑桥旁中央动脉阻塞引起脑桥下内侧部梗死所致。临床表现如下：

（1）病灶侧凝视麻痹：此症状较常见。眼的注视活动受两级中枢控制，一级在大脑皮质额中回后部，称皮质注视中枢；另一级位于脑桥外展旁核，称皮质下注视中枢。两极中枢之间存在着纤维联系，以实现双眼联合同时追随一个目标的活动。

外展神经核及外展旁核受累，表现为病灶侧眼球呈内斜位，外展受限，双眼向病灶对侧注视。辐辏反射检查时，双侧眼球内收活动正常。

（2）病灶侧周围性面瘫：病变累及面神经核及其在绕过外展神经核形成的面丘内的纤维，出现病灶侧额纹消失、闭目露白、鼻唇沟变浅、示齿及鼓腮均受限。

（3）病灶对侧偏瘫：病变累及皮质脑干束和皮质脊髓束，出现病灶对侧舌肌瘫痪和肢体偏瘫，病理反射阳性。

（4）MRI 异常改变：可见脑桥梗死灶。

### （二）脑桥基底外侧综合征

脑桥基底外侧综合征又叫 Millard–Gubler 综合征，主要为脑桥短周边动脉阻塞或出血所致，亦可见于脑肿瘤。主要临床表现如下：

**1. 交叉瘫** 病变同侧面神经麻痹和展神经麻痹，对侧偏瘫。

（1）病灶侧外展麻痹：病变累及外展神经核及根，表现为病灶侧眼球呈内斜位，外展受限，但无水平性凝视麻痹。

（2）病灶侧周围性面瘫：病变累及面神经核及根，出现病灶侧额纹消失，闭眼露白，鼻唇沟变浅。

（3）病灶对侧中枢性舌瘫及偏瘫：病变累及皮质脑干束及皮质脊髓束，出现病灶对侧中枢性舌肌瘫痪，肢体偏瘫，病理反射阳性。

**2. 其他**

（1）小脑征：有时出现，为脑桥小脑纤维和脑桥臂受累的结果。小脑征出现在病变同侧。

（2）偏身感觉障碍：病变对侧，由于内侧丘系、三叉丘系、脊髓丘系受累。因为这个区域血液供应有重叠，故有时不出现症状。

（3）Horner 征：通过脑桥的交感纤维受累所引起。

**3. 头颅 CT 或 MRI** 可发现脑桥出血、肿瘤或脑桥和小脑梗死的缺血病灶。

### （三）脑桥出血

脑桥出血多为旁中央动脉破裂出血，约占脑内出血的 5% 左右。主要临床表现如下：

（1）轻者不会危及生命，意识障碍可很轻，常出现脑桥基底内侧或外侧综合征。

（2）多数病例往往来势急，病情重，死亡率高。虽然开始往往为单侧出血，但通常很快侵及对侧，故症状多为双侧性。严重者，一开始就昏迷（上行网状激活系统严重受累）和四肢瘫（双锥体束损害）。其特异性体征是，双瞳孔极度缩小伴中枢性高热，这两个症状被认为是丘脑下部下行经过脑干的交感纤维受累的结果。

（3）头颅 CT 或 MRI 可发现脑桥出血病灶。

### （四）脑桥被盖综合征

脑桥被盖综合征又叫（Raymond–Cestan 综合征）。病因主要为脑桥出血或肿瘤，脑桥长周动脉闭塞亦可引起。临床表现如下。

（1）病灶侧凝视麻痹：病变累及内侧纵束，出现双眼向病灶侧注视受限。

（2）病灶对侧肢体深浅感觉障碍：病变累及脊髓丘脑束和内侧丘系，出现对侧肢体痛温觉减退、触觉减退、音叉振动觉及关节位置觉均减退。

（3）病灶侧小脑性共济失调：病变累及结合臂，出现病灶侧肢体轮替笨拙、指鼻试验和跟 – 膝 – 胫试验不稳准。

（4）其他症状和体征：病变如果向脑干腹侧发展，可出现对侧肢体的轻偏瘫；病变如累及面神经，出现病灶侧周围性面瘫；还有的患者可出现病灶对侧肢体的粗大震颤、手足徐动或投掷动作。

（5）神经影像学检查：可发现脑桥出血或肿瘤。

### （五）闭锁综合征

病因多为基底动脉血栓形成引起的双侧脑桥腹侧梗死所致。临床表现如下：

（1）意识清楚，缄默无语，仅有睁闭眼来表达“是”或“否”。

（2）双侧眼球水平运动受限，但可做垂直运动，瞳孔对光反射、调节及辐辏反射均正常存在。

（3）双侧中枢性面瘫，面部表情及活动均受限，但听力正常。

（4）双侧软腭及舌肌麻痹，表现为吞咽困难和构音障碍，双侧咽反射消失。

（5）转颈及耸肩运动受限，四肢软瘫，双侧病理反射阳性。

（6）头颅 CT 或 MRI 检查可见双侧脑桥腹侧散在梗死或脱髓鞘病灶。

### （六）内听动脉闭塞综合征

就像眼动脉常可提供颈内动脉系疾病的线索一样，内听动脉血液供应障碍，有时可作为椎 – 基底动脉系疾病的早期信号，这是因为内听动脉供应区侧支循环较差的缘故。半规管、椭圆囊和球囊对血液供应的变化反应特别敏锐，只要通过的血流量稍减少，就可产生平衡障碍、眩晕、恶心呕吐。耳蜗对血液供应的变化也是十分敏感的，当血流量减少时，可引起蝉鸣样高调耳鸣；如血流量继续减少，到完全阻断时，患者便可突然地出现听觉丧失，成为神经性耳聋。由于早期症状很像梅尼埃病，故临床应仔细加以鉴别。

### （七）小脑前下动脉闭塞综合征

小脑前下动脉闭塞极为少见，如果发生闭塞，梗死区大体相当其供血区。临床主要表现为同侧小脑共济失调、面肌瘫痪、同侧面部痛、温觉消失及触觉减退，对侧身体痛、温觉消失以及 Horner 征等，个别患者可有听力减退或丧失。

以上症状的解释，可根据此动脉供应小脑及其小脑脚和脑桥被盖区来加以理解。不过，因小脑前下动脉分布到小脑的分支与小脑后下和小脑上动脉存在吻合；小脑前下动脉分布到脑桥被盖的分支与脑桥长周边动脉存在重叠供应，故动脉阻塞后临床症状可不典型。

### （八）小脑上动脉闭塞综合征

小脑上动脉为基底动脉上端的分支，小脑上动脉与小脑前下和后下动脉一样，这些动脉虽然称为小脑动脉，但并不仅仅供应小脑，还发出分支供应脑干。故某一动脉阻塞后的临床表现，除小脑症状外，通常还伴有脑干症状。小脑上动脉本身发生动脉粥样硬化性狭窄或闭塞的概率较小，临床所见的小脑上动脉综合征均为基底动脉血栓形成，同时使延髓、脑桥及中脑的血运受累，其中以小脑上脚损害的症状和体征最明显。主要临床表现如下：

**1. 病灶侧肢体小脑性共济失调**　病变累及结合臂，出现轮替笨拙、指鼻及跟－膝－胫试验不稳准、行走向病灶侧倾倒。如红核的纤维受累，可合并粗大震颤和肌阵挛。

**2. 眩晕、恶心、呕吐及耳聋**　病变累及前庭、耳蜗神经核，并可影响外侧膝状体，出现水平或垂直眼震，病灶侧听力减退。

**3. 病灶对侧肢体深浅感觉障碍**　病变累及脊髓丘脑束和内侧丘系，出现病灶对侧肢体痛温觉减退，触觉减退，音叉振动觉和关节位置觉减退。

**4. 病灶侧眼交感纤维受损**　可出现 Horner 综合征。

**5. 头颅 MRI 检查**　可见脑干缺血性病灶，DSA 检查可发现基底动脉狭窄或闭塞。

### （九）小脑出血

小脑出血最常见的是小脑上动脉供应齿状核分支的出血。血肿位于一侧小脑半球齿状核附近，并往往破入第四脑室或小脑半球周围蛛网膜下腔。

小脑出血临床上又称自发性小脑出血，约占脑出血的 5% 左右。多见于老年人，男性发病较多，多为高血压动脉硬化所引起（占 50% ～ 70%），其他原因有血管畸形、动脉瘤、出血性素质、外伤、瘤床出血及出血性梗死内的渗血等。主要症状为突发的剧烈头痛（枕部或额枕部）、恶心、频繁呕吐、眩晕以及进行性意识障碍直至昏迷，可于 48h 内死亡。有时患者尚可出现瞳孔改变、眼球浮动、两眼分离以及锥体束征等。根据医师的体会，小脑出血往往来势急，进展快，症状多样，患者很快进入昏迷状态，给临床诊断带来很大困难。症状归纳起来主要为以下几个方面：①脑膜刺激征。②脑干受压，扭曲及继发性脑干出血症。③脑脊液循环梗阻及颅内压增高症。通常，小脑体征出现反而较少。

### （十）红核－动眼综合征

红核－动眼综合征又叫克劳德（Claude）综合征、红核下部综合征等，病因多为基底动脉分支旁正中动脉供血的中脑被盖部梗死，累及动眼神经及红核，主要临床表现如下：

**1. 病灶侧动眼神经麻痹** 表现为同侧眼睑下垂和复视，眼球呈外斜位，内收及上下视均受限，一般眼内肌不受累。

**2. 病灶对侧肢体共济失调** 对侧上下肢出现小脑性共济失调，表现为轮替动作笨拙、指鼻试验及跟－膝－胫试验不稳或不准，但无不自主运动。

### （十一）内侧纵束综合征

根据内侧纵束受累的位置不同可分为前、后内侧纵束综合征两型，病因主要为血管病，累及单侧或双侧中脑及脑桥被盖部，使旁正中网状结构和内侧纵束受损。主要临床表现如下：

**1. 前型（中脑型）** 病灶位于中脑段的内侧纵束，使外展旁核与动眼神经核之间的联系受到破坏。①病灶侧眼球呈外斜位，随意性内收活动受限。②病灶对侧眼球外展活动正常，但伴有外展时单眼的眼震。③会聚运动可正常，亦可受限。病灶侧眼球反射性内收活动正常，如进行冷水灌注试验，可引出眼球内收运动。

**2. 后型（脑桥型）** 病灶位于脑桥段的内侧纵束，使外展旁核与外展神经核之间的联系中断。①病灶侧凝视麻痹，双眼均向病灶对侧注视。②病灶侧眼球外展活动受限。③双眼会聚运动正常。④病灶对侧眼球内收活动正常，但伴有内收时单眼的眼震。⑤病灶侧反射性外展活动正常，如进行冷水灌注试验，可引出眼球外展运动。

### （十二）大脑后动脉及其分支的主要血管综合征

**1. 中脑被盖部综合征** 又叫本尼－迪克特综合征（Benedict syndrome）。病因主要为中脑被盖部梗死累及动眼神经纤维、红核和黑质所致。主要临床表现如下：

（1）病灶侧动眼神经麻痹：表现为患侧上睑下垂，眼球呈外斜位，内收及上下视均受限，如EW核（动眼神经副核）及纤维同时受损，可伴有患侧瞳孔散大、对光反射及调节反射消失。

（2）病灶对侧肢体不自主运动：多见手足徐动样运动、粗大震颤和舞蹈症，以上肢受累为主，查体可见肌张力增高。

**2. 大脑脚综合征** 又叫韦伯（Weber）综合征。病因为中脑腹侧出血、梗死或动脉瘤压迫，使大脑脚内的锥体束和动眼神经根受累。主要临床表现如下：

（1）病灶侧动眼神经麻痹：表现为上睑下垂、眼球外斜、上下视及内收均受限，伴有瞳孔散大，对光反射迟钝或消失。

（2）病灶对侧锥体束征：表现为中枢性面舌瘫、肢体偏瘫、腱反射亢进，以及病理反射阳性。

**3. 中脑顶盖综合征**　又叫帕里诺（Pari–naud）综合征。病因主要见于松果体区的肿瘤，亦可见于四叠体区的血管病变。主要临床表现如下：

（1）眼球垂直运动麻痹：病变累及上丘前内侧纤维，双侧眼球向上方注视受限，呈“落日眼”。

（2）会聚和调节麻痹：双侧眼球会聚不能，当双眼向鼻尖注视时，瞳孔无变化。

（3）眼内肌麻痹：病变累及 Edinger–Westphal 核，双侧瞳孔散大，对光反射消失。

（4）头颅 CT 或 MRI 检查：可发现松果体区占位病变。

**4. 中脑导水管综合征**　本综合征的常见病因为肿瘤和炎症，亦可见于脑血管病。主要临床表现如下：

（1）退缩性眼震：出现头晕和视物旋转症状，查体可见双侧眼球震颤，呈快速向后退缩，缓慢向前复原的特殊形式。

（2）垂直注视麻痹：双眼上视和下视均受限。

（3）会聚眼震伴会聚痉挛：会聚动作可诱发双眼的退缩性眼震，并伴有痉挛性的会聚动作出现。

（4）双侧眼外肌麻痹：表现为双侧眼睑下垂，双眼呈外斜位。

（5）双侧眼内肌麻痹：双侧瞳孔散大，对光反射及调节反射消失。

由于大脑后动脉与大脑前动脉、大脑中动脉有广泛而丰富的吻合，因此大脑后动脉阻塞，一般不会造成其全部供应区的软化、变性。通常一侧大脑后动脉阻塞，可引起同侧视觉区和胼胝体压部梗死。视觉区受累，双眼呈对侧同向偏盲；胼胝体压部受累，可阻断左侧大脑半球语言区到右侧大脑半球枕叶的纤维联系，产生失读症，但通常不伴失写症。两侧大脑后动脉阻塞导致两侧枕叶缺血或梗死时，患者可出现皮质盲。此时患者瞳孔反射尚存在（因为瞳孔反射及反射弧不需要经过皮质），但两眼视力丧失。有时患者并不觉得自己已经不能看到东西，并矢口否认其存在。他能谈论或描述实际上是想象的“所见之物”，并且走起路来毫无顾虑之意，临床称之为 Anton 综合征。椎动脉造影时，类似的临床表现有时也可短暂出现，因为大脑后动脉的分支较多，不同的分支阻塞，由于其供应的结构不同，出现的症状也有所不同。

**5. 红核丘脑综合征**　为后内侧中央支的丘脑穿动脉阻塞所致。丘脑穿动脉发生阻塞时，可出现“红核丘脑综合征”，主要临床表现为：①小脑性共济失调（丘脑腹外侧核受累）。②意向性肢体震颤。③短暂性舞蹈样手足徐动。④对侧头面部感觉障碍（丘脑腹后内侧核受累）。

**6. 丘脑综合征**　为后外侧中央支的丘脑膝状体动脉阻塞所致，临床表现可概括为以下五点：

（1）轻度短暂的对侧肢体瘫痪：即轻偏瘫，可能因为梗死累及内囊的邻近部分而致。

（2）对侧肢体感觉障碍：对侧肢体完全的偏身麻木，包括浅感觉、深感觉、实体感觉均丧失。对浅感觉的影响较轻，还可以恢复，对深感觉的影响则是严重的。这可能因为累及丘脑腹后外侧核。但是丘脑综合征患者往往面部感觉还未完全丧失，一般认为，这是因为丘脑腹后内侧核尚未完全受损之故。患者的感觉障碍表现在对针刺、冷热这一类刺激感觉迟钝和异常，当这些刺激的强度很高时才能被感觉到，但感觉到的并不是直接的针刺感、冷热感，而一种特殊的难受感，且常伴有剧烈的运动反射。也可有对深压痛的过度反射，内脏感觉好像也受到影响。对被动运动和位置觉的影响程度不一，有的呈轻度下降，有的则完全丧失。触觉减低。对于不同的重量、大小、形状的鉴别能力往往也受到一定程度的影响。

（3）*剧烈的自发性疼痛*：有人曾用“丘脑活动从皮质控制之下释放出来”的理论，来解释丘脑的疼痛过敏。他们认为，痛觉过敏是由于丘脑腹后外侧核从皮质控制下释放出来而引起的。另一些学者则认为，这种自发的中枢性疼痛，可能由于：①一种还不甚清楚的、轻微的周缘刺激的结果。②由于脑血管意外后，丘脑内的一个兴奋中心发生了胶样变性的结果。

作为第一种可能，有人观察到，似乎出血进入丘脑后，中枢性疼痛就立即发生。作为第二种可能的原因，则观察到此种自发性疼痛要在血栓以后几周或几个月才发生。这表明第一种原因是由脑出血所引起，脑出血产生的轻微刺激引起的自发性疼痛较快出现，几乎和出血同时发生；第二种由血栓引起的自发性疼痛较慢出现，因为脑组织的一部分发生胶样变性需要一段时间，胶样变性至一定程度自发性疼痛才开始发生。

（4）*对侧轻度共济失调*：运动时的肌肉协调障碍，可由于本体感觉丧失而引起，但主要原因可能还是丘脑腹外侧核损伤累及结合臂的终末纤维。

（5）*舞蹈样手足徐动*：偶尔伴有构音困难以及其他一些无意识的异常运动，并有（或者没有）轻微的感觉症状。主要是由于损伤涉及苍白球 - 丘脑纤维，同时如果丘脑穿动脉也受到损伤，致使丘脑前部也受到影响。

偶尔也会发现一些其他症状，如过度的情绪反应等，与丘脑综合征有关。过度的情绪反应也被认为是由于丘脑下部活动障碍引起的。外侧膝状体或内囊后部损伤，则引起两眼对侧同向偏盲。

**7. 后动脉皮质支阻塞** 临床出现症状甚少。因为大脑后动脉与颅内其他动脉的吻合丰富，特别是脑底面，往往不易受累。通常认为急性发病伴有视野缺损和记忆缺失，即可诊断为大脑后动脉皮质支阻塞。视野缺损是因枕叶梗死所致，记忆缺失是海马受累的结果。因为大脑后动脉行经环池时，发出 2 ～ 3 支粗大的海马动脉供应海马结构。记忆缺失的特点是：近记忆损害，瞬间记忆和远记忆尚好。由于近记忆明显损害，会产生类似脑外伤时的逆行性遗忘症。有些患者在疾病早期可出现暂时性精神错乱，清醒后即出现记忆缺失。一般认为，双侧动脉阻塞后，左、右海马同时受累才导致记忆缺失；但也有人认为，左侧阻塞也可产生暂时性记忆缺失，一侧损伤是否产生永久性记忆缺失还不能确定。

**8. 丘脑出血** 丘脑出血占高血压脑出血的 5% ～ 15%。丘脑出血的死亡率约为

50%，主要在急性期尤其 24h 内死亡。丘脑出血主要是因为分布在丘脑后外侧的丘脑膝状体动脉和分布在丘脑前内侧的丘脑穿动脉破裂所致。其早期临床表现为两种形式，一种发展比较快，在半小时或更短时间内即出现轻偏瘫；另一种发展比较慢，轻偏瘫的出现会经过一个过程，患者先有头痛、头晕、半身麻木感和呕吐，后有力弱的表现。当疾病充分发展后，绝大多数患者有昏迷和偏瘫，一般也都有浅、深感觉障碍，但因患者意识不清而使感觉的检查不满意。几乎全部丘脑出血的患者都有眼球运动异常，如上视障碍、眼球轻度内收似凝视鼻尖、下视障碍、眼球水平偏斜等。因丘脑与第三脑室和侧脑室解剖关系密切，故丘脑出血常破入侧脑室及第三脑室，腰穿脑脊液即为血性，且压力增高。看来，依据临床表现来诊断丘脑出血是不容易的，眼球垂直位置活动的异常及运动障碍可提供较可靠的线索。CT 扫描的确诊率最高。

### （十三）与大脑后动脉解剖位置有关的一些临床疾病

（1）因大脑后动脉在脚间池内的主要走行部分与下方的小脑上动脉平行，相距很近，且动眼神经在这两条动脉之间穿行，穿行位置靠近这两条动脉的起点附近。故其中某一动脉起始处发生动脉瘤，或后交通动脉动脉瘤均可压迫此神经，造成动眼神经麻痹。临床上，一侧动眼神经麻痹时，应考虑到是否为动眼神经根附近的动脉瘤压迫所致，通过脑血管造影往往可得到确诊。

（2）钩回疝（小脑幕切迹疝）时，颞叶钩回从小脑幕上转到幕孔边缘或幕下，可挤压大脑后动脉和小脑上动脉同时向下移位，压迫走在动脉之间的动眼神经，往往使动眼神经内缩瞳孔的神经纤维（副交感神经纤维）受累，而使患侧瞳孔变大。至于为什么动眼神经支配眼肌运动的纤维不受累，仅缩瞳孔纤维受累，目前尚无十分满意的解释。

（3）颅内压增高导致钩回疝时，因大脑后动脉走在小脑幕切迹边缘的上方，可将此动脉压在幕孔边缘上，造成枕叶梗死，出现对侧同向偏盲。此时若做脑血管造影，大脑后动脉可呈现机械性受压状态和移位。

### （十四）基底动脉偏头痛综合征

主要为基底动脉主干或分支短暂血管舒缩功能障碍，使相应供血区出现脑组织缺血、缺氧。主要临床表现如下：

（1）发病者多为青年女性，常于月经前期或月经期发作。

（2）发病前有视觉先兆，表现为双侧视野内闪光幻觉、中心暗点或视物模糊，可持续数分钟至 1h。

（3）后枕部出现剧烈的搏动性跳痛，伴有头晕、耳鸣、口周麻木、恶心及呕吐。

（4）严重者可出现构音障碍、共济失调、猝倒发作、意识障碍或癫痫发作。

（5）查体可见眼球震颤和共济失调体征。

（6）头痛及脑干症状持续数小时至 1 ～ 2 天，镇痛药物或睡眠可使症状完全缓解。

### （十五）基底动脉分叉部综合征

基底动脉分叉部综合征又称为基底动脉分叉部血栓综合征，以后又有人称其为丘脑－中脑综合征。1970 年 Sagrra 将其命名为中脑动脉综合征，提示病因为中脑段的基底动脉血栓形成，使中脑动脉深穿支供血的中脑被盖部、双侧丘脑下部、第三脑室周围灰质等部位出现缺血和坏死。诊断要点如下：

**1. 突然发病的意识障碍** 病变累及中脑至间脑的上行网状激活系统，表现为思睡或嗜睡，自发言语和活动减少，但仍有自动睁闭眼动作。

**2. 眼球运动和眼肌麻痹** 病变累及中脑导水管周围灰质，可表现为双眼上视或下视受限，但左右注视正常；如病变累及动眼神经核，亦可表现为单侧或双侧动眼神经不完全性麻痹。

**3. 运动不能性缄默** 表现为自动睁眼注视周围，面无表情，对问话不能回答，整日静卧不动，尿便失禁，但可以吞咽和咀嚼，疼痛刺激肢体时有逃避动作。

**4. 高度痴呆状态** 病变累及双侧丘脑，可出现皮质下痴呆，如患者病情逐渐恢复，意识障碍程度减轻后，表现为记忆力严重减退和认知功能障碍。

**5. 头颅 CT 或 MRI 检查** 可发现双侧丘脑梗死病灶。

## 三、椎－基底动脉供血不足

椎－基底动脉供血不足为中老年患者好发的一组临床症候群，因受累血管供血范围的不同，可发生脑干和（或）小脑的症状或体征，临床表现呈发作性，短时间者仅持续数秒钟，长时间者可导致椎－基底动脉血栓形成。

### （一）病因

（1）动脉粥样硬化。在椎动脉粥样硬化斑块的基础上血栓形成，阻塞血流；或栓子脱落进入颅内，因椎动脉口径较基底动脉小，所以栓子可达基底动脉全长并阻塞其任一分支。

（2）颈椎骨关节病变。颈椎骨关节炎、骨质增生、颈椎病可成为某些椎－基底动脉供血不足的重要因素。因骨刺突入可压迫椎动脉或使椎动脉活动的空间变小，颈部活动时就能牵拉、挤压椎动脉，此时如果对侧椎动脉由于动脉硬化变得弹性降低、狭窄或闭塞时，则其代偿作用减弱，所以头颈运动可促进椎－基底动脉系供血不足的发生，从而诱发本病。

（3）外伤。颈部过伸运动和剧烈旋转可使椎动脉受压而产生严重的脑干疾病。其次，如颈部按摩过于用力，或在踢球、游泳时头部发生强力转动。还有因椎动脉造影穿刺，造成血管内膜下损伤，导致血管闭塞或引起血管痉挛导致供血不足。

（4）某些颈椎的先天性畸形，如 Kippel–Feil 综合征（颈椎部分或全部先天性融合）

和颅底压迹（为枕骨基部、髁部及鳞部向颅腔内凹陷）的患者，同样可由于骨的变形限制椎动脉的正常活动，头颈部运动时也可引起椎动脉供血不全。

（5）第 6 颈神经节段上，前斜角肌、颈长肌有肌纤维插入横突孔，转头时可压迫椎动脉，产生椎动脉暂时闭塞。急性或慢性的寰枢关节脱位，往往也可造成椎动脉的血液受阻。

（6）如前所述，锁骨下动脉盗血综合征也是椎 – 基底动脉供血不全的病因之一。

### （二）临床表现

不同的血管闭塞会产生不同的症状组合，现将椎 – 基底动脉系供血不足按不同血管缺血所产生的症状进行分析。

由于椎 – 基底动脉系供血的范围相当广大，包括十二对脑神经中的十对、脑干内全部升降束、小脑以及一部分大脑半球、位听器、平衡器，故这个系统供血不足的症状具体到每个患者并不全部表现出来，而只是出现围绕某一特定的椎 – 基底动脉分支缺血的症状。

如两侧大脑后动脉局部缺血，可继发全盲而没有眩晕等其他症状；同样，耳蜗、半规管局部缺血或它们在脑干内相应的核团、传导束局部缺血，则可有严重的眩晕和听力障碍，但无累及大脑枕叶的表现。

### （三）诊断要点

（1）突发头晕、见物旋转、恶心、呕吐，为前庭中枢性眩晕。

（2）视物模糊、成双、眼球活动受限的中脑受累症状。

（3）病灶侧颜面及对侧肢体麻木、无力；四肢麻木无力或行走不稳的脑桥受累症状。

（4）出现口周麻木、舌头僵硬、构音障碍、吞咽困难的延髓受累症状。

（5）可表现为猝倒发作、短暂性健忘或遗忘发作、一过性意识丧失或昏迷状态，

（6）上述临床表现可单独发生，亦可合并存在，呈发作性，如持续不缓解，有椎 – 基底动脉血栓形成的危险。

（7）发病后头颅 CT 或 MRI 检查可发现双侧半球或脑干，小脑的陈旧性梗死病灶，发病后 2 ～ 4h 内的 MRI 弥散加权扫描有可能发现与本次发病有关的缺血性病灶。

（8）双侧椎动脉血管超声检查可显示血管壁增厚、动脉粥样硬化斑块回声、管腔狭窄、血流速度加快等。

因为引起椎 – 基底动脉系供血不全的原因很多，有的具有一定的特征，有助于诊断，有的则没有。如由颈椎病变引起的椎 – 基底动脉系供血不足，头颈运动可引起或促进其发作；如不受头颈运动影响，由躺卧而直立时突然出现症状，就有必要考虑供血不足为体位性低血压或贫血所致。

### （四）鉴别诊断

**1. 小脑脑桥角肿瘤** 一般发病为渐进性，有持续的神经系统症状体征，高颅压表现，CT 或 MRI 可确定诊断。

**2. 梅尼埃病** 发作性的耳鸣、眩晕、听力减退三联征，多见于中年以上患者，男女均可受累，部分患者有阳性家族史。

### （五）处理及预后

**1. 处理原则** 由动脉硬化引起的，重要的是要确诊并纠正症状。患有体位性低血压的患者，应提醒他不要迅速改变头或身体的姿势。有红细胞增多、贫血或低血糖的患者，应给予适当的药物治疗。

对于没什么明显触发症状产生的患者，应及时发现其间断发作，并纠正症状。患者可能需要长期抗凝治疗或外科手术。手术治疗的原则是：动脉造影显示椎动脉有扭结，受骨赘、筋膜索外压，或锁骨下动脉近端或椎动脉的第一段（即入颈椎横突孔之前）有孤立硬化斑。如动脉硬化斑已弥散于椎动脉全长，甚至扩散到基底动脉，或硬化斑的位置手术不易接近，应选择抗凝治疗，因为此时抗凝治疗比外科治疗更有价值。

**2. 预后** 一般椎－基底系疾病的后果远比颈内动脉系疾病严重。原因有二：①一方面椎－基底动脉供应脑干，而脑干是呼吸、循环等“生命中枢”的所在地。动脉阻塞如果造成脑干严重的血循环障碍，累及“生命中枢”时，患者就有死亡的危险（可因呼吸，心跳突然停止而死亡）。②另一方面椎－基底动脉广泛严重阻塞后，造成脑干和小脑缺血而发生水肿时，特别是小脑水肿，可向前压迫脑干，造成中脑导水管梗阻，结果颅内压增高，脑疝出现，如果不及时抢救，也可危及生命。

## 四、一过性全面性遗忘综合征

为椎－基底动脉和大脑后动脉分支供血不足，使颞叶海马及边缘系统出现短暂缺血所致。主要诊断要点有：①发病者年龄多为 50 岁以上，具有脑血管病危险因素者，两性均可患病。②突然起病，记忆丧失持续约数小时，一般在 24h 内恢复正常。③可伴有短暂的定向力障碍，但言语功能及计算能力均不受累。④ 50% 患者可同时出现头晕、耳鸣、口周麻木及构音障碍等椎－基底动脉供血不足的表现。⑤影像学检查一般无特征性改变。

# 第六章 中枢神经系统的定位诊断

## 第一节 大脑半球病变的定位诊断

### 一、解剖概要

大脑半球包括深部的基底神经节，由内向外依次被白质（髓质）、大脑皮质包绕。

#### （一）大脑皮质

大脑皮质是覆盖于整个表面的一层灰质，在大脑表面，由中央沟、大脑外侧裂、顶枕沟将大脑分为四个脑叶和一个脑岛。这四个脑叶分别是额叶、颞叶、顶叶、枕叶。

**1. 额叶** 主要有四个脑回，即中央前回、额上回、额中回和额下回。中央前回是皮质脊髓束和皮质延髓束的起始区；额下回后部又叫布罗卡（Broca）区，为言语运动中枢所在。在额叶的内切面上可见旁中央小叶，在脑底面可见眶回。

**2. 颞叶** 由颞上回、颞中回、颞下回、颞横回、扣带回、海马回、海马沟回组成。颞上回的后部为感觉性言语中枢之所在。

**3. 顶叶** 包括五个主要的回，即中央后回、顶上小叶、顶下小叶、缘上回、角回。在皮质的内侧面尚可见顶叶的楔前叶。中央后回是大脑皮质的体躯感觉区。

**4. 枕叶** 主要由距状裂两侧的楔叶和舌状回组成，为视觉中枢之所在。

此外，在半球的内侧面可见位于胼胝体周围和侧脑室下角底壁的一圈弧形结构，以及隔区（包括胼胝体下区和终板旁回）、扣带回、海马旁回、海马和齿状回等，它们属于原皮质和旧皮质，共同构成边缘叶。

#### （二）白质

白质亦称为髓质，在皮质下，有纵横神经纤维构成的半卵圆中心。白质一般由三种纤维组成，分别是投射纤维、联络纤维及联合纤维。投射纤维为皮质及其下级结构，如丘脑、基底节、脑干及脊髓等连接的纤维称为投射纤维。其中以内囊最为重要。

位于丘脑和豆状核、尾状核之间的投射纤维称为内囊。其前内侧为尾状核，后内侧为丘脑，外侧为豆状核。一般将内囊分为前肢、膝部和后肢三部分。①前肢：由额桥束和前丘脑放射通过。额桥束为额叶联络小脑的通路。前丘脑放射由额叶丘脑纤维、丘脑额叶纤维束、丘脑纹状体纤维及纹状体丘脑纤维组成。②膝部：有皮质脑干束通过，为皮质运动区到脑干运动核的纤维。③后肢：由前向后有皮质脊髓束、丘脑皮质束、额叶红核纤维、红核额叶纤维、皮质黑质纤维、皮质丘脑底部纤维、颞桥束、听放射和视放射纤维通过。人体各部在内囊的皮质脊髓束的排列由前向后为：颈、上肢、躯干和下肢。

内囊纤维愈向皮质愈扩散，形如鸡冠，故称为放射冠。由于内囊部有大量重要的运动、感觉和视觉等神经束紧密排列通过，故内囊部病变，以及丘脑和基底节病变侵犯内囊时，可出现对侧偏瘫、对侧偏侧感觉障碍和同向性偏盲的“三偏”症状。

联络纤维为大脑半球同侧各部皮质之间互相联络的纤维，包括短联络纤维和长联络纤维。前者为联络相邻脑回的纤维，后者将距离较远的脑回连接起来。

联合纤维连接两侧大脑半球结构的纤维束，其中有胼胝体和前联合，海马联合也属于此类纤维。

### （三）基底节

基底节为大脑半球白质内的灰质核团。由于其位置靠近脑底，故称基底节。一般包括尾状核、豆状核（两者合称纹状体）、屏状核和杏仁核。

尾状核和壳核在种系发生上是纹状体较新的部分，故称新纹状体。尾状核功能可能是抑制躯干肌的活动，使肌肉保持静止状态。豆状核为苍白球和壳核所组成。屏状核又称带状核，位于豆状核与岛叶之间，它与豆状核之间隔有一条白质为外囊。杏仁核位于侧脑室下角顶的前端，与尾状核尾的末端相连接。功能上与情绪变化可能有密切关系。

## 二、额叶损害的临床表现

额叶为运动区、运动前区、言语运动区等所在，因此额叶损害时可产生单瘫或偏瘫、失语、两眼侧视协同运动障碍等症状。除上述各个区域外，额叶的其余广大区域为它的联络区，通过联络纤维与大脑其他部位的各种感觉区域有着广泛的联系，还通过投射纤维与丘脑、丘脑下部、锥体外系、小脑等发生联系。有人认为额叶联络区的功能与记忆、判断、综合、抽象及推论等有关，并能抑制情感的冲动，因此额叶病变时可以出现精神症状。

## 三、颞叶损害的临床表现

常见精神运动性癫痫或梦样状态的发作，表现为不真实感和似曾相识、旧事如新等症状。发作前有视、听、嗅、味等幻觉。视听幻觉的内容多较丰富，色彩鲜明。嗅幻觉的同时有咀嚼、尝味和吞咽动作者，即为钩回发作。颞叶病变的精神症状还可有焦虑、愤怒、忧郁、恐惧等情绪障碍，而无额叶病变引起的智能障碍。颞叶深部病变损及视束视辐射时，可引起对侧上象限性偏盲，主侧受损能产生感觉性失语（颞上回后部）和健忘性失语（颞叶后部和顶叶下部）。

## 四、顶叶损害的临床表现

顶叶的功能接受来自丘脑的各种感觉，并进行综合、分析、统一和判断。因此顶叶损害主要在皮质感觉障碍及感觉失认。中央后回及其稍后区域受损，产生对侧局限性感觉性发作（刺激性病灶）或形体觉、两点区别觉和皮肤定位觉的障碍（破坏性病变），甚至对物体的各个特性亦不能确定。一般感觉（浅觉和深觉）障碍不明显，仅出现麻木、沉重感等，非主侧顶间沟附近损害引起患者丧失认识身体的部位及外界方位的能力，患者穿衣、刮胡子都用右手，认为左侧上下肢不是自己的，貌似瘫痪（自体认识不能），有时患者不觉得自己的缺陷，否认左侧偏瘫之存在（病觉缺失），有时对左半物体刺激（触觉、视觉、听觉）不加注意。

## 五、枕叶损害的临床表现

枕叶的结构及功能较其他大脑各叶单纯，其功能主要与视觉有关。枕叶距状裂两侧的纹区为视觉接受区，视觉接受区的作用为接受视觉（颜色、大小、形状、运动、照明、透明度等）。该区的刺激性病变发生不成形的视幻觉（如在视野相应区的暗点、闪光），破坏性病变发生相应区域的视野缺损，双侧 17 区破坏引起皮质性黑矇。纹旁区（即 18 区）接受并解释纹区来的冲动，主要为认识和确定物体。纹区（19 区）与 17 区、18 区及皮质的其他部分都有联系，其功能则接受更为复杂的视觉。18 区和 19 区合称为视觉心理区，该区的刺激性病变引起成形的视幻觉，破坏性病变引起同侧视野内注视和保持注意困难、实体视象丧失、视觉记忆障碍、物体的正确定位和辨别困难、视象的空间定向（特别是距离）紊乱，对大小、形状及颜色方面的辨别能力丧失，以及可有视物变形。

枕叶病变时最常见的特征性表现为同向偏盲而中心视力不受影响。两侧枕叶的病变可以引起两眼完全失明，但其瞳孔对光反射仍正常，因其反射通路系经外侧膝状体，这种失明称为皮质性黑矇。主侧枕叶病变可发生失读症。

## 六、半卵圆中心损害的临床表现

半卵圆中央主要是辐射冠的纤维，包括集中于内囊的锥体束、皮质脑桥束与经由内囊后肢投射至皮质的感觉纤维。该区的局限性病变以肿瘤多见，但早期并不引起颅压增高症，而只出现运动和感觉症。位于前部的肿瘤引起进行性痉挛性偏瘫，位于后部的肿瘤引起对侧身体各种感觉的缺失，并伴有感觉性共济失调，如累及视辐射还可有同侧偏盲。

## 七、内囊损害的临床表现

内囊为大脑皮质连接丘脑、脑干、脊髓的所有传入和传出的投射纤维密集之处，因此，较小的病变即能损害整个内囊使对侧半身的运动及感觉发生严重障碍。大多数内囊病变只损害锥体束，因锥体束位于内囊膝部及后肢的前部，相当于内囊的中心区域，故较易受损，患者只表现对侧半身瘫痪，而无感觉障碍。如病变向后扩展而累及感觉纤维时，则合并对侧半身的感觉障碍。如内囊后肢后部发生病变而未累及前部时，则产生对侧半身感觉障碍、同向偏盲、对侧轻度听觉障碍。病变在一侧内囊的前肢，则其症状较轻而不明显。如双侧内囊膝部的皮质延髓束损害时则发生假性延髓麻痹。如病变位于放射冠时，锥体束损害之表现类似内囊病变，但不易出现整个半身瘫痪；感觉纤维受损时，出现皮质型感觉障碍。当主侧半球内囊或放射冠病变而损害额叶言语运动中枢的投射纤维时可发生运动性失语症。

## 八、胼胝体损害的临床表现

胼胝体的功能是连接两侧大脑半球，其临床意义尚不明确。胼胝体损害引起的症状中某些可由于胼胝体本身病变所引起，另一些可以是由于邻近结构（例如放射冠及扣带回）受损的结果。胼胝体损害可以引起失用。胼胝体肿瘤时精神症状较明显，以及提示有额叶受损的其他症状，也可有双侧偏瘫及其他运动障碍。胼胝体损害的临床诊断决定于其附近部位脑病变症状的出现。

## 九、边缘系统损害的临床表现

边缘叶与网状结构、大脑皮质有着广泛的联系，参与精神（情绪、记忆等）和内脏等活动，损害时出现情绪症伏、记忆丧失、意识障碍、幻觉（嗅、味、视、听）、行为异常、智能减退等精神症状。要注意的是，由于边缘系统与其他脑部有密切联系，临床上不能孤立地进行定位。

## 十、基底节损害的临床表现

基底节损害按其临床表现的不同，可分为二种基本类型。

### （一）旧纹状体（苍白球）损害

旧纹状体损害形成肌张力增强－运动减少综合征，呈现肌张力增强，动作缓慢，静止性震颤等。这种肌张力增强不同于锥体束损害，是伸肌和屈肌都增强，严重时表现为肌强直，患者于静止时，恰似僵于原来的状态；呈特殊姿势，背弯、头低向前，胸、肘、腕、腰部稍曲；行走时步伐小且慢，不能立即起步或立定，呈现慌张步态。在作被动运动检查，其抵抗力自始至终保持一致，感到在均匀的阻力上有许多断续的停顿，故称为齿轮样强直；严重时像扭转铅管一样的感觉，称为铅管样强直。运动减少主要是由于肌强直所引起，表现为动作缓慢，表情呆板，语言单调而声音小；联带运动减少或消失，如行走时，两臂的摆动消失。此外还出现静止性震颤，呈现为肢体远端的一种振幅小、频率快且有节律性动作，有的如搓丸样运动，最常见于震颤麻痹，多由黑质－苍白球系统变性所致。

**（二）新纹状体（壳和尾状核）损害**

新纹状体损害表现为运动过度综合征，呈现肌张力减低、各种不自主的强制运动等。舞蹈样不随意运动，见于各肌群，多在肢体的近端和面部；在四肢为无目的、无定型、突发、粗大和挥动的急速动作，在面部则呈挤眉弄眼等扮鬼脸动作。最常见于风湿病所致的小舞蹈症，此种病变较广泛，也常损害大脑皮质，但有人认为主要是损害壳核和齿状核红核系统的结果。手足徐动症或指划症，是手指或足趾间歇的、缓慢的、弯曲的、蚯蚓蠕行样动作，在间歇的时候，指趾形成不自然的姿势，肌张力时高时低是手足徐动症的特点，故又称变动性痉挛。扭转痉挛实为躯干的徐动症，表现为行走时躯干扭转或呈旋转形的运动，手足徐动症可能主要是尾状核损害的结果。

# 第二节　脑干病变的定位诊断

## 一、解剖概要

脑干位于后颅窝中，由中脑、脑桥和延髓三部分组成，前上部为中脑，上与间脑连接，后下部为延髓，下与脊髓相接，中脑和延髓之间为脑桥。脑干是连接脊髓、大脑、小脑的中间枢纽，由脊髓上行至丘脑而最后到达中央后回的各种感觉传导束，由大脑皮质下行的锥体束、锥体外系以及小脑与脊髓之间联系的传导束都要通过脑干；因此脑干损害时常产生躯体的瘫痪及感觉障碍，当影响到小脑和脊髓之间的传导束时则可发生共济失调。除了颅神经Ⅰ、Ⅱ两对外，其余脑神经的核都位于脑干内，这10对脑神经都由脑干发出而于颅底经过，因此脑干损害时几乎总会有脑神经损害的表现。一侧脑干损害时，产生病变同侧相应颅神经的麻痹症状。由于管理随意运动的锥体束在脑干末端交叉，传导痛觉、温度觉的脊髓丘脑束在脊髓进行交叉，故一侧脑干损害时，产生的偏瘫或偏身痛觉、温度觉障碍都在病变对侧。这种病变同侧颅神经麻痹和对侧肢体瘫痪的特征，临床上称为交叉性瘫痪，这是诊断脑干病变的一个主要根据。临床上根据交叉性瘫痪的表现而确定为脑干病变以后，根据所损害的脑神经，可以进一步确定病变在脑干的哪一部位。第Ⅲ、Ⅳ脑神经麻痹时病变在中脑，第Ⅴ、Ⅵ、Ⅶ、Ⅷ脑神经麻痹时病变在脑桥，第Ⅸ、Ⅹ、Ⅺ、Ⅻ脑神经麻痹时病变则在延髓。

## 二、中脑的主要综合征

中脑部位的病变，根据病变位置的不同，产生的临床表现大致也可归纳为三个综合征。

### （一）韦伯（Weber）综合征

这是中脑病变最常见的一种综合征，又叫中脑腹侧部综合征。病变位于大脑脚脚底，损害锥体束与动眼神经，因此发生同侧动眼神经麻痹（眼睑下垂，眼球外斜，眼球向上，内收及向下运动麻痹，瞳孔扩大及对光反射消失）和对侧偏瘫（对侧中枢性面瘫，舌肌麻痹及上下肢瘫痪）。见于中脑大脑脚脚底部位的局灶性病变，如肿瘤、炎症、外伤、颅底动脉瘤等。

### （二）克劳德（Claude）综合征

克劳德综合征又叫红核下部综合征，病变位于中脑背侧部且较接近大脑导水管，主要损害动眼神经核或纤维和红核。产生同侧动眼神经麻痹以外，还产生对侧肢体共济失调。

### （三）本尼迪克特（Benedict）综合征

本尼迪克特综合征又叫红核上部综合征，病灶局限于红核上部，表现为病灶同侧瞳孔缩小、边缘不齐；对侧明显意向性震颤，偶见于手足徐动或舞蹈样运动。

### （四）Nothnagel 综合征

病灶选择性损害中脑导水管周围、四叠体、小脑蚓部或结合臂以及动眼神经核，表现为病灶侧动眼神经麻痹引起眼内、外肌麻痹，病灶侧或（及）对侧小脑性共济失调，眼球向上方或对侧注视麻痹。

### （五）帕里诺（Parinaud）综合征

帕里诺综合征又称为中脑被盖部综合征，多在四叠体胶质瘤及松果体肿瘤损害中脑被盖部上丘时，产生两眼不能协同向上仰视或两眼会聚麻痹。

## 三、脑桥的主要综合征

### （一）米勒德－克贝莱（Millard-Gubler）综合征

米勒德－克贝莱综合征又叫脑桥外侧部综合征。这是脑桥病变时较常见的一种临床综合征，由于病变位于脑桥的腹外侧部，损害外展神经及面神经或其核，产生同侧外展神经及面神经麻痹。表现为病侧眼球不能外展，同侧皱额消失，眼睑不能闭合，鼻唇沟变浅，口角歪向对侧。同时，因病变损及锥体束而产生对侧肢体偏瘫。此综合征的病因中血管性病变较少，而由炎症、变性及肿瘤所致者较多。

### （二）富维尔（Foville）综合征

富维尔综合征又叫脑桥内侧部综合征，病变位于脑桥一侧接近中线处（在脑桥外侧部综合征病灶区的内侧）。病变损害外展神经及其核上神经通路——内侧纵束，产生两眼向病灶侧的水平协同运动麻痹，同时损害锥体束而产生对侧偏瘫，当两眼同时向病灶侧侧视时，除了同侧眼球由于外展神经麻痹而不能外展外，对侧眼球亦不能内收，此现象乃由于内侧纵束受损所产生之水平性协同运动麻痹，并非对侧眼球的内直肌麻痹，因当两眼内聚时对侧眼球仍能内收。因基底动脉易发生动脉粥样硬化，且旁正中动脉侧支循环又较少，所以引起本综合征的原因以血管病变较多见，但也可由肿瘤或炎症所引起。

### （三）雷蒙德－塞思亭（Raymond-Cestan）综合征

雷蒙德－塞思亭综合征又叫脑桥被盖部综合征，病变位于脑桥被盖部的背侧部，邻近第四脑室底部。如病变的水平高于外展神经及面神经，则影响脑桥与小脑之间的联系——脑桥臂而发生同侧小脑性共济失调。同时，因损害内侧丘系而发生对侧肢体本体感觉障碍，也可因损害内侧纵束而产生水平性协同运动麻痹。当病变在外展神经及面神经的水平时，则发生外展神经及面神经麻痹。此综合征可由于肿瘤或血管性病变所引起。

### （四）闭锁综合征

闭锁综合征系脑桥腹侧局限性损害（如基底动脉血栓形成所致的小梗死灶）所致，患者四肢瘫痪，不能说话和张口，能以睁眼和眼球垂直运动来示意回答，貌似睁眼昏迷。

## 四、延脑的主要综合征

### （一）瓦仑贝格（Wallenberg）综合征

瓦仑贝格综合征又叫延髓外侧部综合征，这是延髓病变中最常见的一种临床综合征，病变位于延髓外侧部，几乎都由血管性病变引起。过去认为系由小脑后下动脉闭塞所致，近几年来的临床病理证实更多的病例系由椎动脉闭塞所产生。主要的临床表现为：

**1. 交叉性偏身感觉障碍** 由于影响三叉神经脊髓束核，产生同侧面部痛觉、温度觉障碍；影响脊髓丘脑束而发生对侧半身痛觉、温度觉障碍。

**2. 球麻痹** 发生同侧软腭、咽喉部麻痹及声带麻痹，咽反射消失及构音障碍。

**3. 霍纳综合征** 由于中枢性交感神经的下行纤维受损出现（眼睑下垂、瞳孔缩小、眼球内陷及面部出汗减少）。

**4. 其他** 由于前庭神经下核及下降根受损而发生眩晕、呕吐及眼球震颤；由于脊髓小脑束受损而出现同侧共济失调。

#### （二）延髓前部综合征

当病变位于延髓前部橄榄体内侧时，由于锥体束受损而产生对侧偏瘫，同时因舌下神经受损而发生同侧舌肌麻痹（伸舌偏向患侧，舌肌萎缩及舌肌纤维颤动）。病变大多由脊髓前动脉闭塞所引起。

#### （三）延髓后部综合征

这一综合征较为少见，其病变位于延髓后部一侧近中线处，近第四脑室底部，此处为第Ⅸ、Ⅹ、Ⅺ、Ⅻ脑神经核所在区域，因此可发生这四个脑神经或其中部分神经的麻痹，当病变扩展至脊髓丘脑束时可伴有对侧半身痛觉、温度觉障碍。此综合征的病因主要为肿瘤或血管（脑干的短旋动脉）闭塞。

上述脑干不同部位损害的综合征仅为比较典型而常见的情况，实际上由于每个病例的病变部位及范围都可不同，临床表现不一定与上述综合征完全相符，也可能两个或两个以上综合征部分或全部合并发生。在实际病例的病变可以涉及双侧。在各综合征中，临床上以中脑腹侧部综合征、脑桥外侧部综合征及延髓外侧部综合征较常见。

# 第三节　脊髓病变的定位诊断

## 一、解剖概要

#### （一）外形

脊髓位于脊椎管内，全长 42 ～ 45cm，共 31 个节段，其中颈髓 8 节，胸髓 12 节，腰、骶髓各 5 节，尾髓 1 节；每个节段各分出一对前根和后根组成一对脊神经，计 31 对脊神经。婴儿期脊髓充满脊椎全长，发育过程由于脊椎生长速度大于脊髓；成人脊髓仅相当脊椎的 2/3，故脊髓水平较相应椎骨为高，上部颈节段（$C_1$ ～ $C_4$）脊髓节段大致与同椎骨相对应，在下颈段，脊髓节段比脊椎高出 1 个，上胸段高 2 个，下胸段高 3 个（如第 5 颈神经位于第 4 颈椎处，第 5 胸神经处于第 3 胸椎，第 12 胸神经在第 9 胸椎等），腰段位于第 10 ～ 12 胸椎处，骶段位于第 12 胸椎和第 1 腰椎处。

### （二）内部结构

从脊髓横切面可见呈蝶形的灰质分为前角、后角和侧角，包绕其周围的白质分为两侧侧对称的前索、后索和侧索，白质含有上下行神经传导纤维，侧索主要有作为上运动神经元下行的皮质脊髓侧束（锥体束），传递对侧痛温觉及部分触觉的脊髓丘脑侧束，传导反射性本体觉的脊髓小脑（前、后）束及调节肌紧张（屈肌）的红核脊髓束，后索主要有传导深感觉的薄束和楔束，前索主要有脊髓丘脑前束、皮质脊髓前束及调节肌紧张（伸肌）的前庭脊髓束。脊髓中央为中央管，为一个盲管，其前方为灰质前联合，为脊髓丘脑束横穿到对侧的路径。

## 二、脊髓灰质损害的定位诊断

脊髓的灰质为节段性结构，其受损时的功能障碍，应是局限在病变节段范围内，即呈节段性障碍，因此形成节段性的运动、感觉、反射和自主神经障碍。

### （一）前角病变

前角细胞对肌肉的支配呈节段性分布，故前角病变产生的弛缓瘫痪呈节段性。要确定病变的部位和范围，必须了解前角对肌肉的神经支配，其节段性的主要关系如下：第1颈神经至第4颈神经配颈部肌肉，为头颈和膈运动；第5颈神经至第2胸神经支配上肢肌肉，执行上臂、前臂和手指的运动；第2腰神经至第2骶神经支配下肢肌肉，完成股、小腿、趾的运动；第3骶神经至第5骶神经支配会阴的肌肉和泌尿生殖器官。

### （二）后角及灰质前联合病变

此两处损害引起节段性感觉障碍均具有分离性特点，即痛温觉丧失、深感觉存在。后角损害仅病灶同侧的节段性感觉分离性障碍，灰质前联合病变则呈双侧性节段性分离性感觉障碍，这是由于两侧的痛温觉纤维在灰质前联合进行交叉之故。

### （三）侧角病变

侧角损害引起皮肤血管运动、泌汗、竖毛反应等障碍，皮肤、指甲等营养性改变，均呈节段性分布。

## 三、脊髓白质损害的临床表现

白质病变所形成的障碍较为广泛，即损害节段以下的功能缺失，称为传导束性障碍。传导束性障碍有如下类型：

### （一）后索

后索受损引起病灶侧损害水平以下的深感觉缺失，出现感觉性共济失调。

### （二）侧索

侧索损害引起病变水平以下的同侧中枢性瘫痪（锥体束受损）和对侧痛、温觉障碍（脊髓丘脑束受损）。

### （三）半侧损害

当病变只损害脊髓平面的一侧时，引起受损侧节段平面以下的肢体中枢性瘫痪（锥体束受损）和深感觉障碍（后索受损），对侧肢体只呈痛、温觉障碍（脊髓丘脑束受损），称为 Brown-sequard 综合征。当病变侵犯脊髓数节时，在病灶侧也见到节段性周围性瘫痪和感觉障碍，见于脊髓压迫症（如肿瘤）的早期。

### （四）脊髓前 2/3 损害

当病变仅损害脊髓前 2/3 时，出现病变水平以下的中枢性瘫痪，痛、温觉障碍及大、小便潴留。见于脊前动脉闭塞。

### （五）横贯性损害

当脊髓受到完全横贯损害时，在受损水平以下出现运动障碍，呈中枢性截瘫或四肢瘫（双侧锥体束受损），双侧对称性深浅感觉缺失（后索和脊髓丘脑束受损），还有排大、小便功能障碍（自主神经受损）。当病变侵害 2 ～ 3 个节段以上时，才有明显的节段性弛缓瘫痪和感觉障碍。多见于急性脊髓炎及脊椎骨折。脊髓各节段横贯损害的特征包括：

**1. 上颈段损害（第 1 颈神经至第 4 颈神经）** 四肢呈中枢性瘫痪（双侧锥体束受损）。有时发生膈肌的瘫痪或刺激性症状（呼吸困难、呃逆），可能在颈部有神经根痛，向枕部放散。

**2. 颈膨大损害（第 5 颈神经至第 12 胸神经）** 上肢周围性瘫痪（前角细胞受损），下肢呈中枢性瘫痪，常有颈交感神经麻痹综合征。可能有向上肢放射的神经根痛。

**3. 胸段损害（第 3 ～ 12 胸神经）** 上肢正常，下肢中枢性瘫痪，可能有神经根痛，呈箍痛性或束带感。

**4. 圆锥损害（第 3 ～ 5 骶神经和尾节）** 下肢无瘫痪，呈现臀部马鞍形感觉障碍，肛门反射消失，通常是真性大、小便失禁。

在椎管内尚有马尾神经，其损害有似圆锥病变的临床表现，故必须注意区别。通常马尾损害还引起下肢的感觉障碍和周围性瘫痪，且纤维性颤搐和自发性疼痛（会阴、骶部）较多见，大、小便障碍较迟出现，症状和体征双侧不对称。

## 四、脊髓损害水平的确定

脊髓损害水平的确定判断脊髓损害水平的上界，对进一步检查，甚至手术治疗，有重大意义。通常依据瘫痪的分布，特别是节段性运动障碍（肌萎缩），感觉障碍水平的上界（必须注意考虑脊髓丘脑束是在同侧上升2～3节段后，方交叉至对侧，同时每一个皮肤节段至少受三个脊髓节段的神经支配。因此，脊髓损害水平比皮肤感觉障碍水平高1～3节），要注意节段性神经根痛以及反射的改变，特别是反射消失的部位。有人还用屈肌引退反射，来确定病变下端的水平，因为由下向上直到相当于病变下端的根区水平均可引起屈肌引退反射。自主神经功能反射的检查也有帮助，如损害节段皮肤的竖毛反射和皮肤划纹征消失。

## 五、髓内、髓外病变的鉴别

关于髓内和髓外病变的区别，通常髓外病变的神经根痛早期出现，且较为显著，脑脊液冲击征（咳嗽、用力时痛诱发或加剧）明显，由半侧损害发展到横贯性损害，感觉障碍由下向上发展，下运动神经元瘫痪极少见。髓内病变则少神经根痛，多是一种不定位的烧灼样感觉，常呈感觉分离，感觉障碍自上向下发展，肛门区多为正常，较早有大、小便功能障碍，多有局限的下运动神经元瘫痪，上运动神经元瘫痪较轻且较晚出现。

# 第七章 中医对脑和神经的认识

中国是世界上历史最悠久的文明古国之一，在医学、科学方面有着许多伟大的成就，早在周朝时期就有了医学专科分类。如今，随着我国科学文化事业的发展，中医学的内容日趋丰富，专业分科也越来越细致，近年来有关中医脑血管病的著述越来越多，中药、针灸、外治等治疗脑血管病的成果层出不穷。

但是，由于历代医家均把脑神经的功能主要归属于心，继而分属于五脏。因此，在学习中医理论有关脑血管病的认识时，必须综合运用包括脏腑辨证在内的各类辨证方法。同时，更应充分地掌握有关脑血管病相关的理论源流，特别是关于脑神经的认识。

## 第一节 中医对神经的认识

所谓“神经”之名是现代医学的名词，在中医传统经典著作中并无记载，但神经系统疾病的相关症状在历代中医学家的著作中均有描述，其中不乏有关生理、病理的概括性的朴素认识，这是不争的事实。

神经活动是生命活动的具体体现，中医学认为人的生命孕育始于精，《灵枢·本神》说：“故生之来谓之精，两精相搏谓之神。”父母之精在母体内相结合孕育了生命，在此基础上，母体不断供给所需的物质，脑髓、骨骼、筋脉、皮肉、毛发等形体组织逐渐生长发育，乃至形成。当生命降生脱离母体，便是一个完整独立的生命。而神经的起源和生命一样，随着父母之精的结合而孕育。既生之后，又需得到后天水谷精微的营养，形体逐渐发育成长，神经也得以滋养充实，从而主宰人的一切精神意识、感觉运动等神经活动。所以《灵枢·平人绝谷》认为：“神者，水谷之精气也。”

人在出生之后，最先体现出的是低级神经活动，即我们常说的“本能”。如初生婴儿便能用嘴寻找乳头去吸吮乳汁，肢体可出现无意识的运动，当饥饿或尿床后感到不舒服时就会啼哭。特别是在感觉器官的神经活动逐渐发挥作用时，人体能接受外界的影响，从而促进神经的发育。随着年龄的增长，高级神经活动才发育成熟。

《黄帝内经》认为“形与神俱”，意即说明神经对于人体而言是一刻也不能分离的，生命存在一天，神经活动就存在一天。在人体生命活动的全部过程中，一切思维、意识、运动以及各种生理活动的存在，无一不是神经在发挥作用，而神经的一切活动过程都需要气血等物质的供养。因此，神经活动的过程也是物质代谢的表现方式之一。人体目之能视、耳之能听、口之能言、肢节之能动等都依赖于神经的支配、气血的濡养。所以，一个正常健康的人，应该表现为精力充沛、思维聪颖、感觉敏锐、运动自如；反之，如精神异常、思维迟钝、感觉失常、运动障碍等，都可能是神经病变、气血不足的病理现象。

## 第二节　五脏与神经活动的关系

中医认为，神经活动分属五脏所主，《素问·宣明五气》指出："心藏神，肺藏魄，肝藏魂，脾藏意，肾藏志，是谓五脏所藏。"这种朴素的理论认识，说明高级神经活动并不是脱离物质基础而孤立存在的。所谓"神、魂、魄、意、志"等特定精神意识的表现归纳，可以认为是古人对神经活动朴素而简单的概括。

《灵枢·本神》对人类神经活动的起源以及各种神经活动之间的相互关系提出了以下的见解："故生之来谓之精，两精相搏谓之神，随神往来者谓之魂，并精出入者谓之魄，所以任物者谓之心，心有所忆谓之意，意之所存谓之志。"这些论述可以看出古人不仅认为神经活动起源于精，是最原始的物质基础，而且由此推论思、虑、志等一系列的高级神经活动范围。所谓魂，它与神一样也是一种无形的动力，随着神的意志起着往来传递的作用，如目视、耳听、口言、肢节运动等。魄，是见诸形体的一种活动形式，是协助神、魂出入变化的发挥，如"气魄""魄力"之类。至于"心有所忆谓之意，意有所存谓之志"，是人类接触客观事物的记忆和保存，并以运用这些产生自己的意向和行为。这是高级神经活动一整套的复杂表现，也就是人类通过感觉器官对于客观世界认识的不断深化，从思维到分析，从分析到综合，以达到意愿、目的的一系列活动过程。

为了便于掌握精神活动的规律，中医理论把神经活动的各种功能有机地配属于每一个脏器，以便在理论上显得更为完善，也能在实践中更好地运用，因此产生官能学说。《素问·灵兰秘典论》认为："心者，君主之官也，神明出焉；肺者，相傅之官，治节出焉；肝者，将军之官，谋虑出焉；胆者，中正之官，决断出焉；膻中者，臣使之官，喜乐出焉；脾胃者，仓廪之官，五味出焉；小肠者，受盛之官，化物出焉；大肠者，传导之官，变化出焉；三焦者，中渎之官，水道出焉；肾者，作强之官，技巧出焉；膀胱者，州都之官，津液藏焉。"从这些论述中可以看到，古人肯定了神经活动与五脏有着密切的关系。

中医把人的情感活动和表现也分属于五脏，如心主喜，其声笑；肺主悲，其声哭；肝主怒，其声呼；脾主思，其声歌；肾主恐，其声呻。《素问·宣明五气》又说："五脏化五液，心为汗，肺为涕，肝为泪，脾为涎，肾为唾。"

人的感觉器官，也由五脏分属其职。心主舌，肺主鼻，肝主目，脾主口，肾主耳。五脏和，则舌能言，鼻能知香臭，目能视物，口能辨五味，耳能闻声音。如五脏不和，感觉就会异常。

在躯体方面，心主血脉，肺主皮毛，肝主筋，脾主肌肉，肾主骨和髓。同时还可通过形体的迹象观察，推断哪一脏发生了病变，如心之华在面，肺之华在毛，肝之华在爪，脾之华在唇，肾之华在发。通过这些外在的表面变化异常，便可知病属哪脏。

据上所述，可以看出神经活动与内脏器官的功能是统一的整体，内脏功能正常是神经健康的物质基础；同样，神经健康对于内脏功能也会产生良好作用。《灵枢·本脏》说："意志和则精神专直，魂魄不散，悔怒不起，五脏不受邪矣。"

## 第三节　脑、脊髓与神经活动的关系

《灵枢·经脉》说："人始生，先成精，精成而脑髓生。"指出了脑和脊髓的形成与肾精的密切关系。大约在10世纪，解剖学家杨介所绘的人体图谱已有颅骨、脊柱、椎体、椎板及椎管等侧面观，颅腔中有脑（当时称为髓海），椎管中有脊髓（称为髓），而且明确显示脑和脊髓两者相连。《素问·五脏生成》曰："诸髓者，皆属于脑。"《灵枢·海论》说："脑为髓之海……髓海有余，则轻劲多力，自过其度；髓海不足，则脑转耳鸣，胫痠眩冒，目无所见，懈怠安卧。"这不但指出了脑是由髓汇集而成，同时还说明了脑与髓的关系以及髓虚不足导致出现脑部的病证。明代李梴编写的《医学入门》指出："脑者髓之海，诸髓者皆属于脑，故上至脑，下至骨骶，皆精髓升降之道路也。"说明了脊髓与椎管的关系。清代医家王清任亲自观察了尸体，阐明了视神经和脑的关系，并在《医林改错》中指出："两目系如线，长于脑。"

关于脑的功能，《素问·脉要精微论》说："头者，精明之府。"《灵枢·大惑论》中将眼的结构名称及与脑的关系也作了说明："五脏六腑之精气，皆上注于目而为之精……筋、骨、血、气之精而与脉并为系，上属于脑。"本篇中还论述了视觉的病理变化与脑的联系："故邪中其项，因逢其身之虚，其入深，则随眼系以入于脑，入脑则脑转，脑转则引目系急，目系急则目眩以转矣。"而在《灵枢·口问》中也说："上气不足，脑为之不满，耳为之苦鸣，头为之苦倾，目为之眩。"这就把视觉、听觉及头位变化与脑的功能变化联系起来了。明代李时珍明确提出脑与精神活动有关，认为"脑为元神之府"。明代王惠源在《医学源始》中指出："耳、目、口、鼻之所导入，最近于脑，必以脑先受其象而觉之，而寄之，而存之也。"这就更为明确地认识到五官接受外来信息反映到脑，脑有储存这些信息的功能。清代汪昂在《本草备要》中有"人之记性，皆在脑中"的记载。其后的王清任对脑的功能在《医林改错》做了更为详细的论述："灵机记性在脑者，因饮食生气血，长肌肉，精汁之清者，化而为髓，由脊髓上行入脑，名曰脑髓。两耳通脑，所听之声归脑；两目系如线长于脑，所见之物归脑；鼻通于脑，所闻香臭归于脑；小儿周岁脑渐生，舌能言一二字。"以上的认识与现代医学认识大体近似。

经络学说是中医学基础理论之一，中医各科在临床不论是辨证论治、遣方用药、针灸推拿等都离不开经络学说的指导。中医学认为，经络是人体上下内外气血运行的通道。经即有"径路"之意，是纵行的干线；络有"网络"之意，是经的横向分支，起着沟通经脉、网络全身的作用。所以五脏六腑、四肢百骸、皮肤肌肉，无不通过它的联络而进行有机的整体活动。气血是维持生命生理活动的重要物质，但它必须依靠经络始能循环输布。由于经络遍布全身，无处不到，气血依靠这一系统才能运行全身。无处不有。

经络是脏腑之间的联系网络，它对内协调脏腑之间的平衡，对外适应客观环境的变化。当机体受到外邪侵袭而发生病变时，经络首先受邪而后传脏腑。当脏腑发生疾病时，又可通过经络反应于体表而呈现其本脏症状。所以，经络既是气血运行的通路，又是疾病传变的道路。由于经络能贯通人体内外上下，所以病邪同样可以凭借这种通路由表传里、自内传外，或是由上而下、由下而上地进行传变。

经络各自有其独特的证候，在临床上运用经络学说，根据患者的自觉症状与医生的他觉症状，视其部位与表现，可了解病变与某经有关，明确或协助辨证。值得重视的是，各条经络均汇集于头部，头顶中央的穴位因此而得名为“百会穴”；督脉为一身经络之总督，贯脊上入于脑，加强了脑与诸经的联系。由此而知，经络不但与神经活动有密切的关系，而且是神经活动中不可分割的一部分。

## 第四节　气血与神经活动的关系

气血是维持人体生命活动的物质基础，它随着经脉的运行以供给人体各个器官的功能活动所需。人的生命存在一天，这种活动形式就循环往复地进行着。神经的活动也一样，虽是起源于脑，同样赖气血的濡养。所以，气血是神经活动最基本的物质。

### 一、气

气是无形之物，来源于先天，在母腹中由父母之精化生而成，即所谓的元气。既生之后，肺吸入之清气（天地自然之气）与饮食经脾胃运化所产生的水谷精微之气相结合，即先天之气与后天之气相结合，谓之真气，即人体之正气。

真气充沛于人体各部，无所不至，内温脏腑，外煦肌体，以维持机体的正常生理活动。所以说真气是人体生命活动的物质基础，又是促进物质产生的动力。正气的盛衰，直接影响着人体和神经的健康，即所谓“邪之所凑，其气必虚”“正气存内，邪不可干”。

《素问·生气通天论》说：“苍天之气，清静则志意治，顺之则阳气固，虽有贼邪，弗能害也，此因时之序。故圣人传精神，服天气而通神明。失之，则内闭九窍，外壅肌肉，卫气散解，此谓自伤，气之削也。”这里说明了人除了善于摄养正气，也应顺从自然之气，适应大自然的环境，使意志能自治，正气调和，才能保持精神清爽。勿令暴喜暴怒，损伤正气，正气失和，内闭外壅，气以愦乱，涣散不收，神经的功能活动也就紊乱。

## 二、血

血是有形的、循环于脉中的液体，赖气的推动，运载水谷精微，营养全身各部，如环无端，循环不息。中医认为“气为血帅”“气行血自行，气滞血亦滞”，而气之所能行又赖于血的营养，故有“血为气母”之说。可见，气血之间有着相互依存的密切关系。

血的生成，是由脾胃等把饮食经过消化之后，将精微部分和津液结合吸收，上输到心肺，再经肺的“气化”作用而形成。血的功能除了营养人体各部组织之外，又具有“目受血而能视”“足受血而能步”“指受血而能摄”等作用，再如皮肤的感觉之类也与血的虚实有关，血虚可出现肌肤麻木。血虚不足可致脏腑功能障碍，影响了血的生化；或因失血导致血虚不足，而精神、情志变化也可影响血的虚实功能，造成不同脏腑的血虚。如忧思伤神，可耗伤心血，则为心血虚；暴怒伤肝，可使肝血暴亡，或谋虑过度，可致肝血暗损等，均可发生肝血虚。若气滞不畅，气虚不行，脉道不利，导致血液运行不畅，可发生血瘀。

血液的盛衰，直接影响着神经的活动，如失血过多，可造成神志昏迷；血虚不足，可出现精神衰退；人体某一局部血虚，可出现局部的神经失养而功能减低。瘀血的滞留也可造成精神异常，瘀阻于局部也可发生局部感觉异常。脑部一时供血不足，轻者则出现眩晕、昏厥，严重失血者可导致死亡。

# 第五节　津液与神经活动的关系

津液，一是泛指体内一切水液，二是指由饮食精微通过胃、脾、肺、三焦等脏腑共同作用所化生的营养物质。津液在经脉中为组成血液的成分，所以有“津血同源”之谓。津液在经脉外遍布于组织间隙，有润滑、滋养的作用。津和液一般是并提的，但二者在中医学的分布和具体功用上存在一些差异。“津”比较清稀，分布于肌肤之间以温润肌肤；“液”比较黏浊，分布并濡养关节、脑髓、孔窍。从整体功能而言，津和液可以互相影响，相互转化。

津液除营养和润泽组织器官外，随着体内情况和外界气候的变化，还关系到机体阴阳平衡的调节。如炎暑天气汗多则小便自然减少，天寒时节汗少则小便增多。《灵枢・决气》说：“腠理发泄，汗出溱溱，是谓津。”这里的“津”指的是汗。《素问・灵兰秘典论》说：“膀胱者，州都之官，津液藏焉。”这里的“津液”是指尿液。汗出过多或病理性排尿过多（如糖尿病）均可以在一定程度上耗损体内的津液，尤其是在急性呕吐或腹泻后更容易损伤体液，严重的可引起昏厥。高热时患者大量消耗体液，所以中医在治疗热性疾病时，讲究滋阴养液。

可见，津液对于人体的生命活动，包括神经的活动，也是必要的物质基础。

# 第八章
# 脑血管病的病因病机

中医的病因学说，一般分为三种，即内因、外因和不内外因。本章把与脑血管病发病有关的各种因素作一阐述。

## 第一节 外 因

### 一、风

古人认为“风为百病之长”，是致病最广泛的因素。它不但可以单独使人发病，而且还可与其他五淫合而致病，如风寒、风热、风湿、风火、风燥等，这些都是属于外风的范畴。受风之后，多表现为头痛、头晕、口眼歪斜、半身不遂、体痛、恶风、昏迷、高热、抽搐、身重、骨节疼痛、咳嗽、口干、舌燥等症状。

还有一种内风证，多因痰火炽盛、风痰上扰、阴虚阳亢、肝风内动所致。该证多表现为昏厥、痉挛、眩晕、麻木、口眼歪斜、角弓反张等症状，亦能产生多种神经精神症状。

### 二、寒

寒属阴邪，易伤阳气而影响气血运行，人体的阳气不足，卫气不固密，就易受寒邪侵袭而致病。外感寒邪，由于寒邪侵袭肌肤，阳气不得宣通透泄，出现恶寒、发热、无汗头痛、身痛、骨节痛或腹痛、泄泻等症状。若人体阳气虚弱，出现形寒恶冷或容易感冒的病症。《素问·调经论》说：“阳虚则外寒。”

内寒指人体阳气虚弱，脏腑功能减退，引起的水液运化障碍、浊阴潴留的病症。《素问·调经论》说：“阴盛则内寒。”肾为人体阳气之本，故内寒多因脾肾阳虚所致。临床表现为吐泻、腹痛、手足逆冷、冷汗出等症状。《素问·至真要大论》说：“诸病水液，澄彻清冷，皆属于寒。”凡患者的分泌物和排泄物，清稀而冷者，皆属于寒。

另外，很多痛证是因寒邪所引起，《素问·举痛论》说，“经脉流行不止，环周不休。寒气入经而稽迟，泣而不行，客于脉外则血少，客于脉中，则气不通，故卒然而痛。”因此，寒邪是引起神经痛的一大因素。

## 三、暑

暑是夏天的主气，凡夏天感受暑邪气而发生的多种急性病，统称为“暑病”。但狭义的一般多指暑温，即中暑、感暑之类的病症。与神经病变有关主要有以下几种。

**1. 中暑** 指在夏季炎热气温中，因为中于暑邪而发生的病症，表现为突然昏倒、恶心呕吐、烦躁大汗（或无汗）、气粗、面色苍白，或昏迷不醒、四肢抽搐、牙关紧闭等。

**2. 暑风** 其症较为严重，因热盛而出现突然高热、昏迷、面赤、口渴，甚则角弓反张、牙关紧闭、手足抽搐。此症多见于“乙脑”的高热昏迷期。

**3. 暑厥** 是中暑患者出现神志昏迷，手足厥冷至肘膝部。如是热极似寒、阳气暴脱的情况要尤为注意。

**4. 暑热证** 此证多发生于婴儿，由于体质娇嫩、脾胃虚弱或阴气不足，在盛夏炎热的环境中，感受温热之气。由于体质差异，临床表现有两种类型：其一，脾胃虚弱者，主要症状是肢体无力，懒于说话，纳呆便溏，迁延日久，患儿身体羸瘦，下肢逐渐痿软不能站立。其二，阴气不足兼受暑热炽盛，主要症状身热午后增高，口渴喜饮，小便量多，到后期身热稽留不退，消瘦、精神萎靡、肢体无力，故又有“夏痿”之称。

## 四、湿

湿属阴邪，性质重浊而黏腻，它能阻滞气的运行，妨碍脾的运化。关于湿邪临床表现，如外感湿邪，常见体重腰沉，四肢困倦，关节和肌肉酸痛，痛常限于一处固定不移；湿浊内阻肠胃，常见胃纳不佳，胸闷不舒，以及小便不利、大便溏泄等症。与神经病有关者，莫过于湿热。湿邪影响气机的流通，蕴久化热，如《素问·生气通天论》说：“湿热不攘，大筋软短，小筋弛长，软短为拘，弛长为痿。”说明湿热之邪留恋不除，影响运动神经，使大筋软短，致使肢体屈而不能伸，乃至拘挛；小筋弛长则伸而不能屈，乃至痿证。湿热为病比较广泛，可见于很多疾病，如湿热蒸腾上逆可内蒙清窍则令人神昏，上蒙清窍则令人耳聋、目瞑，湿阻廉泉则令人不语，湿热阻遏经络可致肢体不遂。

## 五、燥

燥气易伤津液，燥证的临床表现为目干、口鼻干燥、唇焦、干咳、胁痛、便秘等。另外，燥气最易化火，燥火炽盛，重伤津液，轻则烦躁不宁，重则谵狂。肺恶燥，燥热最易伤肺，轻则干咳、咯血；重则也可产生四肢不用的痿证。故《素问·痿论》说：“肺热叶焦，发为痿躄。”

## 六、火

火是热极的表现，为害最烈。火性炎上，最易伤津。诸凡一切伤津的症状，多是由火所引起。除自身热极之外，火还可与其他五气化合，演出各种病变。此外，还有“五志化火”，如大怒气逆则火起于肝，醉饱逾度则火起于胃，房事无节则火起于肾，悲哀恸哭则火起于肺等。这些证候虽属于内因，但均由外因刺激所致。除五气化火和五志化火以外，尚有虚火与实火之别。如高热神昏，气粗口渴，大便秘结，小便赤涩，多为实火所致；心悸虚烦，骨蒸劳热，手足心热，两颊潮红，则多属于虚火。

# 第二节　内　因

七情，即喜、怒、忧、思、悲、恐、惊七种情志表现。这些表现虽然是心理活动的表达，但都是与外界事物接触后产生的，也就是各种事物作用于人的心理活动的表现。这些表现如果是正常而适度的，对人体就没有什么损害；如果超过一定的限度而不能节制，所谓七情过极，就会因此而影响正常的精神活动，即为七情所伤。如“过喜伤心”“过怒伤肝”等。这些七情过激的因素，对于人体内脏都可能引起功能失调而导致疾病。七情在脑血管病的病因上有着极为重要的意义。

## 一、喜

喜是心情愉快的表现，也是意气和畅的正常表现。如果喜乐无极，超越常度，则心气将会由徐缓而变为涣散，使心气耗散而伤神。因而出现心虚不眠，惊悸，烦躁。肾气乘虚上犯，形成恐惧不安的所谓“喜伤心”。

## 二、怒

怒是发脾气的表现，肝主怒。肝气旺盛的人，一旦遇到不合己意的事，就往往气愤不平，怒则气上，如《素问·生气通天论》说：“大怒则形气绝，而血菀于上，使人薄厥。”肝藏血，大怒气逆，则肝血暴亡；肝主谋虑，谋虑不决，则肝血暗耗。因怒损肝耗血，致阴血亏虚不能濡肝，而肝失所养，则肝火愈旺，更益动肝，而肝血益伤，即所谓“怒伤肝”。

## 三、忧

忧是情绪低落的表现，或者称为忧愁。忧愁是情志沉郁的状态，如果长期闷闷不舒，气机活动就会受到影响。肺主气，气机闭塞，就会出现胸满心悸，气不畅达，所谓“忧伤肺”。

## 四、思

思是集中精神，运用智慧考虑问题，也就是集中精神反复思考，《素问・举痛论》说：“思则气结。”李中梓注：“思则志凝神聚，气乃留而不散，故名气结。”脾主思，如久思则脾气不行，即谓“思伤脾”。

## 五、悲

悲是精神抑郁、内心痛楚的表现。如遭遇不幸、生活困难、疾病缠身、劳动条件恶劣等都是悲愁的根源。《素问・举痛论》说：“悲则气消。”肺主气，悲哀伤气，故气消矣。悲伤过度可以损伤肺气，所为“悲伤肺”。

## 六、恐

恐是惧怕的意思，是精神极度紧张所引起胆怯的表现。如遇突然的事故、惊险的遭遇、生活的剧变等，都是引起恐惧的原因。《素问・举痛论》云“恐则气下”“恐则精却”，张介宾注云“恐惧伤肾则伤精，故致精却”“精却则升降不交，故上焦闭，上焦闭则气归于下”。引起恐惧的因素虽多，但是能影响机体的还是肾气先虚。肾虚精却恐惧乘之，所谓“恐伤肾”。

## 七、惊

惊与恐相类似，不同者恐自内生，惊是猝然遇到异常变故而引起精神突然紧张的表现，如猝临危难、突遭险恶、目睹怪异、耳闻巨响等，都可产生惊骇之感。《素问・举痛论》说：“惊则气乱。”又说：“惊则心无所依，神无所归，虑无所定，故气乱矣。”惊的致病，虽然由于意外事变而致心神气乱，但还是必须有心气先虚于内的因素。否则，虽猝然遇险境、危难，也能镇静自若。所谓“猝然临之而不惊”，亦不会产生惊骇或惊病。肝主惊，惊伤肝。

## 第三节 其他因素

金刃、跌仆、外力冲击造成的颅脑外伤，最易引起精神神经症状。因为无论是脑震荡还是脑挫伤及脑干损伤，势必造成脑络和督脉的损伤。头为诸阳之会，督脉为诸阳之总督，在脑脉和督脉损伤这一病变的基础上，经络传导阻滞，神明无由传达，因而出现昏迷及各种谵妄状态。严重的脑震荡和脑挫伤患者，不仅脑络损伤，脑血管也受到不同程度的损伤，以致造成血瘀（脑膜内、外血肿）和水肿，出现昏迷和谵妄。由于挫伤后的脑组织有瘢痕形成，还可引起外伤性癫痫发作。受气浪冲击的人，可发生听觉和语言功能障碍，以致产生耳聋和失语症。

如外力致脊椎受伤，根据部位的高低和伤势的轻重不同，致神经根受压迫，轻者可使伤侧产生神经痛，或肌肉萎缩；重者可出现不同部位的截瘫。

人的一切生活若失于节制都有可能导致神经系统的疾病，如《素问·上古天真论》所说："饮食有节，起居有常，不妄作劳，故能形与神俱。"若长期起居失常，劳逸不当，常可引起神经衰弱；饮食失节，常可引起胃肠功能紊乱；若房事无度，可引起肾气亏损，导致性神经官能症。

## 第四节 痰与脑血管病的关系

痰为多种脑血管病的原因之一，故在此特别提出而予以重视。

痰是人体气化功能活动失调的病理性产物。它多由气机不畅，体液代谢障碍而产生。具体到脏腑，痰的产生多与脾失健运、肺失清肃有关。故有"脾为生痰之源，肺为贮痰之器"之说。水液不能正常运化，水湿留聚成饮；饮因气滞而凝聚成痰，形成对人体有害的物质。痰可能留滞于脏腑，也可能流窜于经络，并能与其他病邪结合而产生多种疾病。仅就与脑血管病有关的阐述如下。

痰可随气升降，无处不到。如痰蒙闭心窍，可使人昏迷不省人事；痰火蒙闭清窍，可使人狂妄；如风动痰升，可致癫痫发作；痰阻经络，可致肢体麻木、不仁或半身不遂；气滞痰凝，可致梅核气、失音；痰浊上犯，则眩晕、恶心、呕吐；如痰流肌肤，可生阴疽；痰注关节，可使关节水肿。总之，痰在人体内无处不到，《三指禅》说："痰生怪证。"在中医临床中很多疑难怪证皆从痰论治。

# 第九章
# 脑血管病概论

## 第一节　脑血管病的病因

脑血管病是脑血管损害引起的疾病的总称。脑血管损害从病因学上分为全身性血管疾病和血液病的脑部表现，还有脑血管的局部损害，后者包括外伤、肿瘤、畸形等，我们常说的脑血管病是指前者。引起的主要原因有：

**1. 动脉硬化**　动脉硬化是一种非炎性、退行性、增生性的病理改变，包括老年性动脉硬化、动脉粥样硬化、动脉中层钙化、细动脉硬化。与脑血管病密切相关的有动脉粥样硬化，动脉硬化是指动脉内膜脂质沉淀，平滑肌细胞增生形成的局限性斑块，可使动脉壁变硬，由于斑块内脂质崩解，组织坏死如糜粥状，故称动脉粥样硬化。它好发于大动脉，如冠状动脉、脑动脉、肾动脉，高血压性细小动脉硬化，为玻璃样变性，主要累积细小血管。持续高血压使中等及大动脉内膜沉积，促使动脉粥样硬化，使两者常同时发生。

**2. 动脉栓塞**　栓子的来源十分广泛，如心脏、血管，以及其他脏器中产生的不溶于血液的物质，如粥样硬化斑块脱落、羊水、脂肪、瘤栓、气体栓子等。颈总动脉分叉处为最容易发生栓塞的部位之一，脑底的大动脉、深穿支、皮质小动脉、大脑中动脉主干及其分支是好发部位，缺血和梗死发生与否与侧支循环的效率相关。

**3. 动脉炎**　包括感染性的结核、梅毒、寄生虫、风湿性的动脉炎，非感染性的如结缔组织病性脉管炎、巨细胞动脉炎。

**4. 发育异常**　先天性颅内动脉瘤、脑动脉或脑静脉畸形。

**5. 血管损伤**　外伤以及一些医源性损伤，如穿刺、插入导管、手术等。

**6. 心脏病**　通过影响血液循环或产生栓子。

**7. 血液病和血液流变学异常**　白血病、严重贫血、红细胞增多症、血液黏稠度及血液流变学的改变。

**8. 代谢病**　高血糖、高血脂、高钠、低钾易诱发动脉硬化等。

**9. 药物反应**　影响血液黏稠度及具有化学腐蚀性或能引起过敏的药物可造成血管损害。

**10. 肿瘤**　血管肿瘤，肿瘤累及血管。

# 第二节　脑血管病的危险因素

脑血管病病因的多样性决定了它具有繁多的相关危险因素，危险因素可分为可干预因素和不可干预因素。如对一些确定的可变因素进行恰当的干预，可降低脑血管病的发病率和死亡率。

**1. 年龄与性别**　脑中风的发病率随年龄的增高而增高已是公认的事实，尤其是在55 ～ 75 岁的人群中几乎呈对数直线上升。因此，55 岁以上的人群是脑血管疾病重点防治对象，但蛛网膜下腔出血发病率随年龄增高不明显，男：女接近 1：1。

**2. 遗传因素**　脑血管病属多基因遗传，研究表明直系亲属中有脑血管病史的人患脑中风的危险性大（相对危险度 3.55，$P < 0.005$）。有研究表明本病患者父母死于脑中风的比对照组高 4 倍。

**3. 高血压**　高血压是最重要的独立脑中风危险因素。无论何种脑中风，血压与中风的发生率呈正相关；无论收缩压高或者舒张压高均可引起脑中风。曾有作者报告单纯收缩压升高至 21.3kPa（160mmHg）、无吸烟史、无糖尿病和高血脂病史的一组 60 岁男性，8 年后有 20% 发生缺血性脑中风。国外多中心前瞻性研究发现，舒张压在 9.33 ～ 14.7kPa（70 ～ 110mmHg）之间时，每增加 1kPa，脑中风的发病率就增加一倍。国内资料显示，脑中风发病前有高血压者占 42.4% ～ 60%，发病后发现高血压的占 63.9% ～ 70%。其中患高血压又未经治疗者，比接受过治疗的发病率更高。因此，早期治疗高血压可降低脑中风的发病率。

**4. 低血压**　心脏骤停、大量失血等引起血压突然显著降低，可促发脑梗死。但经常性的低血压未被证实是脑中风的一种危险因素。

**5. 无症状颈动脉狭窄**　据调查统计，在 45 岁以上年龄组中。约有 5% 的人出现无症状颈动脉血管杂音，随访研究表明有杂音组和无杂音组的中风发生率分别为 14% 和 3.6%。因此，中老年人的无症状颈动脉狭窄应被看作脑中风的危险因素。

**6. 心脏病**　心脏病是公认的脑中风重要危险因素。可增加脑中风危险性的心脏病包括冠心病、风心病、二尖瓣脱垂、心脏黏液瘤等。

**7. 脑动脉硬化**　动脉硬化是公认的脑中风常见病因和重要危险因素，眼底动脉硬化可基本反映脑动脉硬化的状况。国内外调查均表明，伴有眼底动脉硬化者发生脑中风的危险性显著增加，硬化程度愈高则危险性愈大，合并高血压者差别更为明显。

**8. 糖尿病**　糖尿病患者发生脑中风的危险性比血糖正常的同龄人高约一倍，但对此结论尚有许多争议。笔者在临床上就观察到大多数中风的患者血糖增高，而其中一些人发病前短时间内血糖都是正常的；另外，也无资料显示脑中风地区分布差异与糖尿病地区分布差异相一致。并且有倾向认为，糖尿病对脑血管病的致病影响虽不如其对周围血管明显，但其可促进动脉粥样硬化的发生与发展是公认的。糖尿病患者常伴有高血压、动脉粥样硬化、高脂血症、冠心病等危险因素。因此，糖尿病作为脑中风的独立危险因素尚有争议，但作为危险因素之一是毋庸置疑的。

**9. 高血脂** 血清胆固醇升高与动脉粥样硬化的发生密切相关。国外研究显示，血清胆固醇水平和缺血性脑血管病有关。当胆固醇降低时增加出血性中风的危险性，但国内1989年曾有报告：在9000人中，经过8～13年前瞻性研究，未能证实血清胆固醇与脑血管病的发生率有关。近期研究认为低密度脂蛋白升高和高密度脂蛋白降低可能与脑中风的发生有关。有研究认为脂蛋白a是缺血性中风（特别是青年脑中风）的一个独立的遗传危险因素。

**10. 血液因素** 血液病和血液流变学异常无疑是导致脑中风（尤其是缺血性脑中风）的重要危险因素。血液病可是脑中风的直接病因，如红细胞增多症促发脑梗死、白血病并发脑出血等。最近的研究发现，血栓前状态也是缺血性中风的重要危险因素。血栓前状态是指凝血因子的浓度增高或凝血抑制物浓度降低产生的血液易凝状态。这种病理改变不仅表现为凝血功能亢进，而且与血管内皮变化、血小板和白细胞功能亢进等复杂因素有关。此外，红细胞比容增高与脑中风密切相关。血浆黏稠度、血浆纤维蛋白原等血液黏稠度指标及血小板聚集功能增高等，皆为脑血管病的危险因素。

**11. 吸烟** 吸烟对人体的严重危害已是公认的，烟草中的尼古丁刺激交感神经，可使血管痉挛、血压升高；一氧化碳与血红蛋白有极强的亲和力，引起缺氧，进而导致脂质代谢障碍和动脉硬化。吸烟量的增加，可使高血压和动脉硬化进一步恶化。国内研究表明，长期吸烟者与对照组相比，脑血流量明显降低，并可加速脑动脉硬化，使脑血管舒缩功能降低，是脑中风的一种轻度危险因素。

**12. 肥胖** 多数研究认为脑中风与肥胖无关，但肥胖与高血压有关，与高血糖可能有关。体重超标20%以上的人群，患高血压、糖尿病、冠心病的危险性明显增加。因此，肥胖是高血压、糖尿病、冠心病的危险因素，也可把它视为脑中风的间接危险因素。

**13. 口服避孕药** 虽有很多报道认为口服避孕药可增加育龄妇女脑中风的发病率，但还不明确，可能是脑中风的危险因素。

**14. 饮食习惯** 主要是指盐、肉类和饱和脂肪酸的摄入量。盐摄入量高可引起高血压已被证实，国内调查提示盐、肉摄入量偏多者，脑中风的发生率增高有显著意义。但饮食调查受众多因素干扰，很难精确，且各民族饮食习惯、饮食结构差别极大，所得资料矛盾颇多，需进一步研究。近来有人提出单纯高钠饮食并不一定导致高血压，只有在钙摄入不足的情况下才有血压增高的危险。目前认为：高钠、低钙、高肉类、高动物油饮食是促进高血压动脉硬化的因素，也是脑中风的不利因素。

**15. 其他因素** 急性酗酒或慢性酒精中毒是脑中风的危险因素。国外资料表明，大量饮酒可增加出血性中风的危险，但不影响缺血性中风。而我国两次配对调查结果不一致。少量饮酒并不构成脑中风的危险，有人研究认为少量饮酒可能预防缺血性中风。不同的作者研究过，饮用水软质、饮咖啡、饮茶、运动量、心血管系统创伤等均与脑中风发病有关，但结果均无公认的看法。

此外，有人将短暂脑缺血发作视为脑中风的一种重要危险因素，但大多数认为短暂脑缺血发作已是脑中风的一种类型或临床期。不论如何，一旦发生短暂脑缺血发作，应给予恰当的处理，这无疑对预防严重的脑中风至关重要。

## 第三节　脑血管病的发病机制

脑神经细胞的代谢需求远较其他组织高，而能量储蓄极为有限，需靠不间断的血液循环随时供应。脑中风的最后原因是神经细胞代谢所需的氧和能量（主要是葡萄糖）与局部循环所能提供的相距甚远，是供求矛盾不可调和的结果。造成局部循环紊乱的常见原因有：血管狭窄、闭塞致血流中断，脑实质出血，蛛网膜下腔出血以及其他颅内出血压迫局部造成缺血。缺血超过一定时间可发生脑梗死，而脑组织因缺氧还可发生水肿，脑水肿后，颅内压进一步升高，使脑血液循环更加不畅，使脑神经细胞病理、生理过程呈恶性循环加重。而血流动力学因素如血压的骤然升降，血流速度缓慢和血液流变学因素（如红细胞增多、血小板聚集性及血液黏稠度增高或降低），常成为脑中风发病的激发机制。

另一方面，机体的代偿保护机制，如脑血流量的自动调节、侧支循环的开放、血液流变学因素的代偿调节，均有助于避免脑中风的发生。

## 第四节　脑血管病的分类

脑血管病的分类十分繁多，目前尚未统一。其中临床上常涉及的有美国国立卫生研究所中风分级标准（NIH Stroke Scale）第三版，世界卫生组织（WHO）第9版《国际疾病分类》（ICD–09）标准和我国现行通用的以病例、病因相结合为基础的分类方法。

### 一、NIH 分类方案

该方法是由1990年以Whisnant JP为主席的美国国立卫生研究院下设的国立神经系统疾病与脑中风研究所领导下的专业委员会发布。该方法从临床障碍、病理学、危险因素与预防、临床评价（病史和体格检查）、实验室和仪器检查（包括各种特殊检查）、中风后患者的状况、解剖学（血管、脑脊液）七个方面对脑血管病进行了分类，但这些分类在日常临床工作中应用显得过于繁琐和复杂。

## 二、ICD-09 分类

该方法是 WHO 制定的国际疾病分类标准中关于脑血管疾病的部分，它与其他系统疾病的分类可很好地接轨，且条理清晰，对不同诊断条件和水平的临床单位均适用。

## 三、国内分类方案

此标准是 1995 年中华神经科学会和中华神经外科学会研究制定的我国的脑血管病分类方法。此分类较为全面、系统和实用，有助于临床和科研，并可与国际分类基本保持一致而相衔接，比较适合我国当前实际情况。

## 四、美国分类方案

### （一）无症状的脑血管病

此类包括无脑部或视网膜症状的脑血管病患者。

### （二）局限性脑功能障碍

**1. TIA** 是指无其他原因的缺血性、短暂发作性、局限性脑功能丧失。缺血通常限于一个血管系统（左或右颈动脉系统或椎－基底动脉系）所供应的部分脑组织。

TIA 的定义是发作的时间少于 24h，发作时间越长，则由 CT 或 MRI 发现脑梗死的可能越大，一般 TIA 持续 2 ～ 15min，发病迅速（从无症状至出现全部症状不到 5min，通常在 2min 之内），发作仅几秒钟一般不可能是 TIA。每次 TIA 发作后不遗留持久的功能缺失，常反复发作。少见的情况不包括在此定义之内。

TIA 应与典型偏头痛、偏瘫、癫痫发作、一过性（完全性）遗忘症、梅尼埃病、过度换气所致的感觉症状及低血压引起的晕厥或近似晕厥相鉴别，其他与低血糖、发作性睡病、周期性麻痹等鉴别。

**2. 中风** 是对包括梗死、出血和蛛网膜下腔出血在内的一组临床症状群的常用术语。硬膜外及硬膜下出血一般不认为是中风，但有头部外伤史时则必须考虑（慢性硬膜下出血可无外伤史）。

（1）暂时情况

1）改善。

2）加重。中风患者因各种原因而加重，但最常见的原因是进展型中风或在发展中的中风。近半数患者在中风发病后几分钟或几小时内出现症状加重，大约 1/4 患者在入院后症状加重。病史常可提供有近期加重证据，反复检查是发现和证明中风进展的最好方法。

中风加重的类型可以分为：逐渐进展的缓进型，神经症状在每次无变化的间歇期后迅速加重的阶梯型，好转与加重交替出现的波动型。

3）稳定性中风。这类中风是指中风患者症状无变化达到一定的时限（持续 2h）。此术语优于以前的“完全性中风”。“完全性中风”通常在使用中有两种矛盾的解释：一是意味着这样的中风已停止加重，二是此类中风已有的偏瘫、偏身感觉消失已达到最严重程度，估计不可能加重。

（2）中风的类型：确定中风的类型对于合理治疗和判断预后至关重要，使用 CT、MRI 及腰穿能诊断脑出血，并与更常见的脑梗死加以区别。根据存在的其他疾病症状、检查的体征以及脑成像所见，疑诊或确定脑梗死的类型。

1）脑出血。约 5% 的中风是由于脑出血引起的，高血压（尤其是未控制的高血压）是并发脑出血的主要原因。其他原因有动脉瘤破裂，脑动静脉畸形（AVM），海绵状血管瘤，可卡因、安非他命或酒精成瘾，血液病，抗凝治疗，淀粉样血管病，肿瘤。

脑出血的临床特征在很大程度上要根据出血的部位和程度而定，发病前无 TIA 出现，一般发病急，伴严重头痛和意识障碍。开始检查时血压常升高，即使过去无高血压病史（临床情况依据意识水平进行分级）。

高血压出血最常见的部位是基底节、丘脑、脑叶、小脑或脑桥。半球深部出血有典型的偏瘫和偏身感觉障碍，优势侧半球受累的患者还可出现失语。失语也见于优势侧半球和丘脑出血的病例，眼球运动障碍如强迫性下视或上视麻痹、瞳孔对光反应消失及辐辏麻痹是丘脑出血的特征，这些体征有助于与苍白球出血鉴别。

脑出血的症状和体征与其他类型的中风有时很难区别，即使许多未经治疗的高血压性脑出血患者，大多数有意识障碍和局灶症状，CT 能可靠地查出脑实质内出血，由于广泛使用了 CT，使一部分只有轻微头痛、意识模糊等症状和体征的少量出血患者得以明确诊断。所以诊断脑出血的唯一可靠的方法是常规应用 CT。少数缺血性梗死患者也可出现严重头痛，迅速昏迷及其他临床特征，很难与脑出血相区别。脑出血患者在最初 24h 内神经症状很少会有改善。

2）蛛网膜下腔出血（SAH）。原发性蛛网膜下腔出血（指开始出血在蛛网膜下腔者）多以头痛起病，疼痛常突然发生，极为严重，一般在数秒至数分钟内达到严重程度，意识状态迅速改变（包括几秒钟内意识恢复清醒），发病时常有呕吐。SAH 患者年龄较轻，对比其他类型的中风患者，发病前较少有高血压或其他基础疾病。

SAH 通常是由囊状动脉瘤破裂所致。CT 或 MRI 有时能发现动脉瘤，但为确定病变性质仍需做反映全部颅内血管情况的动脉造影。血管痉挛和梗死是 SAH 发病 48h 后运动障碍的常见原因。

非外伤 SAH 的其他病因有 AVM 引起的 SAH、脑内出血或两者并存。AVM 出血的特点是症状较动脉瘤破裂为轻，可有癫痫发作，有时也有局灶性脑症状和体征。有些患者出现头部杂音，也可有玻璃体出血或视网膜血管瘤。

3）脑梗死：脑梗死患者的病史中一般都有一种或一种以上中风危险因素（即中风前不可能完全健康）。虽然许多患者有高血压、糖尿病和心脏病，但既往的 TIA 和中风史也很常见。脑梗死发病时剧烈头痛和呕吐并不常见，神经症状出现迅速，但在几小时或几日内症状可不断加重。患者有局灶神经症状和体征，如颈动脉分布区的梗死可出现偏瘫和感觉障碍。

①发病机制

A. 血栓性：在动脉粥样硬化斑块基础上发生血栓时，常有血栓性梗死，血栓性梗死有时也可因血凝异常所致。

B. 栓塞性：当栓子塞住有丰富侧支循环的动脉远端时，可引起栓塞性梗死。

C. 血流动力学性：血流动力学改变引起的脑梗死，常见于供应脑某一部分的动脉近端有严重狭窄或闭塞，同时全脑灌注减少到临界水平（如心输出量下降时，而侧支循环代偿血流又不足时）。

②发病原因：一般认为，脑梗死由动脉血栓、心脏栓子或腔隙所致。有 30% ～ 40% 的梗死患者临床难以分类，最好列入不明原因梗死。

A. 动脉血栓性：这类梗死是由于颅外和颅内主要动脉某些部位的动脉粥样硬化所致。动脉粥样硬化引起的梗死主要通过两种途径：一是斑块增大，严重损伤血管腔，更多见的是同时发生血栓。当一处血管闭塞，在起始的闭塞处形成停滞的凝块并向远端扩展。二是动脉粥样硬化斑块上的血栓及斑块碎片造成栓塞所致（动脉 – 动脉栓塞）。本病有 TIA 病史和颈部杂音者比其他类型的中风更多见。临床诊断主要依靠动脉粥样硬化引起的一处或多处动脉狭窄或闭塞的体征。若梗死数小时，则与心源性栓塞无法鉴别。

B. 心源性栓塞性：这类中风常突然发病，但并不都是如此。本病常以局灶性症状开始，以后症状可以加重。临床诊断有赖于栓子明确源于心脏或是经过心脏，且无其他原因作为引起中风的证据。产生栓子的心脏疾病有间歇性或持续性房颤或房扑、近期发生的心梗、充血性心衰、二尖瓣或主动脉瓣疾病。当栓子通过右向左分流（反常栓子）时，栓子源常是周围静脉血栓。多发性脑梗死或其他系统梗死的存在，更支持心源性栓塞性梗死的诊断。心源性栓塞的临床症状有单纯的同侧偏盲和单纯的失语。脑影像学检查，有时能见到有出血的梗死。多数心脏栓子梗死累及皮质，常见于大脑中动脉分支的分布区。

C. 腔隙性：腔隙虽然是病理学术语，但也常用于累及深而小的穿支动脉引起微小病变的临床类型。穿支动脉从脑内主要动脉发出时呈 90°角，供应大脑半球的深部白质和灰质（如豆纹动脉）及脑干。由于这类动脉缺少侧支循环，一旦发生动脉疾病、血栓、栓子，就能造成相应范围梗死，以后梗死呈囊性，周围有正常组织包围，其内充满液体，所以取名“腔隙”。临床诊断依据脑成像或能反映解剖部位的临床症候群。脑成像显示在与缺血相应的位置上有一小的病损（最大直径不超过 1.5cm）。临床症候群有“典型”腔隙症状之一，即纯运动轻偏瘫、纯感觉中风、共济失调轻偏瘫或构音障碍－手笨拙综合征，有时反复检查脑成像仍正常，可能引起此症候群的原因还有小出血或皮质梗死。腔隙梗死的预后良好，功能一般都恢复。巨大腔隙累及几个穿支动脉的分布，也可与较大颅内动脉并存。

③不同部位脑梗死的症状和体征：临床表现取决于脑损害的程度、范围和位置（无论是梗死还是出血），脑的血供一般包括两部分：颈动脉系统和椎－基底动脉系统。

A. 颈内动脉：颈段颈内动脉闭塞不引起任何特殊症状。在有丰富的颈内侧支循环的情况下，颈内动脉闭塞可无任何症状和体征，但也可引起 TIA 和同侧半球的梗死。如侧支循环不丰富，其发病的机制可为血流动力学性颈内动脉闭塞或狭窄，也可由动脉－动脉栓塞或由闭塞处的凝块向远端发展进入大脑中动脉的主干而引起。神经症状包括伴有或不伴有同向偏盲的单瘫至偏瘫、失语或语言障碍、不同类型的失认，部分或完全的偏身感觉障碍。虽然颈内动脉狭窄或闭塞常伴有一过性单眼盲，但持久的单眼盲在颈动脉闭塞很罕见。大脑中动脉梗死前，在相应血管分布区常有过 TIA 发作，当颈内动脉起始部有高音调杂音时，中风最可能是由邻近起始部的颈内动脉闭塞性疾病引起的。

a. 大脑中动脉：大脑中动脉起始于颈内动脉分叉处，如第一部分（M1 段）闭塞，几乎都出现神经症状，该处的闭塞绝大多数由栓子引起。由于闭塞位于 Willis 环远端，侧支循环只来自大脑前动脉及大脑后动脉在脑表面的血流吻合。如果这种侧支不能建立时，M1 段的闭塞就会引起偏瘫、偏身感觉缺失、同侧偏盲、对侧凝视麻痹等严重症状。如果梗死在优势侧半球，还可出现失语。由于脑表面有丰富的侧支循环，大脑中动脉主干部闭塞的主要症状是由巨大腔隙所致的运动障碍，如果闭塞的凝块解体向远端游走，则可引起分支的闭塞，出现大脑半球相应部分受累的症候群。

b. 大脑前动脉：大脑前动脉闭塞的最常见症候群是对侧下肢无力，远端尤著。有时伴上肢近端无力或相同区的感觉障碍，失用（尤其是步态），也可出现认知障碍。

B. 椎－基底动脉系统：供应延髓、脑桥、小脑、中脑、丘脑、枕叶以及颞枕和顶枕交界处。

a. 椎动脉：左锁骨下动脉或头臂动脉（无名动脉）的严重狭窄或闭塞可引起同侧椎动脉血流的逆流，一般不出现症状。当一侧椎动脉闭锁或终止于小脑后下动脉，而另一侧椎动脉发生闭塞时，可出现脑干梗死。一侧椎动脉或小脑后下动脉闭塞可发生延髓外侧梗死。本症候群的特点是突发严重眩晕、恶心、呕吐、吞咽障碍、同侧小脑共济失调、同侧 Horner 征及同侧面部和对侧肢体躯干痛觉、温觉减退。

b. 基底动脉：基底动脉闭塞能引起脑干梗死或 TIA，偶尔无症状。通常在基底动脉严重狭窄或闭塞时出现双侧脑干体征，而一侧脑干的某一分支动脉闭塞或狭窄引起的症状群只限于一侧，除小脑的较大分支（长旋支）外，基底动脉还有许多短支供应脑干。累及这些分支的综合征可根据在脑干和小脑的解剖知识定位。分支动脉的症状呈交叉性，即累及对侧躯体和同侧面部的感觉或运动障碍。主要症状是头昏、眩晕。眼球震颤为常见体征，某些脑神经如动眼神经受损，也有助于脑干损害的诊断。基底动脉终末部的闭塞能引起穿支动脉的闭塞，导致两侧丘脑和中脑上部梗死，基底动脉中风和其他梗死一样，病程进展可长达数日。

c. 大脑后动脉：基底动脉终止于两侧大脑后动脉，常因栓子而引起闭塞，最常见体征是同向性或象限性视野缺损。此外，如失读和失算，可由于累及占优势侧半球而发生。累及非优势半球则产生顶叶证候群。偏身感觉缺失可出现于丘脑梗死，偶尔可出现持续性半身痛的“丘脑”综合征。当两侧大脑后动脉都闭塞时可出现皮质盲并常有行为改变。

### （三）血管性痴呆

由大的梗死或多数小梗死造成的大量脑组织的破坏，必然会出现认知障碍。血管病的多次发作是引起痴呆的主要原因，但这一点仍有争议。像中风一样，痴呆的发病率也随年龄增长而增加。痴呆常伴有梗死，当有多发性梗死时，则更可能发生血管性痴呆，单个小梗死不可能引起痴呆。目前，支持痴呆是由无梗死存在的慢性缺血所致的证据似乎还不足。

### （四）高血压脑病

此综合征目前相当少见，但必须与高血压性脑中风（通常为脑出血）区别。此综合征主要发生在慢性未控制的高血压患者，在新发高血压患者中罕见。患者血压迅速升高，诉有头痛，意识模糊，癫痫发作，有时有一过性神经症状。检查时意识障碍比体征更明显，视神经盘水肿常与火焰样出血及视网膜渗出同时存在。高血压的舒张期血压常超过 17.3kPa（130mmHg）。脑成像或腰穿发现脑内或脑周围无出血症，脑压增高。这类患者一般的处理是降血压。其他类型的中风神经体征显著，腰穿和脑成像可确定诊断。

# 第五节　脑血管病的诊断

脑血管病的诊断同样要遵循定位诊断、定性诊断、病因诊断三个原则。脑血管病诊断的手段包括临床评估和选用特殊检查两个方面，临床评估主要依靠详细准确的病史和全面的体格检查、神经系统（包括眼底）检查。

## 一、诊断的要点

首先排除全身性疾病，特别是内科疾病的中枢神经系统表现，确定病变位于脑部。相当数量的脑中风初诊时即有意识障碍，脑出血占 80% ～ 86%，蛛网膜下腔出血占 30% ～ 50%，脑血栓形成占 15% ～ 49%，高血压脑病占 71%。发病后就诊较迟者，意识障碍更突出。因此，首先要鉴别意识障碍的原因，确定意识障碍是由全身性或脑外其他脏器疾病引起的，还是由脑部疾病引起的。这就需要全面了解病史和完整细致的体格检查，包括分析内科、外科系统体征，特别是神经系统体征。

**1. 鉴别脑中风及颅内其他疾病** 脑中风后的症状和体征反映的是受损局部脑组织功能障碍的表现，与其他中枢神经系统疾病的表现有许多共同之处。主要是需要同各种颅内感染性疾病及癫痫持续状态等鉴别。鉴别通过发病方式、发热等感染征候和神经体征（局灶性或弥漫性脑损害）等，必要时通过特殊检查如头颅 CT、脑电图和腰椎穿刺脑脊液检查等区分。

**2. 判断脑中风的性质** 由于治疗原则和预后的不同，在脑中风的诊断中需明确是出血性中风或缺血性中风；是中风的哪一类型，如脑出血、蛛网膜下腔出血、脑血栓形成、脑栓塞等；判断病灶部位、范围大小及数量，并初步推断其病因。

**3. 确认脑中风的责任血管** 脑中风表现的症状、体征并非受累血管的症状、体征，而是其供血区域或邻近部位受累的表现，因此中风的定位诊断相对于其他中枢神经系统疾病诊断更应注意责任血管的确定。明确了责任血管，对实施外科治疗，判断病因、病情转归及预后都有极大帮助。确认需通过对病损部位的确定和脑血管解剖分布的比对，必要时可行脑血管的特殊检查。

**4. 确定脑中风的病因** 确定脑中风的病因时应充分利用上述资料，并结合对危险因素的确定和流行病学的提示。

**5. 患者状态和病程的判断** 值得注意的是，确定诊断后并不意味着诊断的结束，仍应全面观察整个病情经过，特别是临床评估与特殊检查不完全符合，或有与该病常见临床表现不一致的疑点时，更应抓住不放，密切注意病情演变，随时准备修正诊断或充实诊断。患者出院时应对其诊断及治疗全过程认真做一回顾和小结，吸取经验教训，以便不断提高诊断水平和质量。

## 二、特殊检查

特殊检查是必要的，是保障诊断的正确性和客观性的重要手段，各临床单位可根据已有条件选择下列检查，合理进行安排。

**1. 实验室检查** 尿常规包括尿糖定性。血常规加做血沉、血细胞比容、血小板分析。血液生化检查包括：血糖、血脂、蛋白电泳、肝功能、肾功能、电解质。对于凝血时间不正常或拟进行抗凝治疗者加做有关凝血因子和其他血液学、血液流变学指标。必要时选做血清梅毒反应。脑脊液压力和实验室检查仅在疑为蛛网膜下腔出血时慎重选择。

**2. 头颅影像学检查** CT、MRI 被认为是对脑血管病和脑中风患者最有效、安全而精确的特殊检查方法。

**3. 心脏及全身血管** 脑中风的患者常规进行标准心电图和 X 线胸片检查，必要时选择心脏和颈部大血管超声检查、放射性核素检查和心电监测等。对患者的血压也应常规定期复查。

**4. 电生理检查** 常规脑电图、肌电图检查对脑中风的诊断并非必需，但对亚临床的脑血管病（特别是短暂脑缺血发作者），脑电图、脑电地形图，以及听觉、视觉、体感诱发电位等电生理学系列检查可提供重要的诊断信息。

**5. 血管系统检查** 颈部、颅脑血管的超声检查，因其非创伤性而成为脑血管病诊断的重要特殊检查方法之一。目前，临床常用的血管超声检查是颈部大动脉的多普勒超声检查和经颅多普勒超声检查（TCD）。经典的脑血管造影目前仍不能完全被取代，但近代数字减影血管造影（DSA）的推广应用，已使血管造影术的损伤性大为减少，而能精确显示血管本身的病变，如阻塞、动脉瘤、AVM 等。

**6. 脑代谢血流检查** 脑血管病和脑中风病理生理基础是脑局部血流量和代谢的障碍。正电子断层扫描（PET）、单光子断层扫描（SPECT）和氙核素测定局部脑血流量等，可了解患者局部脑血流量、脑氧代谢率（$CMRO_2$）、氧摄取成分（OEF）、脑血容量（CBV）和脑葡萄糖代谢率等分布和定量资料，可作为临床研究的手段。

## 第六节 脑血管病的预防

脑血管病患者在中风发作之前，大多无严重的临床表现。一部分人可有短暂脑缺血发作或脑动脉硬化的症状、体征。一旦发生中风，死亡率或致残率均较高。因此，防治的原则为及早检查、发现各种导致脑中风的危险因素，坚持早期积极干预，以期防治或推迟中风的发生。

对 35 岁以上人群定期体检和检查，重点了解血压、血糖、血脂、心脏情况、体质指数、吸烟饮酒习惯。对有一种以上危险因素者，列为监测重点，进行强化教育，定期随访，并进行针对性干预。对已确诊的高血压患者，进行规范化的抗高血压治疗，定期复查巩固疗效。对已确诊或高度怀疑短暂性脑缺血发作者，应重点干预，定期随访。对糖尿病、冠心病、高血压心脏病除接受专科治疗、监测外，同时列入脑中风防治重点干预对象。监测血脂，对血总胆固醇、甘油三酯、高密度脂蛋白、低密度脂蛋白水平应经常性地进行全面即时了解。对有吸烟、酗酒嗜好者，劝其逐步减量直至戒除。对饮食偏咸、过腻的中老年人，劝其改善饮食结构，多食蔬菜水果。

鼓励适当的体力活动，多从事力所能及的轻微劳动和体育锻炼，保持适当的体质指数。对具有多种危险因素者，应列为重点干预对象。除加强上述各项针对性措施外，还要注意保持心情舒畅，切忌激动、暴怒，防治便秘，避免过度劳累、突然用力、负重、脱水等诱发状况。

# 第十章
# 脑血管病的西医治疗原则

## 第一节　缺血性脑血管病的治疗原则

缺血性脑血管病包括短暂性脑缺血发作、可逆性缺血性神经功能障碍、动脉血栓形成性脑梗死、脑栓塞、腔隙性脑梗死、分水岭梗死、皮质下动脉硬化性脑病、多梗死性痴呆等。由于不同类型缺血性脑血管病的病因、临床表现和转归不同，因此治疗也应有差异。目前尚无公认的常规疗法，但均强调早期诊断、早期治疗、早期康复，国内认为行之有效的三项原则是：管理血压、适当处理脑水肿、积极处理各种并发症。近年来颇受关注的个体化原则和时间窗概念，对缺血性脑血管病治疗具有重要的指导意义。

实现个体化原则需要通过两方面的努力，一是提高诊断的精确性和全面性，力求诊断要包括病因、时程、部位、范围、病期、原有危险因素、现有并发症、并存病和全身情况等的全面评估；另一方面则是对所选用的药物或疗法要有相对统一或规范的适应证、禁忌证以及使用的时机、剂量、剂型、疗程等。

重视时间窗的概念，准确把握患者所处的病期，根据各病期病理、生理、生化改变特点，采取相应的治疗措施。

治疗的重点应该是保护梗死灶周围的半暗带的脑组织，使缺血半暗带区域内那些处于可逆性损伤的脑细胞尽可能被挽回，以使患者获得更好的预后。针对此目的的治疗药物包括自由基清除剂、钙离子拮抗剂、改善微循环药物、消除脑水肿药物等。其共同目的均在于缩小半暗带，更多地保留神经功能。

### 一、专家建议的阶段治疗方案

**1. 第一阶段（1 ~ 48 小时）治疗**

（1）发病 3 ～ 6 小时内，选择合适病例积极进行溶栓治疗，如用链激酶、尿激酶、人组织型纤溶酶原激活剂、有效的精制蛇毒制剂等可取得满意疗效。当然要严格掌握适应证、禁忌证，严格操作，严密观察，总结经验。

（2）发病 12 ～ 24 小时内，甚至是 48 小时内禁用葡萄糖溶液，可给林格液加三磷酸腺苷、辅酶 A、维生素 C 等，亦可用 706 代血浆或生理盐水加维生素 C、三磷酸腺苷、辅酶 A 等治疗，避免葡萄糖的不利因素加重缺血性半暗带区的损害。

（3）可用自由基清除剂治疗，目的是防止半暗带区再灌注对神经细胞损伤，如地塞米松，维生素C、E，甘露醇和过氧化物歧化酶等。

（4）可用钙离子拮抗剂阻止钙离子细胞内流，避免或减少迟发性神经元坏死，又可以解除血管痉挛，增加血流量，改善脑微循环，依血压情况可选用尼莫地平、尼卡地平、氟桂利嗪、脑益嗪等。

（5）可用兴奋性氨基酸的天门冬氨酸（NMDA）受体拮抗剂MK801，或用抑制性氨基酸递质 γ-氨基丁酸（GABA）的增强剂等，以及其他辅酶Q10、维生素E、半胱氨酸和谷胱甘肽等。

（6）调整血压，改善微循环，提高血容量，减少乳酸堆积，减轻或消除颅内盗血综合征。慎用降血压药，禁用或慎用血管扩张剂。可用复方丹参注射液、川芎嗪注射液和低分子右旋糖酐等。

（7）24～48小时后酌情加强脱水降压药，减轻神经细胞水肿，如地塞米松、甘露醇、呋塞米等。

（8）酌情应用抗凝疗法或血液稀释疗法等。

**2. 第二阶段（3～14天）治疗**

（1）2～3天后脱水、降颅压、减轻脑水肿是脑保护的重要措施。可用地塞米松、甘露醇、呋塞米、甘油果糖盐水。糖尿病患者或高血糖者慎用。如系重症脑梗可提早应用降颅压药，并发脑疝亦可外科减压治疗。

（2）继续应用第一阶段（3）～（6）项治疗。

（3）应用促进和改善细胞代谢、有助于神经细胞功能恢复的细胞促活剂，如胞二磷胆碱、脑复康、脑复新、脑通、脑活素等。

（4）早期康复措施，康复语言训练，肢体被动活动，保持患肢功能体位等。

（5）应用活血化瘀的中药、促进神经功能恢复的药物。

**3. 第三阶段（3～12周）治疗**

（1）继续应用改善组织代谢、促进神经功能恢复的药物。

（2）应用中西医结合药物，如复方丹参、川芎嗪、刺五加注射液及其他促功能恢复药物。

（3）配合针灸治疗、按摩、肢体运动练习。

（4）康复治疗，进行正规语言功能康复训练、肢体功能锻炼等。

（5）该方案强调早期诊断、早期治疗、早期康复，补充三项原则之不足。强调缺血性脑血管病预防的重要意义，预防的重点一是病因，二是危险因素。如高血压、高血糖，高血脂既是重要的病因，也是重要的危险因素，缺血性脑血管病重点还是在高血压的控制。

**4. 贯彻三级防治方针**

（1）一级防治：即预防、控制和消除危险因素，如高血压、高脂血症、糖尿病以及肥胖等，此类疾病的防治可以预防心脑血管病的发生，至少可以降低其发病率。

（2）二级防治：主要措施是积极治疗短暂性脑缺血发作和可逆性缺血性神经功能障

碍，减少缺血性中风的发病。

（3）三级防治：即对脑梗死（血栓形成或脑栓塞）和重症脑梗死强调早期诊断，按缺血治疗时间窗概念积极超早期治疗，充分利用半暗带，最大限度挽救神经元，对于功能恢复和降低死亡率均具有重要意义。

## 二、重症脑梗死的治疗原则

重症脑梗死是指主干动脉闭塞造成的大块脑梗死或脑干的大面积梗死，常常影响意识及生命体征，病死率高。挽救生命、降低病死率是急性期治疗的宗旨，影像学如已肯定为重症脑梗死，考虑其治疗原则为：

（1）早期防治脑水肿，加大力度降低颅内压，常用20%甘露醇125mL加呋塞米40mg静滴，每4～6小时1次，必要时加用地塞米松10mg静滴，每天2次。脱水药一般至少应维持2～3周。

（2）鉴于大块脑梗死发病早期很难认定，建议在起病后超早期治疗。只要除外出血，立即给予大量溶栓、去纤维化或提高脑灌流量的药物，抑制梗死扩大。

（3）由于颅内压增高导致的血压增高系血管自动调节所致，也是保持脑血流量的需要，如患者无心衰等情况发生，一般不必干预。

（4）如已有脑疝等危及生命的情况，而降颅压药物效果又不理想时，可考虑外科治疗，行一侧或双侧大骨瓣减压，必要时吸除已坏死的脑组织以挽救患者生命。

（5）平卧休息，保持呼吸道通畅，注意心肾功能，维护营养和水电解质平衡。

（6）加强护理、防治各种并发症。

## 三、血液稀释疗法在脑血管病中的应用

血液稀释疗法是通过输入胶体溶液或同时放血，致血液稀释，降低红细胞比容和血液黏稠度，使缺血性脑血流增加，而达到治疗目的的一种方法，常用于治疗脑梗死，但近年来对其确切疗效仍有争议。不少专家认为这种疗法除了能治疗急性脑梗死外，对高凝状态患者也可预防脑梗死的发生。但应掌握适应证，主要针对“四高”患者，即高血黏滞度、高凝状态、高血糖及高血脂。

**1. 病例选择**

（1）急性脑梗死，发病在48小时内，并经CT或腰穿排除颅内出血。发病后3天常出现脑水肿，这时提高脑血流是有害的。

（2）红细胞比容为0.38。

（3）治疗前4周无心肌梗死或严重的心绞痛史，入院时无左心衰体征。

（4）未进行过抗凝治疗。

（5）血压在250/130mmHg以下，无肾功能衰竭、昏迷等其他严重疾病。

（6）脑梗死先兆，如短暂性脑缺血发作或可逆性缺血性神经功能障碍者可放宽指征。

**2. 血液稀释疗法的分类应用**

（1）等容性稀释：放出的血量与补充的液体量相等。给药前先做皮试，普通速度滴注低分子右旋糖酐或706代血浆，每次静滴500mL，每天1～2次，持续7～14天为1个疗程，必要时重复。治疗同时应在对侧上肢静脉放血250～500mL，当红细胞比容＞0.42时，放血500mL；红细胞比容在0.35～0.42时，放血250mL；红细胞比容在0.33～0.35时，暂时停放。因此，放血量依每日所测红细胞比容而定。最佳的红细胞比容一般认为在0.30～0.33较合适。

（2）高容性稀释：较大量扩容液体直接输入，方法简便，但降低红细胞比容不明显，可增加颅内压和心输出量，有颅高压和心功能不全者慎用。有条件时可用颅内压及肺动脉楔压监护输入的速度和量。也有报道本法对动脉瘤术后脑血管痉挛，甚至手术后有明显脑水肿时有积极作用。

（3）低容性稀释：放出的血量只有一部分被扩容液所代替，用于心衰和较严重的高血压患者。

## 四、脑梗死时尿激酶的应用

尿激酶的主要作用是将纤溶酶原转变为纤溶酶，纤溶酶激活后把纤维蛋白凝块裂解成纤维蛋白降解产物碎片排出。因其与同类产品比较，具有价廉物美、无抗原性、可一次较大剂量注射等优点，而在国内被广泛应用于脑梗死、心肌梗死等的溶栓治疗，但在临床应用中，有关其溶栓的确切效果，给药时机、给药途径、出血并发症等方面的意见尚不一致。综合国内外的经验，有如下建议：

（1）所选病例必须经CT证实无出血灶，患者无出血素质。

（2）使用前后应有凝血机制监测，如凝血酶原时间、纤维蛋白原定量、静脉法凝血时间、血小板计数、出凝血时间等，如发生出血倾向应立即停药，并给予抗血纤溶芳酸和6–氨基己酸。

（3）严格掌握时间窗，溶栓应于6h内开始。

（4）尽管动脉溶栓比静脉溶栓效果好，但为争取时间，宁可不选择动脉途径。

（5）剂量问题根据个人经验灵活处理，建议静脉用量宜为（0.25～2.5）$\times10^5$U，动脉用量为（1.8～12.0）$\times10^5$U。

（6）建议数字减影脑血管造影后留置导管给药，一旦栓子溶解，即停止给药。

（7）用尿激酶有效后不要骤然停用抗凝溶栓药，还应使用其他较弱的抗凝药物巩固疗效，避免复发。

（8）行溶栓治疗前需具备完善的紧急辅助治疗措施及处理颅内出血的抢救措施。

（9）溶栓前应尽可能告知患者可能发生严重出血的危险及可能的疗效，签署自愿书。

（10）禁忌证：不肯定发病时间者；影像已显示与体征相对应的梗死灶者；溶栓前症状与体征迅速改善者；起病伴癫痫发作不能有效控制者；伴单一神经缺损症状无法评分者，如共济失调、感觉障碍等；有脑出血史者；6个月内有脑梗死及颅脑外伤史，遗留明显功能缺损者；严重心肝肾功能不全者、心肌梗死者；外科手术及分娩者；半年内出现活动性消化性溃疡者；胃肠或泌尿系出血者；已知有出血倾向者；口服抗凝剂，凝血酶原时间＞15s者；病前48h内静脉用过肝素，部分凝血酶原时间延长者；血小板计数＜$10\times10^9$/L，血糖＜2.8mmol/L或＞22.2mmol/L，治疗前收缩压＞24.0kPa（180mmHg）或舒张压＞13.3kPa（100mmHg）者。

## 五、自由基清除剂与脑血管病

自由基是参与脑缺血性损害的重要因素之一，与缺血性中风有关的自由基主要为氧源性自由基，尤其是在脑缺血再灌流后可通过多种途径产生大量氧源性自由基，如氢氧基、超氧基、单态氧及一氧化氮自由基。如清除不及时，它们可通过连锁反应加重脑组织损伤。另一方面，脑缺血后机体对自由基的清除能力减弱也是致脑缺血性损害的重要因素。因此，早期药物干预意义重大。下面介绍临床较常用的几种自由基清除剂。

**1. 过氧歧化酶类**　主要有铜锌－过氧歧化酶、镁－过氧歧化酶等，因不易透过血脑屏障，且有抗原性，临床应用受限。

**2. 甘露醇**　疗效确切，多在发病6h内开始使用，根据病情每日可用500～1000mL快速静脉滴入，连用7～10d。

**3. 地塞米松**　清除烷自由基和脂质过氧化物自由基，常用剂量每日10～30mg静脉滴注，连用3～5d。

**4. 21－氨基类固醇**　作用机制与地塞米松相似，但清除自由基能力强1万倍，且无皮质醇的不良反应。此药已试用于临床。

**5. 维生素E和C**　前者可清除超氧基和脂质过氧化物自由基，后者可清除脂质过氧化物自由基，还可以辅助维生素E清除超氧基，作用快而强。用药原则为早期、足量、冲击疗法。急性期可给予维生素E 30mg/（kg·d），静脉滴注；维生素C每日1～10g静滴，连用7～10d。

**6. 巴比妥盐类**　可抑制脑代谢，改善微循环及清除自由基，用量为每日0.8～1.2g，分次肌注。应注意其有效量与中毒量很接近，且必须早期应用。

**7. 其他新型抗自由基药物**　如褪黑素，具有强大的抗自由基效能，是目前实验研究的热点之一。

上述自由基清除剂，如与钙通道阻滞剂、兴奋性氨基酸拮抗剂等药物合并使用效果更佳。

## 六、钙离子拮抗剂治疗缺血性脑血管病

脑缺血时，细胞内外的钙稳态失衡，启动一系列的病理损伤过程，钙离子拮抗剂对脑血管的药理作用有：①防止或抑制脑内大动脉痉挛。②扩张软脑膜血管。③改善红细胞流变能力，增加脑血流量，改善脑循环。④改善脑代谢，对脑组织损伤具有保护作用。

然而，实验证明钙离子拮抗剂对缺血后脑组织也有不利影响：①增加组织对缺血性损害的敏感性。②降低平均动脉压。③有增高颅内压的倾向。临床上使用钙离子拮抗剂应注意如下几点：

（1）强调早期用药。

（2）推荐用药及剂量：①尼莫地平 20 ～ 40mg，每天 3 次。②尼卡地平 20 ～ 40mg，每天 3 次。③西比灵 5 ～ 10mg，每晚 1 次。④脑益嗪 25 ～ 50mg，每天 3 次。以尼莫地平和西比灵使用比较广泛。

（3）注意不良反应：体重增加、抑郁及锥体外系症状。

## 七、兴奋性氨基酸受体拮抗剂治疗缺血性脑血管病

兴奋性氨基酸（EAA）受体拮抗剂的研究，为缺血性脑血管病的治疗提供了一个新靶向，目前多种 EAA 受体拮抗剂被用于动物实验及临床 I 期和 n 期试验中。面对这一新治疗手段，临床医生应认识到：

（1）兴奋性氨基酸在缺血性脑损伤中的毒性作用是导致缺血神经元死亡的重要原因。

（2）兴奋性氨基酸受体拮抗剂能明显地减轻缺血性神经元的损伤。

（3）多种兴奋性氨基酸受体拮抗剂仍处于研究阶段。

## 八、阿司匹林在缺血性脑血管病防治中的作用

阿司匹林是目前应用最广泛的抗血小板聚集剂，在预防缺血性心脑血管病方面已沿用多年。其作用机制是抑制环氧化酶，减少血小板中血栓烷 $A_2$ 的合成，降低血小板聚集能力。它的临床疗效在下列方面受到重视：①减少短暂性脑缺血发作、可逆性缺血性神经功能障碍和完全性中风的发生率。②改善完全性中风的病程。③降低中风患者的病死率。④减轻中风的严重程度。使用剂量国内大多倾向于 30 ～ 100mg/d，并筛选脑血管病之高危个体，尤其是针对血小板聚集性高的患者，主张小剂量长期服用。

## 九、脑血管病时激素的应用

脑血管病中使用糖皮质激素有下述作用；①降低毛细血管的通透性，提高血脑屏障的功能。②稳定细胞膜。③抗氧化作用。④减少脑脊液的生成。⑤抑制垂体后叶抗利尿激素的分泌，促进脑内血液循环自动调节功能的恢复。但因激素众多的不良反应和并发症，因此不主张将激素作为常规用药，仅用于危重患者。

临床使用时应注意如下几点：①掌握适应证。凡血压无明显升高的重症脑出血或脑梗死，伴有明显意识障碍或意识障碍加重者可选用皮质激素。②早期使用。③急进猛退，适可而止，通常用较大剂量的短程疗法，地塞米松每日 20 ～ 30mg，连续 3 ～ 5d。④与脱水剂配伍使用。⑤加用胃黏膜保护剂，防治应激性溃疡。⑥最好合并使用抗感染药。

## 十、糖尿病性脑梗死的治疗

糖尿病时血液处于高凝状态，导致脑梗死发病率增加。鉴于脑梗死的发生、发展及预后均与血糖水平有关，因此糖尿病性脑梗死的治疗原则首先是尽早控制血糖在正常范围内。①严格限制静脉滴注葡萄糖溶液，确要用时必须合并使用胰岛素。②禁用低分子右旋糖酐，补液以 706 代血浆、生理盐水或平衡液为宜。③较大面积脑梗死者应考虑适量胰岛素控制高血糖，以胰岛素分早、中、晚 3 次皮下注射。④伴高血压者应控制血压。⑤适当应用抗生素防治感染。⑥提倡使用血液稀释疗法。⑦血小板聚集抑制剂、钙通道阻滞剂及促细胞代谢剂等的使用原则同非糖尿病性脑梗死。⑧恢复期要继续重视糖尿病的治疗。

## 十一、出血性脑梗死的治疗

出血性脑梗死是指脑梗死病灶内出现继发性脑出血而言，其病理基础是梗死区的血管通透性增高、血液外渗、血管再通、血管破裂以及凝血机制障碍等，多见于脑梗死，分为血肿型和渗血型。出血性脑梗死原则上按普通脑梗死治疗，但对于不同类型及不同原因要有所区别。

（1）对渗血型，仍按脑梗死治疗。

（2）对心源性脑梗死或进展性中风，建议继续采用抗凝治疗。

（3）对出血量不大的血肿型，可不予特殊处理，停用抗凝、溶栓及扩血管药即可。

（4）对临床症状加重，出血量较大者，应按脑出血治疗。主要措施为：①消除脑水肿。②控制血压。③控制血糖。④应用脑细胞代谢改善剂。⑤内科治疗无好转，血肿较大又无手术禁忌时考虑手术治疗。⑥防治并发症。

## 十二、脑血管病时葡萄糖的应用

急性脑血管病多伴有血糖升高，可能由于下丘脑－垂体－肾上腺皮质调节紊乱所致，并且血糖浓度增高对脑血管病的功能恢复和预后均有不利影响。实验证明高渗葡萄糖可以加重乳酸堆积，促进脑水肿和神经组织损害。因此，脑血管病的早期应绝对避免应用高渗葡萄糖及含糖液，以免发生医源性高血糖而使病情加重，必须给予低渗葡萄糖溶液时，应按比例给予胰岛素，此外，急性脑血管病发病后应常规作血糖定量检查，若血糖高于 8.32mmol/L，应予相应治疗，建议适量使用胰岛素，使血糖降至正常水平。

## 十三、脑细胞赋活剂在脑血管治疗中的应用

脑细胞赋活剂参与改善细胞代谢，有助于脑细胞功能的恢复，在临床上应用很广泛，主要包括三种：①影响代谢的药物，如 ATP、胞二磷胆碱、细胞色素 C 等。②影响氨基酸和多肽类药物，如 γ－氨酪酸、脑活素等。③影响神经递质及递质受体的药物，如乙酰胆碱制剂、金刚烷胺、马来酸氢化麦角乙脲等。这类药物的药理作用有被夸大的趋势，事实上这些药物的使用也并非有益无害，临床上应用时需掌握适应证，避免滥用。

脑细胞赋活剂其应用原则是：①熟悉所用药物的药理作用。②选择具有针对性的种类。③急性期不宜使用增加代谢类的药物。④避免盲目地长期使用。⑤考虑患者的经济承担能力。⑥对生物制剂应慎重选用。⑦重视非药物的康复措施。

## 十四、血管性痴呆的治疗

血管性痴呆是脑血管病主要转归之一，治疗棘手，国内外都非常重视它的治疗和预防。

**1. 治疗原则**

（1）强调预防和早期治疗。

（2）积极治疗原发病及其病因。

（3）重视心理康复，鼓励患者积极参与脑力和体力活动。

（4）注意并发症的防治。

（5）选择性应用脑循环代谢改善剂，进行多疗程治疗。

（6）长期用药要注意药物的不良反应。

**2. 治疗措施**

（1）有效地消除致病危险因素，控制或改善心脑血管障碍，尤其是对血压的调控。

（2）扩张脑血管，改善脑代谢，常用药物有尼莫地平、西比灵等。

（3）根据病情选择适当的脑代谢赋活剂，如脑复新、氨酪酸、胞二磷胆碱、都可喜、氢化麦角碱及中药等。

（4）中枢促醒剂，利他林、氯酯醒等可以试用。

（5）神经介质类药物，如乙酰胆碱、毒扁豆碱等。

（6）对高凝状态患者，可予抗血小板药物（如阿司匹林）或考虑血液稀释疗法。

（7）高压氧治疗。

（8）康复训练。

**3. 药物治疗的注意事项**

（1）血管性痴呆合并有锥体外系损害表现时慎用脑益嗪、西比灵等药物，

（2）合并有心脏疾病者忌用吩噻嗪类抗精神病药。

（3）老年患者常伴有肾功能减退，应调低药物用量，可予半量维持。

（4）痴呆伴有烦躁、兴奋时，使用镇静药不宜过多、过久，以致活动、思维更趋迟缓，甚至过度镇静引起坠积性肺炎、肺栓塞等并发症。

（5）抗精神病药宜从小剂量开始，逐渐增量，摸索出有效控制精神症状的最小剂量。

（6）长期用药应选择不良反应小、价格适宜的药物。

## 十五、前列环素治疗缺血性脑血管病

前列环素是一种高效抗血小板聚集剂和血管扩张剂。它在缺血性脑血管病中的药理作用包括：①拮抗血栓烷 $A_2$ 并抑制其合成。②扩张血管，降低血管阻力，改善脑微血管床的灌注。③抑制血小板聚集，并可使已聚集的血小板解聚。④促进缺血后神经元恢复。因此，补充外源性前列环素，调节前列环素 – 血栓烷 $A_2$ 失衡状态，是针对急性缺血性脑血管病病理生理的合理措施。用药方法：患者入院后即予每分钟 50μg/kg，连续静脉输入 36h。其不良反应主要为低血压反应，因此输液速度宜慢。

## 十六、缺血性脑血管病的外科选择

缺血性脑血管病的外科治疗，常用的方法有颅内外血管吻合术、颈内动脉内膜剥除术和大网膜移植术等，其目的主要是为了改善缺血区的脑组织供血。由于高血压是缺血性脑血管病的最主要原因，高血压所致的脑内细小动脉和毛细血管损害在缺血性脑血管病的发生和恢复中起着重要作用，而较大血管损害较轻。因此，对于高血压性脑梗死，手术治疗并不能真正改善脑缺血，通常不予考虑。

如果大面积脑梗死导致严重脑水肿、颅内高压，或 CT 发现有中线结构移位，应行手术开颅减压，清除已完全坏死的脑组织以降低颅内压，必要时合并切除病侧颞叶沟回，以松解脑底池，使脑脊液循环通畅。

烟雾病所致大范围的脑缺血可选择大网膜移植术。神经介入放射在溶栓和血管成形术方面的应用拓展了缺血性脑血管病的治疗途径。

## ■ 十七、短暂性脑缺血发作的治疗时机及综合措施

短暂性脑缺血发作（TIA）既是一个病，也是一个综合征，更是永久性缺血性脑血管病的一个重要危险因素，因此及时防治具有重要意义。

**1. 治疗原则**

（1）尽快终止 TIA 发作。

（2）积极寻找病因，及时针对病因治疗。

（3）防止完全性中风的发生。

**2. 具体处置手段**

（1）首次发作或频繁发作者应收住院治疗。

（2）短期抗凝治疗，尤其是反复发作患者且无抗凝治疗禁忌者（无出血倾向、溃疡病、严重高血压及肝肾疾病）应及早进行抗凝治疗。短期内频繁发作者可立即静注肝素 50mg，然后将 50mg 肝素加入葡萄糖或生理盐水 500mL 中静滴，每分钟 20 滴，维持 24 ～ 48h；如发作次数较少，直接静滴即可。肝素用量以凝血时间达到用药前 2.5 倍左右，改为口服新双香豆素类抗凝剂，持续 10 ～ 14d。用药期间注意出血并发症。

（3）病因治疗：积极治疗高血压、心脏病、糖尿病、高血脂、颈椎病等病因。

（4）抗血小板聚集剂长期应用：阿司匹林 30 ～ 150mg，或噻氯匹定 250mg，每天 1 次口服。

（5）改善脑循环：可用培他啶、低分子右旋糖酐等。

（6）钙离子拮抗剂：常用尼莫地平、脑益嗪、西比灵等口服治疗。

（7）酌情选用体外反搏、血液稀释疗法、光量子疗法，注意各自的适应证。

（8）中医药治疗：多用活血化瘀、通经活络之法，常用川芎、丹参、红花等药物。

（9）外科治疗：对于颈动脉严重狭窄患者，可考虑颈动脉内膜剥离－修补术、颅内－颅外血管吻合术等，但应严格掌握指征。

# 第二节　脑出血的治疗原则

自从 CT、MR 应用于临床以来，脑出血大多数得到早期确诊和及时治疗，预后得以改善。其治疗原则是：①保持安静，防止继续出血。②抗脑水肿降颅压，有手术指征时外科处理。③适当调整血压，不宜快速降压。④重视并发症的预防和治疗。⑤强调个体化原则。

### （一）脑出成的内科处理措施

**1. 卧床休息**　保持安静，对躁动不安患者可适当应用镇静剂。

**2. 快速脱水**　常用 20% 甘露醇 125mL 加呋塞米 40mg 快速滴注，1/4 ～ 6h，必要时可加用地塞米松 5 ～ 10mg。肾功能障碍患者可以复方甘油注射液或甘油果糖代替甘露醇，同时适当加大呋塞米用量。

**3. 调整血压**　可给予作用温和的降压药，如呋塞米及硫酸镁等，血压不宜降得过低、过快，宜维持在比平时血压略高水平。急性期过后（约 2 周）血压仍持续过高时可系统应用降压药。

**4. 止血剂的应用**　通常认为脑出血患者使用止血剂并无效果，但对点状出血、渗血，特别是合并消化道出血时，止血剂可能发挥一定作用，可选择静脉或鼻饲给药。

**5. 降温**　对中枢性高热或感染性发热均应积极降温，保护脑细胞，首选物理降温。后者以抗感染为主。

**6. 防治并发症**　①感染：常见肺部感染及尿路感染。为防止感染并发症，对于出血量较大或伴有意识障碍患者应早期使用抗生素预防，已有感染者积极治疗，对改善预后非常重要。②消化道出血，症状较重者应常规采取防止消化道出血的措施，可静注雷尼替丁，对已有出血者应合并使用止血药，可予鼻饲或口服云南白药、三七粉等。③心功能不全者须控制液体的入量和速度。④肾功能不全者，注意药物对肾脏的损害，适时调整并记录尿量。⑤非酮症糖尿病高渗性昏迷：监测并控制血糖。⑥防止褥疮。

**7. 加强护理，维持营养**　对意识障碍不能进食的患者应常规胃管鼻饲流质食物。

**8. 中医治疗**　急性期过后可用脑血康等活血化瘀。

**9. 康复治疗**　重视恢复期的肢体和语言训练，选择物理疗法。

### （二）脑出血的外科选择

**1. 出血部位**　浅部脑出血、皮质下出血、壳核出血及小脑出血优先考虑手术。

**2. 出血量**　大脑半球出血大于 30mL，小脑出血大于 10mL 者适宜手术。

**3. 占位效应**　出现进行性中线移位、脑疝或脑疝前期的征象、脑室梗阻等情况应予手术，以挽救生命。

**4. 病情演变**　发病后病情急剧进展，短时间内昏迷者不适宜手术。

**5. 意识状态**　一直清醒者一般不需手术，发病后意识障碍由轻变重，或就诊时即为中度意识障碍者，应积极进行手术。

**6. 合并症**　发病后血压过高（200/120mmHg），眼底出血，病前有心、肺、肾等严重疾病者，多不适宜手术。

**7. 病因**　对出血原因诊断不清，疑为血管畸形或肿瘤者，宜行手术探查，进一步明确。

（1）手术时机：临床已经证实，条件适合的患者，应早期或超早期手术，尽早减轻血肿对脑组织的压迫，打破出血后所致的恶性循环，提高治愈率及生存质量。

（2）手术方法：①开颅清除血肿。②钻孔扩大骨窗清除血肿。③立体定向或 CT 引导下锥颅穿刺血肿吸除或血肿碎吸术。④脑室外引流。

（3）术后处理：①保持血压稳定，防止血压过高造成再出血，过低导致脑血流不足。②控制颅内压增高，减轻因颅内压增高所致的继发损害。③加强护理，防治并发症。④维持水电解质平衡以及补充营养等。

### （三）多发性脑出血的治疗

急性多发性脑出血是指脑内同时或几乎同时发生两个或两个以上病灶的脑出血。发病率占脑出血的 1.5% ～ 5.9%，主要病因仍为高血压，此外还有淀粉样血管病、脑血管畸形瘤中风、动脉硬化、血管炎、血液病等。出血部位以脑叶占比例比一般脑出血为多，其治疗原则基本同单发脑出血，但应注意以下几点：①努力寻找病因，结合原发病治疗。②强化脱水、降颅压措施。③早期预防和治疗消化道出血。④当有危及生命的大血肿出现时，应积极手术治疗。⑤如系淀粉样变所致多发性脑出血，血肿清除后不易止血，故应慎重。⑥由于病情通常较重，应严密观察预防合并症发生。

### （四）高血压脑出血急性期补液

高血压脑出血急性期颅内压急剧升高，并有脑疝形成的危险，因此脱水降颅压成为首要措施，而输液量需严格控制，一般按以下原则处理：①发病 24h 内，机体对失水状态还存在一定程度的代偿能力，而脑部的急性出血也不允许有过多的液体量输入，输液总量应控制在 1500mL 左右。以后每日的输液量一般控制在 1600 ～ 2200mL，目的是保持轻度的负平衡。②补液以输入 5% 葡萄糖盐水、林格液为宜。③补液时要结合有无发热、呕吐、消化道出血等合并症，适当调节液体量及品种。④发病 3d 后，无论有无意识障碍，如不能进食，应积极鼻饲，保证足够的营养。⑤注意观察水、电解质平衡，及时调整。

### （五）脑出血急性期高血压的处理

高血压是脑出血的主要病因。脑出血发病时，常见血压升高，通常为一过性反应，现多认为是对颅内压急剧升高的代偿。因此，处理急性期高血压时应慎重。首先要认识到：①若病前有慢性高血压时，脑血流自动调节系统已适应高血压水平，自动调节曲线向高血压水平移动。②当颅内压下降时，血压可随之自动下降。③过早过快将血压降至正常，可能导致脑灌流下降，甚至梗死。④血管扩张剂可能加重脑水肿和颅内高压。

高血压的处理原则：

（1）了解发病前的血压水平，将血压调整到略高于原来水平。

（2）如果不能了解病前的血压状况，或者病前的血压水平太高，降压的程度应控制在小于平均动脉压的 20%，但收缩压不应超过 26.7kPa（200mmHg）。

（3）反复多次测压，避免急剧降压，应使上述指标在治疗开始后 12 ～ 24h 内实现，治疗开始后 4h 内以每小时 0.677 ～ 1.33kPa（5 ～ 10mmHg）的速度降血压，之后以每小时 0.267kPa（2mmHg）的速度缓慢降压。

（4）在血压调整水平方面，既往无高血压者血压降至收缩压 21.3kPa（160mmHg），舒张压 13.3kPa（100mmHg）左右为宜；有高血压病史者收缩压降至 24kPa（180mmHg），舒张压降至 14.1kPa（105mmHg）左右（平均动脉压 17.3 ～ 18.7kPa）为宜。

（5）降血压药和降颅压药合并使用。

（6）药物选择：①口服用药参照患者以前用药情况。②尽量不选用强力降压药或影响脑血流量的药物。③避免使用 α 及 β 受体阻滞剂、中枢性降压药、神经节阻断药。④选用作用温和的钙离子拮抗剂、血管紧张素转换酶抑制剂及利尿剂等。

（7）应用降压药时，密切观察血压变化并调整头位，血压过高时，适当抬高头位；血压过低时取头低足高位，停用降压药，酌情应用升压药。

（8）急性期过后，血压仍高应进行系统降血压治疗。

#### （六）怎样防止脑出血的再出血

脑出血患者发生再出血预后极差，如何防止再出血因而显得格外重要。预防措施包括：

（1）首先是合理的血压管理，长期规律地服用降压药物极为重要。

（2）甘露醇的使用不宜过量，否则加重脑出血，应结合颅内压监测、临床观察和影像学结果合理应用。

（3）脑出血的外科治疗应严格掌握适应证，尤其是立体定向吸引及碎吸术，应控制抽吸量在出血量的 60% 以内，必要时在碎吸时注入凝血酶。

（4）脑淀粉样血管病所致脑出血再出血发生率较高，应慎防脑外伤，选择手术时应格外慎重。

（5）无论是脑出血急性期还是康复期均应避免精神紧张、情绪激动，保证血压不致出现大的起伏。

## 第三节　蛛网膜下腔出血、脑血管痉挛及再出血的预防

脑血管痉挛和再出血是蛛网膜下腔出血两个严重的并发症，发生率高，对治疗结果和预后影响大，因而是该病治疗中的重点。

### 一、脑血管痉挛的防治

（1）如病情和条件许可，应早期（48h 内）手术清除血肿，放置脑池引流管。蛛网

膜下腔有 1mm 以上厚度的血块时，尤为适宜。

（2）扩充血容量：常用 706 代血浆、低分子右旋糖酐、白蛋白等静脉输注。

（3）提高平均动脉压：中心静脉压低于 1.33kPa（10mmHg）时，可用多巴胺或多巴酚丁胺使平均动脉压提高 2.67 ～ 5.33kPa（20 ～ 40mmHg），维持 2d 后逐渐减量。

（4）早期应用血管扩张解痉剂，如尼莫地平静滴或口服。

（5）降低血液黏稠度，可行血液稀释疗法。

（6）酌情加用脱水剂。

## 二、再出血的防治原则

（1）应用抗纤维蛋白溶解剂，抑制纤维蛋白溶酶原的形成。常用 6- 氨基己酸、止血芳酸、止血环酸，均以较大剂量使用，同时与钙离子拮抗剂联合应用。

（2）有手术指征者，尤其是动脉瘤或脑血管畸形所致出血者，应争取尽早手术。

（3）绝对卧床休息 1 个月，保持安静，减少探视，完全与能引起情绪波动的外界精神因素隔离。

（4）防止便秘（给缓泻剂），防止血压过高，避免咳嗽，可给镇咳剂及抗生素。

（5）积极寻找病因，针对病因治疗。

## 三、蛛网膜下腔出血手术时机的选择

对蛛网膜下腔出血患者，早期手术除减少再出血、血管痉挛与提高患者生活质量外，还能减少住院时间与医药费用。但发病早期由于脑水肿、脑充血以及触及易出血等，加之麻醉方面准备仓促，可能困难不小。因此，选择适当的手术时机非常重要，可综合如下几点进行衡量：

（1）从病因方面考虑，情况允许，尽快行脑血管造影，明确病因后，选择病因手术的时机。对动脉瘤和脑血管畸形者力争早期手术（出血后 6h 内），最迟不超过 72h。

（2）从发病部位方面考虑，颈内动脉系统动脉瘤宜早期手术，而椎 – 基底动脉瘤手术时间并不绝对重要。

（3）从病情方面考虑，若病因为动脉瘤，出血后情况良好，属Ⅰ～Ⅱ级甚至Ⅲ级，应争取早期手术；若病情较重（Ⅲ～Ⅳ级）的患者，应等待病情好转或稳定后手术。Ⅴ级患者，病情危重，手术与否病死率均高，但如有威胁生命的颅内血肿，则应紧急手术清除血肿，同时对动脉瘤进行相应处理。

（4）重视术前准备，早期手术配合静滴尼莫地平效果更好，术前脱水降颅压、过度通气、腰椎穿刺引流脑脊液等方法，可以减少早期手术的不利因素，提高手术成功率。

（5）介入神经放射治疗可能具有更广阔的适应证。

## 四、蛛网膜下腔出血抗纤溶药物的应用

蛛网膜下腔出血 3 ～ 21d 中，血和脑脊液中的纤维蛋白降解产物增加，表明纤溶亢进，患者在近期内的再出血危险也增加，抗纤溶疗法的作用是抑制纤溶酶原转变为纤溶酶，且对纤溶酶本身有微弱的直接抑制，是蛛网膜下腔出血后再出血的重要防治措施。抗纤溶药物的应用原则包括：

**1. 一般倾向于大剂量用药**　6- 氨基己酸每日 24 ～ 36g 或凝血酸每 24 小时 6 ～ 12g，但对于 40 岁以上伴有高血压、糖尿病、高脂血症及既往有脑血栓病史的蛛网膜下腔出血患者，药量应适当减到常规用量的一半。

**2. 持续用药**　该类药作用时间较短，使用时最好能维持 24h 输入，连用 2 周，第 3 ～ 4 周分别以半量递减或改为口服，4 周后停药。

**3. 争取早期用药**　应在发病后 3d 内开始用药。

**4. 选择好用药对象**　以颅内动脉瘤破裂致蛛网膜下腔出血者最为适合，而 65 岁以上高龄患者合并有致缺血性脑血管病危险因素者慎用，用药过程中应密切观察病情变化，如有脑梗征象应及时停药。

**5. 合并使用钙离子拮抗剂**　可减少脑血管痉挛的发生。

# 第四节　混合性中风的治疗原则

（1）分型治疗。血肿较大而梗死灶较小者，以治疗出血为主；以梗死灶为主而血肿较小者，偏重于梗死灶的治疗，但抗凝、溶栓治疗仍应慎重。

（2）稳定血压。控制高血压，防止低血压，一般稳定在发病前水平为宜。

（3）降低颅内压。脱水剂对出血和梗死灶均为有效措施，可适量应用。

（4）防治并发症。常见的并发症为肺炎、褥疮和尿路感染，应仔细观察，加强护理，及时治疗。

（5）对以梗死为主的混合性中风可适当行扩容、血液稀释疗法。

（6）忌用止血剂及凝血剂。

（7）加强支持治疗。不能进食者，应尽早鼻饲，保证营养供给。

（8）对血肿较大、占位效应明显者，需尽早行钻颅血肿抽吸术或开颅血肿清除术。

（9）恢复期治疗同单纯出血性或缺血性中风。

## 第五节 脑血管病脑疝的抢救

脑疝形成是脑血管病最严重的并发症，如不及时处理，常导致患者死亡。其预防抢救措施如下：

（1）重在预防，早期积极治疗原发病是预防脑疝形成的重要环节。内科强调基础治疗，包括高渗性脱水、适当控制入水量、应用糖皮质激素、适当降低血压、头部低温等措施。

（2）维持呼吸道通畅。

（3）防止感染等并发症。

（4）对脑出血患者，颅内血肿较大（脑叶出血 50mL，基底节出血 30mL，小脑出血 10mL）应及时行手术治疗。

（5）注意掌握高颅压患者腰穿的适应证和操作方法。

（6）密切观察急性脑血管患者的意识状态、瞳孔和其他生命体征的变化，尽早发现脑疝。

（7）积极进行脑疝的处理：对枕骨大孔疝，情况紧急时可行床边锥颅穿刺脑室引流，对小脑幕切迹疝，除了内科一般抢救措施外，还可以进行颈动脉穿刺，直接灌注甘露醇，必要时结合小脑幕切开减压手术。

# 第十一章
# 脑血管病的中医辨证论治纲要

## 第一节　脑血管病的病机特点

### 一、先天不足，禀赋缺陷

脑为髓海，有赖先天之精的充实与健全。正如《灵枢·本神》所说："故生之来谓之精，两精相搏谓之神。"若先天脑脉异常，可出现早发性的脑血管病变，如青壮年的脑脉破损出血而中风偏瘫。只有先天之精完善，才能有脑脉健全的发育，表现出神正而健康。

### 二、脑位高巅，易感邪毒

脑居头颅之内，头居高巅之位而为首；头为诸阳之会，易为热邪所犯。六淫外感，疫毒内犯，头脑位高而属阳，概括大致有三条途径：①疫毒直接犯脑，某些疫毒对脑髓有选择性浸染的特性，感受后，除发热、传变、伤津等见症之外，极易发生神志改变、抽搐、发痉或肢体瘫痪等表现。②外感病传里化热，热盛火郁，引动肝风，风火相煽，上攻于脑，出现谵语、痉厥、躁狂，甚或昏迷。③外感六淫或疫毒传里，酿成热毒，正气不足，入血浸淫脑髓，可形成严重脑病。清代陆九芝《世补斋医书》认为："盖人自无内风不招外风，无内火不起内风，风由于火，火又生风，风火交煽，风为标而火为本，苟得风火之降则内风息，苟得内风之定则外风除。"脑血管病很多情况下存在这种外邪内患交炽、互为促进的病机特征。

### 三、七情过极，气血逆乱

七情过极或持久的精神刺激，可引起神思紊乱或气血逆乱，导致脑血管病的发生。如：①精神刺激过久，对中老年人可由于伤神、思维紊乱而致性格变异，促进痴呆病的发展，延缓中风后遗症的康复。②强烈、持久的精神刺激，导致脏腑气机调控紊乱，气血失和，由于气血逆乱，可发生厥证、中风等急性重病，《素问·生气通天论》说："阳气者，大怒则形气绝，而血菀于上，使人薄厥。"或五脏亏虚，阴阳失调，精少髓空，而出现眩晕、脑鸣，精神萎靡，失眠恍惚；或忧思过用，气虚血少，久则血行瘀滞，瘀阻脑络，引发痫、厥、狂、痿、中风等各种脑病，《丹溪心法》所说“凡中风，多是老年因怒而成”就是指类似的病理变化。

### 四、脏腑病变，累及脑脉

一些脏腑的特殊病证，如积聚、鼓胀、黄疸、消渴、水肿、哮喘、肺胀等发展至晚期，或因误治、失治而产生脏腑浊气、痰瘀，上犯脑髓，或瘀阻脑脉，则出现神志异常、抽搐、痉厥、昏迷、偏瘫、语言不利等脑病证候。

### 五、外伤跌仆

头、颈等部位外伤、跌仆，使脑髓受到直接创伤或震击，脑脉破损；或瘀血压迫，脑脉阻滞。均可导致脑窍不杨，脑髓受损而出现厥脱、昏迷、抽搐、偏瘫、失语、痴呆、失忆、头痛等脑血管病证。

## 第二节　脑血管病的辨证概要

### 一、先天异常

本证多见于青壮年者，突发性的昏迷、偏瘫、失语，常无明显的先兆，生长发育一如常人，难以寻找相关的疾病史。因此对于青壮年人出现的脑血管病证候，应想到先天脑脉异常的可能，结合现代医学认识，尽快作相应的实验室检查，以便确诊。

### 二、六淫邪毒

外感六淫、邪毒引起的脑血管病证，多有外感、疮疡等病史而逐渐发展的过程，临床以高热、神昏、谵语，甚或抽搐为特征。外感所致者多起病急骤，变化迅速，初起即现高热口渴，面赤心烦，躁扰不宁，小便短赤，旋即神昏谵语，抽搐项强，胸背斑疹，舌红绛、苔黄，脉多滑数；实热内闭或热毒入血扰脑者，多见舌质红或起芒刺，苔黄，脉洪数；热毒入血则见高热夜甚、皮肤斑疹，舌红绛。

### 三、脏浊侵脑

此类疾病所致的脑血管病变，多有原发疾病的临床特征，如日晒疮（近似于现代的红斑狼疮）并发偏瘫，是由于原病毒侵及脑脉引起，其病已有时日，病程中必出现日晒疮所具有的颜面红斑，或经络关节病变所引起的疼痛等证候，辨证过程中应注意患者的病史及疾病过程，不难发现原发疾病而明确辨证。

### 四、气血逆乱

气血逆乱是脑血管病的常见和重要的证型类，包括气血厥逆、气虚血瘀等证，多由七情过极或脏气亏虚所致，张锡纯认为“肝过盛生风，肝虚极亦可生风”。素体肝阳偏亢，当七情过激，暴怒动肝，致风阳上亢，气血厥逆而中风者，多见形盛面赤，头痛、眩晕，易激动，舌红脉弦劲有力，或弦数等证候；素体肝阴不足，阴虚阳亢，七情激动，虚风上扰，血随气逆而中风，则见颜面潮红，时时眩晕、耳鸣、腰膝酸软，舌红而干，脉弦细数；中年之后，气阴两虚，气虚血运涩滞，血虚脉道不利，瘀阻脑窍而中风，可见眩晕、肢体麻木、时觉昏厥，舌淡红且暗，或舌体胖大有齿印、瘀斑瘀点，脉弦细或涩。

### 五、痰瘀阻络

风痰瘀血，阻滞脑络，临证以半身不遂、口眼歪斜、语言不利或失语为主症；也有的表现为情感失控，不时哭笑；或吞咽不利，口角流涎；或关节挛缩，活动受限，扳动疼痛；或二便自遗，或排尿障碍等。常伴有眩晕、头痛、肢痛、肢麻、胸闷痰多，舌淡红或紫暗，苔白厚或腻，脉弦或滑或沉涩。此类证型多见于脑血管病之恢复期和后遗症期，亦或见于脑部外伤瘀血内阻证。

## 第三节　脑血管病的论治法则

脑血管病以头部脑脉的病变为主，头位高巅，脑脉交错，功能与髓海充盈关系密切。其病机虽部分与先天禀赋有关，但主要表现在易为风热毒邪所犯，脑脉易出血，或有痰浊瘀血阻滞，为病多属急危重症，或缠绵难愈之证。因此治疗上，应以救治生命为首位，临证需区别闭、脱，分另取开窍、固脱、止痉等法则救治；对疾病本身的治疗，应以尽量减少后遗症、促进功能恢复为原则，临证清热解毒、平肝息风、活血化瘀、通经活络、补肾益精等应为本类疾病的主要治则。此外，须根据不同病因、不同的见证、不同的阶段分别施以不同的治法。除药物治疗外，中医传统对急危重症可配合针刺、艾灸以及外治疗法；即使对慢性难治之症，针灸及外治疗法也是很好的方法之一。分述如下：

## 一、开窍醒脑

开窍法是用芳香开窍剂治疗神昏窍闭证的一种方法。

脑血管病出现昏仆、不知人事，不论何因，均应开窍醒脑以促进患者苏醒，这是救治的首要。当患者出现神昏、牙关紧闭、口噤不开、肢体强痉等闭证时，则适用开窍醒脑法则。闭证有阳闭、阴闭之分，阳闭见高热烦躁，神昏谵语，痉厥抽动，舌红绛，脉数，则宜清热开窍法；或痰热内闭而见神识昏迷，谵语狂言，烦躁不安，身热抽搐，痰盛气粗，舌红苔黄垢腻或苔黄燥，脉滑数，则宜在上法中兼以化浊。阴闭见猝倒，牙关紧闭，不省人事，痰浊内盛，心胸闷痛，舌苔白滑或厚腻，脉沉迟或弦紧有力，则宜芳香开窍法。代表方药如安宫牛黄丸、紫雪丹、苏合香丸等。

## 二、固脱扶元

本法用于脑血管病之脱证，多为危重弥留阶段，是五脏真阳散脱之象，症见昏愦无知，目合口开，四肢松懈瘫软，手撒肢冷汗多，二便自遗，鼻息低微，属虚证。元气大亏，阳气暴脱，面色苍白，肢冷汗多，呼吸微弱，脉微欲绝，宜大补元气法，以扶危救脱；气虚阳弱，虚汗不止，肢体倦怠，则宜温阳益气固表法；阳气衰微，四肢厥冷，则应益气回阳法；气阴衰弱，汗多口渴，宜以益气敛阴法为主。代表方药如独参汤、芪附汤、四逆散、生脉散等。

## 三、安神宁心

脑血管病常出现神志不安之证，安神法是常用的治法。所谓安神法是用重镇安神、养血安神的药物治疗神志不安的病证。

临床上根据病因、病机的不同，而有虚实之分。实证宜用重镇安神法，虚证宜用养血安神法。重镇安神法多用质地沉重的矿石或贝壳类药物，取其“重则能镇”“重可去怯”的功效。养血安神法多用植物药种子类，其质润性补，性味多甘、酸、平。

药理研究证明，不少安神药有镇静催眠、抗惊厥或协调中枢神经功能而表现为“安神”效应。

临床应用时要注意虚实分类，辨证论治，重镇与养血安神区别应用，或相互配合应用。

## 四、清热解毒

脑血管病急性期大多以热证表现为主，特别是由外邪所引起的脑血管病，因此清热解毒也是急性期的重要法则之一。流脑、乙脑、中毒性肺炎、肝昏迷、尿毒症昏迷、高血压脑病、脑出血、高热神昏等，到温邪内陷、热入心包的阶段，症见发热烦躁、神昏抽搐、舌红脉数等证候，则需应用清热解毒、开窍安神法则。代表方药如牛黄清心丸、牛黄清宫丹、牛黄抱龙丸等。

## 五、平肝息风

平肝息风法是用于治疗肝阳上亢及肝风内动等证的治法。

脑部属头，头为高巅，中医认为“高巅之上，惟风可及”，引起脑血管病之风，大多属内风，内风多由热邪及肝邪所致，故称为“热动肝风”“肝风内动”，肝阳上亢常见头痛、眩晕、肢麻等症。肝风内动包括：①肝阳化风，是肝阳上亢病情进一步发展而来，除上述症状外，甚至可出现猝然仆倒、神志不清、口眼歪斜、半身不遂、舌强不语，或震颤、抽搐等。②热极生风，由于高热所致，表现为颈项强直，甚则角弓反张。③虚风内动，是阴血不足，筋失所养，表现为筋脉拘急、手足蠕动等。

代表方药如羚角钩藤汤、天麻钩藤饮、镇肝熄风汤等。

## 六、活血化瘀

活血化瘀法用于各种血瘀证的治疗，主治各种病理原因引起的血脉瘀滞证。

血瘀常见的症状有疼痛，由于瘀血凝滞，“不通则痛”；肌肤甲错，是由于经脉瘀滞血不养肌肤所致；肢体不仁，麻木萎缩，是由于经脉闭阻、气血失养而成。此外还可见到痈疡、积肿结块等。脑血管病不论是缺血性还是出血性的脑血管病，活血化瘀均是中医临证常用的重要法则。中医认为不论脑脉瘀阻或溢出脉外之血均属瘀血；对已无生机之瘀血，应尽早祛除，减少病变范围，缩小病灶。临床实践和实验研究均表明，脑血管病尽早应用活血化瘀法，有促进病灶吸收、减少病残程度的作用。

代表方药如复元活血汤、补阳还五汤、通窍活血汤等。

临床应用活血化瘀之法，要注意气与血的关系，一般需配合益气、行气药应用，以提高疗效。同时，也应注意病证的虚实变化。

## 七、祛痰通络

祛痰是用具有祛痰化饮的药物，用以祛除或消散体风痰浊的一种治法。

中医认为“痰”可分为有形与无形二类。痰饮既是病理产物，又可以成为致病因素。有形之痰是一般呼吸道的分泌物；无形之痰是指体内津液不循常道，逐渐积聚而成。它停留在体内组织和器官中，成为一种有害的病理产物，而又导致气机逆乱，形成各种各样的病证。故有“痰生百病”“痰生怪病”之说。

脑血管病急性期和后遗症期中医辨证多有“痰闭”“痰阻”的病机，因此，祛痰法是脑血管病的常用治法。根据不同脑血管病的病机可分涤痰开窍、豁痰通经、祛痰化瘀、通经活络等法则。临证以猝然倒仆、不省人事、口吐痰涎、半身不遂、口眼歪斜、手足拘挛、筋骨疼痛、步履艰难为表现，则可选择本类治则。代表方药如温胆汤、二陈汤、石菖蒲郁金汤、苏合香丸、小活络丹、大活络丹等。

临床应用时，对寒痰、湿痰所致的病证，宜用温燥祛痰；对因热所致或痰郁化热病证，宜用寒凉祛痰药。

## 八、通腑泻下

泻下法是指具有通导大便，荡涤实热，引热下行，攻逐水饮、寒积，治疗里实证的一种治法。由于里实证的病因病机不同，故立法各异，临床上分为攻下、润下、峻下利水、攻补兼施等。

里实证是同时具有“里证”和“实证”特点的病证。因其致病邪气不一，故临床上有实热、食积、瘀血、痰饮、虫积、寒实等不同。又由于所病的部位不同，故有五脏六腑实证的区别。

重庆医学院（现重庆医科大学）曾从病理解剖进行研究，认为中医的实证一般见于强壮的个体，常见于急性炎症、瘀血、便秘。里证多见于内脏器官的实质性损害，病势较重。

脑血管病应用泻下法，多是急性期，病变突然、颅内压增高的患者，特别是闭证患者可采取上病下取的治法；另外也可见于后遗症期，由于活动减少而导致便秘的患者。

使用本法应注意，有表邪者不宜纯用泻下剂，以免引邪入里。一般情况下，孕妇、月经期妇女、年老体弱者、病后体虚者应慎用或中病即止，以免伤正。

# 第四节　脑血管病的针灸治法

针灸治疗脑血管病有很好的疗效。过去多用于恢复期的治疗。近 20 年来，由于针灸技术水平的不断发展，应用范围不断扩大，很多急性期、危重症的针灸疗效卓著，甚至解决了中西医药物及手术都难以解决的问题，如项针治疗延髓麻痹等。针灸治疗与药物治疗相比较有两个特点：一是针灸既能对疾病的病因有作用，又能对疾病的某些症状有作用，例如对脑梗死既有扩张血管、改善血循环的作用而治本，又可治脑梗死所致的发音障碍或二便障碍而治标。二是针灸治病既有远期疗效，而即刻效应又往往十分显著，如用于止痛、吞咽障碍等。

## 一、针灸配穴法

针灸治病是在人体的腧穴上进行操作的，每个腧穴都有一定的治疗作用。根据病情制定针灸处方进行治疗，就产生了腧穴的配合应用问题。按中医的经络学说，取穴基本上可分为近部取穴、远部取穴和对症取穴三种情况，三者在应用时可分用亦可合用。

**1. 近部取穴法**　近部取穴是根据每一腧穴都能治疗所在部位的局部和邻近部位的病症这一普遍规律提出的，多用于治疗体表部位明显和较局限的症状。如鼻病取迎香，口歪取颊车、地仓，胃痛取梁门、中脘等。

**2. 近部取穴法**　远部取穴是根据腧穴的远治作用，根据脏腑、经络和神经节段的理论来应用。如腰痛取委中，头病取手、足腧穴等。《灵枢・终始》所说“病在上者，下取之；病在下者，上取之；病在头者，取之足；病在腰者，取之腘”，即是本法范围。

**3. 对症取穴法**　是根据腧穴的特殊作用而提出的。腧穴具有相对的特异性作用，某腧穴可能具有治疗某一病症的作用。如大椎可退热，人中可醒神开窍，内关可调整心率，廉泉可治哑等。

**4. 远近配穴法**　远近配穴是常用配穴法之一。是近部与远部取穴相配合的方法。一般近部取穴 2 ～ 4 个，远部取穴 2 ～ 4 个；可取本经穴位，亦可取表里经、同名经穴，或对症取穴均可。

**5. 上下配穴法**　指人体上部腧穴与下部腧穴配合成针灸处方的配穴法。中枢神经的最基本活动过程是兴奋和抑制，兴奋和抑制的基本活动规律为扩散、集中和相互诱导。针刺实验证明，针刺能对大脑皮质的兴奋与抑制过程具有一定的调整作用，根据机体的功能状态，针刺能促进大脑皮质保护性抑制过程，也可以提高大脑皮质相应区域神经细胞的兴奋性。针刺产生一个中枢兴奋的结果，可引起另一个中枢的抑制。此外针刺刺激强度过大或时间过长可引起中枢抑制。

临床上观察，上下取穴法对大脑皮质功能失调引起的疾病，尤其是疼痛性疾病疗效较佳。如头痛、失眠、多眠、高血压常取头、手、足的腧穴；胃痛、腹痛常取上肢、下肢和足的腧穴；手足瘫痪、麻木、震颤的疾病多取头部腧穴。

**6. 循经配穴法**　指本经及其所属的脏腑有病，在本经循行的路线上配穴的方法。一般分近取和远取两种。远取者以头面躯干部疾病选取四肢肘膝关节以下的本经穴位，如阳明头痛取合谷，胃痛取足三里；近取者以取病位所在局部的本经穴位，如阳明头痛取头维，胃痛取梁门。

**7. 左右配穴法**　它既可左右双穴同时取，也可左病取右，右病取左。如头痛取双侧风池，偏瘫时则可补健侧，泻患侧。如右侧偏瘫取左侧百会、曲鬓。

**8. 前后配穴法**　此法多用于胸腹疾病，比俞募配穴法广泛。如遗尿取关元、中极等。

其他还有夹脊配穴法、俞募配穴法、五输配穴法等，不一一介绍。

## 二、艾灸疗法

艾灸疗法是借灸火的热力给人体以温热性刺激，通过经络腧穴的作用，以达到治病、防病目的的一种疗法。

施灸的原料很多，但多以艾为主。艾叶气味芳香，易燃，用作灸料，具有温通经络、行气活血、祛湿逐寒、消肿散结、回阳救逆及保健防病的作用。

灸法的种类很多，如艾炷灸、艾卷灸、温针灸和温灸器灸等。

施灸要注意辨证施用，一般实热证、阴虚发热者，均不适宜灸疗。对颜面、五官和大血管的部位，不宜采用瘢痕灸。孕妇的腹部和腰骶部也不宜施灸。

灸法的补泻，主要取决于机体的功能状态。实验证明，用咖啡因引起中枢神经系统兴奋性增高，用溴钠引起中枢神经兴奋性减退的情况下，前者艾灸 10min 或 30min 均呈现抑制作用。后者艾灸 10min 或 30min 呈现减轻或解除抑制的作用，而多年来则一直认为艾灸只适用于阴盛阳虚的寒证，而阴虚阳盛的热证属于禁忌证。还有观察发现，灸法可使血压升高者下降，血压降低者升高。由此可见，针灸的补泻作用主要依靠机体的功能状态，即在很大程度上与中枢神经系统的兴奋和抑制过程的强度、均衡性、灵活性有关。

施灸后，局部皮肤出现微红灼热属于正常现象，无须处理。如因施灸过量、时间过长，局部出现小水疱，只要不擦破，可任由其自然吸收。

临床研究证明，灸能提高白细胞数，促进单核巨噬细胞的吞噬作用，促进抗体形成以增强人体的防御功能。灸法对呼吸、血液循环、消化、生殖、神经、内分泌等系统都有促进和调整作用，为临床应用艾灸防治疾病提供了科学依据。

## 三、头针疗法

头针疗法是在头部特定的刺激区运用针刺防治疾病的一种方法，临床上常用于脑源性疾病。

### （一）刺激区的部位和主治功能

需要先划分刺激区的两条标准定位线，即前后正中线和眉枕线。前后正中线是从两眉间中点（正中线前点）至枕外粗隆下缘（正中线后点）经过头顶的连线，眉枕线是从眉中点上缘和枕外粗隆尖端的头侧面连线。

**1. 运动区** 上点在前后正中线中点往后 0.5cm 处，下点在眉枕和鬓角发际前缘相交处。上下点连结即为运动区。运动区分为上、中、下三部。①上部是运动区的上 1/5 为下肢、躯干运动区主治对侧下肢、躯干部瘫痪。②中部是运动区的中 2/5 为上肢运动区；主治对侧上肢瘫痪。③下部是运动区的下 2/5 为面运动区，亦称语言区；主治对侧中枢性面神经瘫痪，运动性失语、流涎、发音障碍。

**2. 感觉区** 运动区向后移 1.5cm 的平行线即是本区。感觉区分上、中、下三部。①上部是感觉区的上 1/5 为下肢、脚、躯干感觉区；主治对侧感觉异常，腰腿痛、麻木。②中部是感觉的中 2/5 为上肢感觉区；主治对侧上肢疼痛、感觉异常、麻木。③下部是感觉区的下 2/5 为面部感觉区；主治对侧面部麻木、偏头痛。

**3. 舞蹈震颤区**　运动区向前移 1.5cm 的平行线。主治舞蹈病、震颤麻痹综合征。

**4. 晕听区**　从耳尖直上 1.5cm 处，向前及向后各引 2cm 的水平线，主治眩晕，耳鸣，听力降低。

**5. 言语二区**　从顶骨结节后下方 2cm 处引一平行于前后正中线的直线，向下取 3cm 长直线。主治命名性失语。

**6. 言语三区**　晕听区中点向后引 4cm 长的水平线。主治感觉性失语。

**7. 足运感区**　在前后正中线的中点旁开左右各 1cm，向后引 3cm 长，平行于正中线。主治对侧下肢瘫痪，麻木，疼痛，夜尿，皮层性多尿，子宫下垂。

**8. 情感区**　前发际上 2cm，距中线 2cm，与中线平行刺入 2cm。主治智力减退，强哭强笑。

**9. 运用区**　从顶骨结节起分别引一垂直线与该线夹角为 40°的前后两线，长度为 3cm。主治对侧手指失用症。

**10. 视区**　在正中线后点旁开 1cm 处，向上引平行于前后正中线的 4cm 长直线。主治皮层性视力障碍。

**11. 平衡区**　前后正中线的后点旁开 3.5cm 处的枕外粗隆水平线上，向下引平行于前后正中线的 4cm 长直线。主治小脑疾病引起的共济失调，平衡障碍，头晕，脑干功能障碍引起的肢体麻木瘫痪。

### （二）选穴方法

单侧肢体疾病，选用对侧刺激区；双侧肢体疾病，选用双侧刺激区；内脏全身疾病或不易区别左右的疾病，可双侧取穴。一般根据疾病选用相应的刺激区，并可选用有关刺激区配合治疗。一般每日或隔日治疗 1 次，10 ～ 15 次为 1 个疗程。隔 1 周左右再继续下 1 个疗程。

### （三）注意事项

（1）毫针推进时，术者手下如有抵抗感，或患者觉疼痛时，应停止进针，将针后退，然后改变角度再进针。

（2）头针的刺激较强，刺激时间较长，术者应注意观察患者表情，以防晕针。

（3）脑出血患者，须待病情及血压稳定后方可做头针治疗。凡并发高热、心力衰竭等时，不宜立即采用头针。

（4）头颅术后未愈合者，不宜用头针。

# 第十二章
# 中西医结合救治脑中风的新进展

## 第一节　脑梗死的病理生理进展

脑中风是中老年人的常见病、多发病，是当今人类死亡率最高的三大疾病之一，也是三大疾病中发展最快、恢复最慢、死亡最多、致残最重的病种，给人类造成极大的痛苦，给家庭与社会带来严重危害。因此，如何减少死亡率和致残率，已成为当前医学上的攻关重点。以下简单介绍中西医结合救治脑中风的若干新进展。

脑梗死后其有关区域的脑组织发生严重的脑缺血，引起电压依赖性 $Ca^{2+}$ 通道开放，兴奋性氨基酸（EAA）增加，启动 N– 甲基 – 天门冬氨基酸（NMDA）受体调控的 $Ca^{2+}$ 通道，这两类 $Ca^{2+}$ 通道的开放导致细胞内 $Ca^{2+}$ 超载，由此触发花生四烯酸代谢瀑布式反应及活化氧化酶系统，产生大量自由基，造成脑细胞损伤。

根据近年研究发现的脑梗死病理生理机制的新理论认为其与损伤级联反应（cascade of damage）有关，它主要包括兴奋性毒性（excitetoxicity）、周围去极化（periinfarct depolarization，PID）、炎症（inflammation）、程序性细胞死亡（programmed cell death，PCD）等四种具体机制。这四种机制往往是相互因果、相互影响，在发生的时间上有重叠和互相联系。它与经典认识（血供中断 = 无底物 = 无能量 = 细胞死亡）不同。损伤级联反应认为脑缺血后，引起能量缺乏、兴奋性氨基酸（EAA）从细胞内释放，使细胞外兴奋性氨基酸（谷氨酸）浓度很快增加，导致突触后的谷氨酸过度激活受体，使 $Ca^{2+}$ 内流或从细胞内的钙库释放，激活大量的酶引发信号级联反应。某些酶导致氧自由基（OFR）产生，它本身也作为第二信使，损害细胞蛋白质、糖、脂肪酸等。细胞进一步去极化释放钾，细胞外钾引起去极化扩散，即梗死周围去极化（PID）。氧自由基和其他信使激活炎症细胞因子和酶，导致小胶质细胞激活（microglial activation），产生炎症反应。炎症本身产生自由基，导致恶性循环。氧自由基损伤 DNA，进而和其他机制一起导致细胞凋亡（apoptosis）。级联反应在缺血的数秒内即发生，可持续数周。级联反应都以兴奋性毒性开始。对谷氨酸介导损伤的一种解释是由于梗死周围扩散抑制样的去极化（periinfarct spreading depression–like depolarigations）引起缺氧所致。PID 是从缺血灶中心被触发而扩散到梗死周围附近（半暗区）。缺血半暗区是无灌注的中心（坏死区）和正常组织间的移行区，该区细胞结构存在但功能受损。半暗区不是静止的，随时间和治疗其大小发生改变。梗死区可扩展到半暗区，成功的治疗可缩小半暗区的范围。半暗区是兴奋性毒性、梗死周围去极化、炎症、凋亡起作用的地方，也是治疗的主要着眼点。半暗区最初损害表现为功能障碍，它和缺血造成的代谢紊乱有关。当血流速度下降时，首先是蛋白质合成抑制，继为无氧糖酵解、神经递质释放和能量代谢紊乱，最后是缺氧去极化，加重局部缺血损伤，这提示治疗性的抑制去极化可减小梗死面积。

炎症是由级联反应大量细胞毒性成分诱导的氧自由基和其他介质导致细胞因子和致炎症酶原产生的结果。细胞因子也可直接激活小胶质细胞产生有害介质，所以研究表明抑制炎症反应可能也是新的治疗脑梗死的对策。

脑缺血触发的另一类型细胞死亡是程序性死亡（PCD）。当细胞接受导致凋亡的“信号”时，细胞内的蛋白质被激活，引发信号级联反应杀死细胞。凋亡是细胞在基因调控下逐步走向死亡的过程，它是一种生理性死亡，不同于坏死。实验研究证明严重缺血诱发坏死，轻度缺血诱导凋亡。这可以解释缺血中心区为什么发生坏死（梗死），而半暗区以细胞凋亡为主。近年动物实验研究发现细胞凋亡在再灌注半小时即出现，以24～48h凋亡细胞数最多，且可持续4周之久，主要分布于梗死灶边缘区内层。凋亡是脑损伤的动态进行过程，参与缺血后梗死的发展。急性缺血的中心神经细胞以坏死为主，表现为神经细胞的快速死亡，成为不可逆性死亡。现在发现半暗带细胞死亡方式并非一致，即坏死与凋亡并存。虽然凋亡的诱因亦为缺血，但其死亡由基因调控。不同死亡方式，细胞存活时间也不同。由此提示治疗时间窗概念为急性溶栓治疗提供了科学依据，一般定为6h之内，但并非一成不变，许多情况可改变时间窗。

中医认为脑中风的发病原因主要在于脏腑功能失调，阴阳偏胜，是由于阳化风动，气血上逆，挟痰挟火，流窜经络，蒙闭清窍而成。急性期根据临床表现之不同而分为中经络和中脏腑，中经络又分为络脉空虚、风邪入中型和肝肾阴虚、风阳上扰型。中脏腑又有闭证（阴闭、阳闭）、脱证之不同。现一般认为中风主要系“痰”“火”“风”“瘀”“虚”几种病理因素在起作用。不论缺血性中风或出血性中风，都是气虚血瘀，本虚标实。气虚是致病的根源，血瘀是病邪的核心，缺血性中风和出血性中风“同源异流”，多是在脑血管硬化的基础上出现的缺血或出血。

## 第二节　脑梗死治疗的原则和措施

### 一、原则

总原则是抢救生命、抢救缺血脑组织、防止脑缺血的扩展和复发。

（1）既要注意综合治疗，更要重视个体化的治疗，要注意辨病、辨证、辨时的治疗。按超急期（1～6h）、急性期（48h内）和恢复期采用不同的治疗措施。

（2）重点要注意改善和恢复缺血区的血液供应，改善微循环、阻断脑梗死病理进程，尽量采取中西结合方法以取长补短。

（3）防治缺血性脑水肿，适时适量地应用脱水降颅内压药物。

（4）急性期及早应用脑细胞保护剂，进行综合治疗，包括钙离子拮抗剂、自由基清除剂、兴奋性氨基酸 NMDA 受体拮抗剂和其他脑细胞代谢赋活剂等。

（5）加强监护和护理，防治并发症、降低死亡率和致残率。

（6）要强调早期规范化康复治疗和消除危险因素的治疗，预防再发。

## 二、措施

急性脑梗死治疗的成功与否，取决于能否及时恢复脑灌注。目前建立再灌注的措施主要采取直接手术或血管成形术和溶栓药物治疗，解除局部狭窄或阻塞病灶。目前常采用以下措施：

### （一）超早期（6h）再通法

**1. 外科方法** 例如颈动脉内膜切除术及血管成形术。常见的方法是经皮颅外颈动脉、椎动脉扩张，同时安放支架以保持血管通畅。颅内血管成形术主要用于治疗蛛网膜下腔出血后血管痉挛。

**2. 溶栓治疗** 可选用尿激酶、东菱克栓酶、t-PA 等溶栓剂，采取静脉或动脉给药。

### （二）发病后 48h 内

不用溶栓治疗者，或在溶栓治疗的同时，也可选用以下方法治疗：黄芪、丹参、川芎嗪、清开灵、脉络宁、醒脑静、血塞通等注射液加入生理盐水或低分子右旋糖酐静滴；也可选用抗凝剂（如速避凝）和抗血小板制剂（如阿司匹林）和银杏叶制剂等。

### （三）急性期治疗防止再灌注损伤

可选用钙离子拮抗剂阻止钙内流、解除血管痉挛、增加血流量、改善微循环，按血压情况选用尼莫地平、尼莫通、西比灵等；选用自由基清除剂、神经细胞赋活剂，以保护缺血半暗带，减少神经细胞凋亡，还可用甘露醇、维生素 E、维生素 C、地塞米松、兴奋性氨基酸 NMDA 受体拮抗剂（MK-801）等。

### （四）加强护理

注意监护神志、瞳孔、体温、脉搏、呼吸、血压、血气分析、颅内压、血白细胞计分、血糖、血小板 α 颗粒膜蛋白（GMP-140）、MDA、SOD 等，注意消炎、降温、降低高血糖等。

### （五）大面积脑梗死

可提早应用脱水降颅内压药，如甘露醇、呋塞米、地塞米松、甘油果糖，β - 七叶皂苷钠等。

### （六）发病后 3 ~ 14 天的治疗

（1）继续应用上述方法改善脑微循环，如有脑疝或小脑大面积梗死则可考虑外科治疗。

（2）继续应用上述保护脑的有效措施和防止并发症的治疗。

（3）早期康复治疗。

（4）中医中药、针灸等辨证施治。例如风痰阻络者采用息风化痰、清热化痰、活血化瘀、化痰开窍及通腑化痰法等，若气虚血瘀者采用益气活血法，若痰热腑实者采用通腑清热法，若肝阳暴亢者可采用平肝息风法，若阳闭者可用安宫牛黄丸、醒脑静注射液，若脱证者可用参附或参麦、生脉针静滴。

### （七）恢复期康复治疗

（1）继续和酌情调整细胞保护剂或细胞赋活剂。

（2）中西医结合治疗，例如针灸、按摩、推拿、气功、药浴、理疗、中药加光量子血疗、高压氧舱、康复锻炼（包括认知功能、语言功能和肢体运动）和精神调养等。

（3）预防再发，开展危险因素的预防，例如戒烟、禁酒、减肥、降高血压、降脂、降血糖、降血液黏稠度以及抗血小板聚集（肠溶阿司匹林）等。

### （八）脑梗死治疗的注意点

（1）不使用降低脑血流的药物（例如降血压过度）。

（2）不使用增高血压和颅内压的药物。

（3）不使用严重影响患者意识的药物。

（4）严格控制溶栓、抗凝和降解药物的临床指征。

## 第三节　出血性中风的发病机制

高血压动脉硬化性脑出血的发病机制可概括如下：

（1）慢性血压增高导致脑动脉壁透明样变性，管壁坚韧性破坏，为血管破裂奠定基础。

（2）血压突然骤增使血管壁或已形成的小动脉瘤破裂出血。

（3）脑血管破裂后血液外流产生“血肿”，当血肿形成后脑容积增大，直接造成颅内压增高，加上血肿对周围组织压迫，造成血循环的障碍，引起缺氧和代谢紊乱等，从而出现相应的临床指征。除高血压动脉硬化外，脑血管畸形占非外伤性脑出血的 30% 左右，其中脑动脉瘤居首位。脑动脉瘤破裂大多引起蛛网膜下腔出血（SAH），但不少可同时伴发脑内血肿。SAH 时，由于脑血管受血液内的血管活性物质释放的影响，导致脑血管痉挛、继发性缺血缺氧、脑水肿、脑梗死的发生。

## 第四节 急性出血性中风治疗主要措施

（1）维持生命功能，保持呼吸道通畅、防止缺氧、保证足够营养等。

（2）尽快消除血肿（手术消除血肿、中医行血破瘀）。

（3）尽快控制高血压和颅高压，以防再出血和脑疝形成，降低死亡率。

（4）加强监护，加强护理，防治并发症。

（5）保护脑组织，减少脑损伤，促进脑功能早日康复，降低致残率。

## 第五节 关于急性出血性中风救治的问题探讨

**1. 止血药的临床应用** 对脑出血是否需用止血药还未有统一认识。现在多数研究认为不必用，因为脑出血是由于高血压导致血管破坏所致，而不是凝血机制障碍。但目前对合并应激性溃疡和 SAH 者仍主张用止血剂（例如 6- 氨基己酸、止血敏、PAMBA）。

**2. 降压药的应用** 血压升高和血压波动幅度太大，是脑出血的重要诱发因素，而当脑出血发生后，血压的稳定和控制更为重要，这对维护脑循环和制止脑出血和预防再出血都十分重要。一般将 BP 控制在 140 ～ 150/80 ～ 90mmHg 为宜，但 60 岁以上者或平时一直在较高水平者则可适当提高 10 ～ 20mmHg。在选用降压药时不宜采用扩血管降压药，因为在脑出血时脑血管已处于扩张状态，病灶周围过度灌注且充血，因此不宜再用扩血管药物。

**3. 脑水肿处理** 当临床见到昏睡、昏迷、头痛、呕吐尤其有脑疝形成征象时，应立即进行脱水治疗。常用脱水剂有 20% 甘露醇、呋塞米、地塞米松、甘油果糖、白蛋白、七叶皂苷钠等。为了加强脱水作用，常用甘露醇、呋塞米和地塞米松组成“三合一”脱水剂，其降颅内压作用好。其中甘露醇可以抑制自由基反应的损害，降低血液黏稠度，增加红细胞变形性，减少红细胞聚集，使脑血管阻力降低，进而增加脑灌流量，静注后 10min 起效，2 ～ 3h 降低颅内压作用达到高峰，可维持 4 ～ 6h；呋塞米为速效强力的利尿剂，在肾小管过滤障碍、血压较低时仍能起到利尿作用；地塞米松有清除自由基作用，可稳定细胞膜结构，稳定血脑屏障，使脑脊液生成减少，加速脑水肿消散。常用剂量为甘露醇 125 ～ 250mL，加呋塞米 20 ～ 40mg，地塞米松 10mg，每日 2 ～ 4 次快速静滴。使用利尿剂时应注意水与电解质平衡，避免与有肾脏损害的药物合用。甘露醇不宜长时间应用，以免损伤肾功能。

**4. 手术治疗** 对高血压脑出血的手术治疗，以壳核、外囊、皮质下和小脑出血为适应证，丘脑、脑桥、延脑出血手术治疗不佳，严重昏迷、年龄过大者（70 岁以上）及生命体征恶化者不宜手术。手术宜早不宜晚，要求在 24 ～ 48h 内手术。目前多主张采用 CT 定位钻孔加尿激酶溶解血肿碎吸引流术，此法简单易行，对脑组织损伤小，但有时清除积血不彻底，必要时可改用开颅清除血肿。现在有些临床医生认为在超早期（3 ～ 6h 内）手术有以下优点：①有利于阻断脑水肿的发生和发展的恶性循环。②尽早地解除因血肿压迫导致的脑疝，降低死亡率和致残率。③超早期手术得到早期止血，防止血肿增大或再出血，有利于神经功能恢复。④手术后意识恢复较快因而减少并发症。⑤超早期手术由于脑水肿轻微，可少用脱水剂，避免脱水剂带来的不利作用。⑥可延长部分患者生命，为下一步抢救措施争取时间。

**5. 活血化瘀法** 20 世纪 80 年代前，活血化瘀法仅用于缺血性中风，而禁用于出血性中风急性期；80 年代后，尤其 90 年代以来，人们逐渐认识到出血形成的血肿，是形成出血性中风一系列临床表现的根源，其临床病理生理的变化均由之而起，形成脑血肿（瘀血）– 脑缺血缺氧 – 脑水肿的恶性循环。按中医理论“离经之血为之瘀”“瘀血不去，新血不生”“治风先治血，血行风自灭”等理论，以及客观又有瘀血证的依据和脑出血的自止性，同时根据近十余年的临床实践证实，本法治疗脑出血是有效的（80% 以上）和安全的。从现代药理学研究来看，活血化瘀药大多具有改善出血灶局部的微循环、增强吞噬细胞的作用；促进血肿吸收和增快损伤脑组织的修复，解除脑损伤部位血管的痉挛状态，提高脑组织的耐缺氧性，促进血管内皮细胞的修复，降低毛细血管通透性，减少渗出，降低血液黏稠度，抑制脂质过氧化反应，增强 SOD、GSH–Px 活力，促进自由基清除，防治脑水肿等作用。目前常用的活血化瘀药有丹参、川芎、红花、桃仁、赤芍、水蛭、血竭、蒲黄、三七、益母草、生大黄、泽兰、炮山甲、当归尾、豨莶草、地鳖虫、鸡血藤、牛膝等。由于中风病的中医病机是由“风”“火”“痰”“瘀”“气”“虚”六因所致，故在临床治疗时常与息风、祛痰、通腑、清热、开窍等方相结合，予以辨证施治。

## 第六节 急性脑中风患者病情与预后的评估依据

**1. 根据 CT 或 MRI 进行定性、定位、定量，诊断预后的评估**

一般说出血重于缺血，脑干损害重于脑叶损害，占位效应明显者重于不明显者，脑组织受损出血量大于 50mL 以上较难存活。

**2. 根据生命体征及有关临床变化对脑中风病情及预后的评估**

（1）体温：持续高温者预后不良，尤其是中枢性高热者。

（2）脉搏：洪大伴昏迷病情重者，当洪大变细速则病加重。

（3）呼吸：快慢不均匀或浅弱、点头呼吸提示病危，可能发生脑疝，若呼吸急促提示心肺功能衰竭。

（4）血压：持续升高为病情重，若由高突然下降提示病危。

（5）眼征：眼球固定，对光反射迟钝或消失，瞳孔大小不等，或极小，或扩大，均提示病情危重。

（6）意识：从清到昏，或从浅昏到深昏，均提示病情加重。

（7）抽搐：反复抽搐提示病情重，而且会加重脑缺氧。

（8）舌苔：黄腻不化伴深昏迷者预后不佳。

（9）尿量：出现少尿、无尿提示肾功能衰竭可能。

**3. 根据实验室辅助检查对脑中风病情及预后的评估**

（1）血气分析：若血氧分压低、酸碱失衡提示病情严重。

（2）血电解质：当电解质失衡，尤其出现低钾、低钠、低氯血症提示病情严重。

（3）血白细胞计分：外周白细胞升高伴粒细胞升高，提示病情重，越高越重，当脑出血超早期即出现白细胞很高，则预后不佳。

（4）血糖：除糖尿病外，血糖越高提示病情越重，预后差。

（5）心电图：出现严重心律失常、严重心肌缺血或出现心肌梗死性改变，提示病情严重，若伴心肌酶谱异常，提示病情不佳。

（6）颅内压测定：颅高压提示脑水肿严重病情危重，易发生脑疝。

（7）电生理学监测：诱发电位的测定（包括体感、脑干听觉、视觉诱发电位），若出现异常也提示病情重、预后差。

（8）经颅多普勒：对 SAH 患者的脑血管痉挛的判断有帮助。

**4. 根据并发症的多少与严重程度来评估病情与预后** 若患者并发症出现早、出现多、出现重，则提示脑中风病情重、预后差，尤其老年人中风出现应激性溃疡、电解质紊乱、心衰、呼衰、肾衰或多脏器衰竭（MOF）则预后极差，死亡率高。此外，中风后期合并严重感染（例如金色葡萄球菌、绿脓杆菌合并真菌感染）时很难救治，死亡率也很高。

总而言之，对中风病的研究方向应围绕在降低“四高”上，即加强急性期救治方法的研究以降低其病死率；加强恢复期综合治疗的研究，以降低病残率；加强病因病机的基础研究和对易患因素的防治，以降低其发病率和中风的复发率，尤其对中风病的先兆证的早期诊断、早期治疗更为重要，这将在防治中风病上起到“事半功倍”的效果。

虽然现代医学在中风病的诊断手段和发病机制方面的研究有了飞跃的发展，然而在治疗方法上仍没有取得突破性进展，为此中医界在扬长避短的原则下积极地研制新药，成为近年来中风病研究的热点之一。为了适应救治中风病的需要，要大力开展中风病新药的研究，尤其是利用中药优势积极进行中药新药和剂型改革的研究。例如复方丹参针、丹参针、川芎嗪针、脉络宁针、清开灵针、醒脑静针、灯盏花素针、血塞通针、蝮蛇抗栓酶针等，大多具有活血化瘀开窍化痰等作用。此外也有口服剂，如脑血康口服液、清开灵口服液、安脑丸、醒脑健神丹、脑血栓片、脑安胶囊、华佗再造丸、中风回春片、血栓心脉宁以及银杏制剂等，大多有活血化瘀、醒脑开窍和抗血小板聚集等作用。

中风病的康复治疗对中风病致残者来说是十分重要的环节，应在发病早期就加以考虑，因此应当及早进行。中医在中风病的康复治疗上具有一定的优势，除了应用中药辨证论治的汤剂外，还可采用针剂静脉给药以及针灸、按摩、气功、推拿、外洗、药浴和精神调养等。此外，还应发挥中西医结合的优点，进行综合治疗，例如配合理疗、光量子血疗、高压氧舱、氧吧、激光照射以及利用体能锻炼器材进行功能锻炼等。总之康复治疗应采取综合疗法，重点在促进瘫痪肢体的功能恢复以及治疗中风痴呆和失语等后遗症，以降低病残率，提高中风存活者的生活质量。

# 第十三章
# 缺血性脑血管病

## 第一节　短暂性脑缺血发作

短暂脑缺血发作（transient ischemic at–tackS.TIA）是指颈内动脉或椎－基底动脉系统短暂性脑缺血所引起的局限性脑功能紊乱。临床表现为突然发病的局限性神经功能障碍，一般持续数分钟至数十分钟，最长不超过 24h，并倾向于反复发作和缓解，无任何后遗症。TIA 发病率约为 30/10 万，占脑血管病中的 6% 左右，我国较西方发病率低，脑中风患者有 TIA 病史者为 7.5% ～ 8.5%。

### 一、病因病理

短暂脑缺血发作的病因和发病机制至今尚未完全清楚，引起短暂性脑缺血发作的病因很多，动脉粥样硬化是最常见的病因。

**1. 微栓塞**　大量的临床及病理资料证明动脉粥样硬化是导致产生微栓塞的原因，微栓子可来自颈部动脉粥样硬化的大血管，也可来自心脏及其发出的大血管。当动脉粥样硬化斑块脱落，其上沉积的血小板、白细胞、纤维素、胆固醇结晶等形成的微栓子，常顺血流进入颅内动脉，引起脑小动脉的栓塞。由于栓子很小，经酶的作用易溶解，或因栓塞远端血管缺血扩张，使栓子进入远端的末梢血管，使血供恢复，临床症状缓解。

**2. 脑血管痉挛**　由于脑血管的解剖结构特点，以及老年人动脉粥样硬化程度比较严重，一般不容易发生血管痉挛，但在某些情况下如蛛网膜下腔出血、脑血管造影、脑部手术时，常可以出现血管痉挛。因此，有学者提出部分短暂性脑缺血发作的患者可能是在某些因素刺激下，引起脑血管痉挛，导致短暂性脑缺血发作。

**3. 脑血流动力学改变**　由于椎动脉通过颈椎的横突孔经枕大孔进入颅内以及椎旁存在颈交感，当急剧的头部转动和颈部伸屈可能直接压迫椎动脉或刺激颈交感干导致椎－基底动脉供血不足而发生头昏和不平衡感，甚至触发椎－基底动脉 TIA 发作，特别是有动脉粥样硬化、颈部动脉扭曲、颈椎骨质增生、枕大孔区畸形、颈动脉窦过敏等情况时更易发生。脑动脉粥样硬化的患者，由于各种原因导致的急性血压降低，也可能引起TIA。

**4. 血液成分改变**　重度贫血，红细胞增多症、血小板增多症、白血病、异常蛋白质血症、高脂血症、服用避孕药、分娩后、手术后、癌症晚期以及其他原因引起血液黏稠度和凝固性增高，均可引起 TIA。

**5. 心脏疾病** 风湿性心脏病、心肌梗死、心律失常、心肌炎或感染性心内膜炎、心脏内肿瘤，如黏液瘤的瘤栓、心力衰竭，导致肺静脉淤血及血栓形成等，均可成为 TIA 的病因。

**6. 其他** 如锁骨下动脉盗血综合征，当患者上肢活动时，颅内血液经该侧椎动脉倒流入锁骨下动脉，从而导致椎动脉系统缺血。

## 二、临床表现

短暂性脑缺血发作的好发年龄在中年以后，50 ～ 70 岁较多见，男性多于女性，多数有高血压、高脂血症、糖尿病及心脏病史。发病急骤，症状和体征常在数秒钟内即发展至顶峰，通常持续数分钟至数十分钟，亦可达数小时，24h 内症状和体征完全恢复，不留任何神经功能缺损，发作频率因人而异。少者一生中仅发作 1 次，多者 1 日内可发作 10 ～ 20 次，绝大多数每周发作 1 ～ 2 次，或数日数年发作 1 次。神经功能障碍取决于短暂性脑缺血发作出现的部位，临床上分为颈内动脉系统 TIA 和椎 – 基底动脉系统 TIA 两大类，以颈内动脉系统多见。

### （一）颈内动脉系统 TIA

颈动脉系分别累及颈内动脉、眼动脉、大脑中动脉、大脑前动脉等，出现相应症状，其中以大脑中动脉支配区最多见，常见的症状为对侧肢体单瘫、偏瘫、偏身感觉障碍（如感觉异常或减退）、失语、同侧眼视力丧失等。

### （二）椎 – 基底动脉系统 TIA

椎 – 基底动脉系分别累及椎动脉、基底动脉、小脑上动脉、小脑后下动脉或脑干旁支动脉出现相应症状，最常见的症状为眩晕，一般不伴有明显的耳鸣，若有脑干、小脑受累的症状如复视、构音障碍、声音嘶哑、吞咽困难、共济失调、交叉性瘫痪、感觉障碍等，则诊断较为明确，猝倒发作（drop attack）为基底动脉的 TIA 所特有，患者突然四肢无力跌倒在地，一般不伴有意识丧失，患者往往在极短的时间内可自行站立，主要是因为脑干网状系统缺血所致。

## 三、诊断与鉴别诊断

### （一）TIA 的诊断

主要根据患者及家属提供的病史，临床诊断要点为：①为短暂的、可逆的、局部的脑血液循环障碍，可反复发作，少则 1 ～ 2 次，多至数十次，多与动脉粥样硬化有关，也可以是脑梗死的前驱症状。②可表现为颈内动脉系统和（或）椎 – 基底动脉系统的症状和体征。③每次发作持续时间通常在数分钟至 1h 左右，症状和体征应该在 24h 以内完全消失。④脑 CT 或 MRI 检查排除其他脑部疾病。

对 TIA 的患者必须尽可能查找原因，进行相关检查，如观察血压明确有无高血压或低血压，血糖检查明确有无糖尿病或低血糖，血常规明确有无血液病，血脂全套明确有无高脂血症，血沉、抗链“O”及抗核抗体谱明确有无血管炎，心电图检查明确有无心律失常、心肌梗死等，心脏超声检查明确有无瓣膜病和心内肿瘤，颈动脉超声多普勒明确有无大血管狭窄或动脉粥样硬化斑块，必要时行数字减影血管造影（DSA）检查，同时要注意颈动脉触诊及听诊。

### （二）鉴别诊断

**1. 局限性癫痫** 各种类型局灶性癫痫发作的表现与短暂性脑缺血发作有相似性，如伴有意识障碍者应与椎 – 基底动脉系统的 TIA 进行鉴别。癫痫发作常为刺激性症状，如肢体抽搐、发麻，症状常按皮质的功能区扩展，脑电图检查可发现有局限异常脑波或癫痫波，抗癫痫治疗有效。

**2. 偏头痛** 多起病于青春期，常有家族史，临床以反复发作的搏动性头痛为特征，多伴有恶心、呕吐，部分患者发作前有先兆，发作时间较长。

**3. 梅尼埃病** 主要与椎 – 基底动脉系统的短暂性脑缺血发作相鉴别。梅尼埃病以眩晕发作为主，多伴有耳鸣、听力下降，一般不伴有其他神经功能缺损症状和体征，发作时间较长，可达数日后方逐渐缓解。

**4. 晕厥** 晕厥主要是因为迷走神经兴奋性增高、颈动脉窦过敏、心动过缓、体位性低血压、强烈的情绪变化或低血糖等原因引起的面色苍白、出冷汗、脉细、血压下降及意识丧失，有的伴有全身抽搐，倒地后，患者很快恢复，无局灶性神经功能缺损体征。

**5. 低血糖** 老年患者在患有糖尿病的基础上，服用长效、强效磺脲类药物，当药物过量或使用不当，进食量过少、禁食或延迟进食，体力活动过多，合并其他药物如乙醇、双胍类降糖药、双香豆素、某些磺胺药等，易发生低血糖。临床表现为面色苍白、出冷汗，四肢软弱无力，甚至一过性意识障碍、精神障碍或偏瘫等，此时应与短暂性脑缺血发作进行鉴别。可予静脉注射 50% 葡萄糖 50mL，如系低血糖，症状很快恢复，否则要考虑短暂性脑缺血发作可能。

**6. 眼科疾病** 眼部疾病如青光眼、视神经炎、视网膜血管病变等引起的视力障碍应与颈内动脉、眼动脉、大脑后动脉的短暂性脑缺血发作引起单纯的短暂性视力下降相鉴别。前者多伴有眼部直接检查方面的异常，而无其他局灶性神经功能缺损。

**7. 癔症** 患者多因精神受刺激或情绪激烈波动后出现的癔症发作，临床表现多种多样，如不语、呼之不应、抽搐、瘫痪等类似短暂性脑缺血发作症状，应注意鉴别。但前者检查往往无任何神经系统定位体征。

## 四、中西医结合治疗

短暂脑缺血发作的自然变异史较大，据文献报道，TIA 发作患者中，约 1/3 患者可反复发作，有 1/3 患者未经治疗可自行缓解，另有 1/3 患者在发病后 3 年内可发生脑梗死，尤其是颈内动脉系统和发作频繁者，发生脑梗死的可能性更大。因此，无论如何对 TIA 发作患者应进行积极治疗。

### （一）西医治疗

应针对能引起 TIA 的病因及危险因素进行积极治疗，如高血压、高脂血症、糖尿病、心脏病等。

**1. 抗血小板聚集药物的应用**　研究表明，抗血小板聚集能有效地防止血栓形成和微栓子的形成，减少 TIA 发作，常用的药物有：①阿司匹林：阿司匹林可抑制环氧化酶，抑制血小板内花生四烯酸转化为血栓素 $A_2$（Thromboxane $A_2$），故能抑制血小板的释放和聚集。但使用阿司匹林剂量不宜过大，否则同时亦抑制血管内皮细胞中的前列环素（prostaglandin，$PGI_2$）的合成，不利于对血栓素 $A_2$ 作用的对抗与平衡。阿司匹林的剂量为每日口服 50 ～ 300mg 为宜，有消化道溃疡病及出血性疾病者慎用。②潘生丁：潘生丁可抑制磷酸二酯酶，阻止环磷酸腺苷（CAMP）的降解，抑制 ADP 诱发，血小板聚集的敏感性，而有抗血小板聚集作用。常用剂量 25 ～ 50mg，每天 3 次，可与阿司匹林合用，急性心肌梗死时忌用。③抵克力得（Ticlopidine）：抵克力得是一新型有效的抗血小板聚集药物，疗效优于阿司匹林，常用剂量为 125 ～ 250mg，每天 1 次。

**2. 抗凝治疗**　对 TIA 发作频繁，程度严重，发作症状逐次加重，或存在进展性中风的可能性时，尤其系椎 – 基底动脉系统的 TIA，如无明显抗凝治疗禁忌证，应在确诊后及早进行抗凝治疗。

（1）肝素：肝素在体内外均有迅速抗凝作用，静脉注射后 10min 即可延长血液的凝血时间。它对血液凝固过程的各个环节均有作用，主要是抑制促进凝血酶原转化为凝血酶的因子和抑制血小板聚集作用。方法：肝素 12500U 加入 5% 葡萄糖溶液 1000mL 中，缓慢静脉滴注（每分钟 20 滴），定期监测凝血时间，并根据凝血时间调整滴速，使凝血酶原时间保持在正常值的 2 ～ 2.5 倍，凝血酶原活动度在 20% ～ 30% 之间。维持 24 ～ 48h。使用肝素的当天，应立即口服一种抗凝药物，如华法林 4 ～ 6mg，新双香豆素 300mg，双香豆素 200mg，醋酸香豆素 8mg 或新抗凝片 16mg，每日根据当天所查的凝血酶原时间和活动度结果调整口服药物的用量，待病情稳定后可每周检查 1 次，以后日维持量一般为华法林 2 ～ 4mg、新双香豆素 150 ～ 200mg、双香豆素 25 ～ 50mg、醋酸香豆素 2 ～ 4mg 或新抗凝片 1 ～ 2mg。

在进行抗凝治疗时应注意以下几点：①应严格掌握适应证及禁忌证，70 岁以上患者、严重肝肾功能损害、有出血倾向及妊娠者不进行抗凝治疗。②抗凝治疗前必须先行颅脑 CT 检查以排除颅内出血。③抗凝治疗过程中应严密观察出血并发症。如皮肤、齿龈、消化道、泌尿系统等处出血，一旦发生即停用抗凝治疗，立即给予硫酸鱼精蛋白锌 50mg，维生素 K 340mg 肌肉注射；或前者 50mg 加入葡萄糖中静脉滴注，但每分钟少于 5mg，必要时给予输血。④抗凝治疗期间应避免针灸、腰椎穿刺及外科手术等，以免引起出血而被迫中止抗凝。⑤长期应用抗凝治疗的患者应定期复查凝血酶原时间及活动度。⑥抗凝治疗至发作停止后半年至一年左右，终止治疗时应逐渐减量，不要突然停药，或急于使用维生素 K3 以免发生凝固性增高所谓的“回跳作用”。

（2）低分子肝素（Low molecular weight heparin S，LMWHS）：它具有的抗凝血因子 Xa 活性强，而抗凝血酶（因子Ⅱ）活性弱，不明显延长 KPTT（部分凝血活酶时间），故出血不良反应小；同时有促纤溶作用，增强血管内皮细胞的抗血栓作用而不干扰血管内皮细胞的其他功能。因此，低分子肝素比普通肝素更安全。用法：低分子肝素 3000 ～ 5000U，腹部皮下垂直注射，每日 1 ～ 2 次，7 ～ 10 日为 1 个疗程。

**3. 手术治疗** 经检查确定短暂性脑缺血发作是由于颈部大动脉病变如动脉粥样硬化斑块致严重动脉狭窄或闭塞所引起时，为了消除微栓子来源，恢复和改善脑血流，建立侧支循环，对粥样硬化颈动脉狭窄患者，可考虑手术治疗，常用的手术方法有颈动脉内膜剥离修补术，颅外－颅内血管吻合术及近年来发展起来的颈动脉支架成形术。

**4. 其他疗法** 扩容疗法、钙离子拮抗剂、脑血管扩张剂等的应用亦可减少 TIA 的发作。

### （二）中医辨证论治

本病属中医学的中风先兆范畴。常因老年体弱，或久病脏腑亏虚、气虚血少等导致上气不足、脑窍失养，或气虚血瘀、痰瘀阻滞，出现突发性失语、语言不利，或偏身麻木、肢体无力，或头晕眼黑等证。可自行缓解或消失，反复出现，部分数年之内出现中风。

中风先兆这一概念，在中医文献中有不同的记载。最早见于《素问·调经论》：“形有余则腹胀，泾溲不利，不足则四肢不用。血气未并，五脏安定，肌肉蠕动，命曰微风。”所以“微风”是中风先兆表现之一，所谓“微”者，非轻微之微，实指隐匿之义，与后世所称的“隐风”“小风”相类。金代刘完素《素问病机气宜保命集》首先提出“中风先兆”的病名，如“中风者，俱有先兆之征”“凡人如觉大拇指及次指麻木不仁，或手足不用，或肌肉蠕动者，三年内必有大风之至”。清代王清任潜心研究中风 40 余年，在《医林改错》一书中记录了中风先兆症状 34 种，同时指出：“因无寒热，无碍饮食起居，人们最易于疏忽。”近代医家张锡纯《医学衷中参西录》提出了脑缺血先兆和脑充血先兆，并从脉象、头目、胃、心症状以及运动障碍、感觉障碍等方面进行归类为：①其脉必弦硬而长，或寸盛尺虚，或大于常脉数倍，而毫无缓和之意。②其人头目眩晕，或脑中昏愦，多健忘，或常痛，或耳聋目胀。③胃中时觉有气上冲，阻塞饮食不能下行，或有气起自下焦上行作呃逆。④心中常烦躁不宁，或心中时发热，或睡梦中神魂飘荡。⑤或舌胀，语言不利，或口眼歪斜，或半身似有麻木不遂，或行动脚踏不稳，时发眩仆，或自觉头重脚轻，脚底如踏棉絮。同时强调："上所列之症偶有一二发现，再参以脉象之显露，即可诊为脑充血之先兆也。"如脉极细微无力，为脑贫血之先兆。并创制了镇肝熄风汤、补脑振痿汤、建瓴汤等治疗中风先兆的良方。

以上论述与本病的临床表现相似，基本病机在于气血亏虚，经脉不畅，导致脑部窍络失养或阻滞而致。

**1. 辨证要点**

（1）辨年龄：中年之后多见，元代朱丹溪指出："凡人年逾四旬，气衰者多有此疾，壮岁之时无有也。若肥盛者间有之，亦形盛气衰。"符合临床实际。

（2）辨发作性、短暂性、反复性、可逆性：本病临床起病突然，症状表现短暂，可以是一过性；但发作常反复出现，甚至一日之内发作数次；不论发作次数如何，本病可以完全恢复，不留后遗症。

（3）辨气血：气血虚实是本病的所在，临证需辨别气病为主或血病为主。即因气病者主要有气滞、气虚之别，少数也可有气逆之变；血病则需分血虚、血郁及血瘀的不同。由于气、血相互依附，在辨证时必须综合考虑。气病可以及血，血病也可累气，而临床往往是气血同病。

（4）辨病邪：本病气血亏虚是本，而风、痰、瘀、滞为标，因此在辨证方面，需分辨病邪的性质。因风者，多为血虚、血滞而生风，所以古人有"治风先治血，血行风自灭"之说；因痰者，多为形盛气衰，痰浊内壅阻滞窍络；因瘀者，多由气虚、气滞而血行无力而瘀，若气得疏、郁得解则而气行，气行则血运而血滞可消、血瘀得散。

**2. 中医药治疗**

（1）阴虚阳亢

临床表现：素患眩晕，发作性加重，眼黑阵作，数日一发，或一日数发；或伴手足麻痹，记忆骤减；或伴语言不利，甚至神志异常；舌淡红或嫩红，苔薄，脉弦细或弦硬而芤。

治法方药：镇肝熄风汤为主，可加龟甲、丹参、川芎。伴肢体无力者，加地龙、红花；伴语言不利，加石菖蒲、远志；发作频繁者，加全蝎、蜈蚣；记忆困难者，加金樱子、石菖蒲。若出现神志异常者，加服牛黄清心丸，同时静脉滴注清开灵、川芎嗪等针剂。

病情相对稳定后，可以银杏叶制剂以巩固疗效。

（2）上气不足

临床表现：年老气虚，血不上行，清窍失养，眩晕阵作，行走不稳，发时恶心，甚则呕吐；或伴偏身麻木；或于起坐时猝然倒地，移时自醒；或阵发黑矇，或指东走西；舌淡白而胖，苔白薄，脉弦细，或沉细无力。

治法方药：益气聪明汤为主。报道本方治疗脑动脉硬化症有效率达 90%，可加天麻、石菖蒲、川芎以加强通窍醒脑作用。气虚明显者去黄柏，重用黄芪 50 ～ 100g 以益气之阳。药理研究证实，本方有增加脑供血量，提高脑代谢和兴奋大脑皮质的作用；动物实验表明，可显著提高利血平化小鼠下降的下丘脑去甲肾上腺素和纹状体多巴胺的水平。因此，可用于高血压患者降压过快、过低引起的TIA发作。

若气血两虚，一日数发，此即张锡纯所谓的“大气虚损，血不上升”之证，虽未有偏废之症，恐为期不远，可用干颓汤主治。

（3）肾虚血瘀

临床表现：脑中昏愦时作，眩晕健忘，耳鸣耳聋，脚步不稳，时发眩仆，头重脚轻，如踏棉絮；伴肢体麻木，或语言謇涩；舌淡红，苔薄或少苔，脉细沉涩，或弦细。

治法方药：用补肾活血汤加减主治。一般应用可减去杜仲、茺蔚子，加石菖蒲、郁金以增强活血通窍之功。偏阳虚者加巴戟天、鹿角霜，偏阴虚者加生地、女贞子、何首乌，老年脾虚者加党参、白术、鸡血藤，便秘者加火麻仁，血瘀较甚肢体无力者加全蝎、地龙。

（4）痰瘀互结

临床表现：眩晕时作，舌转不灵，记忆下降；或伴肢体麻木、无力，或有视物不清，或恶心呕逆；舌暗淡或暗红，苔薄，脉弦细或兼结代。本证与高黏滞综合征较接近。

治法方药：可用活血降黏汤（川芎、草决明、天麻、法半夏、红花、黄芪、泽兰、郁金、石菖蒲、毛冬青）为主。若见肢体麻木或无力者，加蜈蚣、地龙；伴遗忘、记忆下降明显者，加核桃肉、熟地黄；偏热者加黄柏、葛根，偏寒者加鹿角霜、巴戟。

本病经治疗后，发作减少或暂愈，还须进一步巩固治疗。一般可继续服一段时间（不低于3个月）的中成药，如丹参滴丸、复方丹参片、丹七片之类，并定期观察有关的实验室指标，以决定用药的调整。有减低和减轻完全性中风的发病率和病变程度。

**3. 中成药治疗**

（1）华佗再造丸，每次8g，每天3次。

（2）牛黄清心丸，每次1丸，每天2次。

（3）人参再造丸，每次1丸，每天2次。

（4）消栓口服液，每次10mL，每天2次。

（5）复方丹参注射液，每次16mL，每天1次静滴，每2周1个疗程。

（6）血塞通注射液，每次3支，每天1次静滴，每2周1个疗程。

**4. 针灸治疗**

（1）毫针疗法：采取远近配穴法，补法或泻法。常用穴位如百会、大陵、足三里、膈俞、膻中、合谷、曲池、血海、内关、丰隆、解溪、阴陵泉、肝俞、肾俞、太溪、太冲、命门等。虚证采用补法，实证采用泻法。针刺每天1次，每次留针30min，6次后休息1d。

（2）梅花针疗法：取头顶正中向下至发际皮区交叉点，以中度刺激，从头顶向下呈网状叩打若干行，一般每分钟叩打90次左右，以局部皮肤潮红、血疹，但不出血为宜，叩打每天 1 次，10d 为 1 个疗程，共 2 个疗程，中间休息 3d。

# 第二节 脑血栓形成

脑血栓形成（cerebral thrombosis）是指脑动脉由于血管壁病损、血液成分改变和（或）血液流变学异常、血流动力学改变等因素而形成血栓，致使动脉管腔明显狭窄甚至闭塞，引起闭塞血管供血范围的局部脑组织梗死。它是急性脑血管病中最常见、发病率最高的一种临床类型，约占全部急性脑血管病的 40% 左右。

## 一、病因病理

### （一）病因

**1. 血管壁损害**

（1）脑血栓形成最常见的病因为脑动脉粥样硬化，高血压、高血脂、糖尿病等可以加速脑动脉粥样硬化发展。

（2）其次是各种脑动脉炎，包括感染性血管炎，如风湿性动脉炎、结核性动脉炎、梅毒性动脉炎、钩端螺旋体性动脉炎等；非感染性血管炎，如结缔组织病性脑血管炎、巨细胞动脉炎等。

（3）少见的尚有颈部动脉损伤，先天性动脉发育异常如脑血管畸形、颅内动脉瘤、Moyamoya 病等。

**2. 血液成分改变和（或）血液流变学异常**　红细胞增多症、镰状细胞贫血、异型球蛋白血症、严重贫血、白血病、血小板增多症以及血液凝固性增高（如妊娠、分娩后、肿瘤、口服避孕药等）。

**3. 血流动力学异常**　在动脉粥样硬化的基础上，如血流速度过缓或血流量减少，血压突然降低，则易形成脑血栓。

### （二）发病机制

脑动脉壁病损是脑血栓形成的基础，当脑动脉由于动脉粥样硬化或其他原因引起血管管壁病损、管腔狭窄，病变部位血管内膜粗糙不平。当血流通过时，血流中的有形成分如红细胞、血小板及纤维素等，尤其是血小板易黏附在内膜病变部位，黏附聚集之血小板又可释放出花生四烯酸、5- 羟色胺、ADP 等多种具有使血小板聚集及收缩血管物质，加速血小板再聚集，导致血栓形成。在血液成分改变、高凝状态下，或是血流缓慢、血压低、心功能不全时更容易形成血栓。

### （三）病理

脑血栓形成后是否引起脑梗死及其梗死面积大小取决于血栓形成的速度、侧支循环的建立及开放是否充分。一旦侧支循环开放不足以代偿供血，则出现该动脉供血区域的神经细胞、胶质细胞和血管发生变性坏死。缺血中心部位发生软化即梗死、液化，最后被吸收后呈空洞状态或病灶较小时由胶质细胞填充成瘢痕。梗死周围出现低灌注，细胞虽无坏死但有功能受抑制状态的半暗带。该区域的神经细胞通过及时有效的治疗尚可恢复或部分恢复。如病变范围大，脑组织高度水肿，可向对侧移位，甚至脑疝形成。

大体病理检查时，脑动脉粥样硬化的血管呈乳白色或黄色，粗细不匀，管壁变硬，血管伸长或弯曲，有的部分呈梭形扩张，血管内膜下可见到黄色的粥样硬化斑块。梗死区可见局部脑肿胀，表面苍白，脑组织软化；如合并出血，还可见到局部瘀血。后期病变组织萎缩，坏死组织由格子细胞所清除，留下有空腔的瘢痕组织，空腔内可充满浆液。镜下见组织结构不清，神经细胞及胶质细胞发生变性坏死，毛细血管轻度扩张，周围可见液体或红细胞渗出；梗死后 2 ～ 3d，脑组织开始液化，周围水肿明显，神经细胞消失，吞噬细胞大量增生；3 ～ 4 周后液化的坏死组织被吞噬，胶质细胞、胶质纤维及毛细血管增生，小病灶形成胶质瘢痕，大病灶形成中风囊。

绝大多数脑血栓形成呈白色梗死的病理改变；少数梗死区的坏死血管于再灌注时可继发出血，呈现出血性梗死或红色梗死的病理改变。

## ■ 二、临床表现

本病好发于中年以后，60 岁以上有脑动脉硬化、高脂血症和糖尿病者最易发生，男性多于女性。部分患者起病前多有前驱症状如头晕、头痛、一过性肢体麻木无力，约 25% 左右患者有 TIA 病史。起病较缓慢，多在安静休息状态或夜间睡眠中发病，清晨或夜间醒来时发现偏瘫、失语等；部分患者白天发病，常先有短暂性脑缺血发作症状，以后进展为偏瘫。脑血栓患者多数发病时无意识障碍，无头痛、恶心、呕吐等症状，局灶症状可在数小时或数天内进行性加重。大面积脑梗死患者或椎 – 基底动脉血栓形成因累及脑干网状结构，则可出现不同程度的意识障碍，如同时合并严重脑水肿，也可伴有颅内压增高症状。

### （一）临床类型

临床中脑血栓形成的临床表现各异，按病程常可分为以下临床类型：

**1. 可逆性缺血性神经功能缺损**　患者的神经症状和体征在发病后 3 周内完全缓解，不遗留后遗症，常因侧支循环代偿完善和迅速，血栓溶解或伴发的血管痉挛解除等原因未导致神经细胞严重损害。

**2. 稳定型**　神经症状和体征在几小时或 2 ～ 3d 达到高峰，以后不再发展，病情稳定，病初可有短暂性意识丧失。以后由于侧支循环建立，梗死区周围脑水肿消退，症状可减轻。

**3. 缓慢进展型** 由于血栓逐渐发展，脑缺血、水肿的范围继续扩大，症状逐渐加重，历时数日甚至数周，直到出现完全性中风，常见于颈内动脉颅外段以及颈内动脉的进行性血栓。

**4. 急性暴发型** 发病急骤，往往累及颈内动脉或大脑中动脉主干或多根大动脉造成大面积脑梗死，脑组织广泛水肿伴有头痛、呕吐等颅内高压症状及不同程度意识障碍，偏瘫完全、失语等，症状和体征很像脑出血，但CT扫描常有助于鉴别。

### （二）不同血管闭塞的临床特征

脑血栓形成的临床表现常与闭塞血管的供血状况直接有关，不同的脑动脉血栓形成可有不同临床症状和定位体征。

**1. 颈内动脉** 若脑底动脉环完整，眼动脉与颈外动脉分支间的吻合良好，颈内动脉闭塞时临床上可无任何症状；若突然发生闭塞，则可出现患侧视力障碍和Horner综合征以及病变对侧肢体瘫痪、对侧感觉障碍及对侧同向偏盲，主侧半球受累尚可出现运动性失语。检查可见患者颈内动脉搏动减弱或消失，局部可闻及收缩期血管杂音，同侧视网膜动脉压下降，颞浅动脉额支充血搏动增强。多普勒超声示颈内动脉狭窄或闭塞外，还可见颞浅动脉血流呈逆向运动，这对诊断本病有较大意义，脑血管造影可明确颈内动脉狭窄或闭塞。

**2. 大脑中动脉** 大脑中动脉主干闭塞，出现对侧偏瘫、偏身感觉障碍和同向性偏盲，优势半球受累时还可出现失语、失读、失算、失写等言语障碍。梗死面积大症状严重者可引起头痛、呕吐等颅高压症状及昏迷等。大脑中动脉深穿支闭塞，出现对侧偏瘫（上下肢瘫痪程度相同），一般无感觉障碍及偏盲，优势半球受损时可有失语。大脑中动脉皮质支闭塞出现偏瘫（上肢重于下肢）及偏身感觉，优势半球受累可有失语，非优势半球受累可出现对侧偏侧复视症等体象障碍。

**3. 大脑前动脉** 大脑前动脉主干闭塞，如果发生在前交通动脉之前，因病侧大脑前动脉远端可通过前交通动脉代偿供血，可没有任何症状和体征；如血栓发生在前交通动脉之后的主干，则出现对侧偏瘫和感觉障碍（以下肢为重），可伴有排尿障碍（旁中央小叶受损），亦可出现反应迟钝、情感淡漠、欣快等精神症状以及强握、吸吮反射，在优势半球者可有运动性失语。大脑前动脉皮质支闭塞常可引起对侧下肢的感觉和运动障碍，并伴有排尿障碍（旁中央小叶），亦可出现情感淡漠、欣快等精神症状以及强握、吸吮反射。如有深穿支闭塞，由于累及纹状体内侧动脉 –Huebner 动脉，内囊前支和尾状核缺血，出现对侧中枢性面舌瘫及上肢瘫痪。

**4. 大脑后动脉** 主要供应枕叶、颞叶底部、丘脑及上部脑干。主干闭塞常引起对侧偏盲和丘脑综合征；皮质支闭塞时常可引起对侧偏盲，但有黄斑回避现象；优势半球可有失读及感觉性失语，一般无肢体瘫痪和感觉障碍。深穿支包括丘脑穿通动脉、丘脑膝状体动脉，丘脑穿通动脉闭塞由于累及丘脑后部和侧部，表现为对侧肢体舞蹈样运动，不伴偏瘫及感觉障碍。丘脑膝状体动脉闭塞时常可引起丘脑综合征，表现为对侧偏身感觉障碍如感觉异常、感觉过度、丘脑痛、轻偏瘫、对侧肢体舞蹈手足徐动症、半身投掷症，还可出现动眼神经麻痹、小脑性共济失调。

**5. 基底动脉** 基底动脉分支较多，主要分支包括小脑前下动脉、内听动脉、旁正中动脉、小脑上动脉等，该动脉闭塞临床表现较复杂。基底动脉主干闭塞可引起广泛脑桥梗死，出现四肢瘫痪、瞳孔缩小、多数脑神经麻痹以及小脑症状等，严重者可迅速昏迷、高热以至死亡。脑桥基底部梗死可出现闭锁综合征（locked in syndrome，LS），患者意识清楚，因四肢瘫、双侧面瘫、球麻痹、不能言语、不能进食、不能做各种动作，只能以眼球上下运动来表达自己的意愿。基底动脉之分支一侧闭塞，可因脑干受损部位不同而出现相应的综合征。Weber 综合征，因中脑穿动脉闭塞，发生病侧动眼神经麻痹和对侧偏瘫。Claude 综合征，出现同侧动眼神经麻痹和对侧肢体共济失调。Millard-Gubler 综合征，因脑桥旁中央支动脉闭塞，出现病侧外展神经和面神经麻痹以及对侧肢体瘫痪。Foville 综合征，因内侧纵束及外展神经受损，出现病侧外展和面神经麻痹，双眼向病灶侧水平凝视麻痹，对侧肢体瘫痪。内听动脉闭塞，则常引起眩晕发作，伴有恶心、呕吐、耳鸣、耳聋等症状。小脑上动脉闭塞，因累及小脑半球外侧面、小脑蚓部和中脑四叠体及背外侧，可引起同侧小脑性共济失调，对侧痛温觉减退，听力减退。

**6. 小脑后下动脉** 此处闭塞又称延髓外侧综合征或 Wallenberg syndrome 综合征，临床表现为突然眩晕、恶心、呕吐、眼球震颤（前庭外侧核及内侧纵束受刺激），病灶侧软腭及声带麻痹（舌咽、迷走神经疑核受损），共济失调（前庭小脑纤维受损），面部痛觉、温觉障碍（三叉神经脊束核受损），Horner 综合征（延髓网状结构下行交感神经下行纤维受损），对侧半身及偏身痛，温觉障碍（脊髓丘脑束受损）。

### （三）实验室检查

除三大常规检查外，应查血糖、血脂、血液流变学、凝血指标、心电图、脑电图及颈动脉超声多普勒等。

**1. CT** 颅脑 CT 扫描对诊断有重要价值，在发病 12h 内 CT 扫描往往为阴性，但能鉴别是否有出血。24 ～ 48h 后可显示梗死区低密度灶，低密度区开始边缘模糊、密度不均，但随时间的迁延，其边界越来越清楚，密度也越来越低，在发病第 3 ～ 7 日，阳性率最高。梗死面积较大时由于合并脑水肿，CT 上可见中线结构移位及脑室受压。发病 2 ～ 3 周后，CT 病灶区的密度有时很接近正常脑组织，即出现所谓“模糊效应”，此时如不用增强剂，诊断有时很困难。而注射造影剂后，病灶区可见片状及斑点状增强，有助于诊断。如合并出血，则在低密度区内可见散在的高密度区。脑梗死恢复期和慢性期，由于梗死部位软化，其边界更清楚，密度更低，邻近脑室可扩大，中线结构向同侧移位。

**2. MRI** 脑缺血症状出现后数小时，$T_1$、$T_2$ 弛豫时间延长，在 $T_1$ 加权像上表现为低信号，$T_2$加权像上表现为高信号；此外在病灶周围还可见到水肿及占位效应。MRI对小梗死灶比CT更容易发现，特别对脑干梗死，比CT更优越。近年来，MRI新技术的不断出现，如弥散成像（DWI）、血流灌注成像MR和MRA等能够超早期确定梗死部位、范围、缺血半暗带大小及梗死血管情况，使诊断更为准确。

**3. 脑血管造影**　可以帮助明确血管闭塞的部位、动脉狭窄程度及其侧支循环建立情况，并可同时诊断是否有颅内动脉瘤、脑血管畸形等。

## 三、诊断与鉴别诊断

### （一）诊断

突然发病，在安静或休息时出现偏瘫或其他脑局灶性症状，数小时或数日内发展至高峰，无脑膜刺激征，脑脊液检查正常，可考虑为脑血栓形成。颅脑CT或MRI检查显示梗死病灶及范围，则可确诊。

### （二）鉴别诊断

脑血栓形成应与脑出血、脑栓塞进行鉴别，还要与颅内占位性病变如脑肿瘤、硬膜下血肿、脑炎、脑寄生虫疾病等鉴别。

**1. 脑出血**　部分脑出血患者由于出血量少，发病时意识清楚，无头痛、呕吐等颅高压症状，有时临床上不易与脑血栓形成区别，须行脑CT扫描才能鉴别。

**2. 脑栓塞**　临床表现与脑血栓形成相似，但脑栓塞多在动态下突然发病，常在数秒或数十秒内症状达高峰，可查到明确的栓子来源。

**3. 脑肿瘤**　部分缓慢进展型脑血栓形成患者应与脑肿瘤进行鉴别。脑肿瘤一般起病缓慢，症状进行性加重，可伴有头痛、呕吐等颅高压等症状，脑CT或MRI检查有助于鉴别。

**4. 慢性硬膜下血肿**　少数慢性硬膜下血肿老年患者可以突然起病，表现为局灶性神经功能缺损，而没有明确的头部外伤，脑CT扫描检查有助于鉴别诊断。

## 四、中西医结合治疗

脑血栓形成急性期治疗原则：①要特别重视超早期和急性期处理，要注意整体综合治疗与个体化治疗相结合，针对不同病情、不同病因采取针对性措施。②尽早溶解血栓及增加侧支循环，恢复缺血区的血液供应，改善微循环，阻断脑梗死的病理生理。③重视缺血性细胞的保护治疗，应尽早应用脑细胞保护剂。④积极防治缺血性脑水肿，适时应用脱水降颅压药物。⑤要加强监护和护理，预防和治疗并发症。⑥尽早进行康复治疗，促进神经功能恢复。⑦针对致病危险因素的治疗，预防复发。

（一）西医治疗

**1. 一般治疗** 急性缺血性脑血管病的基础治疗不可忽视，否则可发生并发症导致死亡，意识障碍患者应予气道支持及辅助呼吸，定期监测 $PaO_2$ 和 $PaCO_2$。注意防治褥疮及呼吸道或泌尿系感染，维持水、电解质平衡及心肾功能，预防肺栓塞、下肢深静脉血栓形成等并发症。

**2. 调整血压** 急性脑梗死后高血压的治疗一直存在争论，一般认为应慎用降血压药。急性脑中风时血管自主调节功能受损，脑血流很大程度取决于动脉压，明显降低平均动脉可能对缺血脑组织产生不利影响。Yamagnchi 提出缺血性脑中风急性期的血压只有在平均动脉压超过 130mmHg 或收缩压超过 220mmHg 时才需降压，降压幅度一般降到比中风前稍高的水平。急性缺血性脑血管病患者很少有低血压。如血压过低，应查明原因，及时给予补液或给予适当的升压药物如多巴胺、间羟胺等以升高血压。

**3. 防治脑水肿** 脑血栓形成后，因脑缺血、缺氧而出现脑水肿，在半小时即可出现细胞毒性水肿，继而在 3 ～ 7 天出现血管源性水肿，7 ～ 10 天后水肿开始消退，2 ～ 3 周时水肿消失。大面积脑梗死或小脑梗死者可致广泛而严重的脑水肿，如不及时处理，可并发脑疝死亡。常用有效降颅内压药物为甘露醇、呋塞米、甘油果糖和白蛋白。甘露醇快速静脉注射后，因它不易从毛细血管外渗入组织，从而能迅速提高血浆渗透压，使组织间液水分向血管内转移，达到脱水作用；同时增加尿量及尿 $Na^+$、$K^+$ 的排出，尚有清除自由基的作用。通常选用 20% 甘露醇 125mL 静脉快速滴注，每 10 分钟至 12 小时 1 次，直至脑水肿减轻。主要不良反应有循环负担而致心力衰竭或急性肺水肿，剂量过大，应用时间长可出现肾脏损害。为减少上述不良反应，可配合呋塞米使用。呋塞米常用剂量为每次 20 ～ 40mL，静脉滴注，每天 2 ～ 4 次。用药过程中注意水电解质平衡。甘油果糖具有良好的降颅压作用，常用 250mL 静脉滴注，每天 1 ～ 2 次；白蛋白具有提高血浆胶体渗透压作用，与甘露醇合用，取长补短，可明显提高脱水效果。用法为每次 5 ～ 10g，静脉滴注，每天 1 次或每 2 天 1 次，连用 7 ～ 10 天。

**4. 溶栓治疗** 适用于超早期（发病 6 小时以内）及进展型中风。应用溶栓治疗应严格掌握溶栓治疗的适应证与禁忌证。

（1）适应证：①年龄小于 75 岁。②对 CA 系（冠状动脉系）梗死者无意识障碍，对 VBA 系（椎 - 基底动脉系）梗死者由于本身预后极差，对昏迷较深者也不必禁忌，而且治疗开始时间也可延长。③头颅 CT 排除颅内出血和与神经功能缺损相应的低密度影者。④可在发病 6 小时内完成溶栓。⑤患者或家属同意。

（2）禁忌证：①溶栓治疗之前瘫痪肢体肌力已出现改善。②活动性内出血和已知出血倾向。③脑出血史，近 6 个月脑梗死史及颅内、脊柱手术外伤史。④近半年内活动性消化溃疡或胃肠出血。⑤严重心、肝、肾功能不全。⑥正在使用抗凝剂。⑦未控制的高血压，收缩压高于 26.7kPa，或舒张压高于 14.7kPa。⑧收缩压低于 13.3kPa（年龄小于 60 岁）。

（3）血栓溶解的原理：血栓溶解主要是指溶解血栓内纤维蛋白。纤维蛋白降解主要依靠纤溶酶，它产生于纤溶酶原被一系列活化因子激活时，纤溶酶原是一种分子量为92 000的糖蛋白，由790个氨基酸组成，分为谷氨酸纤溶酶原和赖氨酸纤溶酶原，这两种酶原可被内源性的t–PA和外源性的尿激酶和链激酶所激活。在溶栓过程中，给予患者某些药物（如尿激酶、链激酶、t–PA等）可以促进血栓溶解，将血栓分解为可溶性纤维蛋白降解产物。

（4）常用溶栓剂及作用机制

1）第一代：非选择性溶栓剂，如链激酶（SK）、尿激酶（UK）。SK是国外应用最早、最广的一种溶栓剂，它通过与血中纤维蛋白原形成1∶1复合物，再促进游离的纤溶酶原转化为纤溶酶，因此它是间接的纤溶酶激活剂，链激酶由于抗原性较强，易引起过敏反应，溶栓同时也易引起高纤溶血症，目前临床上较少使用。欧洲几项大规模临床研究结果证实：SK溶栓死亡率及出血发生率高，效果不明显，不推荐使用。

UK是一种丝氨酸蛋白酶，它可使纤溶酶原中的精氨酸560–缬氨酸561的化学键断裂，直接使纤溶酶原转变为纤溶酶，由于其具有无抗原性、无热源性、不良反应小、来源丰富等特点，至今仍是亚洲一些国家（如中国、日本）临床应用的主要药物。

2）第二代：选择性溶栓剂，如重组组织型纤溶酶原激活剂（rt–PA）、重组单链尿激酶型纤溶酶原激活剂（rSCU–PA）。rt–PA分子上有一纤维蛋白结合点，故能选择性地和血栓表层的纤维蛋白结合，所形成的复合物对纤溶酶有很高的亲和力及触酶活性，使纤溶酶原在局部转变为纤溶酶，从而溶解血栓，而很少产生全身抗凝、纤溶状态，但它价格非常昂贵，大剂量使用也会增加出血的可能性，同时由于其半衰期更短，因此有一定的血管再闭塞，使其临床应用受到一定的限制。rSCU–PA是人血、尿中天然存在的一种蛋白质，它激活与纤维蛋白结合的纤溶酶原比激活血循环中游离的纤溶酶原容易。

3）第三代：试图用基因工程选择技术改良天然溶栓药物的结构，以提高选择性溶栓剂效果，延长半衰期，减少剂量。这类药物由嵌合型溶栓剂［将组织型纤维酶原激活剂（t–PA）、尿激酶型纤溶酶原激活剂（SCU–PA）二级结构进行基因工程杂交而得］单克隆抗体导向溶栓。

（5）溶栓剂量：脑梗死溶栓治疗剂量尚无统一标准，由于人体差异、给药途径的不同，剂量波动范围也较大。通常静脉溶栓剂量大，SK 15万～50万U，UK 100万～150万U，rt–PA 10～100mg；动脉用药SK 0.6万～25万U，UK 10万～30万U，rt–PA 20～100mg。

（6）溶栓治疗时间：Astrup根据动物实验首次提出了“缺血半暗带”的概念，表明缺血半暗带仅存在3～4h，因此大多数临床治疗时间窗定在症状出现后6h内进行。美国食品与药物管理局（FDA）批准在发病3h内应用rt–PA。尿激酶一般在发病6h内进行。近来有学者提出6h的治疗时间窗也绝不是僵化的，有些患者中风发病超过6h，如果侧支循环好，仍可考虑延迟性溶栓。

（7）溶栓治疗的途径：溶栓治疗的途径主要有静脉和动脉用药两种。在DSA下行动脉内插管，于血栓附近注入溶栓药，可增加局部的药物浓度，减少用药剂量，直接观察血栓崩解，一旦再通即刻停止用药。本法便于掌握剂量，但它费时（可能延误治疗时间）、费用昂贵，需要造影仪器及训练有素的介入放射人员，因而受到技术及设备的限制。相反静脉溶栓简便易行，费用低。近来有一些学者提出将药物注入 ICA，而不花更多时间将导管插入 MCA 或在血栓近端注药。至于何种用药途径更佳，尚未定论，Racke 认为动脉、静脉用药两者疗效无明显差异。

（8）溶栓治疗脑梗死的并发症

1）继发脑出血

①发生率：多数文献报告，经 CT 证实的脑梗死后出血性梗死自然发生率为 5% ～ 10%，脑实质出血约为 5%。Wardlaw 等综合 1992 年以前 30 多篇文献中 1573 例应用 UK、SK、rt-PA 经静脉或动脉途径溶栓治疗的结果，出血性脑梗死发生率为 5%。1781 例溶栓治疗继发脑实质出血的发生率为 5%。当然给药方法和时机不同，出血的发生率也有所不同，据现有资料来判断，颅内出血的发生率为 4% ～ 26%。

②最主要危险因素：主要是高血压和脑水肿。溶栓开始前收缩压达到 180 ～ 200mmHg 或舒张压达到 110 ～ 120mmHg，以及早期脑 CT 检查有脑水肿或占位效应时，患者有增加出血性梗死的发生率。

③潜在危险因素：年龄（70 岁以上），病前神经状况，联合用药（如肝素、阿司匹林等）。

④可能发生机制：继发性纤溶亢进和凝血障碍；长期缺血的血管壁已经受损，在恢复血供后由于通透性高而血液渗出；血流再灌注后可能因反射而使灌注压增高。

2）再灌注损伤：再灌注早期，脑组织氧利用率低，而过氧化脂质含量高，过剩氧很容易形成活性氧，与细胞膜脂质发生反应，使脑细胞损害加重。通常脑梗死发病 12h 以内缺血脑组织再灌注损伤不大，脑水肿较轻，但发病 12h 以后则可能出现缺血脑组织过度灌注，加重脑水肿。

3）血管再闭塞：脑梗死溶栓后血管再闭塞发生率约为 5% ～ 20%，其发生原因目前尚不十分清楚，可能与溶栓药物的半衰期较短有关。尿激酶的半衰期为 16min，PA 仅为 7min。溶栓治疗可能伴有机体凝血活性增高。

**5. 抗凝治疗** 临床表现为进展型中风的患者，可有选择地应用抗凝治疗，但有引起颅内和全身出血的危险性，必须严格掌握适应证和禁忌证。抗凝治疗包括肝素和口服抗凝剂。

（1）肝素：12 500U 加入 5% 葡萄糖溶液 1000mL 中，缓慢静脉滴注（每分钟 20 滴），仅用 1 ～ 2d，凝血酶原时间保持在正常值的 2 ～ 2.5 倍，凝血酶原活动度在 20% ～ 30% 之间。但有关其疗效及安全性的确切资料有限，结果互有分歧。低分子肝素安全性增加，但其治疗急性缺血性脑血管病的疗效尚待评估，目前已有的资料难以作出肯定结论。用法：速避凝 3000 ～ 5000U，腹部皮下垂直注射，每天 1 ～ 2 次。

（2）口服抗凝剂：新双香豆素 300mg，双香豆素 100 ～ 200mg 或华法林 4 ～ 6mg，刚开始时每天检查凝血酶原时间及活动度，待稳定后可每周查 1 次，以便调整口服药物剂量。治疗期间应注意出血并发症，如有出血情况立即停用。

**6. 降纤治疗**　降解血栓纤维蛋白原、增加纤溶系统活性及抑制血栓形成或帮助溶解血栓。适用于脑血栓形成早期，特别是合并高纤维蛋白血症患者。常用药物有巴曲酶、蛇毒降纤酶及安克洛酶等。

**7. 抗血小板凝集药物**　抗血小板凝集药物能降低血小板聚集和血液黏稠度，目前常用有阿司匹林和盐酸噻氯匹定。阿司匹林以小剂量为宜，一般 50 ～ 100mg/d，盐酸噻氯匹定 125 ～ 250mg/d。

**8. 血液稀释疗法**　稀释血液和扩充血容量可以降低血液黏稠度，改善局部微循环，常用低分子右旋糖酐或 706 代血浆 500mL，静脉滴注，每天 1 次，10 ～ 14 天为 1 个疗程。心肾功能不全者慎用。

**9. 脑保护剂**　目前临床上常用的制剂有：

（1）钙离子拮抗剂：能阻止脑缺血、缺氧后神经细胞内钙超载，解除血管痉挛，增加血流量，改善微循环。常用的药物有尼莫地平、尼莫通、盐酸氟桂嗪等。

（2）胞二磷胆碱：它是合成磷脂胆碱的前体，胆碱在卵磷脂生物合成中具有重要作用，而卵磷脂是神经膜的重要组成部分，因此具有稳定神经细胞膜的作用。胞二磷胆碱还参与细胞核酸、蛋白质和糖的代谢，促进葡萄糖合成乙酰胆碱，防治脑水肿。用法：500 ～ 750mg 加入 5% 葡萄糖溶液 250mL，静脉滴注，每天 1 次，10 ～ 15 天为 1 个疗程。

（3）脑活素：主要成分为精制的必需和非必需氨基酸、单胺类神经介质、肽类激素和酶前体，它能通过血脑屏障，直接进入神经细胞，影响细胞呼吸链，调节细胞神经递质，激活腺苷酸环化酶，参与细胞内蛋白质合成等。用法：20 ～ 50mL 加入生理盐水 250mL，静脉滴注，每天 1 次，10 ～ 15 天为 1 个疗程。

**10. 外科治疗和介入治疗**　半球大面积脑梗死压迫脑干，危及生命时，若应用甘露醇无效时，应积极进行去骨瓣手术减压和坏死脑组织吸出术。对急性大面积小脑梗死产生明显肿胀及脑积者，可行脑室引流术或去除坏死组织以挽救生命，对颈动脉粥样硬化颈动脉狭窄＞ 70% 者，可考虑手术治疗，常用的手术方法有颈动脉内膜剥离修补术，颅外－颅内血管吻合术及近年来发展起来的颈动脉支架成形术。

**11. 康复治疗**　主张早期进行系统、规范及个体化的康复治疗。急性期一旦病情平稳，应立即进行肢体功能锻炼和语言康复训练，降低致残率。

### （二）中医辨证论治

本病属中医学中风、偏枯、偏风、失语等证范畴。常由于年老脏腑气血亏虚，经脉不畅，血行郁滞，瘀血阻滞脑络而成。多属传统理论中的中经络、中脏腑之证。

《素问·生气通天论》曰：“汗出偏沮，使人偏枯。”最早记载了因阳虚不能充身遍泽，可引起偏枯之病。《素问·风论》认为“各人其门户所中，则为偏风”，将本病从脏腑角度作整体认识。结合《灵枢·刺节真邪论》“虚邪偏客于半身，其入深，内居营卫；营卫稍衰，则真气去，邪气独留，发为偏枯”的认识，奠定内虚外中的病机理论。以上认识是以肢体偏废为主症，而无神志障碍的描述，符合大多脑血栓形成的临床表现。汉代张仲景《金匮要略》始将“半身不遂”与“不识人”联系为一病，名“中风”，并创“中经络，中脏腑”的辨证分类法，后世渐将“中风偏枯”以一病而论。明代张介宾《景岳全书·诸风》认为“原非外感风邪，总由内伤气血也”“故必于中年之后，乃有此证”。清代王清任《医林改错》发挥“气虚血瘀”学说，观察到“如睡时气之归并，人不能知觉，不过是醒则不能翻身”，是典型脑血栓形成的常见发病形式。其所创的补阳还五汤沿用至今，备受推崇。近贤张锡纯《医学衷中参西录》继承“上气不足”说，参合西医病理学认识，立“脑贫血者之中风”。同时认识到“其剧者亦可猝然昏仆，肢体颓废或偏枯”，论治主张“重用黄芪以补气”。认为可以助气上升，上达脑中，而血液亦即可随气上注；对黄芪的使用，张氏还有如下的经验：“惟其不良反应能外透肌表，具有宣散之性，去渣重煎，则其宣散之性减，专于补气升气矣。”

综上所述，本病多由年老气衰、上气不足而致气虚血瘀，阻于脑窍或肝肾阴虚，内风动越，扰动痰浊，瘀阻脑络；或饮食不节，脂痰内盛，痰瘀互结，脑脉壅滞；或血虚生风，津亏脉涩，血行不杨，凝滞阻于脑窍。凡此，皆能导致脑脉瘀阻、窍络不通而发生偏瘫失语等症。本病总属本虚标实之证。本虚为气、血、阴精及脾胃不足，标实主要表现在风、燥、痰、瘀诸方面。基本病机为气虚血瘀，可挟痰、化风为患。

**1. 辨证要点**

（1）察先兆，重并病：脑血栓形成多有先兆症状，通过先兆症状，进一步了解以往疾病史，如眩晕、头痛、消渴、肥胖、饮食等，有助于掌握病情，决定论治重点。

（2）辨顺逆，明轻重：临床要注意患者偏歪症状、神志变化。若偏瘫或口眼歪斜继续加重，或初起仅以偏瘫、语言不利为主，继出现神志时清时昧，甚或昏昧者，为病情发展逆转加重；若病发后偏瘫、口歪无加重，或患侧肢体感觉力量恢复，则病情稳定好转。

（3）分标本，定虚实：本病本虚标实，但发病急性期应区别标本虚实的孰轻孰重。病发早期以风、痰、瘀闭阻为主，因此证当标实；然老年人体弱气衰，因虚而瘀的虚实兼夹亦为常见；即在病发后期，虽本虚为主，但虚中夹瘀也多见。所以本病虚实兼夹贯通整个病程，辨证过程需区分虚、实的轻重，而决定证型。

**2. 中医药治疗**

（1）气虚血瘀

临床表现：手足麻木，半身无力，渐觉口舌歪斜，语言不利，口角流涎，甚则半身不遂。舌淡或暗淡，舌苔薄白，脉弦或弦细。

治法方药：补气活血，开窍通络。用补阳还五汤为主，本方为益气活血通络的代表方，语言不利者加远志、石菖蒲、郁金以利窍，血瘀重者加莪术、水蛭、鸡血藤等破血通络。急性期黄芪用量应根据辨证调节使用量。对因上气不足而血瘀者，亦当参照本证辨治。

（2）阴虚阳亢

临床表现：半身不遂，口舌歪斜，舌强言謇或失语，偏身麻木，眩晕耳鸣，手足心热。舌质嫩红或绛红，少苔或无苔，脉细弦或细数。

治法方药：养阴活血，潜阳息风。以镇肝熄风汤为主，可加桃仁、红花以活血化瘀。内风明显者加钩藤、菊花清热息风，内热便秘加生地、玄参清热养阴通便，心烦而悸者加黄芩、麦冬、珍珠母以清心除烦，镇心安神，肝热生风则加石决明、夏枯草以清肝息风。

（3）脂痰蒙闭

临床表现：神志蒙昧，半身不遂，舌强不语，肢体松懈，瘫软不温，面白唇暗，痰涎壅盛。舌胖淡暗，舌苔白腻，脉沉滑或细缓。

治法方药：涤痰除脂，开窍醒神。以涤痰汤为主，可加服苏合香丸。脂痰寒化者加桂枝温阳化饮，脂痰热化者加黄连以助清痰热，痰热兼神志昏蒙者加服安宫牛黄丸，痰阻动风则加天麻、钩藤平肝息风。

（4）血虚瘀阻

临床表现：偏身麻木，肌肤不仁，眩晕头痛，或醒后半身不遂，口舌歪斜，肢体痹痛。舌淡红或瘀斑，舌苔薄白，脉弦细或细涩。

治法方药：养血活血，化瘀通络。用《医学衷中参西录》加味补血汤为主，血虚内燥加天花粉、天冬，语言不利加石菖蒲、远志化痰通窍，加用麝香（冲服）可增强通窍之功。本证型常有“血虚生风”“血瘀风盛”，前人所谓“医风先医血，血行风自灭”，所以养血活血是关键，孰轻孰重，临证需据证选药加减。

对进展性脑血栓形成，由于梗死继发性出血、缺血性水肿、血栓进行性加重、腔隙性梗死增加、梗死面积大且周围水肿等，往往使病情进行性加重。渐渐出现神志障碍，表现为中风闭证，高龄患者也可表现脱证。此时病情恶化，则应按中风闭证、脱证处理，具体可参考“脑出血”的闭证、脱证辨证论治。

**3. 中成药治疗**

（1）丹参注射液：每次 8 ～ 16mL，加入 5% 葡萄糖溶液 500mL 中静脉滴注，每天 1 次，2 周为 1 个疗程。

（2）消栓口服液：每次 10mL，每天 3 次。

（3）华佗再造丸：每次 8g，每天 3 次。

（4）大活络丹：每次 1 丸，每天 2 次。

（5）人参再造丸：每次 1 丸，每天 2 次。

**4. 针灸治疗**

（1）毫针疗法

治法：远近配穴法，平补平泻。

常用穴位：风池、合谷、太冲、环跳、阳陵泉、绝骨、手三里、太渊、尺泽、曲池、太溪、足三里、关元、丰隆、内关等。

特殊取穴：语言不利加廉泉、哑门，口角流涎加地仓、牵正、合谷，饮水返呛或吞咽困难加风池（双）、风府、翳风（双）。

手法：用毫针针刺，每次选用 6 ～ 8 腧穴针刺，每天 1 ～ 2 次，每次留针 40min，20d 为 1 个疗程。

（2）*头针疗法*：可采用前神聪透悬厘。用 28 号（1.5 寸）毫针，沿皮斜刺，快速捻转，频率每分钟 300 次，留针 30min，每 10min 行针 1 次，每天 1 次，20 次为 1 个疗程。

（3）*梅花针疗法*：取肝俞、肾俞、夹脊穴、曲池、太渊、通里、内关、廉泉等穴位，用梅花针叩击至皮肤出现细小出血点，每天 1 次，5 次为 1 个疗程。

# 第三节 腔隙性脑梗死

腔隙脑梗死（lacunar infarction）系指脑小动脉硬化或来自心脏或大动脉的小栓子等引起血管闭塞，造成小灶性脑组织缺血、坏死和软化，经吞噬细胞清除梗死后的坏死组织留下一腔隙。发生在不同部位的腔隙脑梗死，可引起许多不同的临床综合征，病灶太小或发生在静区者，临床也可无任何症状，但在 CT 或 MRI 影像学检查时偶然发现，故又称腔隙状态（lacunar state）、腔隙综合征（lacunar syndrome）。

## ■ 一、病因病理

腔隙脑梗死最主要的病因是长期高血压动脉硬化。高血压性脑动脉硬化造成直径小于 200mm 穿动脉栓塞和闭塞，引起的微小腔隙脑梗死直径约为 2 ～ 20mm。病理检查可发现腔隙呈针尖或米粒大小，或稍大一些。

梗死灶内神经组织呈缺血性坏死、软化，有时可见到一规则的小囊腔，内有脂质和含铁血黄素的吞噬细胞，周围为神经纤维组织形成的囊腔。病灶主要分布在基底节特别是壳核、尾状核、内囊、放射冠、丘脑、大脑脚、脑桥等部位，常为多发，可同时见于许多不同部位，临床又称之为腔隙状态。

## ■ 二、临床表现

老年人多见，60 岁左右。常有高血压、高血脂和糖尿病。症状突然或隐袭发生，约 30% 患者症状可在 36h 内逐渐加重。也有部分患者可以没有任何症状，仅在影像学检查时发现，所以有人又将其归类为无症状性脑梗死。临床上常见的腔隙综合征有纯运动中风、纯感觉中风、感觉运动中风、构音障碍－手笨拙综合征、共济失调轻偏瘫综合征。

**1. 纯运动中风（pure motor strock）** 约占腔隙脑梗死的50%左右，有偏身运动障碍，表现为对侧面、舌瘫和肢体瘫；也可为单纯的面舌瘫或单肢瘫痪，常不伴有失语、感觉障碍或视野缺损。病灶主要在内囊、脑桥基底部，有时在放射冠或大脑脚处。

**2. 纯感觉中风（pure sensory stroke）** 约占腔隙脑梗死的5%，主要表现为一侧颜面、上肢和下肢感觉异常或感觉减退。病灶主要位于丘脑腹后核，也可在放射冠后方、内囊后肢、脑干背外侧部分等。

**3. 感觉运动中风（sensorimotor stroke）** 约占腔隙脑梗死的35%，累及躯体和肢体。部分的纯运动中风伴有感觉障碍。病变部位累及内囊和丘脑，由大脑后动脉的丘脑穿通支或脉络膜动脉病变所致。

**4. 构音障碍－手笨拙综合征** 约占腔隙脑梗死的5%，其临床特征为突然说话不清，一侧中枢性面舌瘫（常为右侧）伴有轻度吞咽困难以及手动作笨拙，共济失调（指鼻试验欠稳），但无明显肢体瘫痪。病灶位于脑桥基底部上1/3和2/3交界处或内囊膝部上方。

**5. 共济失调轻偏瘫（ataxia hemipare-sis）** 约占腔隙脑梗死5%，常表现为突然一侧轻偏瘫，下肢比上肢重，伴有同侧肢体明显共济失调。病损通常在放射冠及脑桥腹侧。

此外，腔隙脑梗死还可引起许多其他临床综合征，如偏侧舞蹈性综合征、半身舞动性综合征、闭锁综合征、中脑丘脑综合征、丘脑性痴呆等，Fisher曾报告有21种，除上述5种外，其他均十分少见。

## 三、诊断和鉴别诊断

有上述表现的患者，最好在发病1～2d后进行脑CT或MRI检查，如发现在基底节、放射冠、丘脑、脑桥等部位有单个或多发的小梗死灶，即可确诊本病。对于已经确诊的腔隙性脑梗死者，应积极查找发病的原因，进行相关检查。本病在没有进行影像学检查之前，应与小量脑出血、多发性硬化疾病相鉴别。

## 四、中西医结合治疗

### （一）西医治疗

治疗关键在于防治高血压、动脉粥样硬化、糖尿病等。对已发生腔隙脑梗死，处理与缺血性脑血管病。

### （二）中医辨证论治

本病属中医学的中风先兆、中经络范畴。常由于老年气血亏虚，或素患眩晕，阴亏于下，风阳上扰，挟痰挟瘀，阻塞脑窍而出现一侧肢体无力、偏身麻木、语言謇涩、舌转不灵、性情变异；或出现行走不稳、肢体颤动、口角流涎、二便失禁等症。

**1. 辨证要点**

（1）辨发病：本病多于中年以后发病，平素多有反复眩晕的病史，发病可在短时间内出现，也可逐渐加重。

（2）察症状：症状表现包括一侧脸面麻木、无力，或一侧肢体麻木、无力；或逐渐出现语言謇涩，甚至语言不清；或舌体发麻，转动不利；或视物不全、不清，有的黑睛转动不灵；或出现行走失调，头重脚轻，如踏棉絮；或记忆下降，情志低沉，性格变异；或眩晕加剧，饮水呛逆，耳鸣失音等。本病表现复杂，需四诊合参，详加辨别。

（3）观预后：本病预后良好，一般短期内有自愈倾向，后遗症轻微，但有反复发作的可能。本病属中风先兆、小中风、中经络范畴，因此反复发作则有完全中风或加重为中脏腑的倾向，临证应引起重视。

**2. 中医药治疗**

（1）气虚血瘀

临床表现：眩晕耳鸣，渐觉偏身麻木，手足无力，语言謇涩，或饮水呛咳；舌淡或暗淡，舌苔薄白，脉弦或弦细。

治法方药：益气行血，化瘀通络。用补阳还五汤为主，本方为益气活血通络代表方，语言不利者加远志、石菖蒲、郁金以利窍，肢体无力者加鸡血藤、五爪龙等通络强筋，可配合静脉滴注黄芪注射液、丹参粉针剂等。

（2）血虚络阻

临床表现：老年血虚，渐见单侧脸面麻痹，一侧手足肌肤不仁，可伴肢体无力；或原有“脑萎缩”病变，记忆下降；舌淡或淡暗，苔薄，脉细无力或细涩。

治法方药：补血行痹，温阳通络。用黄芪桂枝五物汤加丹参、川芎为主方。血虚重者加当归、鸡血藤，阳虚重者，加杜仲、锁阳，手足无力者加桑寄生、地龙，记忆明显下降者加肉苁蓉、熟地黄、石菖蒲，脉细涩者加用人参。可同时静脉滴注黄芪注射液。

（3）痰瘀阻滞

临床表现：形体肥胖，眩晕呕吐，面麻耳鸣，声音嘶哑，行走不稳；甚或失语，体静神清，闻声眼动；舌淡或边有齿印，苔薄白或白腻。

治法方药：涤痰化瘀，通窍开痹。涤痰汤合丹参饮为主方。面赤、舌苔黄腻、痰热者，加竹茹、黄芩；面白气虚者，加人参；声音嘶哑，甚至失语者，加石菖蒲、远志。貌似神迷者，加服十香返魂丹，以开窍化痰、醒神定志。

（4）肾虚血瘀

临床表现：眩晕健忘，记忆障碍，情志变异，耳鸣耳聋，脚步不稳，时发眩仆，头重脚轻，如踏棉絮；伴肢体麻木，或语言謇涩；舌淡红，苔薄或少苔，脉细沉涩，或弦细。

治法方药：用补肾活血汤加减，应用可参考短暂性脑缺血一章。

凡上证型，当病情得到控制后，应继续治疗 1 ～ 3 个月，以预防病情反复，巩固疗效。

# 第十四章
# 出血性脑血管病

## 第一节　蛛网膜下腔出血

蛛网膜下腔出血（Subarachnoid hemorrhage，SAH）系指各种原因出血，血液流入蛛网膜下腔，临床上通常分为外伤性和自发性两类。外伤性蛛网膜下腔出血主要由于颅脑外伤、产伤、神经外科手术等引起，列入神经外科范畴。自发性蛛网膜下腔出血又分为继发性和原发性。因脑实质内出血，血液穿破脑组织流入蛛网膜下腔者称继发性蛛网膜下腔出血；各种原因引起软脑膜血管破裂，血液流入蛛网膜下腔者，称原发性蛛网膜下腔出血。一般所谓的蛛网膜下腔出血仅指原发性蛛网膜下腔出血，约占急性脑血管病的 5% ～ 15%。

### ■ 一、病因病理

#### （一）病因

自发性蛛网膜下腔出血可由许多病因引起，其中最常见的病因是脑动脉瘤和脑血管畸形。

**1. 脑动脉瘤**　在蛛网膜下腔出血的各种病因中，动脉瘤破裂占 51%，其中先天性动脉瘤占绝大多数，有一小部分是由于高血压动脉粥样硬化、感染、外伤等所致。动脉瘤好发于脑底 Willis 动脉环的分叉处及其主要分支，约 80% 的动脉瘤位于 Willis 动脉环的前半部，其中 40% 在前交通动脉，25% 在大脑中动脉，30% 在后交通动脉或颈内动脉起始段，5% 在基底动脉或大脑后动脉等处。

**2. 脑血管畸形**　系指先天性脑血管发育异常，由胚胎脑血管芽胚演化而成的一种血管畸形，约占蛛网膜下腔出血原因的 15%。临床上大致有 5 种类型：①海绵状血管瘤。②毛细血管扩张症。③静脉血管瘤。④动静脉畸形。⑤脑面血管瘤。其中最常见的是动静脉畸形，约占脑血管畸形 80%，多见于青年人，常位于大脑中动脉和大脑前动脉供血区的脑表面，以静脉破裂出血为多见。

**3. 高血压动脉硬化**　高血压动脉硬化性微小动脉瘤形成在脑底动脉环区域，其破裂出血进入蛛网膜下腔。此种情况多见于中老年。

**4. 脑底异常血管网症（moyamoya）**　主要见于儿童，占儿童蛛网膜下腔出血原因的 20%。

**5. 血液病** 如白血病、血友病、血小板减少性紫癜、再生障碍性贫血、恶性贫血、凝血障碍、DIC 等。

**6. 血管炎** 中枢神经系统各种感染引起的血管炎、多发性结节性动脉炎等。

**7. 颅内肿瘤** 如胶质瘤、脑膜瘤、室管膜瘤、垂体瘤、髓母细胞瘤、转移瘤、黑色素瘤等。

**8. 其他** 抗凝治疗或脑血管造影并发症、药物应用不当如酒精中毒、可卡因等。

### （二）病理

血液进入蛛网膜下腔后，使血液与脑脊液混合，肉眼可见相应部位或整个脑表面呈鲜红或紫红色，在脑沟、脑池内血细胞沉积较多呈紫色。如出血量大，脑表面被一薄层的血凝块覆盖着，血块有时可穿破蛛网膜而进入硬膜下腔，引起继发性硬膜下腔出血；尚可涌入脑室，血凝块堵塞侧孔及正中孔，脑脊液回流受阻，引起急性阻塞性脑积水、颅内压增高，甚至脑疝形成。颅底部的脑池、桥小脑角、小脑延髓池及终池可见明显的血凝块积贮，甚至将该区的血管神经埋没，仔细分离该处血块后才可找到破裂的动脉瘤或破损的血管。出血 48h 后，蛛网膜下腔的大量血细胞出现不同程度的溶解，破裂释放出大量的含铁血黄素，使脑皮质、软硬脑膜呈现不同程度的铁锈色，同时可见不同程度的局部粘连。部分红细胞随脑脊液进入蛛网膜颗粒，使其堵塞，引起脑脊液的吸收减慢，产生交通性脑积水。

显微镜下，出血数小时后可见软脑膜血管周围有多核白细胞渗出，24h 后有大量的白细胞浸润和吞噬细胞起吞噬作用，72h 后各种炎性细胞反应达高峰，尤其淋巴细胞和吞噬细胞，以及含有铁血黄素颗粒的多核白细胞，1 周时，多核白细胞基本消失，而淋巴细胞浸润明显，大多数红细胞破裂，10d 左右出现机化现象。

此外，血液进入蛛网膜后，直接刺激血管或血细胞破坏释放各种炎性物质，诱发血管痉挛导致脑缺血或梗死。

## 二、临床表现

自发性蛛网膜下腔出血，各个年龄组均可发病，但以 40 ～ 70 岁为多。起病急骤，典型临床表现为突发剧烈头痛、呕吐、不同程度的意识障碍、脑膜刺激征阳性、血性脑脊液、脑 CT 扫描显示蛛网膜下腔为高密度影，但是由于发病年龄、病变部位、出血量的大小等不同，临床表现差别较大，轻者可以没有症状和体征，重者突然昏迷并在短期内死亡。

大部分患者在发病前有明显的诱因，如情绪激动、突然用力、剧烈运动、排便、咳嗽、饮酒等。少数患者在安静状态下起病。自发性蛛网膜下腔出血起病很急，常骤然发病，多数并无先兆，只有少数患者起病前有头痛、头晕、高血压等病史，这可能是脑部原发病变的原有症状，不足以预告出血的发生。

**1. 头痛** 突然剧烈头痛是本病最常见的症状，发生率为 85% ～ 95%，其可能性依发病年龄及病情严重程度而不同。中青年发病时，头痛出现率在 90% 以上。老年人由于对疼痛不敏感，头痛或有或无，即使有头痛也不剧烈。头痛主要分布在前额、后枕或整个头部，并可延及颈、肩背、腰及两腿等部。头痛的性质为剧烈胀痛或劈裂样痛，一般持续 2 ～ 3 周。

**2. 恶心呕吐** 是因颅内高压和血液直接刺激呕吐中枢所致。呕吐常提示出血量多，颅内压高。

**3. 意识障碍** 半数患者可有不同程度的意识障碍，轻者出现短暂意识不清、嗜睡，重者昏迷逐渐加深，有些患者在发病 1 ～ 2 周后又出现意识障碍或意识障碍加重，要考虑迟发性脑血管痉挛或再出血可能。少数患者在急性期可出现精神症状，如表情淡漠、木僵、烦躁不安、谵妄、定向力障碍、近事遗忘、虚构、幻觉等，以老年人居多。

**4. 脑膜刺激征** 主要表现为颈项强直、克氏征（Kering 征）及布氏征（Brudzinski 征）阳性，这是蛛网膜下腔出血最常见的体征。有的患者除此以外无其他体征。老年患者、出血量小者、对疼痛耐受性强或重症昏迷者，可以没有脑膜刺激征。

**5. 眼底检查** 25% 患者可见眼球玻璃体膜下片块状出血，这种出血在发病 1h 即可出现，并在脑脊液恢复正常后仍有出血痕迹可见，这是诊断蛛网膜下腔出血的重要依据之一。出血量过大时可侵入玻璃体内，引起视力障碍。5% ～ 20% 可见视乳头水肿，此时常提示病情较重或颅内有其他占位性病变的可能。

**6. 其他** 蛛网膜下腔出血可造成脑神经麻痹，以动脉瘤破裂最常见，有些患者出现一侧动眼神经麻痹，常提示该侧后交通支动脉瘤破裂所致。其他脑神经损害有时也可出现，如面神经、三叉神经、听神经等。这与颅内原发病变的存在有一定关系。少数患者可以出现癫痫发作、偏瘫、四肢瘫、感觉障碍、失语等。早期出现者因出血破入脑实质和脑水肿所致，晚期往往系迟发血管痉挛引起。

蛛网膜下腔出血容易并发脑血管痉挛，导致脑缺血和脑梗死，加重病情，成为致死和致残的主要原因，发生率高达 30% ～ 90%。早期痉挛常发生在起病后不久，历时数分钟或数小时即缓解，称为急性脑血管痉挛。迟发性脑血管痉挛多发生在病后 4 ～ 14d，可为单根血管痉挛致局灶性脑缺血或梗死，或全脑血管痉挛致全脑缺血。一般以迟发性单根血管痉挛致局灶性脑缺血或脑梗死为多见，表现为蛛网膜下腔出血的症状治疗数天好转后突然出现肢体瘫痪、感觉障碍和失语、意识再度不清或意识障碍加重等。腰穿检查脑脊液无再出血表现。迟发性脑血管痉挛的机制至今仍不十分清楚，可能与以下因素有关：血性脑脊液中的 5- 羟色胺、氧合血红蛋白、内皮素、降钙素基因相关肽、肠源性血管活性肽、血小板活化因子等。

**7. 辅助检查**

（1）血液检查：蛛网膜下腔出血急性期白细胞增高，以多核为主。

（2）心电图：部分患者在急性期常伴有心肌缺血改变，如 Q–T 时间延长，ST 及 T 波改变。有人认为这与蛛网膜下腔出血影响了自主神经中枢有关。

（3）脑脊液检查：是诊断蛛网膜下腔出血的最主要凭据，但具有诱发脑疝和动脉瘤破裂再出血的危险，应慎重对待，一般仅在无 CT 设备或 CT 扫描阴性时进行。急性期脑脊液压力多增高，外观呈均匀一致的血性，镜检可见大量红细胞，如出血时间已久则多数红细胞呈皱缩状，其上清液呈黄至棕色。发病数小时非炎症性白细胞即出现，2 ～ 3d 达高峰，1 周左右中性粒细胞消失。蛋白含量有不同程度的升高，糖及氯化物正常。3 ～ 4 周后脑脊液恢复正常，但含铁血黄素吞噬细胞往往持续存在数周甚至数月。

（4）脑 CT 扫描：是检查蛛网膜下腔出血的快速、相对安全和阳性率较高的手段。CT 能否确诊蛛网膜下腔出血，与其检查时间有关，在发病 2d 内进行扫描，CT 扫描确诊率为 85%，发病后 5d，仍有 75% 的患者可确诊。大部分患者可以发现在蛛网膜下腔，特别是脑池或外侧裂中有高密度影，有些患者同时可见脑室积血，血液可波及一个或全部脑室，这可能系蛛网膜下腔出血的血液逆流入脑室系统。同时尚可以发现有无脑血管痉挛引起的脑梗死和阻塞性脑积水存在。有时还可借助 CT 扫描判断外渗血液的主要部位及颅内血肿的位置推测出血原因，如脑表面局部出现团块异常影像者，可能为脑血管畸形；前半球间裂大量积血或侧脑室出血，推测其出血源多来自前交通动脉瘤；一侧视交叉池出血提示颈内动脉瘤比邻后交通动脉起始部；外侧裂最外侧出血提示动脉瘤位于同侧大脑中动脉；脑室出血应考虑小脑后下动脉与椎动脉汇合处动脉瘤出血；额叶内侧或底面脑组织内有血肿时可能系大脑前动脉或前交通支的动脉瘤破裂；颞叶血肿则多是大脑中动脉或颈内动脉动脉瘤出血所致，Fish 根据 CT 检查蛛网膜下腔出血有出血量和部位，提出蛛网膜下腔出血的分级标准。Ⅰ级：发现血液。Ⅱ级：血液层厚＜ 1mm，遍及整个蛛网膜下腔。Ⅲ级：血液层厚＞ 1mm。Ⅳ级：脑内或脑室内积血。这种分级有助于判断继发性血管痉挛导致的脑出血。

（5）磁共振检查：MRI 对蛛网膜下腔出血急性期诊断价值不及 CT，但 MRI 有助于发现 CT 检测不到的较晚期蛛网膜下腔出血的出血部位。在发病一周后，由于红细胞溶解，血红素转化为含铁血黄素，则呈长 $T_2$ 信号，动脉瘤者可表现为该瘤区出现流空的短 $T_1$ 和 $T_2$ 信号。脑血管畸形者主要表现为局部混杂信号，以条索状长 $T_1$ 和 $T_2$ 信号为主。MRA 对脑血管异常的阳性率不如脑血管造影，如发现异常者，还必须进行脑血管造影检查。

（6）脑血管造影：一旦确诊为蛛网膜下腔出血，在病情允许下，应尽早进行脑血管造影，以明确有无动脉瘤或脑血管畸形等，这对诊断及治疗方案的选择均有重要价值，而且对继发性血管痉挛的诊断也有帮助。80% ～ 90% 的动脉瘤可被显示，且能清楚地了解动脉瘤的部位、大小、形态、数量、与正常血管的关系，约 5% 患者血管造影未发现异常，可能是动脉瘤过小、瘤根蒂部痉挛、过细或血块堵塞了动脉瘤等。脑血管畸形在脑血管造影中几乎 100% 被显示出来，其表现为一团不规则的异常血管影，可见到增粗的一条动脉和一至多条扩张纡曲的静脉，后者在动脉期或毛细血管期过早显示，由于造影剂大量通过畸形的血管短路迅速地回流，所以动脉远端分支显影较淡或不显影。

## 三、诊断与鉴别诊断

首先应明确是否为蛛网膜下腔出血，然后进一步寻找出血的原因。根据突然发病、剧烈头痛、呕吐、意识障碍及伴有明显的脑膜刺激征，临床不难诊断，如腰穿脑脊液呈血性、脑 CT 扫描发现蛛网膜下腔有出血者，即可确诊。但一些出血量少的轻型病例及老年患者，头痛、呕吐及颈项强直常不明显，易被误诊，此时主要依靠腰穿及脑 CT 扫描检查。本病须与血管性头痛、脑膜炎、精神分裂症等疾病进行鉴别。

## 四、中西医结合治疗

蛛网膜下腔出血急性期治疗原则为：阻止继续出血；降低颅内压，防止继发性脑血管痉挛；尽早明确病因；去除出血的原因和防止再出血。

### （一）西医治疗

**1. 一般处理** 一般要求患者绝对卧床休息 4 ～ 6 周，避免一切可能引起血压和颅内压增高的原因，如用力排便、咳嗽、喷嚏、情绪激动、劳累等。可服用缓泻剂等避免便秘。意识障碍者应留置导尿管。应用足量的止痛和镇静剂，保证患者安静休息。有抽搐发作者应及时控制抽搐。对于头痛剧烈者，一般药物治疗无效时，可考虑进行腰穿放脑脊液，每次放出 5 ～ 10mL，每周进行 2 次。但治疗前应用脱水剂降颅压，穿刺时应用细针，放液时切忌速度太快，放液过多，以避免出现脑疝。

**2. 止血及防治再出血** 见第十章第三节。

**3. 降低颅内压** 蛛网膜下腔出血引起颅内压升高及脑水肿，重者形成脑疝，是本病急性期的死亡原因之一。因此，应积极进行脱水降颅压治疗。药物治疗可以选用甘露醇、呋塞米、白蛋白等。如药物脱水效果不佳时，可行脑室引流或去骨瓣手术减压。对急性阻塞性脑积水者，应积极进行脑室穿刺引流和冲洗，清除凝血块。

**4. 防止血管痉挛** 为防止继发性脑血管痉挛，可早期使用钙离子拮抗剂。如尼莫地平 40mg，每天 3 ～ 4 次，连用 3 周以上。或用尼莫地平输液泵缓慢静脉滴注，注意血压，以后用尼莫地平口服维持。

**5. 病因治疗** 脑血管造影发现异常者，应积极进行针对性治疗，避免再次出血。动脉瘤或动静脉畸形者，在造影的同时可进行血管内介入性栓塞治疗。必要时再进行手术切除治疗，脑动脉硬化者，则控制血压，防治动脉硬化，对于血液病引起者应治疗血液病。如有颅内炎症给予抗感染等治疗。对脑肿瘤引起的瘤中风，待病情平稳后，如需手术治疗者则进行手术切除。

### （二）中医辨证论治

本病属于中医学头痛、眩晕、中风等证范畴。常由情志剧变、突然用力、饮食不节而诱发，导致机体气血逆乱、脑络破损而见神志异常，甚则昏蒙、偏瘫失语等表现。属急危重症，亦可归于中腑、中脏之证。

《灵枢·厥病》载："真头痛，头痛甚，脑尽痛，手足寒至节，死不治。"《难经·六十难》载："手三阳之脉，受风寒伏留而不去，则名厥头痛。"古人认为此两种头痛，均是难治之证。真头痛具有"夕发旦死，旦发夕死"的特点，是急性剧烈头痛。同时由于阳微阴盛而"手足寒至节"的休克并发症，抢救不及时立致死亡，故有"死不治"之谓。

头痛是本病的突出症状，临床上甚至能危及生命，古代文献记载则仅见于"真头痛"。因此，本病的头痛当属传统理论中的真头痛、厥头痛证；若以头痛反复突然加重伴眩晕目定者，属血郁头痛；若郁怒引发者，则多属气厥头痛；若头痛、眩晕、呕吐为剧者，则属痰厥头痛；若病发急骤头痛，并出现神昏可休克者，则为真头痛；若出现神昏、偏瘫、失语，则按中风论治，多为中脏重证。

**1. 辨证要点**

（1）辨年龄，识病状：本病以青壮年人多见，无明显外感内伤病史，突然出现头痛如破，或伴有头晕目眩、呕吐频繁者；或老年人突然出现精神异常及性情改变时，要警惕本病的可能。

（2）辨头痛，别病源：本病头痛常有突发性，既往少见类似病史。头痛始于前半头部者多属阳明经火逆生风；始于偏半头部多为暴怒伤肝、肝风冲逆；始于后脑颈项部则属太阳经痰厥为患，故多伴眩晕站立不稳、反复呕吐；头痛多日突然加剧而病情急剧恶化者，多为血郁头痛，郁火暴盛。

（3）辨体征，断轻重：本病发作除头痛症外，须参合四诊体征，以断病情轻重。若伴发热日久难退，因热伤耗精血，致病情转而危重；头痛伴四肢湿冷，厥逆难返，所谓"手足寒至节"（手足逆冷超过肘、膝以上），是阳微阴盛（休克），病情危笃，加强回阳救逆的措施，以挽万一。

（4）辨神识，判预后：发病后神志清晰，或初起神志昏蒙，治疗后转神清者，预后较好；若起病后逐渐出现神昏志乱，甚至昏厥不醒者，预后较差。

**2. 中医药治疗**

（1）血郁头痛

临床表现：头痛数日突然加重，或突然头痛，胀痛欲裂，伴头晕目眩，或目睛约束，转动不灵；烦躁不安，舌淡红或暗红，舌苔薄白或夹黄，脉弦有力或弦细涩。

治法方药：理气开郁，活血止痛。可用《医林改错》通气散与《医学衷中参西录》活络效灵丹合方，适当加用虫类药，以加强通经活血止痛作用，如地龙、全蝎；若兼面赤身热者，则加葛根、桑枝、石膏；老年人阳气偏虚者，则加黄芪、地龙。可配合静脉滴注川芎嗪、丹参粉针剂。

（2）气厥头痛

临床表现：动怒之后突然头痛，胀痛如裂，伴面红目赤，烦躁恶心；舌质红，舌苔薄黄，脉弦或弦细。

治法方药：清肝潜阳，降逆止痛。用羚羊钩藤汤与左金丸合方，若肝火旺盛者，加龙胆草、夏枯草；血压偏高，肝阳上亢者，加石决明、代赭石以镇潜降逆；神志昏蒙者加服牛黄清心丸，同时可配合静脉滴注清开灵注射液。

（3）痰厥头痛

临床表现：突然头痛如劈，目黑昏眩，恶心呕涎，吐物如喷，伴胸闷烦躁，舌淡白或淡暗；舌苔白滑或厚腻，脉弦滑。

治法方药：除痰降逆，通窍止痛。可用《医学心悟》半夏白术开麻汤与《泰定养生立论》礞石滚痰丸合方，可加服苏合香丸。若大便秘结者，则以半夏白术升麻汤合星蒌承气汤；若见舌苔黄腻者，可加服至宝丹。可配合静脉滴注穿琥宁注射液或清开灵注射液。

（4）真头痛

临床表现：突然全头剧烈疼痛，痛入心髓，伴神志昏蒙，手足逆冷，或汗出而冷，舌淡震颤，舌苔薄或少苔，脉沉细无力或沉细欲绝。

治法方药：温阳固脱，散寒止痛。可用黑锡丹，明代王肯堂认为真头痛“与黑锡丹，灸百会，猛进参沉乌附，或可生”，同时静脉滴注参附针剂。若脉沉细散乱，加用独参汤，在积极救治过程中，可频频喂服。

（5）偏瘫失语

本病出现偏瘫失语，症同出血性中风，治法方药可参考脑出血相关证治。

**3. 针灸治疗** 参阅脑出血治疗，一般多在病后 3 ～ 4 周开始治疗，防止再出血。

蛛网膜下腔出血的预后与病因、出血部位、出血量、有无并发症以及是否得到积极治疗有关。颅内动脉瘤引起的首次蛛网膜下腔出血病死率约为 30%，存活者 1/3 发生第二次出血，再出血易发生在首次发病后 1 ～ 3 周内，尤以 5 ～ 10d 为再出血的高峰期，因为此时封闭血管破裂处的纤维蛋白凝块被自身的纤维蛋白溶酶溶解，所以再出血。第二次再出血病死率为 30% ～ 60%，第三次几乎是 100%。脑血管畸形引起的蛛网膜下腔出血预后较动脉瘤为好，病死率为 5% ～ 15%，复发率也较低。存活的蛛网膜下腔出血者经治疗后，2 ～ 3 周后症状多消失，一般不遗留后遗症，仅有一小部分患者于出血后数月至数年发生正常颅压性脑积水，患者出现智力减退、步态不稳、大小便障碍，这是因为血细胞或代谢产物在蛛网膜颗粒沉积之故。

## 第二节　脑出血

脑出血（cerebral hemorrhage）是指脑动脉、静脉或毛细血管破裂导致脑实质内的出血，但以动脉出血为最常见。引起脑出血的病因很多，临床上将其分为损伤性和非损伤性两大类。损伤性脑出血归之于颅脑损伤中论述。非损伤性脑出血又称原发性或自发性脑出血，系指脑内的血管病变、坏死、破裂而引起的出血，绝大多数是在高血压伴发的脑小动脉病变的基础上，由脑动脉的破裂而导致的脑出血，故又称为高血压性脑出血。脑出血的发病率为每年 50 ～ 80/10 万人口，约占急性脑血管病的 20% ～ 30%。

## 一、病因病理

### （一）病因

**1. 高血压动脉硬化**　高血压动脉硬化是引起原发性脑出血最常见的病因，长期高血压可使脑内小动脉硬化、玻璃样变，形成粟粒状动脉瘤，粟粒状动脉瘤大多数发生在 250mm 以下的小动脉，动脉瘤的直径在 200 ～ 900mm 之间，主要分布在基底节、丘脑、脑桥和小脑齿状核；少数发生在尾状核及大脑白质，在血压骤升时易破裂出血。

**2. 脑动脉瘤和脑动脉畸形**　出血位于脑实质内，形成脑内出血，多见于脑叶。

**3. 脑动脉痉挛**　高血压引起动脉痉挛甚至闭塞，导致小血管缺氧坏死发生出血。

**4. 脑动脉炎**　脑动脉炎导致血管管壁坏死，破裂出血，如结节性多动脉炎。

**5. 血液病**　如白血病、血友病、血小板减少性紫癜、镰状细胞贫血、再生障碍性贫血等。

**6. 肿瘤**　脑肿瘤侵蚀血管壁或由于新生血管破裂，引起脑内出血，又称“瘤中风”，其中胶质母细胞瘤、黑色素瘤、转移瘤较为多见。

**7. 抗凝及溶栓治疗**　临床上应用肝素、尿激酶治疗急性缺血性脑梗死时，偶可并发脑出血。

**8. 脑静脉或静脉窦血栓形成**　也可并发脑内出血，但多为小片状、多发的出血灶。

### （二）病理

高血压性脑出血好发的动脉为豆纹动脉，其次为丘脑穿通动脉、基底动脉旁中央支等。脑出血 70% 发生在基底节，其中壳核出血占 44% ～ 55%，丘脑出血为 5% ～ 13%。脑干出血为 5%，小脑为 5%，脑叶为 5%。壳核出血靠内侧者，出血向内可侵入内囊和丘脑，也可破入侧脑室使血液充满脑室系统和蛛网膜下腔；靠外侧者，血肿直接破入外侧裂和脑表面，致蛛网膜下腔出血。丘脑出血，出血量大时易破入第三脑室或侧脑室或延伸到下丘脑甚至中脑，向外可损伤内囊。脑干或小脑出血者可直接破入蛛网膜下腔或第四脑室，甚至可经中脑导水管逆行进入侧脑室。原发性脑室出血，出血量小时只侵及单个或多个脑室的一部分，大量出血时全部脑室均可被血液充满，脑室扩张积血形成铸型。

脑出血后形成的血肿使脑组织呈不规则的腔，腔内充满胶冻状液化血液，腔的周围为坏死水肿的软化带，由于出血水肿造成病灶周围局部静脉引流受阻而致软化带内有较多斑点状出血。出血侧半球水肿肿胀明显，可使该侧脑室受压变形并向对侧移位，严重者出现同侧脑组织向对侧或向下移位形成脑疝。其后，凝血块开始收缩和破碎，周围组织水肿逐渐消失，斑点状出血吸收消退，囊腔内血块溶解消失使囊腔缩小，囊腔内变成含微黄色的含铁血黄素的小样液体，囊腔壁被血红蛋白分解所产生的含铁血黄素染成黄橙色，腔壁表面不规则。最后，星形胶质细胞肥大、增生，产生胶原纤维，使囊壁变平。

## 二、临床表现

脑出血多发生于 50 岁以上的高血压患者，大多数在动态下发病，如情绪激动、兴奋、排便、过度用力、精神紧张时，少数在静态下可睡眠中发病。起病前多无预感，仅极少数患者发病前有头痛、头晕、肢体活动障碍或讲话不清等。

起病急骤，病情一般在数分钟至数小时达高峰。发病时常突感头痛、头昏，随即出现恶心、呕吐，重者合并消化道出血时呕吐咖啡样物质，继则出现意识障碍甚至昏迷、大小便失禁，血压多升高。由于出血部位、出血量不同，临床表现各异。

### （一）脑核出血

脑核出血为脑出血中最多见者，系豆纹动脉破裂所致，症状轻重取决于出血量的多少。小量出血时，由于血肿常波及内囊，患者突然头痛、头晕，恶心呕吐，意识清楚或轻度障碍，病灶对侧出现不同程度的偏瘫、偏身感觉障碍、偏盲（三偏征），两眼可向病灶侧凝视，优势半球出血尚可有失语。大量出血时，血肿向内扩展甚至破入脑室，发病突然，呕吐咖啡样胃内容物，两眼可向病灶侧凝视或固定于中央位，意识障碍重，常有两侧瞳孔不等大，一般为出血侧大，提示已有小脑幕疝形成，出血对侧偏瘫，病理征阳性。病灶向下发展可损伤丘脑下部及脑干，昏迷加深，出现去脑强直或四肢弛缓性瘫痪、中枢性高热或体温过低、血糖高、面色潮红或苍白，出冷汗，甚至出现肺水肿、心律失常，最后死亡。

### （二）丘脑出血

丘脑出血常由于丘脑穿通动脉或丘脑膝状体动脉破裂出血，前者出血位于丘脑内侧核，若出血量大，易破入第三脑室或延伸到丘脑下部或中脑；后者出血位于丘脑外侧核，并可侵入内囊后肢，并沿阻力低的白质纤维延伸波及大脑脚区域。出血量较大时，可破入侧脑室的体部或三角区。丘脑出血的症状及病情轻重取决于出血量的多少。出血量少者，常因侵及内囊而出现偏瘫或偏身感觉障碍。出血量大者，则类似于重症壳核出血的临床表现。但丘脑出血常因侵犯丘脑内侧部、丘脑后联合和丘脑下部而出现特殊的眼部症状，如双眼内聚或下视或双眼球不在同一水平线，尚可出现丘脑性感觉障碍、丘脑性失语、丘脑性痴呆等。

### （三）脑叶出血

脑叶出血不同于基底节区出血，高血压动脉硬化不是常见的原因，而多见于脑血管畸形、脑血管淀粉样变、血液病、抗凝治疗等。脑叶出血多见于额叶、顶叶或枕叶的白质。临床表现常与出血部位、出血量大小有关。头痛及癫痫发作是常见的早期症状，如血肿较小时，临床上可无症状；血肿较大，则常伴有颅内压增高及相关脑叶受损的局灶症状和体征，如额叶出血可出现对侧偏瘫、运动性失语和（或）精神障碍。顶叶出血者偏瘫较轻，而偏身感觉障碍显著，可伴对侧下象限盲，优势半球者可出现感觉性失语和混合性失语。颞叶出血者表现为对侧面舌及上肢为主的瘫痪和对侧上象限盲。优势半球可出现混合性失语。枕叶出血只表现为对侧偏盲并有黄斑回避现象。

### （四）脑干出成

脑干出血主要系由于旁正中动脉和短旋动脉破裂所致。脑干出血中脑桥出血占78%～80%，其次为中脑出血，而延髓出血极为少见。其临床表现取决于出血量多少。

**1. 脑桥出血**　出血灶从位于脑桥中部的基底部与被盖部之间。出血量少时，患者意识可清楚，出现脑桥一侧受损的体征，可表现为一些综合征，如Foville综合征、Millard-Gubler综合征或闭锁综合征；如出血灶位于脑桥上部腹侧，患者可表现为一侧中枢性面、舌瘫及肢瘫，此时需与大脑半球出血鉴别，轻者预后良好。出血量大者（＞5mL）病情严重，患者大多迅速昏迷，四肢瘫痪，且多呈弛缓性，常合并去脑强直，中枢性高热（破坏了联系丘脑下部调节体温的纤维），呼吸不规则，双侧瞳孔呈针尖样大小（系交感神经纤维受损），多于发病后1～2d内死亡。

**2. 中脑出血**　轻者可表现为一侧或两侧动眼神经不全瘫，或典型的Weber综合征。如出血灶较大，破入两侧，可损害网状结构，病入深昏迷，四肢瘫，常因压迫中脑导水管并以颅内压增高，迅速死亡。

### （五）小脑出血

小脑出血主要系小脑上动脉、小脑前下动脉或小脑后下动脉破裂所致。发病突然，首发症状常常是剧烈眩晕，伴有频繁呕吐、后枕部疼痛、病侧共济失调、眼球震颤，发病初期意识尚清楚或轻度意识障碍。但数小时后由于颅内高压及压迫脑干，可逐渐出现昏迷，如出血量＞5mL以上，极易发生枕骨大孔疝死亡。

### （六）脑室出血

原发性脑室出血指脉络丛血管出血及室管膜下1.5cm内出血破入脑室，约占脑出血3%～5%。临床表现取决于出血量的大小。出血量少者，为部分脑室有血，患者主要表现为头痛、呕吐、脑膜刺激征、意识清楚或一过性意识障碍，脑脊液呈血性，酷似蛛网膜下腔出血，预后良好，可以完全恢复正常。出血量大，全部脑室均被血液充满，患者突然昏迷、呕吐、瞳孔极度缩小、两眼分离斜视或眼球浮动，四肢弛缓性瘫，可有去脑强直，呼吸深，中枢性高热，多迅速死亡。

## 三、辅助检查

**1. 脑 CT** CT 扫描检查是诊断脑出血最安全、迅速、可靠的检查手段，应作为首选。脑出血急性期 CT 扫描多表现为高密度影，境界清楚，出血灶周围带有一低密度水肿带，并且可准确地了解脑出血的部位、出血量、占位效应情况，判断是否破入脑室，以及合并脑水肿、脑疝等。脑出血亚急性期，由于血肿的液化，脑 CT 扫描提示出血灶从周边开始其密度逐渐减低，与邻近脑组织相近。最后，当血肿完全液化成为囊腔时，血肿部位变成边缘清楚的低密度影。

**2. MRI 检查** MRI 在脑出血超急性期（发病 24h 内）不及 CT 扫描。因为此时血肿内红细胞尚完整，在 $T_1$ 加权像上为等信号，在 $T_2$ 加权像上呈信号稍低于脑组织，很难与正常脑组织区分。在急性期（24 ～ 72h）及亚急性期（72h ～ 14d），血肿中去氧血红蛋白逐渐转化为正铁血红蛋白，后者有明显的顺磁作用，故在 $T_1$ 加权像上呈现高信号。慢性期（2 周以后）血肿液化，$T_1$ 加权像上信号也逐渐减低，最后变为低信号。这时由于水肿消退，病灶缩小，病灶侧脑室常扩大。

**（3）腰穿** 不具备 CT 或 MRI 检查条件的地方，应进行腰穿检查协助诊断。脑出血者脑脊液压力增高，多呈血性，红细胞增多，蛋白轻度增高。有脑疝及小脑出血者应禁做脑穿。

**（4）其他** 脑出血时三大常规、血电解质、肝肾功能、心电图、脑电图等均应列为常规检查。对中青年非高血压性脑出血，或 CT 和 MRI 检查怀疑有血管异常时，应进行脑血管造影检查。

## 四、诊断与鉴别诊断

中老年患者，有高血压病史，情绪激动及体力活动状态下突然发病，病情进展迅速，有不同程度的意识障碍及头痛、呕吐等颅内压增高症状，有偏瘫、失语等脑局灶性体征，结合脑 CT 扫描检查结果，一般均能确诊。

临床上，小量脑出血不易与脑梗死相鉴别，而大面积脑梗死又可出现明显颅高压症状甚至脑疝，有时与脑出血也难以鉴别，此时需靠脑 CT 扫描检查。以突然昏迷起病，局灶体征又不明显的患者，应与其他能引起昏迷的疾病进行鉴别，如一氧化碳中毒、急性酒精中毒、安眠药中毒、低血糖昏迷、肝性昏迷、尿毒症等。应详细询问病史，仔细查体，结合脑 CT 及相关实验室检查结果，一般不难区分。此外还需与外伤性颅内血肿、脑瘤中风、脑转移瘤等进行鉴别。

## 五、中西医结合治疗

脑出血急性期的治疗原则：保持安静，防止再出血；积极降低颅内压，降低死亡率和致残率；加强护理，防治并发症。

### （一）西医治疗

**1. 保持安静**　脑出血急性期患者应卧床休息，保持安静，尽量少搬动。避免情绪波动，过度用力等，以免引起再出血，加重病情。

**2. 控制脑水肿**　降低颅内压，脑出血后由于血肿本身的占位效应，血肿周围组织不同程度的脑水肿以及血肿压迫或直接阻塞脑脊液循环，造成阻塞性脑积水，导致颅内压增高。严重者还可引起脑疝，直接威胁患者生命。因此积极脱水、降颅内压是治疗脑出血的重要措施之一。常用 20% 甘露醇 125mL，静脉快速滴注 10 分钟至 8 小时，或视病情而定。对血压高和心功能不全者，可将呋塞米 20 ～ 40mg 加入脱水剂中，静滴。为加强脱水效果，可加用白蛋白 5 ～ 10g，静脉滴注，每天 1 ～ 2 次，连用 1 ～ 2 周。白蛋白主要是通过提高血液胶体渗透压达到脱水效果。

**3. 调控血压**　脑出血患者急性期一般均有不同程度的血压升高，这是因为颅内压增高时为了保证脑组织供血的代偿反应，当颅内压下降时血压亦随之下降，因此一般不需降压处理，但如果血压过高超过 26.7kPa（200mmHg），应适当降血压，以防止再出血，加重病情。降压时注意不宜降得过快或过低，以防止脑缺血，最好降至病前水平即可。

**4. 降温治疗**　对体温超过 38℃以上者，应积极进行降温治疗，常用的方法有药物降温和物理降温，如头部、腋下及腹股沟处放置冰袋、戴冰帽或睡冰毯等。

**5. 防止并发症**　重症脑出血患者常伴有意识障碍，此时应加强护理。昏迷患者应将头歪向一侧，便于口腔分泌物或呕吐物流出，如分泌物不能流出，应及时吸出，必要时进行气管切开，同时给予吸氧、叩背、雾化吸入，以协助排痰。严密观察生命体征，直至病情稳定为止。尿潴留时应导尿。定时翻身，防止褥疮。为防治肺部感染及尿道感染，可早期应用抗生素。不能进食者，应鼻饲营养液，保持水、电解质及酸碱平衡。为防止消化道出血的发生，在治疗脑出血原发病的同时，采取减少胃酸分泌和中和胃酸的治疗，一般可用雷尼替丁、西咪替丁、兰索拉唑等。

**6. 手术治疗**　手术治疗的目的是清除血肿，降低颅内压，防止和解除脑疝的发生与发展，使受压脑组织及早解除压迫而恢复功能，降低脑出血的死亡率和致残率。关于手术适应证，一般认为年龄在 70 岁以下，生命体征平稳，心肾功能无明显障碍，血压 26.7/16kPa（200/120mmHg），符合以下情况者可作为适应证：①脑叶或壳核出血血肿 50mL，或颅内压明显增高有可能形成脑疝者。②小脑出血血肿 10mL，直径 3cm 者，可考虑手术治疗；血肿 20mL 或有脑干受压征，应紧急手术清除血肿，否则随时可能发生脑疝死亡。③重症原发性脑室出血或丘脑出血，血液大量破入脑室者。常用手术方法包括颅骨钻孔血肿碎吸术、颅骨钻孔脑室穿刺引流术、开颅清除血肿术。

**7. 康复治疗** 脑出血患者待病情平稳后，应尽早进行康复治疗，以促进肢体和语言功能的恢复，降低致残率。

### （二）中医辨证论治

本病属于中医学中风、击仆、薄厥、偏枯等证范畴。常由于脏腑阴阳失调，气血逆乱，冲击于上，脑络破而血外溢所致，多留有半身不遂等后遗症，属急危重症。多属传统理论的中腑、中脏之证。

近代以张锡纯为首的中西汇通派已明确高血压、脑出血等概念，对中风的中医理论有了新的认识。《医学衷中参西录》就记载了血压过高而出现“脉弦长有力”的现象，认为《素问·调经论》“血之与气，并走于上，则为大厥”，《素问·脉解》“肝气当治而未得，故善怒；善怒者，名曰煎厥”以及《素问·生气通天论》“阳气者，大怒则形气绝，血菀于上，使人薄厥”等论述与高血压引致的脑出血近似。认为肝火暴发、肝风内动等，必致血随气升过极而不返，激搏于脑，导致所谓的“脑充血”而发生“内中风”。其所创镇肝熄风汤、建瓴汤为临床治疗高血压、预防中风病的常用方剂。

综观本病，多由于机体脏腑阴阳失调，或素体肝阳偏旺，加上劳倦内伤、忧思恼怒、饮酒饱食、用力过度、气候变化等，致阳化风动，血随气逆，冲击于脑，脑络破溢，引起昏仆不遂而为中风。病机概而论之，不外虚（阴虚）、火（肝火、心火）、风（肝风、外风）、痰（痰热、痰湿）、气（气逆）、血（血溢而瘀）六端，此六端在一定条件下可相互影响，相互作用。病性以上盛下虚为主，上盛者为气血逆乱冲击于上，下虚多为肝肾阴虚。基本病机为气血逆乱，上犯于脑。

**1. 辨证要点**

（1）重病史，察征兆：老年人平素有高血压病史，常表现有发作性眩晕、头胀、头痛，或素体肥胖，面赤、颈短的所谓“中风质”者，若突发半身不遂、口舌歪斜、神昏失语，应注意出血性中风的可能。

（2）辨病性，明轻重：出血性中风大多来势急骤，病情险恶。素有头痛、眩晕，若突然出现半身不遂，甚或神昏、抽搐、肢体强痉拘急，为内风动越；若神昏半身不遂，喉中痰鸣，舌苔厚腻，脉弦滑，为痰浊壅盛之候；若面红目赤，口干口苦，甚或身热烦躁，大便秘结，小便黄赤，为风火邪热之象；若因跌仆逐渐出现神志不清，甚或神昏，伴半身不遂，为外伤血溢瘀阻，病势险恶。出血性中风大多属传统理论中的中腑、中脏表现，临证尤须引起重视。如张锡纯《医学衷中参西录》所述：“若其忽然昏倒，移时复醒者，其血管或有罅漏，出血不多，犹不至破裂甚剧者也。若其血管破裂甚剧，即昏仆不能复苏矣。”

（3）辨闭证、脱证：出血性中风大多有神志障碍，属中医的闭证、脱证范畴，而闭证与脱证的处理原则截然不同，因此急性期首先要区别闭证、脱证。闭者，邪实内闭也。症见神昏、牙关紧闭、口噤不开、肢体强痉，为实证。根据有无热象，又分阳闭、阴闭。阳闭因于痰热闭郁，清窍闭阻，症见面赤身热，气粗口臭，烦躁不宁，舌苔黄厚或腻，脉弦滑数；阴闭为湿痰或瘀血内闭清窍，症见面白唇黯，静卧不烦，四肢不温，舌质黯滞或苔白腻，脉沉滑或缓涩。阳闭与阴闭可以相互转化，当据症而断。脱证为脏腑真阳散脱，症见神志昏聩无知，目合口开，四肢松懈瘫软，手撒肢冷汗多，或二便自遗，鼻息低微，为中风危候。另外，临床上还可见到内闭未开而外脱已露，此即“内闭外脱”证，往往是疾病安危演变的关键时机，应引起高度警惕。

（4）*辨病势顺逆*：临床要注意观察患者“神”的变化，尤其是神志和瞳神。若病起即神志昏愦无知，为中脏表现，病位深、病情重。若神志时清时昧，此为中腑，是正邪交争的表现。如患者渐趋神昏，瞳神时大时小，或出现呕吐、头痛、项强者，为正气渐衰，邪气日盛，病情加重。若神昏而神志转清，半身不遂未再加重或有所恢复者，病势转轻，为向好之兆。若目睛固定，两侧瞳神大小不一，或呃逆频频，或昏愦抽搐，或身热肢冷，甚或呕血等，为病势逆转，难以为救。

**2. 中医药治疗**

（1）*闭证*：突然昏倒，不知人事，牙关紧闭，口噤不开，两手握固，大小便闭，肢体强痉，此为闭证的一般症状。

1）阳闭

临床表现：伴见面赤身热，气粗口臭，烦躁不宁，舌苔黄厚或腻，脉弦滑而数。

治法方药：辛凉开窍，清肝息风。可用局方至宝丹1粒灌服或鼻饲以开窍，同时以羚羊角汤加减，以清肝息风，滋阴潜阳。也可用羚羊角粉冲服。古方竹沥水灌服有清热化痰的功效。有抽搐者加全蝎、蜈蚣以解痉。

2）阴闭

临床表现：伴见面白唇黯，静卧不烦，四肢不温，喉中痰鸣，舌苔白腻，脉沉滑或缓。

治法方药：辛温开窍，除痰息风。选用局方苏合香丸1粒灌服或鼻饲以开窍，同时服《济生方》涤痰汤加减。若出现戴阳证，乃属病情恶化，急进参附汤、白通加猪胆汁汤（鼻饲）扶元敛阳，以救万一。

（2）*脱证*

临床表现：突然昏仆，不知人事，目合口开，鼻鼾息微，手撒肢冷，二便自遗，肢体瘫软，汗多舌痿，脉微欲绝。

治法方药：回阳固脱。用《世医得效方》参附汤急煎灌服或鼻饲，或用参附注射液静脉滴注。若阳气得回，又见面赤足冷，虚烦不安，脉极虚弱或浮大无根，为真阴亏耗，阳无所附而出现虚阳上浮欲脱，即用《宣明论方》地黄饮子加减，以养真阴、温肾阳以固脱。

（3）*肝阳暴亢*

临床表现：突然神识恍惚，半身不遂，舌强言謇，或口舌歪斜；并眩晕头痛，面红目赤，口苦咽干，心烦易怒，尿赤便干，舌红或绛红，苔黄，脉弦有力。

治法方药：潜阳泻火，平肝息风。选用天麻钩藤饮。火盛合龙胆泻肝汤。神识迷蒙配合灌服牛黄清心丸或安宫牛黄丸，也可静滴醒脑静、清开灵等针剂，以清热开窍醒神。

（4）痰热腑实

临床表现：突然半身不遂，神志时清时昧，口舌歪斜，语謇或失语，大便秘结，喉中痰鸣，舌黯红，苔黄腻，脉弦滑，偏瘫侧脉多弦滑而大。

治法方药：化痰开窍，通腑泄浊。选用验方星蒌承气汤。方中芒硝剂量应视病情和体质而定，一般可控制在10～15g左右，以大便通泻、涤除痰热为度，不可过量，以免伤正。腑气通后，应予清化热痰、活血通络。若瘀血内阻明显，亦可选用桃仁承气汤。

（5）跌仆血瘀

临床表现：跌仆后头痛或神志蒙昧，遗忘不清，常伴恶心、呕吐，甚则烦躁、项强、谵妄或昏不知人。随后可并见半身不遂、口舌歪斜等症。舌黯或有瘀斑，脉弦缓或数。

治法方药：通窍活血，豁痰息风。选用通窍活血汤加味，同时可静滴清开灵注射液。痰热明显则服鲜竹沥汁或静滴穿琥宁注射液。跌仆后头痛发生即可冲服血竭末，有活血止血的作用。

**3. 中成药应用** 闭证可用醒脑注射液静脉滴注，脱证可用生脉注射液、参脉注射液静脉滴注。

**4. 针灸治疗**

（1）闭证：采用上下配穴法、泻法，或点刺出血，常用穴位如水沟、十二井、太冲、涌泉等。一般以持续行针，捻转泻法，直至意识好转，然后间歇行针。

（2）脱证：采用远近配穴法，用艾炷、艾条灸之，常用穴位如关元、神阙（隔盐灸）、百会等。一般关元、神阙以艾炷灸，百会艾条灸。灸至汗止，脉象好转，稍休息后再灸之。

（3）尿潴留：一般采用近部取穴法，常用关元透中极、水道透中极、三阴交、阴陵泉。以针感达腹部、会阴者佳，用补法，每天1次，每次均达到排尿为止。或用电针，针下得气后，接脉冲电针机用疏波，电流由小到大。正极接中极、关元或水道，负极接三阴交、阴陵泉（负极不接腹部穴，因其刺激性强，会使膀胱括约肌痉挛，小便不易排出）。每天1次，至排尿为止。

（4）尿失禁：采用远近配穴法，以补法为主，常用穴位如百会、四神聪、关元、中极、三阴交、大椎等。手法以关元、中极针、三阴交针感传向阴部。每天1次，留针30min，其间行针2次，5次后休息1天。或用电针，针下得气后，接脉冲电针机，用疏波，电流量由小到大。每天1次，6次后休息1天。

# 第十五章 炎性脑血管病

## 第一节 炎性脑血管病的分类

炎性脑血管病以不同大小的动脉、静脉和毛细血管炎为特点，不同类型的炎性脑血管病，其损害的血管不同。炎性脑血管病主要是通过使血管壁受损，继而出现血管狭窄或血栓形成而导致缺血性脑血管病，或通过破坏血管壁导致出血性脑血管病。炎性脑血管病按病原体分为感染性炎性脑血管病和非感染性炎性脑血管病，后者大多与免疫功能异常有关。炎性脑血管病分类如下：

**1. 感染性脑血管病**

（1）细菌性血栓性脑血管病。

（2）结核性脑动脉炎。

（3）梅毒性脑动脉炎。

（4）钩端螺旋体性脑动脉炎。

（5）寄生虫性脑血管病。

（6）立克次体性脑动脉炎。

（7）病毒性脑血管病。

（8）莱姆病性脑血管病。

**2. 非感染性脑血管病**

（1）结节性多动脉炎。

（2）多发性大动脉炎。

（3）巨细胞性动脉炎（颞动脉炎）。

（4）非感染性肉芽肿性动脉炎。

（5）过敏性动脉炎。

（6）风湿性动脉炎。

（7）结缔组织病引起的炎性脑血管病：①韦格内肉芽肿。②系统性红斑狼疮。③白塞病。④硬皮病。⑤类风湿性关节炎。

**3. 其他**

（1）放射性脑血管病。

（2）化学性脑血管病。

（3）癌性脑血管病。

# 第二节　结核性脑动脉炎

由于结核杆菌感染引起脑动脉炎性病变，导致动脉血栓形成或破裂出血所致的脑损害症状，称为结核性脑动脉炎。

## 一、病因病理

感染脑膜的结核杆菌直接浸润动脉壁出现的四型变态反应，或中枢神经系统以外的结核感染而诱发的脑动脉炎性病变，最后导致脑血栓形成或脑出血的病理改变。除了脑梗死或脑出血的病理改变外，尚可发现脑动脉以内膜为主的内皮细胞与纤维母细胞增生和炎性细胞的浸润，管腔内可出现血栓形成，有的侵犯全层动脉壁，导致破裂出血。

## 二、临床表现

症状与体征方面，除了结核感染的全身症状，出现包括肺结核、淋巴结核或结核性脑膜炎的表现外，患者还会有脑血栓形成或脑出血的定位症状，如突然出现头痛、言语障碍、偏瘫、感觉障碍、复视、眩晕、球麻痹、出现严重意识障碍甚至脑疝时，应考虑结核性脑动脉炎的可能。

辅助检查示血沉增快，血象为以淋巴细胞为主的白细胞增高，血清抗结核杆菌抗体阳性。腰穿有颅压升高，细胞数升高，以淋巴细胞为主的白细胞增多，蛋白质含量升高，约为 0.7 ～ 6g/L，糖和氯化物降低；涂片可发现结核杆菌；脑脊液抗结核杆菌抗体阳性。

CT 和 MRI 除了有脑膜炎症改变，如增强扫描提示脑膜增厚外，还会出现脑梗死或脑出血影像。脑 MRA 或 DSA 可见脑动脉内膜不光滑，严重者动脉不显影。

## 三、诊断

根据全身中毒症状，尤其是脑膜炎表现，若出现的脑动脉阻塞或破裂出血者，可考虑结核性脑动脉炎。通过血液、脑脊液和影像学检查可以协助确诊。

## 四、中西医结合治疗

### （一）西医治疗

如明确为结核性脑膜炎继发引起的结核性脑动脉炎者，应足疗程进行抗结核治疗，同时加用短期的激素治疗。可用氢化可的松 200mg 加入 5% 葡萄液中静脉滴注，每天 1 次，连用 10 天；之后改口服泼尼松 40mg，每日上午应用。也可用地塞米松、甲基泼尼松龙等。但应注意，激素应用到一定时间后逐渐减量至停止。

### （二）中医辨证治疗

当出现中风偏瘫时，中医辨证论治可参考缺血性中风的治疗。

# 第三节　梅毒性脑动脉炎

梅毒是由梅毒螺旋体感染所引起的全身性感染性疾病，其中累及中枢神经系统的类型为脑血管性梅毒（梅毒性脑动脉炎）和麻痹性痴呆。本节主要描述梅毒性脑动脉炎。由于梅毒在我国的流行，梅毒性脑动脉炎已引起临床工作者的注意。

## 一、病因病理

梅毒螺旋体通过湿润黏膜接触传染，进入人体后，在局部淋巴结内繁殖，通过淋巴管进入血流至人体所有组织，成为晚期梅毒的基础。初期梅毒在螺旋体入口处出现原发病灶称为下疳，下疳在几周内自行愈合。二期梅毒可以累及任何器官，引起诸如皮肤黏膜病损、虹膜炎、扁桃体炎、喉炎、全心炎、长骨局限性骨膜炎、全身淋巴结病变以及肾梅毒等。在神经系统方面，可以侵入视神经而呈梅毒性神经炎，侵及脑膜而呈急性梅毒性脑膜炎，有时虽然脑膜受到波及，但是没有症状，仅有脑脊液改变，称之为无症状型神经梅毒。本病潜伏 3 ～ 20 年后表现晚期神经梅毒的症状，可分为间质型及主质型两型：间质型的病损主要在脑膜及血管方面，称为脑膜血管型梅毒；主质型的病损主要在脑或脊髓的实质。间质型病损较轻，在脑部表现为麻痹性痴呆，在脊髓则表现为脊髓痨。间质型可能演变而成为主质型。无症状型可能进展成为晚期神经梅毒。

梅毒性动脉炎影响较大的血管，血管外膜纤维化，有淋巴细胞与浆细胞浸润；波及中膜时，动脉中层变薄并纤维化，弹力层常不受影响；内膜纤维性变常见，最后致胶原性增厚，有利于脑血栓形成；也可能内膜软弱而形成动脉瘤样扩展。这种梅毒性动脉瘤常呈梭形，不易破裂，少引起蛛网膜下腔出血。

梅毒性动脉炎引起血栓形成以豆纹动脉较多，表现为脑沟增深，脑回变窄，以额叶与颞叶为最明显。随着病程进展，渐向枕极发展。脑室扩大以侧脑室额角尤为明显，第三、四脑室壁常因室管膜炎而呈粒状外形。镜检示硬膜增厚，可有棕色色素沉着。软脑膜有淋巴细胞与浆细胞浸润。大脑病变较集中在大脑皮质、纹状体与下丘脑，皮质神经细胞减少，结构丧失，不易鉴别不同的细胞层。神经细胞有皱缩与退变，星形细胞数目增加，小胶质细胞也见增多而变大，形成棒状细胞。胶质细胞与毛细血管内皮细胞内，可见到含铁血黄素。皮质的切线纤维与两侧锥体束变性，小血管管壁增厚，周围可有薄层浆细胞袖套。在较大的皮质静脉周围可以看到较多的淋巴细胞与浆细胞性袖套，但是较少见到如脑膜血管梅毒中的全血管炎病变。纹状体、下丘脑部病变程度较轻，室管膜粒由室管膜下神经胶质增生所造成，其下血管有小细胞浸润。未经治疗病例的脑皮质与基底节中常有梅毒螺旋体存在。

## 二、临床表现

本病与梅毒一样，可以有明确的异性接触史，或接触患者，或母亲患有梅毒通过胎盘传染。梅毒性脑动脉炎的表现主要是发生脑梗死，但还往往有其他神经梅毒和全身梅毒的表现。

### （一）神经梅毒症状

主要表现出现脑膜炎、脊髓痨、脑动脉炎及麻痹性痴呆的症状。脑膜炎可以是在早期发生，称为急性梅毒性脑膜炎；在晚期出现者，称为慢性梅毒性脑膜炎，共同表现为头痛、恶心、呕吐、视乳头水肿、脑膜刺激征等。脊髓痨在梅毒晚期逐渐出现，表现为以双下肢为主的深感觉减退或消失和严重的共济失调。梅毒性脑动脉炎也发生在晚期，但以突然发生的脑血栓形成为特点，表现为言语障碍、肢体偏瘫、偏身感觉障碍、共济失调、复视、呛咳等。麻痹性痴呆是在感染较长时间后逐渐发生，其实就是慢性脑膜脑炎的改变，表现为进行性智力减退、记忆力下降、人格改变、情感障碍等。神经梅毒除了脑膜炎可以在梅毒早期或晚期出现外，脊髓痨、脑动脉炎和麻痹性痴呆均在梅毒的晚期出现。

### （二）全身性梅毒症状

**1. 硬性下疳**　在感染后 3 周左右发生。以外生殖器最多，其出现率达 95%，也可见于口唇、舌、肛门、乳头及医务工作人员的手指，伴全身淋巴结肿大。

**2. 梅毒疹**　感染后 8 ～ 10 周出现。先有低热，头痛，肌肉、骨和关节疼痛，食欲减退。各种皮疹为对称性，广泛而稠密，但不融合，不痛不痒，还伴有淋巴结肿大。梅毒疹可有多种类型如玫瑰疹型、斑疹型、丘疹型、脓疱型。

**3. 梅毒瘤**　发生在晚期，表现为结节与皮肤和周围组织粘连，坚硬，大如核桃样，中心溃烂呈溃疡形。主要发生在口腔、鼻腔。

### （三）辅助检查

**1. 血清检查常用补体结合试验**　这些试验对于各期梅毒的诊断、治疗效果的判断和发现急性梅毒均有决定性的意义。不过有些疾病也可出现上述试验假阳性，如回归热、疟疾、红斑狼疮、瘤型麻风等，而某些梅毒患者的血清反应始终呈阴性。

**2. 组织活检**　进行病变的皮肤黏膜活检可以明确诊断。

**3. 脑脊液检查**　出现神经性梅毒时，脑脊液呈炎性改变如混浊，白细胞升高，蛋白质增加，丙球蛋白增加。

**4. 脑 CT**　可发现梅毒性脑动脉炎所致的脑梗死病灶，也同时发现脑萎缩及脑室扩大。在脑膜炎者通过增强发现脑膜增厚。

**5. 脑 MRI**　可更精确地发现各种大小的脑梗死，弥散性皮质损害及脑膜增厚。

**6. 脑血管造影及 MRA**　显示脑动脉和静脉内膜不光滑，狭窄或不显影。

## 三、诊断与鉴别诊断

根据梅毒患者接触史，出现全身性梅毒症状和神经梅毒的表现，以及发生脑血栓形成时，应考虑到梅毒性脑动脉炎的存在，进行脑血管造影或脑 MRA 检查发现脑血管异常者，即可确诊本病。

## 四、中西医结合治疗

### （一）西医治疗

应用青霉素治疗时，为避免因治疗反应并发血管收缩、心肌梗死、脑梗死等，宜从小剂量开始，第 1 日 5000U，肌注，第 2 日 1 万 U，肌注。如果没有不良反应，再给 100 万 U，肌内注射，每天 1 次，20d 为 1 个疗程。若对青霉素过敏则可选用四环素或红霉素 2 ～ 3g/d，总量共达 80 ～ 100g，但不良反应较大。与无症状神经梅毒治疗一样，在疗程结束后应定期随访脑脊液变化，直至恢复正常为止。脑动脉炎及引起的脑血栓形成按缺血性脑血管病方法治疗。

### （二）中医辨证治疗

当出现中风偏瘫证候时，中医辨证论治可参考缺血性中风的治疗。

# 第四节　钩端螺旋体性脑动脉炎

钩端螺旋体病多发于长江中下游区域，可以流行或单发。钩端螺旋体病在急性期为发热、结膜充血、以腓肠肌为主的全身酸痛和乏力、淋巴结肿大、黄疸、全身出血倾向、肺弥散性出血、肾炎、脑膜脑炎、脑动脉炎等，恢复期表现为发热、眼和神经系统症状。

钩端螺旋体性脑动脉炎，多数见于钩端螺旋体病流行后半年左右出现，也可同时发生。临床除上述症状外，可表现为脑动脉炎导致的脑梗死或出血的症状和体征。

## 一、病因与病理

钩端螺旋体为本病的病原体。钩端螺旋体主要靠带菌的50多种动物传播，传播途径包括接触、消化道、胎盘、叮咬等。病原体进入人体后，产生钩体血症，而后导致肺部、肾脏、肾上腺、肝脏、脾、淋巴结、心脏、肌肉、眼球、中枢神经系统等的病变。

中枢神经系统主要以脑动脉炎为主，可累及广泛的颈动脉系统和椎－基动脉系统的主干，而其脑内的各分支和静脉不受累。开始受损害的是动脉外膜，以淋巴细胞和单核细胞为主的炎症细胞浸润，也可有中性多核细胞和嗜酸性细胞，外膜结缔组织增生变厚。

而后内膜的内皮细胞增生坏变及内膜下胶原纤维增殖变厚，使动脉管腔变窄。中层是由于外膜的病变延伸过来，最后导致节段性动脉壁全层均出现病变，动脉变硬。在后期，动脉呈瘢痕状，炎症细胞消失，增生的内膜下组织高度皱缩，使管腔变形、变窄或闭塞，外膜为一圈肥厚的胶原纤维。在增生过程中，动脉管腔内可发生血栓，导致脑梗死，但后期个别动脉血栓机化再通，大部分呈永久性闭塞及陈旧性梗死灶。受损的动脉以大脑中、前动脉最重，其次为颈内动脉，而椎动脉最轻。大片或多发脑梗死，或因广泛多发严重的动脉主干病变引起明显供血减少，最后出现脑萎缩。

## 二、临床表现

本病可发生在任何年龄，但主要发生在具有疫情的地区和季节。因为钩端螺旋体性脑动脉炎是钩端螺旋体病的一个特殊类型，且是在钩端螺旋体病的免疫期发生。所以，临床表现包括脑部受损和全身性受损的症状，但个别患者可仅有脑部受损表现，这多见于钩端螺旋体病后的较长时间。钩端螺旋体病病程分为败血症期和免疫期。

### （一）败血症期

主要表现为全身症状和受损的各脏器的症状。

**1. 全身症状** 在败血症期出现畏寒发热、全身酸痛、衰弱乏力、眼结膜充血、腓肠肌疼痛、淋巴结肿大，之后出现以某一器官为主的受损表现。

**2. 临床类型**

（1）流感伤寒型：实际是全身症状的延续，仍有发热、痰多带血、皮肤有出血点或瘀斑、眼结膜出血、呕吐、尿血、便血，严重者出现低血压、休克及肾功能衰竭等。

（2）肺大出血型：表现为心慌、烦躁、呼吸心跳增快、呼吸音粗，数小时后出现面色极度苍白或青灰，而后出现紫绀、咯血，甚至大出血，引起窒息、呼吸衰竭或循环衰竭。

（3）黄疸出血型：在发热后第 4 ～ 8 日，出现明显黄疸并持续加深，80% 的患者有不同程度出血现象，70% 患者出现少尿、尿闭或急性肾功能衰竭，最后出现浮肿、腹水、肝昏迷、酸中毒等严重症状。

（4）肾功能衰竭型：表现为尿中有蛋白质、红细胞、白细胞和管型，而后出现尿毒症、肾功能衰竭、昏迷等。

（5）脑膜脑炎型：可出现在急性期，不一定有脑动脉炎的表现。临床上以脑膜炎或脑炎症状为特征，出现剧烈头痛、恶心、呕吐、烦躁、精神症状、意识障碍、脑膜刺激征。重者出现抽搐、昏迷、脑疝等，轻者仅表现为无菌性脑膜炎。

### （二）免疫期

败血症过后，由于免疫反应而出现其他器官的急性或慢性受损症状，其主要为神经系统损害，伴发热和明显的眼部损害。

**1. 神经系统损害**　除了脑动脉炎外，还可出现周围神经受损和脊髓损害。

（1）脑动脉炎症状：在钩端螺旋体性脑动脉炎中，有 70% 的患者在无急性感染性症状下，直接出现脑动脉炎受损的症状；有 25% 患者在出现脑动脉炎症状之前 3 ～ 6 个月有过明显的感染性症状，甚至有的出现过上述严重的败血症症状。动脉狭窄引起脑血供减少，但又达不到脑缺血时，仅表现为头晕、记忆力减退、失眠、易激动、耳鸣等症状。当某条动脉狭窄到一定程度或出现血栓形成导致脑梗死时，可出现精神症状、智力障碍、言语障碍、肢体偏瘫、不自主运动、感觉障碍、共济失调、复视、面瘫、眩晕、球麻痹、强哭强笑、尿失禁等，有的可反复再现短暂性脑缺血发作。

（2）脊髓症状：为脊髓炎样表现，如肢体瘫痪、感觉障碍、大小便失禁等。

**2. 眼部症状**　常在发病后 1 个月左右出现。可出现全葡萄膜炎、虹膜睫状体炎、脉络膜炎等，表现为视力下降、畏光、流泪、眼痛、飞蚊症、瞳孔缩小、玻璃体混浊，视网膜静脉充血、水肿和渗出等症状，

### （三）辅助检查

**1. 血液**　在败血症期，周围血象为轻或重度贫血。白细胞增高或明显增高，以中性粒细胞为主。出血和凝血时间延长。血沉增快。血胆红素和转氨酶升高，白蛋白或蛋白质总量减少。

**2. 尿液**　伴有肾损害时，可见蛋白质、管型、白细胞和红细胞等。

**3. 大便**　出现消化道受损时，可有潜血试验阳性或柏油便。

**4. 腰穿**　在急性脑膜脑炎时，颅内压可升高，脑脊液白细胞、蛋白质升高。而糖和氯化物正常。

**5. 血清免疫学检查**　不论在急性期或免疫期，该检查有助于确诊，尤其对于没有急性期表现的脑动脉炎患者有意义。

（1）凝集溶解试验：效价超过 1 ∶ 400 为阳性。发病后 1 周出现阳性，15 ～ 20 天

达高峰，且持续达数月数年不等。

（2）间接血凝试验：阳性为本病。该试验出现阳性较凝集溶解试验为早，但特异性差。

（3）炭凝试验：阳性者可出现微粒凝集现象。操作简便易行，但不能分群或型。

（4）补体结合试验：阳性在发病后 1 ～ 2 天出现，3 ～ 4 周达高峰，数月后消失。

（5）酶联免疫吸附试验（ELISA）：该方法简便易行，特异性高。

**6. 脑 CT 与 MRI** 可发现因脑动脉炎导致脑梗死的低密度影。

**7. 脑血管造影和脑 MRA** 可清楚地显示脑动脉的狭窄程度和是否闭塞。病变主要累及一侧或双侧的颈内动脉，大脑中、前动脉起始部。管腔呈不同程度狭窄或完全闭塞，管腔粗细不均，管壁不光滑，呈蚕食样或僵直。同时，可见丰富的侧支循环，在儿童尤其明显，以颅底部为主的细小新生血管网，有时密集呈烟雾状。如为一侧动脉为主且严重者，可见对侧动脉代偿性增粗供血。所以，在烟雾病中，有部分的病因可能系因本病所引起。

## 三、诊断

在钩端螺旋体病的流行季节，对疫区内疑有钩端螺旋体脑炎的临床表现，血液、脑脊液培养及钩端螺旋体免疫反应呈阳性者，即可做出诊断。本病易与流行性乙型脑炎相混淆，其误诊率可达 30% ～ 40%，应注意鉴别。但仅从临床表现作出诊断常有困难，实验室检查对确诊起决定性作用。

## 四、中西医结合治疗

### （一）西医治疗

可酌情分别或联合应用以下药物。

**1. 青霉素** 应大剂量给予，160 万～ 240 万 U/d，肌内注射，每 1/4 ～ 6 小时 1 次。体温下降后可酌情减量，7 ～ 10 天为 1 个疗程。病情较重者可静脉滴注，严重者可采用椎管内注射（每次 15 000U，每周 2 次）。

**2. 其他抗生素** 如四环素、金霉素、链霉素、红霉素、庆大霉素、卡那霉素，对青霉素过敏者或视病情而选用。

**3. 激素治疗** 有人发现单用抗生素或激素可抑制抗体生成，两者并用则能增加抗体的产生。通常采用口服或静滴肾上腺皮质激素。

**4. 脱水** 有脑水肿及颅内压增高者，可静注 20% 甘露醇 125 ～ 250mL，每 6 ～ 8 小时 1 次。

**5. 对症疗法** 抽搐者应予抗抽搐治疗，头痛可予止痛，瘫痪者应加强锻炼、按摩、推拿、针刺治疗。

**6. 支持疗法**　注意营养及水、电解质平衡，用激素、脱水剂时应注意补钾。

**（二）中医辨证论治**

中医治疗以清热解毒、芳香化浊为主，中成药有至宝丹、紫金丹、安宫牛黄丸等。当出现中风偏瘫证候时，中医辨证论治可参考缺血性中风的治疗。

# 第五节　结节性多动脉炎

结节性多动脉炎是一种累及中小动脉的慢性、亚急性或急性坏死性血管炎，临床上主要表现为皮肤红斑、结节、肾脏损害、脑损害及周围神经损害。

## 一、病因病理

病因尚未清楚。目前多认为，免疫反应是参与病理机制，一般发生在链球菌感染或某些药物中毒之后。

病理过程分 4 期。①急性期：最早侵犯动脉中层，出现水肿、纤维素性渗出、类纤维素性坏死。②浸润期：全动脉壁以中性粒细胞、淋巴细胞、大单核细胞浸润为主，亦可见嗜酸性粒细胞和浆细胞。③增生期：动脉中层呈玻璃样变，外层纤维组织结节状增生，致管腔狭窄或闭塞，可形成血栓或动脉瘤。④瘢痕期：动脉壁呈纤维化，有出现管腔再通可能。

## 二、临床表现

可发生在任何年龄，以 30 ～ 40 岁多见，男女比例为 4 ∶ 1。多数突然起病，逐渐进展。病变累及全身多个系统，临床表现复杂多样。

**1. 首发症状**　早期常有不规则发热、出汗、体重下降、纳差、乏力、心悸、咳嗽、关节肌肉疼痛。

**2. 皮肤病变**　表现为斑疹、丘疹红斑及结节。皮下结节沿动脉排列，与皮肤粘连，如黄豆大小，有压痛，结节可发生坏死而形成溃疡。

**3. 内脏病变**　以肾脏损害最常见，表现为肾小球肾炎和肾性高血压。呼吸系统受累可出现哮喘、咯血及胸膜炎；消化系统受累出现恶心呕吐、腹痛、便血，亦可出现胰腺炎及肝坏死；心脏受累可出现心绞痛及心肌梗死。

**4. 周围神经病变**　发生率约 50%，多以较大的神经易受累，如坐骨神经、股神经、正中神经或尺神经，常表现肢体麻木、疼痛或感觉异常。查体可见神经干支配区感觉减退或消失，反射减退或消失。受累神经可为多神经炎或单神经炎。

**5. 中枢神经系统病变** 发生率为 20% ～ 40%。若病变广泛损害脑及脑膜引起结节性动脉周围炎，可继发脑梗死，患者可出现恶心、呕吐、意识不清、肢体抽搐、双侧病理征阳性和脑膜刺激征，如动脉炎性动脉瘤破裂，可引起点状或片状脑皮质下出血和蛛网膜下腔出血；若病变侵犯颈内动脉，表现为头痛、意识障碍、偏瘫、失语、癫痫发作；若病变侵犯椎基动脉，表现为脑干、小脑及枕叶受累；病变侵犯脊前动脉及分支，可出现脊髓缺血性损害，如截瘫。部分患者有肌肉受累，类似多发性肌炎。

**6. 辅助检查**

（1）血液：约 30% 患者出现嗜酸性粒细胞增多、血沉加快、丙种球蛋白增高。

（2）尿液：肾功能受损可有蛋白尿、血尿及管型尿。

（3）脑脊液：脑部病变可出现压力增高，蛋白及细胞数可增高，如蛛网膜下腔出血，可出现血性脑脊液。

（4）脑电图：大多异常，表现为局灶性慢波。

（5）肌电图：呈神经性受损表现，如运动和感觉传导速度减慢，若肌肉病变，表现低波幅多相波为主，与多发性肌炎改变相似。

（6）神经肌肉活检：可见小动脉破坏，管腔狭窄或闭塞，血管周围淋巴细胞浸润。

（7）头颅 CT 或 MRI：部分患者出现局灶性脑梗死、脑出血或蛛网膜下腔出血。

（8）血管造影：可发现动脉管腔狭窄甚至不显影。

## 三、诊断和鉴别诊断

本病根据临床表现如皮下结节、肾脏损害、神经系统损害表现，异常血象及尿常规，肌电图提示神经性受损均对诊断有帮助，影像学提示中枢神经系统受累，神经肌肉活检可以确诊。

本病应与下列疾病鉴别：颞动脉炎、药物过敏性血管炎、动脉硬化性脑血栓形成或脑出血、Moyamoya 病。

本病预后差，多数在起病数年内死亡，多死于肾性高血压所致的脑出血、心肌梗死。半数病例有 1 ～ 2 年的缓解期，偶见自行缓解痊愈者。本病反复发作，某些感染（如磺胺类、某些抗生素）可以诱发。

## 四、中西医结合治疗

### （一）西医治疗

本病迄今尚无特效治疗方法，预后差。

**1. 肾上腺皮质激素** 一般常用大剂量，根据情况选择以下方法：

（1）甲基泼尼松龙 1000mg 加 5% 葡萄糖 500mL 静滴，每天 1 次，连续 3 天。

（2）地塞米松 20 ～ 30mg 加 5% 葡萄糖 500mL 静滴，每天 1 次，连续 10 天。

（3）氢化可的松 200mg 加 5% 葡萄糖 500mL，静滴，每天 1 次，连续 10 天。

上述 3 种，静脉用药后可改口服泼尼松每天 1 次，2 ～ 3 周后，每 5 天减 5mg 直至 10 ～ 20mg，可继续口服 3 ～ 6 个月，依病情决定是否停药。

**2. 免疫抑制剂**　可与激素合用或单独应用，选用硫唑嘌呤或环磷酰胺。硫唑嘌呤 50mg，每天 1 次，连续 3 ～ 6 个月；环磷酰胺 50mg，每天 1 次，连续 3 ～ 6 个月。

**3. 免疫球蛋白**　每次 10g，静脉点滴，每天 1 次，连用 5 ～ 10 天。

**4. 神经系统治疗**　按脑梗死或脑出血治疗方法进行。

### （二）中医辨证论治

传统中医缺乏对本病的相应病证认识，根据其临床表现如全身发热、斑疹、出血，以及中枢神经系统癫痫、头痛、偏瘫失语等，可归属于中医的内伤发热、血证、头痛、中风等病证范畴。由于病邪内犯脏腑血脉，随所犯脏腑或血脉部位而出现相应的病证。

**1. 辨证要点**

（1）*辨发热*：本病多见于青壮年人。根据本病之发热无外邪内犯，如恶寒怕风，呈间歇性壮热，伴有消瘦、纳呆、乏力、心悸，或伴有关节肌肉疼痛或腹痛的表现，应属内伤发热，与瘀热病邪有关。

（2）*察肢体皮肤*：病变内犯营血，侵及血脉，可出现局部皮肤的斑疹、丘疹、紫斑，较典型的可沿血脉出现结节，大如黄豆，并有压痛，甚者病变部可见溃烂。由于血脉痹阻，常有肢体麻木、痹痛或虫行蚁走感觉，病久则可出现肌肉萎缩软弱。

（3）*断轻重*：病变较重者，内犯脏腑，逼迫营血，则见咯血、呕血、尿血、便血之症。

（4）*观神志*：病及脑脉，则出现头痛、风痫，甚则偏瘫失语、神志迷乱等症。

**2. 中医药治疗**

（1）*瘀血发热*

临床表现：午后或夜间发热，口燥咽干，但不多饮，肢体或躯干表面固定痛处或肿块，甚者可见皮疹、斑疹、紫斑，面色萎黄或晦暗，舌质紫绛或有瘀点、斑点，脉弦细数或涩。

治法方药：活血化瘀，清热解毒。用血府逐瘀汤合化斑汤加减治疗。肢体疼痛者，加郁金、元胡、丹参活血散肿止痛；斑疹较多者，加丹皮、红紫草凉血解毒散斑；关节肌肉疼痛明显者，加秦艽、白薇、桑枝透骨清热。

（2）*血热妄行*：热犯营血、血热妄行而见诸出血证者，可表现为咯血、呕血、尿血、便血。治法方药如下：

1）咯血：多因血热伤肺，治以清热宁络，润肺止血。用清金化痰汤加减治疗。本方可去桔梗，加大蓟、小蓟、茜草以加强凉血止血功效。热重咯血较多者，加金银花、芦根及冲服三七粉。

2）呕血：血瘀火逆，胃热吐血。治宜凉血泻火，化瘀止血。用泻心汤合十灰散治疗。胃气上逆见呕吐者，可加代赭石、竹茹、旋覆花和胃降逆；血热伤阴者，可加麦冬、石斛、天花粉养胃生津。

3）尿血：血热伤及下焦膀胱，治以清热泻火，凉血止血。用小蓟饮子治疗，可加桃仁、红花、牛膝活血化瘀。

4）便血：血热伤及下焦大肠，治以清热凉血止血。在血府逐瘀汤基础上加地榆散。

（3）瘀血头痛

临床表现：头痛反复，痛如针刺，固定不移，舌紫暗或有瘀点、斑点，脉沉细或细涩。

治法方药：活血化瘀，通窍止痛，用通窍活血汤。

（4）中风偏瘫：病变出现中风偏瘫，则可根据其出血或缺血的性质，参考相关的篇章进行辨证论治。

# 第六节　多发性大动脉炎

多发性大动脉炎又称无脉征、主动脉弓综合征、Takaya-su 病、Martorell 综合征。系主动脉及其分支的慢性进行性炎症引起狭窄或闭塞，引起颅内脑动脉供血不足，产生一系列临床症状。主要侵犯主动脉弓及其分支，亦可侵犯肾动脉、肠系膜动脉、股动脉、冠状动脉等。

## 一、病因与病理

目前多数认为与感染（结核或链球菌、梅毒、病毒等）后引起血管壁上的变态反应，或自身免疫性反应有关。主要累及主动脉的大、中分支。本病病理有两方面改变：

**1. 动脉病变**　病变从动脉外膜向内膜发展，动脉全层均有淋巴细胞和浆细胞浸润，中层有弹力纤维断裂和炎性肉芽组织增生，随后纤维化，内膜细胞增生，内膜增厚及管腔狭窄。最终出现血栓形成和栓塞并发症。

**2. 侧支循环形成**　由于主动脉弓分支病变严重出现狭窄或阻塞时，可通过其健康动脉和基底动脉环的代偿性血液增加，使脑供血不受影响；或通过机体自动调节机制，使颅内血管广泛扩张，同侧侧支循环建立，以及颈动脉窦压力感受器反射性引起代偿性血压升高，来维持颅脑的血供。故临床上可见颅外 3 ～ 4 支大动脉同时阻塞，患者无任何临床症状。但当脑组织代谢增加或全身血压因某种原因下降时，由于脑血管已极度扩张而无法进一步扩张，可使脑供血减少导致一系列临床症状及体征。

## 二、临床表现

本病多见于青年女性，病程 1 个月至 30 年不等。早期常有低热、关节痛及肌痛、食欲减退、体重下降等全身症状。数周或数月后出现大动脉及其分支管腔狭窄或闭塞出现。根据血管受累部位分为四型：

**1. 头臂动脉型** 约占 23% ～ 24.5%，病变主要位于主动脉弓及头臂血管，产生脑和上肢供血不足症状，如锁骨下动脉狭窄或闭塞，同侧上肢动脉和颈动脉搏动减弱或消失，即无脉症。上肢血压降低或测不出，下肢正常或增高。半数患者在颈部或锁骨上下区可闻及血管杂音。颈动脉或椎基底动脉受累可出现相应临床症状，若累及眼动脉可出现视力减退和视神经萎缩。

**2. 胸腹主动脉型** 约占 17%，病变主要位于胸腹主动脉及其分支，特别是腹主动脉和两侧髂总动脉。产生下肢供血不足症状，如下肢易疲劳、疼痛、麻木、发凉及间歇性跛行等。上肢血压可升高，下肢动脉搏动减弱或消失，左室增大，可出现心力衰竭。腹区、肾区及下肢可闻及血管杂音，有的可出现肠功能紊乱，甚至肠梗阻。

**3. 肾动脉型** 约占 22%，病变累及肾动脉开口或其近端的腹主动脉段。表现为严重的肾性高血压及由高血压所引起的各种症状，有肾功能受损表现。在上腹部和肾区可闻及血管杂音。

**4. 混合型** 约占 38% ～ 41.5%，受累动脉较广泛，多有两组或两组以上血管受累，临床表现因受累血管的不同而异。

此外，病变可累及肺动脉，导致肺部动脉或分支狭窄，肺动脉高压；若累及冠状动脉可发生心绞痛，甚至心肌梗死。

**5. 辅助检查**

（1）*血液*：活动期可有白细胞增多，轻度贫血，血沉增快，血清白蛋白降低而球蛋白增高，IgG 值增高，C 反应蛋白、抗主动脉抗体、抗核抗体及类风湿因子阳性。

（2）*心电图*：可出现左心室肥大和受累，也可出现心肌梗死。

（3）*X 线胸片*：可发现心脏扩大。

（4）*超声*：可发现大动脉及其分支的管腔狭窄或血栓块。

（5）*动脉造影*：主动脉弓及其主要分支不同程度的狭窄或闭塞。

（6）*头颅 CT*：显示梗死或出血部位。

（7）*头颅 MRI*：显示脑梗死者，显示病灶为长 $T_1$、$T_2$ 高信号；脑出血为混杂信号。脑 MRA 显示病变的颈动脉和椎动脉呈不规则和狭窄或不显影。

## 三、诊断和鉴别诊断

根据青年人发生的缺血性脑血管病或晕厥、无脉症及顽固的高血压，并可闻及大血管杂音者，即高度怀疑本病。确诊多需动脉造影。

本病应与血栓闭塞性脉管炎、闭塞性动脉粥样硬化、先天性主动脉狭窄、结节性多动脉炎等相鉴别。

## 四、中西医结合治疗

### （一）西医治疗

**1. 肾上腺皮质激素** 活动期大剂量使用效果佳。一般给予泼尼松 20 ～ 30mg/d，或地塞米松 0.75 ～ 1.5mg，每天 3 ～ 4 次，待体温、血沉下降后逐步减量。

**2. 免疫抑制剂** 可与激素联合应用。环磷酰胺剂量按 1 ～ 4mg/（kg · d）计算。

**3. 对症治疗** 若有结核或链球菌感染可加用抗生素，亦可使用血管扩张剂及抗血小板聚集剂。

**4. 手术** 若症状严重而病变局限，可行动脉剥离手术或血管旁路手术。

### （二）中医辨证论治

中医学未见与本病相似的病名。根据其临床症状，如眩晕、头痛、视力减退、健忘、乏力、肢体麻木发凉、关节酸痛、脉象细涩或无脉等特点，可归属于中医“眩晕”“虚损”“脉痹”“痿证”等范畴。

一般而言，当属里虚证，多由先天不足，后天失调，风寒湿等外邪乘虚而侵入脉络，以致气血两虚。因其气虚则血行不畅，血亏则脉道不充，导致血流缓慢，故见脉细涩不畅；病久则可发生脉络瘀滞，甚至闭塞不通而无脉；气血亏损，脏腑百骸失于濡养则见诸症迭生，目失所养则为视力减退、目花昏蒙；脑失所养则眩晕、头痛、记忆力减退，甚则昏厥偏瘫；四肢失养则易疲劳乏力、关节酸痛、肌肤发凉麻木，并可有间歇性跛行。病变日久者，气血亏甚，患肢肌向失于濡养而发生萎缩。

**1. 辨证要点**

（1）察起病：本病发展缓慢，就诊时平均病程 2 ～ 3 年。早期症状轻重不一，轻者仅有神疲乏力、低热、关节酸痛等，重者可有高热、面色苍白，可能伴有周身关节酸痛和结节性红斑。

（2）切脉象：脉象变化是本病的特征，如寸口脉细涩或无脉，甚者人迎脉亦减弱，多伴有眩晕、头痛、记忆减退、目花视矇等症，甚至伴有上肢软弱无力，肌肉萎缩。若下肢趺阳脉细涩或无脉者，多伴有下肢关节酸痛、皮肤发凉、麻木，易于疲劳，间歇性跛行，同时由于下虚阳亢于上，则伴有心悸、眩晕、头痛等。

（3）辨气血虚实：气血两虚为本病之本，临证需辨别气、血之偏虚，以及虚中夹实的证候。偏气虚者，多见眩晕兼肢体无力、手足发凉，气短心悸，动则喘促，甚者可伴有下肢浮肿、无脉等，或兼有心脏轻、中度增大。偏血虚者，多见眩晕肢体麻木，心悸心慌，眼花视矇，或肝血不足，虚阳上亢而见眩晕头痛，脉沉细而涩。气血两虚者则见上述证候夹杂出现，甚者则见肌肉萎缩。对于虚中夹实者，若上肢寸口无脉者，为人迎经脉等痰瘀阻闭不畅，病变严重时可出现偏枯瘫痪，或神昏；下肢趺阳无脉者，则可见下肢皮肤发凉、行走无力、疲劳，甚或间歇性的跛行；由于气血下行受阻，而冲逆于上，可出现上热下寒的证候；若同时感受寒湿，经络痹阻，则伴见关节酸痛等症。

**2. 中医药治疗**

（1）辨病论治

治法方药：宜补益气血，温经散寒，活血化瘀。常用黄芪、麻黄、熟地黄、鹿角胶、秦艽、桂枝、当归、川芎、红花、桃仁、鸡血藤等。

临证加减：上肢病变，加姜黄；下肢病变，加川牛膝；头痛眩晕目花，加枸杞子、白芍、灵磁石；肢体麻木发凉者，加制川乌、炮姜；血瘀明显，舌有瘀紫者，加莪术、三棱；面色苍白，腰酸痛无力者，加菟丝子、淫羊藿；兼有湿者，加生薏苡仁、苍术。

（2）气血两亏

临床表现：头晕眼花，视力减退，听力下降，失眠多梦，健忘，胸闷气短，上肢无力，发凉、麻木或疼痛，活动后加剧，上肢血压测不出或明显降低，寸口脉沉涩如丝或无脉。

治法方药：补益气血，养阴通络。方用生黄芪、党参、鸡血藤、玄参、石斛各18g，沙参15g，归尾12g，黑附子、肉桂、石菖蒲、赤芍、红花、牛膝、甘草各10g。

（3）阴虚阳亢

临床表现：眩晕头痛，下肢无力，发凉，或有间歇性跛行，大便干结，尿黄，上肢血压增高，寸口脉弦紧稍数，趺阳脉、太溪脉搏动减弱或消失。

治法方药：平肝潜阳，活血通络。方用紫贝齿、紫石英、生磁石、珍珠母各30g，鸡血藤、玄参各25g，枸杞子18g，菊花、白芍、生地、牛膝各15g，赤芍、当归尾、泽泻各10g。

# 第七节 颞动脉炎

颞动脉炎是一种亚急性起病的肉芽肿性动脉炎，多侵犯颞动脉，亦可累及其他颅动脉。依其病理改变又称巨细胞性动脉炎，主要表现为头痛、视力障碍、多发性肌痛甚至脑梗死。

## 一、病因与病理

目前认为，本病是一种自体免疫性疾病，病变以颞动脉、视网膜中心动脉为主，颈动脉、椎－基底动脉、冠状动脉和四肢动脉亦可受累。

病理所见主要侵犯中、大动脉，动脉壁内膜损害最重，早期见淋巴细胞浸润，以后浆细胞、多核巨细胞浸润，呈非干酪样肉芽肿样改变，因而称之为巨细胞性动脉炎。内弹力层断裂，中膜被结缔组织取代，外膜有细胞浸润，神经纤维受到严重破坏。这一系列病变导致受损动脉壁管腔狭窄或闭塞，动脉增粗变硬。

## ■ 二、临床表现

本病好发于50岁以上老人，男女比例为1 ∶ 30。

**1. 全身症状** 早期常有低热、倦怠、乏力、消瘦、盗汗、失眠、恶心呕吐等。

**2. 颞部剧烈头痛** 颞部疼痛呈搏动性，可扩散到眼、面、枕部及下颌关节。颞动脉肿胀变粗，呈结节状或条索状，搏动减弱或消失，触痛明显。

**3. 视力障碍** 由于眼动脉和视网膜中央动脉受累，引起视力障碍，发生率为50%，严重者失明。眼底见视乳头水肿或苍白，视网膜有渗出、出血，晚期继发视神经萎缩。80%眼底呈缺血性视乳头炎，13%视网膜中央动脉闭塞。

**4. 脑梗死** 部分患者晚期出现脑动脉缺血表现，颈内动脉及椎－基底动脉受累出现相应临床表现。

**5. 风湿性多发性肌病** 大多数患者出现，特征为游走性肌痛，以躯干近端肌肉为主，四肢远端多不受累，肌痛是由于供应肌肉血液的动脉发炎而致肌肉缺血。

**6. 辅助检查**

（1）血沉：多数患者血沉增快，常在55mm/h以上，持续1年以上。

（2）血常规：可有轻度白细胞增多及正血色素性贫血。

（3）血清：γ球蛋白增高，抗核抗体与类风湿性因子阳性。

（4）颞浅动脉活检：可见特异性巨细胞炎症有助确诊。

（5）颈外动脉造影：可见颞动脉管腔狭窄或闭塞。

## ■ 三、诊断和鉴别诊断

老年人若出现颞区疼痛、视觉障碍、肌痛以及脑梗死表现，若合并血沉增快，轻度白细胞增多及贫血，血清γ球蛋白增高，颅外动脉造影及颞动脉活检可作出诊断。本病应注意与结节性多动脉炎、三叉神经痛、血管性头痛、动脉硬化性脑梗死等病相鉴别。

本病若及时治疗，多数良好，死亡率约5%。多数原因为大脑或脑干梗死、主动脉瘤破裂、心肌梗死等。

## 四、中西医结合治疗

### （一）西医治疗

本病主要以肾上腺皮质激素治疗为主，可用泼尼松 40 ～ 60mg/d，连用 3 周，若血沉降至 10mm/h 以下，则逐渐减量（隔日减 5mg）至维持量 10 ～ 15mg/d，连续服数月，有人主张维持 1.5 ～ 2 年，停药过早易复发。早期用药可缩短病程，阻止视力进一步丧失，对已丧失的视力则难以恢复。症状严重者，手术切除颞动脉是必要的。

### （二）中医辨证论治

传统中医学缺乏本病的认识，根据本病的临床表现，可归属于中医内伤发热、头痛、暴盲、痹证及中风偏瘫等病证范围。本病由于邪犯血脉，根据邪犯血脉的不同可出现不同的病证。

**1. 辨证要点**

（1）*辨年龄*：本病多发生于中年之后，女多于男，中年以后，正气渐衰，临证辨治应注意这一特殊性。

（2）*辨发热*：本病初起多见低热盗汗，伴有倦怠乏力，纳呆消瘦，面色萎黄，恶心呕吐等，属内伤发热之气阴两虚发热。其与一般内伤发热不同的是，本病同时伴有病邪内犯，留滞血脉，因此论治上应注意兼顾。

（3）*辨病位*：本病邪犯不同部位的血脉，临证可出现不同的病证，因此辨病位对指导论治十分重要。病位在头部血脉，则见头痛剧烈，呈搏动烧灼样痛，多有拒按的特点，为血脉瘀热久郁，化风上逆，形成风火头痛之势。若头部血脉因病邪瘀阻，则可发生中风偏瘫重症。病邪内犯眼底血脉，病位在眼，则出现内障暴盲，为眼底血脉阻塞，不能上通于脑所致。病邪内犯肌体血脉，局部组织气血运行不畅，则见肌肉酸痛而类似于痹证的表现。

**2. 中医药治疗**

（1）*阴虚发热*

临床表现：症见低热盗汗，或午后潮热，咽干烦躁，伴倦怠乏力，食欲不振，消瘦多梦，舌质红少苔或无苔，脉细数。

治法方药：滋阴清热。用清骨散加减治疗。盗汗较甚者，去青蒿加牡蛎、浮小麦、糯稻根固表敛汗，阴虚较甚者加玄参、生地黄、制首乌滋阴养精，失眠者加酸枣仁、柏子仁、夜交藤养心安神，兼气虚而见头晕气短者加北沙参、麦冬、五味子益气养阴。

（2）*瘀热头痛*

临床表现：郁瘀化热，化风动火，头痛而胀，痛甚如裂，甚则有如火灼、拒触忌摸，伴心烦易怒、夜睡不宁，舌暗红或见瘀点、瘀斑，苔薄黄，脉弦。

治法方药：化瘀清热。用通窍活血汤合芎芷石膏汤，可去藁本加黄芩、山栀清解郁热。大便秘结者，可加大黄泄热通腑、化瘀清热；痛甚而剧、病情顽固者，可加全蝎、蜈蚣以通络止痛。

（3）内障暴盲

病因病理：因气血郁闭，脉络阻塞所致。

临床表现：视力骤降，或数日内迅速下降，外眼正常，多兼有腰膝酸软、眩晕急躁、舌绛无苔、脉弦细等阴虚阳亢症状。

治法方药：滋阴潜阳，活血祛瘀。用大定风珠加桃仁、红花、石菖蒲、泽兰为主方。若胸闷恶心，眩晕痰多，舌苔白腻，为兼有风痰，则改用导痰汤加僵蚕、地龙、石菖蒲、天麻主治；若病变日久，眼底渗出暗滞，舌现瘀斑，则改用补阳还五汤，以益气活血通络。

（4）血虚痹阻

临床表现：血脉痹阻，肢体肌肉酸痛，症见四肢乏力，关节酸沉，绵绵而痛，麻木尤甚，伴心悸、纳呆、舌淡红、苔薄白、脉多沉细而缓。

治法方药：益气养血，通脉活络。用独活寄生汤治之。

对病犯脑脉而出现中风偏瘫证者，可参考脑梗死一章的论治。

# 第八节　闭塞性血栓性脉管炎

血栓闭塞性脉管炎是一种累及血管的炎症和闭塞性疾病，好发于四肢周围血管，包括动脉和（或）静脉，约 20% ～ 70% 的血栓闭塞性脉管炎的患者可并发脑部血栓闭塞性脉管炎。

## 一、病因与病理

目前多认为是过敏性血管反应性疾病，吸烟和雄激素的增加在发病中起一定的作用。此外与血管神经调节障碍、遗传基因异常和自身免疫功能紊乱有一定关系。

在病理改变方面，该病主要累及全身中、小动脉，但以下肢最多见，随静脉亦有不同程度受累，病变血管为节段性受损。当血管发生过敏反应，损害血管内膜，早期呈现血管内皮细胞的肿胀和增生。血管壁内尚可见免疫复合物，管壁增厚，管腔狭窄，血流减少，而中层及弹力层一般不受累。随着病程进展，可继发血管内血栓形成，血管闭塞。

## 二、临床表现

95% 以上是男性，80% 患者是 20 ～ 40 岁的青壮年，约 78% 患者对烟草糖蛋白有过敏反应。

### （一）周围血管损害症状

约 60% 患者以周围血管损害为早期表现，如双下肢间歇性跛行、下肢末端疼痛、异常发麻感、下肢无力、下肢动脉搏动减弱、局部皮肤苍白、温度改变等，严重时患者远端发生慢性溃疡。通常伴头痛，晚期出现肌肉萎缩及对称性袜套样感觉异常，个别病例因腹主动脉受累可出现脊髓缺血损害症状。

### （二）脑部损害症状

多数在周围血管损害数年后发生，表现为：

**1. 前驱症状**　早期多伴头痛、易疲劳、失眠及记忆力下降。

**2. 脑缺血症状**　常突发瘫痪、单瘫、失语、感觉障碍、一过性失明、局灶或全身性癫痫发作。初期可在数小时、一日或数日内缓解，若病情逐步进展，可导致脑血栓形成。

**3. 痴呆症状**　反应迟钝，智力、定向力、计算力、记忆力均有减退，患者尚出现强哭、强笑及忧郁寡言、焦虑等情感变化，后期有假性球麻痹表现。

**4. 假脑瘤症状**　约 30% 患者出现，类似颅内占位性病变，如局限性或全身性抽搐、偏盲、失语、偏瘫或精神异常，并伴颅内高压表现，颅脑 CT 及 MRI 可以鉴别之。

### （三）辅助检查

**1. 二维超声显像**　可见病变血管壁增厚，血管狭窄或闭塞，常见于下肢大动脉，上肢动脉亦可受累，也可见于颈动脉、椎基底动脉。

**2. 彩色多普勒**　病变血管轻度狭窄，彩色血流为单一色彩；狭窄程度严重，则呈五彩血流；若血管完全闭塞，则无彩色血流显像。

**3. 动脉血管造影**　显示多发性小动脉变细或粗细不均，内膜不光滑，呈串珠样或节段性痉挛、狭窄和闭塞。

## 三、诊断和鉴别诊断

对于青壮年男性，有吸烟史，具有血栓闭塞性脉管炎、下肢缺血及脑部缺血症状者应高度怀疑，多普勒及动脉造影对诊断提供依据。应注意与多发性大动脉炎、雷诺病、系统性红斑狼疮、动脉硬化性脑梗死等病相鉴别。

# 第九节　系统性红斑狼疮

系统性红斑狼疮（SLE）是一种全身多系统受累、病程迁延、病死率高的自身免疫复合物疾病。男女发病的比例为 1 ∶ 5 ～ 10，我国的患病率约为 75/10 万，较国外报告的为高。肾功能衰竭、感染和神经系统损伤是死亡的主要原因。近十余年来 SLE 的患病率有上升趋势，其原因之一可能 SLE 的发病率确实升高。但另一方面，也可能是随着实验室检验技术的不断更新有关。本病的基本病变是结缔组织黏液样水肿，纤维蛋白样变性和坏死性血管炎，病变可累及皮肤、肌肉、肾脏、心血管、肺及胸膜、胃肠道及神经系统等多种组织器官。SLE 患者发病年龄愈轻，症状愈重，肾脏损害，神经系统损害及血液系统损害也更多见，50 岁以上发病者症状多较轻。肾脏损害发生率较低，而关节症状比较常见。

## 一、病因、发病机制

### （一）病因

SLE 的病因至今仍不十分清楚，许多学者认为它是由不同的致病因素引起的一组不同症状的综合征。其发病可能是宿主、病原体与环境因素三者之间复杂的相互作用所致，其中包括病毒、遗传、环境及激素影响。

**1. 慢性病毒感染**　有不少迹象提示病毒可能是 SLE 的病因之一。在 SLE 患者存在着多种高滴度的抗病毒抗体，除了有病毒感染刺激抗体产生的可能外，还可能是由于非特异性 B 淋巴细胞被激活所致。此外，在 SLE 患者组织中发现有管网状包涵体存在，与副粘病毒的管网状结构相似。但又有发现表明患者血中干扰素水平升高可导致上述组织损害，它有可能是一种细胞损害的非特异性改变。最近研究发现 6 型疱疹病毒主要潜伏于唾液腺等组织中，可能与 SLE 和干燥综合征的发病有关。人们还发现在 SLE 组织中存在着一种被称为人类 T 淋巴细胞白血病病毒的逆转录病毒。疑点虽然很多，但至今未能证实病毒的感染与 SLE 患者的免疫调节异常及发生自身免疫有关。亦没能从患者组织中分离出相关的病毒。

**2. 遗传因素**　SLE 的患病率常因人种，民族的不同而异。我国的发病率也较高，达 75/10 万。在人群中具有单倍体型 HLA/DR 两者较易产生细胞及体液的超敏免疫反应，可能与 T 淋巴细胞及 B 淋巴细胞及抗体原提呈细胞上 HLA 编码的多态性有关。SLE 与 $DR_2$ 及 $DR_3$ 抗原频率也有一定的相关性。因为控制这些蛋白合成的基因与一些 HLA 免疫应答基因存在有连锁不平衡。SLE 与这些补体基因缺陷有较密切的联系。补体 C4A 缺失可能造成 SLE 的易感性。

**3. 环境因素**　营养因素可改变疾病的进程。限制热卡进食的脂肪量，可明显延缓实验动物免疫调节异常的发生。它与饮食可改变前列腺素合成有关。许多药物如普鲁卡因酰胺、肼苯达嗪、异烟肼、大仑丁及硫脲嘧啶等已被发现可诱发一种 SLE 样疾病，称之为药物性狼疮。有学者认为，药物可作为载体，与宿主组织决定簇结合，诱发自身抗体的产生。SLE 的家属中约 1/3 的人血清中含抗淋巴细胞毒抗体，这一现象提示可能存在某种特定的环境因素。

**4. 激素的影响**　生育期妇女易患 SLE。SLE 患者服用激素避孕药时，可促使病情加重。在 SLE 患者中，机体中雄激素受抑制，雌激素增多，用雄激素治疗可使肾炎减轻。

### （二）发病机制

SLE 是一个典型的免疫复合物疾病，复合物可在血管、心脏、肾脏、神经及皮肤等处沉积而使多种脏器受到损害。不少人认为微生物感染如病毒感染，可能是抗原的主要来源，受刺激后抗体产生的多少与免疫复合物形成的大小有关，复合物的沉积会导致组织损伤。所产生的抗体多少，能否致病与机体是否有免疫异常有关。活动期 SLE 患者血中反抑制 T 细胞（$CD^{+}8VV^{+}$）亚群常被激活，使 T 细胞抑制功能降低。55% 的 SLE 患者血清中含抗淋巴细胞毒抗体，在体外可干扰淋巴细胞功能，大多数 SLE 患者中，自然杀伤细胞功能降低，对干扰素的活化作用反应低下。

**1. 狼疮肾炎损伤机制**　狼疮肾炎目前已被公认为由免疫复合物沉积所引起，所检出的抗体基本是 IgG 型，均具有抗物质的抗体反应性。带正电的免疫复合物易沉积于肾小球基底膜内皮下及上皮下区域。损伤部位均含有补体成分，补体结合对狼疮肾炎的发病具有重要性。

与狼疮肾炎有关的抗原很可能为外源性的，已发现多种抗细胞成分的抗体可与细菌及病毒的多核苷酸发生交叉反应，有现象提示抗 DNA 抗体可能是一种非 DNA 的免疫原反应，抗 DNA 抗体也可通过与非 DNA 的其他抗原相互作用而致病。

具有固定补体作用的 $IgG_{2\alpha}$ 亚型最容易引起狼疮肾炎，免疫复合物沉积于肾小球基底膜的内皮下区导致肾炎。

**2. 神经系统损害的发病机制**　SLE 患者的神经精神症状很常见，其发病机制尚不十分清楚，尸检仅发现脑的一些小血管的退行性变，少数微血管栓塞及其血管周围少量胶质细胞增生，脑组织中还可有细小软化灶的存在，但未发现有免疫蛋白和补体成分。局限性梗死可引起局灶性神经功能受损，如癫痫发作、偏瘫、血管炎本身也可以引起脑出血或蛛网膜下腔出血。SLE 患者神经系统发生大血管受累或闭塞较少见，偶见出现横贯性脊髓损伤，周围神经损害是由于神经营养血管发生闭塞性动脉炎所致，常表现为脱髓鞘病变。

SLE 患者血清中抗体脑细胞抗体的检出率高达 75%。抗体是抗脑细胞膜抗原成分的抗体，抗体的检出与神经系统病变无关，但与狼疮脑病有较密切的关系。直接损伤脑血管的抗体可导致中枢神经系统受累，SLE 患者血管中的抗心肌磷脂抗体也与磷脂直接作用损伤血管壁，脑小血管炎可使血清抗神经元抗体进入中枢神经系统。

## 二、临床表现

SLE 多为缓慢起病，发病时常只有一个脏器的损害，但也可能同时影响多个脏器。

**1. 全身症状**

（1）发热：发热可作为首发症状，体温一般持续在 39℃，年龄越轻则热度越高，发热的频率也越高，发热常为自限性。

（2）淋巴结肿大：肿大的淋巴结多位于颈部及腋下，常伴有发热。

（3）乏力：一般是中度乏力，随着病情缓解而减轻，当病情稳定又复出现时，应注意有无并发肌病的可能。

（4）体重减轻：患者出现体重减轻，但可被肾脏损害引起的水肿而掩盖。

**2. 皮肤、黏膜** 约 80% 患者有不同类型的皮肤损害，颊部红斑（蝶形红斑）是 SLE 的典型症状，红斑可跨过鼻梁互相沟通，皮肤损害在紫外线暴露后可加重，愈后可有色素沉着；其他皮肤损伤包括盘形红斑、亚急性皮肤红斑狼疮、血管炎性皮肤病网状青斑、毛细血管扩张、脱发、皮下结节（深部狼疮）、光过敏皮炎，包括口腔、鼻腔和支气管等在内的黏膜也可出现受累形成溃疡。

**3. 关节** 关节症状是常见的临床症状之一，症状包括关节肿痛、压痛、渗出，关节畸形和骨的无菌性坏死，受累关节以上肢远端小关节为主。

**4. 肌肉** 肌肉和肌无力是常见症状，严重者可伴肌肉萎缩、肢体瘫痪、神经反射消失及肌酶谱增高等肌炎等症状，接受肾上腺皮质激素或氯喹治疗后也可出现肌无力，甚至肌电图的异常，但停止治疗后症状可逐渐缓解。

**5. 心脏** 多于半数的 SLE 患者有心脏的受损，受累部位包括心包膜、心肌和心内膜，心包炎和心包积液是炎性细胞浸润及纤维渗出的结果。心肌受累后可出现各种形式的心律失常和心力衰竭。冠状动脉硬化是少见的改变，心内膜损害主要侵及二尖瓣，但三尖瓣和主动脉瓣也可被累及，瓣膜虽可受损，但很少影响瓣膜的功能。

**6. 呼吸系统** 病变可侵及胸膜、肺实质和肺血管，胸膜炎可为单侧，双侧交替性出现。肺实质受累后会出现急性狼疮肺炎，病情反复或迁延时可引起弥漫性肺实质纤维化。SLE 患者有时也会出现动脉高压。

**7. 肾脏** SLE 患者的肾脏损害很常见，发生率可高达 80% 以上。病理检查几乎 100% 受累，有肾脏病理学检查异常而无临床表现者属亚临床型狼疮性肾炎。狼疮肾炎在临床上主要表现为肾炎或肾病综合征，可发展为高血压及肾功能衰竭，如已发展为肾小球硬化则治疗效果不佳。

**8. 消化系统** SLE 患者出现的消化系统症状包括腹痛、恶心、呕吐、厌食、肝脾大，多为轻至中度，很少引起功能亢进。

**9. 血液系统** SLE 患者的血液系统受累可出现贫血、白细胞减少、血小板减少和凝血功能异常，但以贫血最为常见，贫血的类型多属正色素性和低色素贫血。

**10. 神经系统** 大脑、脊髓、脑神经、周围神经及脑膜都可受累，中枢神经受累可单发或多发，且常在其他系统疾病病情稳定的情况下出现。约 20% SLE 患者有神经系统损害。

（1）癫痫：癫痫的出现率约为 5% ～ 59%，发作前常伴精神异常，经病理检查发现伴癫痫发作的患者常有脑梗死，颅内出血或蛛网膜下腔出血。

（2）偏瘫：偶尔作为首发症状出现，多由存在的血管炎所致脑梗死和脑出血引起。

（3）精神异常：可作为癫痫的伴随症状出现，也可单独出现，常表现为精神分裂病症，狂躁型多见。精神症状多在病情活动时出现，作为首发症状时可引起误诊。

（4）脑神经或周围神经损害：较中枢神经受累的概率小，临床表现类似于营养性多神经炎。笔者曾经治疗过表现为 Guillain-Barre 综合征的周围神经受累患者，发病机制与血管病变和脱髓鞘有关。

（5）脊髓损害：患者中多表现为横贯性脊髓炎，可出现截瘫，感觉和运动障碍及大小便失禁，病理改变为脊髓的灶性软化及退行性变。

脑部受累症状表明 SLE 正处于活动期，常伴有肾、心损害和淋巴结肿大等症状。脑脊液检查可发现颅内压增高、蛋白升高、自身抗体升高和 C4 降低，脑脊液内细胞数为正常，也可有升高，偶尔可见血性脑脊液。

**11. 实验室检查** 以存在多种类型的 ANA（抗核抗体）为其特点，其中以抗 DS-DNA 和抗 SM 抗体最具有诊断意义。并非所有患者都可发现狼疮带，但它的存在对诊断有一定价值，还可见到抗红细胞抗体、抗淋巴细胞毒抗体、抗心磷脂抗体等。

## 三、诊断和鉴别诊断

在年轻女性中，当有不明原因的发热、皮肤红斑、雷诺现象、淋巴结肿大、水肿和多浆膜炎时，应想到有 SLE 的可能。尿检查异常时，进行上述抗体检查有利于早期诊断。

以关节症状为主者应与类风湿性关节炎、风湿性关节炎等鉴别，以血液系统受累时需与各种血液病鉴别，肾脏病变时需与慢性肾小球肾炎鉴别。当患者的偏瘫等症状考虑由动脉炎引起时，应注意有 SLE 的可能。

## 四、中西医结合治疗

### （一）西医治疗

SLE 目前尚无根治方法。治疗的目的是控制病情的活动，维持临床缓解。应根据患者具体情况，病情轻重而选择不同的药物治疗，并应随病情的变化调整治疗，以求达到最大疗效及最小不良反应。

非典型 SLE 可用非甾体类抗炎药物治疗，如无临床症状者可观察，不予处理；对无重要脏器损害的 SLE（无心、神经、肾、血液和心脏损害者）可用泼尼松治疗，无效者可用环磷酰胺或硫唑嘌呤，治疗心肺损害应以激素为主。血细胞减少者的骨髓再生能力一般正常，所以并不影响免疫抑制剂的应用，首选中或大剂量激素治疗，无效者可合用环磷酰胺、硫唑嘌呤和长春新碱。肾脏病变者除上述治疗外，在无效时也可选用雄激素和环孢霉素治疗，但后者不良反应较多。

神经系统症状的治疗也是以中或大剂量激素为首选，还可加用免疫抑制剂。癫痫的控制可选用卡马西平、丙戊酸钠、苯妥英钠（大仑丁）和氯硝安定等。对偏瘫患者可在激素治疗的同时，应用血管扩张药物扩容，或是神经细胞代谢促进药物等治疗，以减少后遗症。对精神症状目前主张地西泮（安定）、奋乃静和激素的合用。

### （二）中医辨证论治

播散性红斑狼疮近似于传统中医学所描述的“鬼脸疮”“日晒疮”“痹证”等范畴。本书是脑血管病专著，所以本节也以病变出现脑神经系统症状为讨论主体。根据本病神经系统症状特点，可参考中医“虚劳”“郁病”“暴盲”“痹证”及“痿证”进行辨证论治。

**1. 辨证特点**

（1）*辨病之本*：本病是由阴阳气血失调、脏腑气机紊乱所致。临床以邪毒犯血，侵及脉络脏腑为基本病机。神经系统症状表现正是脑部脉络受邪毒损害所引起，在辨证论治过程要围绕本病的基本病机进行。

（2）*辨病位*：本病病位多以营血分病变为主，主要侵及血脉经络，进而累及所属脏腑组织。神经系统症状可损及脑部脉络组织，其症状可有记忆力下降、精力不足、情志异常表现、抑郁、狂躁、癫痫、偏瘫、暴盲等；病变伤及肝肾，虚风内动，可见震颤、眩晕、行走不稳、手足抖动等证候；病及四肢血脉经络，则见麻木不仁，疼痛无力，严重的肌肉萎缩。

（3）*辨病性*：本病累及神经系统，临床多以邪毒直犯血脉经络，痹阻不畅，甚或瘀滞所致。由于临证大多病程日久，郁瘀化热，或与痰浊互结，故病性偏于热毒蕴结，缠绵难愈。

**2. 中医药治疗** 当本病出现神经系统症状，可在西医常规治疗中配合以下证治以作互补：

（1）*肝气郁结*

临床表现：精神抑郁，失眠健忘，情绪不宁，激动易怒，胸胁胀痛，不思饮食，舌暗淡或红，脉弦。

治法方药：疏肝理气，活血解郁。用血府逐瘀汤合柴胡疏肝散主治。若有化火而见口苦咽干、头痛烦躁、舌红苔黄、脉弦数者，则以血府逐瘀汤合丹栀逍遥散；若出现精神恍惚、喜怒无常、狂躁易惊等心神惑乱证候时，则以血府逐瘀汤合甘麦大枣汤主治。

（2）虚风内动

临床表现：眩晕烦躁，腰膝酸软，头摇肢颤，行走不稳，不能自主，舌淡红，苔薄白或黄，脉弦细或弦紧。

治法方药：滋阴潜阳，平肝息风。方用滋生清阳汤。

（3）经脉痹阻：肢体麻木，肌肤不仁，屈伸乏力，肌肉瘦削，甚或萎缩，或伴有酸痛，舌淡暗，苔薄，脉弦细或细微。

治法方药：温阳行痹。方用黄芪桂枝五物汤，临证可加川芎、鸡血藤。伴有腰酸无力加补骨脂、川续断，病发四肢加威灵仙、桑枝，发于上肢加姜黄、羌活，发于下肢加牛膝、苍术。

本方临床常用于各种神经痛症，久病或肢端发凉者可合用乌头汤，亦有用治低血钾性周期性麻痹，对原发性脑萎缩也有一定疗效。

# 第十六章
# 颅内动脉瘤

颅内脑动脉瘤系指颅内动脉壁上的囊性膨出而言。颅内动脉瘤破裂前 90% 的患者可无特殊症状，亦可表现为发作性头痛、压迫性神经受损征。颅内动脉瘤是引起自发性蛛网膜下腔出血最常见的原因。据统计约有半数以上的自发性蛛网膜下腔出血是由颅内动脉瘤破裂引起的。颅内动脉瘤可发生于任何年龄，但以 40 ～ 60 岁多见，女性多于男性。

## 第一节　颅内动脉瘤的病因病理

### 一、病因

引起颅内动脉瘤的直接病因迄今尚不完全清楚，综合各家意见可归纳为先天病因学说和后天病因学说两类，其中以先天性约占 90%，后天性约占 5%，后天性颅内动脉瘤主要有动脉粥样硬化性动脉瘤（7%）、感染性动脉瘤（0.5%）、外伤性动脉瘤（0.5%）及其他原因导致的动脉瘤。

颅内动脉瘤的发生机制主要有两方面因素，一是存在动脉管壁上的结构异常，二是由于管内压力的长期冲击。前者是动脉瘤形成的基本原因，后者是动脉瘤形成的促进因素。

#### （一）先天性因素

**1. 动脉管壁本身的缺陷**　颅内动脉好发动脉瘤的原因有三：①颅内动脉的管壁比较薄，且缺少弹力纤维。②脑动脉在颅内的行程较长且曲折，在通过蛛网膜下腔时失去周围组织的支持。③脑血流量大，所以承受的血流冲击力大。

**2. 胚胎血管的发育异常**　如管壁中出现裂隙或残留有胚胎血管，内弹力板及中层发育不良等，出生后随着年龄的增长，发育缺陷的脑动脉壁局部逐渐向外膨突形成动脉瘤。

#### （二）后天性因素

**1. 动脉粥样硬化性动脉瘤**　在动脉管壁发生粥样硬化时，弹力纤维断裂甚至消失，削弱了动脉壁对血流冲击的承受能力，最终管壁的局部出现向外膨突而形成动脉瘤。

**2. 感染性动脉瘤** 脑动脉周围的炎性病变或外来感染性血栓，使脑动脉壁损伤，使壁内弹力纤维和肌组织断裂坏死，在血流的持续性冲击下，动脉管壁向外突出形成动脉瘤。

**3. 外伤性动脉瘤** 各种外力直接损伤或持续牵拉脑动脉，造成壁内弹力纤维和平滑肌断裂坏死，管壁变薄，在血管内压力的作用下形成动脉瘤。

**4. 其他原因性动脉瘤** 如肿瘤侵蚀局部脑动脉，使动脉壁受到破坏，发生动脉瘤。

## 二、病理

颅内动脉瘤发生部位多在颅底动脉环的前半部（> 90%），其中 40% 分布于颈内动脉，30% 分布于大脑前动脉和前交通动脉，20% 分布于大脑中动脉的起始段，另有约 5% 分布在该动脉环的后半部（椎基底动脉及其分支），其中椎基底动脉主干占 7%，分支占 3%。

根据动脉瘤的外形可分为囊状、梭状和壁间形，大多数动脉瘤形态为囊状占 95%，而动脉粥样硬化性动脉瘤多呈梭形占 4%，壁间形动脉瘤约占 1%。

一般动脉壁在其分支处比较薄弱，受血流的冲击力亦大，故脑动脉分支处是动脉瘤的好发部位。动脉瘤大小各异，小者直径仅 2mm，大者直径可达 20 ～ 40mm。动脉瘤瘤壁本身薄厚不一，有些地方（如动脉瘤顶部）甚至很薄，故该处最易破裂。有的瘤壁可仅为一层完整的内膜，有的缺乏中层组织，弹力纤维断裂或消失，而只有内膜和外膜，有的瘤壁内可有炎性细胞浸润，常与邻近组织发生纤维性粘连。动脉瘤腔内血流呈漩涡样或缓慢，有时可见到附壁血栓形成，甚至血栓充满整个瘤腔内，尤其当发生出血后更易形成血栓，此时进行脑血管造影时不易发现动脉瘤。

大部分动脉瘤长期稳定，没有任何临床表现，如动脉瘤较大或发生于基底动脉者，可有发作性头痛病史，也可出现短暂性脑缺血发作；如动脉瘤压迫附近神经组织，可出现压迫症状；如破裂出血，则导致蛛网膜下腔出血的临床表现。

# 第二节 临床表现

动脉瘤的临床表现取决于发生的部位、大小和是否破裂出血。主要表现为两类症状：①颅内动脉瘤患者破裂前大多数（90%）并不表现出临床症状，约 5% 的患者可因动脉瘤破裂或刺激邻近的脑组织而出现局灶症状。②动脉瘤一旦破裂出血，则出现蛛网膜下腔出血的临床特征。

## 一、蛛网膜下腔出血

动脉瘤一旦破裂出血，主要表现为脑蛛网膜下腔出血症状，表现为剧烈头痛、呕吐、意识障碍、脑膜刺激征，腰穿检查为血性脑脊液，CT 扫描发现蛛网膜下腔呈高密度影；动脉瘤破裂出血的患者中，40% 在运动、情绪激动的情况下发病，30% 在睡眠中发病，30% 在完全静态条件下发病；出血常可反复发生，且常在病发后的 7 ～ 14 天内；每次出血可使病情加重和病死率相应增加。

## 二、局灶症状

**1. 偏头痛**　如动脉瘤较大或发生于基底动脉，患者常表现为反复发作的血管性头痛，压迫同侧颈总动脉可使疼痛暂时缓解，若头痛伴有眼肌的麻痹者应高度怀疑脑动脉瘤的存在。

**2. 动眼神经麻痹**　为脑动脉瘤引起的最常见的局灶性症状。因动眼神经位于颅底，行程较长，且又靠近脑的大血管，故较易受到颅内动脉瘤的压迫而产生症状，麻痹可以是完全的或不完全的，其中以眼睑下垂表现最为突出和常见，不少患者还伴有发作性同侧头痛、同侧额区和眼眶区疼痛及额区痛觉减退，又称眼肌麻痹性偏头痛。

如果出现动眼神经麻痹，动脉瘤的位置可能在：①海绵窦内的颈内动脉瘤，可在海绵窦的外侧壁上压迫此神经。②颈内动脉后交通动脉段的动脉瘤，可在眶上裂处压迫此神经。③大脑后动脉起始部的动脉瘤，可在此神经通过大脑后动脉的下面时受到挤压。

**3. 眼球突出**　常见于海绵窦部位的颈内动脉瘤，系动脉瘤压迫或堵塞海绵窦引起该侧眼静脉血液回流障碍所致，常伴有第Ⅲ、Ⅳ、Ⅴ、Ⅵ等脑神经不全麻痹症状，球结膜的充血与水肿。

**4. 视力障碍和视野缺损**　系脑内动脉瘤压迫视觉通路的结果。大脑前动脉或前交通动脉上的动脉瘤常可压迫视神经和（或）视交叉，产生相应的视力障碍和视野缺损等症状。后交通动脉上的动脉瘤常压迫视交叉后的视束，可产生双眼对侧同向偏盲。

**5. 三叉神经损害症状**　三叉神经受累出现症状主要是基底动脉瘤与颈内动脉瘤压迫三叉神经后根及半月神经节所致，表现为三叉神经痛或三叉神经麻痹的症状。

**6. 颅内杂音**　少见。患者自己听到的要多于被检出者。因海绵窦内巨大动脉瘤发生的杂音远较其他部位者多见，故杂音一般于病灶同侧眼球上被听到，呈收缩期吹风样，强度不一，压迫同侧颈动脉可使杂音消失。

**7. 丘脑下部受累症状**　主要表现为尿崩症、肥胖症、性功能变化及代谢异常。此因基底动脉瘤直接压迫丘脑下部的结果或间接影响下丘脑的供血而引起。

**8. 颅内高压**　主要是由未破裂直径在 2.5 ～ 3cm 以上的巨大动脉瘤所致，可引起类似脑瘤样表现。大脑中动脉的动脉瘤可引发抽搐。

## 三、不同部位动脉瘤的特点

**1. 颈内动脉** 入颅后的颈内动脉周围有视神经、视交叉及动眼神经。动脉瘤压迫视神经产生同侧视力减退甚至失明，亦可有视神经萎缩；压迫视交叉外侧则出现单纯的对侧鼻侧偏盲；压迫动眼神经引起复视、眼睑下垂、眼球内收障碍和瞳孔扩大。如动脉瘤发生在颈内动脉海绵窦段则表现为Ⅲ、Ⅳ、Ⅴ、Ⅵ脑神经受损症状，如动脉瘤较大使静脉回流障碍者可出现同侧眼球结膜充血水肿，甚至眼球突出，有的在同侧眼部听诊可闻及明显的杂音。

**2. 大脑中动脉动脉瘤** 大部分发生于大脑中动脉的起始段，破裂前无症状，如动脉瘤较大或破裂后可以产生对侧上肢为主的偏瘫、癫痫，位于优势半球者还可伴有运动性或感觉性失语。

**3. 大脑前动脉和前交通动脉的动脉瘤** 大脑前动脉位于额叶内、后、下方，动脉瘤可压迫嗅神经和嗅束产生同侧嗅觉障碍，压迫视交叉出现双颞侧下 1/4 的视野象限盲，前交通动脉的动脉瘤与大脑前动脉症状相似。

**4. 后交通动脉的动脉瘤** 动脉瘤发生在后交通动脉近基底动脉端者，易压迫动眼神经而出现动眼神经麻痹的症状。

**5. 大脑后动脉的动脉瘤** 主要表现对侧同向偏盲和同侧动眼神经瘫及对侧肢体瘫。动脉瘤较大时可压迫中脑出现假性球麻痹，如压迫中脑导水管可导致阻塞性脑积水，因而出现烦内高压症。

**6. 基底动脉瘤** 以动脉粥样硬化性梭形动脉瘤为多见。主要发生在基底动脉上端的分叉处，此处动脉瘤压迫中脑可出现 Weber 综合征（同侧动脉眼神经麻痹、对侧肢体瘫痪），压迫中脑导水管可出现梗阻性脑积水。位于基底动脉中段和小脑前下动脉分叉处的动脉瘤可压迫脑桥可出现米勒德－克贝莱（Millard-Gubler）综合征或福维尔（Foville）综合征。小脑前下动脉瘤可产生小脑桥角综合征。压迫丘脑下部引起自主神经功能紊乱。有的动脉瘤还可压迫三叉神经、动眼神经或面神经等而出现相应的表现。

**7. 椎动脉的动脉瘤** 比较少见。主要发生在小脑后下动脉与椎动脉交界处，出现小脑下后动脉闭塞证候群，主要表现为球麻痹、小脑共济失调、眩晕和交叉性感觉障碍。

## 四、辅助检查

**1. CT** 蛛网膜下腔出血的患者应常规进行脑 CT 扫描。CT 对直径在 0.5cm 以上的动脉瘤经增强扫描后即可确诊，对直径在 1cm 以上的动脉瘤进行平扫后即可确诊。蛛网膜下腔出血患者，CT 除了显示颅底蛛网膜下腔高密度影外，有时还发现局部有圆形或卵圆形高密度影，可能为动脉瘤所在。

**2. MRI** 表现为 $T_1$ 低信号、$T_2$ 亦呈低信号（流空效应）。当动脉痉挛导致脑梗死时，

病变的脑组织在 $T_1$ 像呈低信号，在 $T_2$ 像呈高信号；MRA 可直接显示动脉瘤。

**3. DSA** 脑血管造影是确诊动脉瘤，并决定是否进行手术的唯一最终证据。因此，凡患者有突然出现的眼运动神经受损或后组脑神经受损，出现原发性蛛网膜下腔出血或影像学（CT、MRI）检查提示有脑动脉瘤时，均应积极地进行脑血管造影检查。

# 第三节 诊断和鉴别诊断

## 一、诊断

经常出现发作性头痛，并突然出现脑神经或脑组织受压迫症状；中年以上，没有明确的高血压病史，突然出现自发性脑蛛网膜下腔出血。上述两种情况均首先应考虑颅内动脉瘤的可能性。如查体发现患者有一侧动眼神经麻痹症状，或一侧海绵窦或眶上裂综合征并有反复大量出血，或有明显的视野缺损，但又排除并非垂体瘤所引起者，则颅内动脉瘤的诊断可基本成立。头颅 CT、MRI 血管成像检查，特别是 DSA 检查可帮助确诊。但亦有不少患者是在进行健康检查时，偶然发现患有颅内动脉瘤。

## 二、鉴别诊断

颅内动脉瘤主要与下述疾病相鉴别：

**1. 颅内脑动－静脉畸形** 颅内动静脉畸形是引起蛛网膜下腔出血的第二位常见原因。

**2. 与引起动眼神经麻痹的疾病鉴别** 动脉瘤未破之前，常有动眼神经麻痹，此时应与糖尿病、重症肌无力、鼻咽癌、蝶窦炎或蝶窦囊肿、眼肌麻痹性偏头痛、蝶骨嵴内侧或鞍结节脑膜瘤及 Tolosa–Hunt 综合征（眼眶周围的持续性疼痛伴有眼运动神经麻痹，一般认为是海绵窦及其附近的非特异性炎症引起）等作鉴别。

**3. 与引起视野缺损的疾病鉴别** 颅内动脉瘤可伴有视觉及视野缺损，此时应与垂体腺瘤、颅咽管瘤、鞍结节脑膜瘤及视神经胶质瘤等作区别。一般都需作增强 CT/MRI 或脑血管造影来解决。另外椎－基底动脉的动脉瘤可伴有后组脑神经损害，此时应与桥小脑角的肿瘤、小脑肿瘤及脑干肿瘤作鉴别。采用 CT/MRI、脑干诱发电位等可以作出鉴别。

**4. 血管性头痛** 绝大多数是血管舒缩功能障碍引起的头痛，只有极少数是因为颅底动脉瘤所致。进行脑 CT 扫描和 MRI 检查有助于区别，如确怀疑有脑动脉瘤可能者，应进行脑血管造影检查。

# 第四节　中西医结合治疗

脑动脉瘤的治疗原则，主要是尽早进行神经血管介入性栓塞或手术切除，以防止蛛网膜下腔出血发生或复发。

## 一、西医治疗

**1. 内科治疗**　以下情况考虑内科治疗：①急性早期蛛网膜下腔出血，病情趋向尚未明确者。②病情严重不允许手术者。③动脉瘤部位深在且手术不能达到者。④拒绝手术治疗者。治疗措施详见蛛网膜下腔出血章节。

**2. 外科治疗**　动脉瘤的手术治疗只要病情允许，应尽早积极地进行外科手术治疗。有人还提出在蛛网膜下腔出血后 24h 以内的"超早期"手术治疗，因延迟手术，部分患者可因再次发生出血而失掉治疗机会。手术的方法很多，但以动脉瘤栓塞和开颅处理动脉瘤为最佳。

## 二、中医辨证施治

本病的病位在脑，多由先天禀赋，脑脉失常，血聚郁滞，阻于脑中脉络。若加之七情所伤、跌仆撞击脑部等因素，使脏气受损，导致风阳内动，气血痰瘀相挟搏击，而致血溢脉外，发生出血性中风；或遇饮食不节，劳累过度等，造成风、火挟痰挟瘀，蒙闭清窍，而突然昏仆、不省人事、口吐白沫、双目上视、四肢抽搐等而出现癫痫症状。

本病的中医辨证论治，当根据其发生出血性中风或出现癫痫症状而不同。对脑络破裂的出血性中风，可参照脑出血章节治疗。下面主要介绍有关癫痫的辨证论治。

**1. 辨证要点**

（1）*辨风、火、痰、瘀*：风、火、痰、瘀为本病重要的病理因素，而血郁瘀逆为病理基础。当病发时多表现为风痰，痰火闭窍，发作缓解后可醒如常人，但反复发作则损伤正气，瘀滞进一步加重，可出现头痛、头晕、烦躁、胸闷、恶心等症状。所以在发作时，以治标为主，采用息风潜阳、清热涤痰、开窍定痫为当务之急。

（2）*辨脑脉瘀滞*：本病的病理基础为血郁瘀逆，脑窍闭阻。癫痫发作缓解后，则以活血行瘀，开窍行滞治本，防止癫痫再次发作，同时也可预防脑络破裂出现出血性中风。所以本病一旦确诊，应在辨证的基础上，配合中成药制剂，坚持长期服药，以活血开窍，防止病发。

**2. 分型治疗**

（1）风痰闭窍

临床表现：突然昏仆，不省人事，四肢抽搐，口吐白沫，痰涎壅盛，伴有面色苍白，恶心呕吐，或遗尿，舌质淡红，苔薄白或白腻，脉细滑。

治法方药：息风涤痰，开窍定痫。选用天麻定痫汤，每日 1 剂，水煎服。气虚者加党参，血虚者加何首乌、当归，心悸失眠者加酸枣仁，恶心呕吐者加姜竹茹。

（2）痰火闭窍

临床表现：素有性急，心烦失眠，突然昏仆，不省人事，四肢抽搐，口吐白沫，面色潮红，躁动不安，舌质红，苔黄腻，脉弦数。

治法方药：清热泻火，涤痰开窍。选用羚羊定痫汤，每日 1 剂，水煎服。抽搐不止者加用紫雪丹灌服，不省人事者加安宫牛黄丸灌服，便秘者加大黄、金银花。

（3）瘀血闭窍

临床表现：平素头晕头痛，突然昏仆，不省人事，四肢抽搐，口吐白沫，伴面色黯滞，持续昏迷状态，舌质暗红或暗淡，苔薄白，脉弦细或涩。

治法方药：活血行瘀，开窍定痫。选用通窍活血汤，每日 1 剂，水煎服。兼痰浊者加白芥子、石菖蒲，化热者见舌红绛加水牛角、黄连，大便秘结者加大黄、槐花。本方也可作为本病预防发作服用。

（4）正气虚弱

临床表现：反复癫痫发作后，症见头晕目眩，面色苍白，精神萎靡不振，腰膝酸软，虚烦失眠，健忘，肢体麻木，舌质淡红或红，苔薄白或少苔，脉弦细。

治法方药：养阴益气，宁心定痫。选用安神定痫汤，每日 1 剂，水煎服。虚烦失眠者加珍珠母或珍珠层粉（冲服），眩晕者加天麻。

**3. 针灸治疗**

（1）针刺大椎穴：患者正坐垂头，常规消毒，用 26 号（2 寸）毫针由大椎穴进针，向上约 30°角斜刺，进针 1.5 寸左右，若患者有触电样感至肢体时，立即出针，勿反复提插，隔日针刺 1 次，10 次为 1 个疗程，休息 7 天，继续针刺，一般用 3 ～ 4 个疗程。本法有激发经气、舒通经络、调整阴阳的作用，适用于癫痫反复发作者。

（2）针刺四聪穴：针前常规消毒，采用插入式进针法针尖向前、后均可，针体与头皮呈 15°角刺入腱膜下 0.3 ～ 0.5 寸后，施平补平泻手法，使患者有酸胀或麻木的感觉即可，留针 20 ～ 30min，留针期间可加电针法。本法有振奋阳气、调整阴阳的作用，适用于正气虚弱、癫痫反复发作者。

# 第十七章 脑血管畸形

## 第一节 脑动静脉畸形

脑动静脉畸形又称脑血管瘤、血管性错构瘤、脑动静脉瘤等。原始动静脉之间在胚胎期仅被两层内皮细胞隔开，如发育异常导致动静脉之间有瘘管，则血液不经过毛细血管而由动脉直接入静脉，形成动静脉短路。主要临床表现为发作性头痛，反复发作性癫痫、颅内出血和（或）缺血，以及进行性局灶性神经功能障碍。脑动静脉畸形是蛛网膜下腔出血的第二位常见原因，仅次于脑动脉瘤。绝大部分动静脉畸形发生在幕上，病变多在脑组织内，好发于大脑半球各叶、皮质下部位、基底节区、第三脑室壁上，以外侧裂为最多，脑桥也可发生，但极少。

### 一、病因病理

90% 的动静脉畸形发生于幕上脑组织内，且大多数发生在灰、白质交界处，5% 发生在幕下脑组织。动静脉畸形在大脑皮质上的分布概率为顶叶＞颞叶＞额叶＞枕叶，深部的动静脉畸形约占 5%。病变多局限于一侧，左侧、右侧的发病率均等。

Stein 按脑动静脉畸形所累及的部位分为：①表浅型：主要累及软脑膜和皮质。②深部型：主要累及皮质下白质。③髓质型：主要累及髓质动脉和静脉。④旁中央型：主要累及基底节、脑室、胼胝体、脑干和小脑。⑤单一、多发或广泛型：累及广泛多部位。有的脑动静脉畸形发生在特殊部位又将其划分出特殊的类型，如脑室区的动静脉畸形、侧裂动静脉畸形、脑干动静脉畸形、小脑动静脉畸形、大脑动静脉畸形等。

按脑 CT 增强扫描后所测得的体积大小来划分，可以分为：①小型：直径小于 2cm，体积小于 4.2mL。②中型：直径在 2 ～ 4cm 之间，或体积在 4.2 ～ 33.5mL 之间。③大型：直径大于 4cm，体积大于 33.5mL。

由于动静脉不经毛细血管直接交通，血流阻力减少，流量增大，因而产生动脉压降低和静脉压升高，静脉压升高使血管变得曲张，产生侧支循环，并逐渐扩张进入瘤变区，形成管径不等的曲张动脉、静脉错综集簇的血管团。导出静脉多为病变区的回流静脉，但较正常静脉粗大，切片可见到不同走向和管径不等的动、静脉集簇成团，其间杂有变性的脑组织，畸形血管团的形态一般呈楔形分布，尖端指向脑室壁。动脉管壁变薄而失去内弹力层，静脉管壁扩张而有内膜纤维增厚，有些小血管壁仅有胶原纤维构成内膜，由胶质纤维支持等变化。动静脉畸形的局部及其附近脑组织因缺血而萎缩，或因陈旧性出血而瘤变。

## 二、临床表现

**1. 出血** 大量血流的冲击畸形血管团的静脉部分，而该部分的血管管壁又较薄弱，容易破裂；因破裂的血管主要为静脉，所以，本病引起的蛛网膜下腔出血病情远轻于动脉瘤破裂引起的蛛网膜下腔出血。出血也可由于邻近脑组织内扩张的小血管和供应动脉上的动脉瘤破裂所致。一般而论，小的动静脉畸形出血机会更多，如破裂的血管位于脑浅表位置，引起的往往是蛛网膜下腔出血；如破裂血管位于脑深部，则引起的是脑实质出血或脑室内出血。

约 70% 的患者以出血为其首发症状，且可多次反复出现。发病较突然，往往因患者作体力活动或情绪激动时发病，但也可在安静情况下发病。脑实质出血者主要表现为局灶性脑神经功能障碍，脑室出血者表现为突然头痛、昏迷和脑膜刺激征。蛛网膜下腔出血者主要出现明显的头痛和脑膜刺激征，而没有明显的局灶的脑神经功能障碍表现。详细临床表现，请参见脑出血和蛛网膜下腔出血章节。

**2. 癫痫** 由于畸形血管引起的缺血和出血导致胶质细胞增生，或畸形血管的直接压迫，可导致神经细胞出现异常放电，导致癫痫发作。约 30% ～ 50% 的动静脉畸形患者以癫痫症状为首发症状。根据病灶所在部位不同癫痫发生的类型也不同，可表现为局限性或全身性发作，但以局灶性癫痫为主，如动静脉畸形位于外侧裂，常表现为精神运动性癫痫。癫痫可以在平时发作，也可在出血时发作。

**3. 头痛** 动静脉畸形患者静脉压增高，静脉回流受阻，使畸形血管充血、扩张，因此常表现为患侧的非典型偏头痛。头痛可以发生在无出血症状的患者，亦可发生在出血前。

**4. 局灶性神经功能障碍** 由于病变区域的动脉压降低，邻近区的动脉血流向低压区，引起“脑盗血”现象，使畸形血管的周围脑组织发生缺血而出现局灶性神经功能障碍。至于出现什么样的局灶症状则取决于病变的位置、大小等，如病变发生在额叶，可出现精神症状、智力障碍、运动性失语、对侧肢体及面肌无力；如病变发生在颞叶，可表现为感觉性失语、命名性失语、面舌瘫等；如病变发生在顶叶，可出现失用、对侧肢体无力和感觉障碍、对侧肢体缓慢性萎缩等；如病变发生在枕叶，可出现失读、视野缺损等；如病变发生在基底节，则以锥体外系的症状为主；如病变发生在脑干，可出现交叉性瘫痪、共济失调等；如病变发生在小脑，主要表现为进行性共济失调。病变广泛者可影响智力，在儿童表现为智力发育不全，在成年者表现为痴呆。

**5. 颅内杂音** 少数病变大而浅表者，可在颈部或邻近病变部位的颅表处听到血管杂音，压迫同侧颈动脉可使血管杂音消失。

**6. 辅助检查**

（1）CT：平扫显示为混杂密度区，其形态不规则、边界不清、可见团块状、条状或点状钙化，无占位效应。少数未见异常，增强后可见点、条状血管强化影。

（2）MRI：显示呈葡萄状、蜂窝状的血管影，由于流空效应而显示为黑色，并可显示供血动脉及引流静脉。脑动静脉畸形常发生出血，可为蛛网膜下腔出血或脑实质出血，表现出相应的影像表现。

（3）DSA：可显示畸形血管的全貌。

（4）腰穿检查：主要用于怀疑有颅内出血者。腰穿检查结果取决于出血部位、量和时间。

## 三、诊断与鉴别诊断

自发性脑蛛网膜下腔出血的年轻人，特别是伴有偏瘫、局限性癫痫发作时，首应考虑本病，最后确诊依靠 CT、MRI 和血管造影检查。但应注意与以下疾病鉴别：

**1. 癫痫**　发生梗死的脑动静脉畸形患者可表现为顽固性癫痫发作。如果患者有蛛网膜下腔出血或脑梗死病史，加上脑梗死的偏瘫体征，应考虑到脑动静脉畸形的可能。CT、MRI 及 DSA 可以明确诊断。

**2. 胶质瘤**　恶性胶质瘤可因瘤中风引起蛛网膜下腔出血，在脑血管造影时亦可显示动静脉之间有交通支和静脉期提前的血管团，类似于脑动静脉畸形的表现。但恶性胶质瘤病程短，病情发展快，脑血管造影除见不正常的血管团外，还可见明显的占位征象，没有增粗扩大的供应动脉，引流静脉也不扩张扭曲。

**3. 转移瘤**　某些转移瘤如绒毛膜上皮癌、黑色素瘤等常有蛛网膜下腔出血的表现，在脑血管造影中表现为丰富的血管团，有时可显示出静脉早现，易与脑动静脉畸形相混。但转移癌患者的年龄偏大，病程发展快，仔细检查可发现原发病灶；血管造影所示的血管团多呈不规则的血窦样；脑 CT 和 MRI 可见颅内多处转移灶，病灶周围水肿明显。

**4. 脑膜瘤**　血管母细胞型脑膜瘤患者可有抽搐、头痛以及颅内压增高症状，由于该肿瘤血供非常丰富，因此在血管造影中可见异常的血管团，并间有早现的静脉和动静脉瘘成分，故易与动静脉畸形相混淆。但该型脑膜瘤的颅内高压常为进行性加重，脑血管造影没有供血动脉和引流静脉；脑 CT 和 MRI 可见肿瘤与硬脑膜黏附，边界清楚，紧贴于颅骨壁上，可出现颅骨被侵蚀的现象，肿瘤周围有明显的占位征象。

**5. 血管性头痛**　由于脑动静脉畸形可有长期的发作性头痛史，应与血管性头痛区别。血管性头痛多与精神紧张有关，还多伴有失眠、记忆力减退、心烦、易激动等症状，而脑动静脉畸形一般没有上述症状。另外，有典型先兆性偏头痛者，应注意与脑动静脉畸形鉴别，如不易区别，应进行有关检查加以判断。

**6. 血管母细胞瘤**　该瘤好发于小脑半球、蚓部或脑干旁，因瘤血供丰富，也易发生继发性蛛网膜下腔出血，脑血管造影可见病理性血管网，供应动脉和引流动脉粗大，尤其巨大的血管母细胞瘤的血管造影与脑动静脉畸形不易区别。因此，鉴别诊断主要依靠 CT 和 MRI，血管母细胞瘤多呈囊性，边界清，瘤结节附在囊壁上，周围伴有轻度水肿，同时血管母细胞瘤可伴有红细胞增多症及血红蛋白异常增高，而脑动静脉畸形则不会出现此种情况。

**7. 高血压脑出血** 脑动静脉畸形和高血压均可发生脑出血，根据发病年龄、有无高血压病史、有无反复的癫痫发作及 CT 扫描基本可以鉴别。CT 扫描见高血压性脑出血的高密度血肿影均匀一致，而脑动静脉畸形的血肿为不均匀一致的蜂窝状高低密度影；血肿吸收后进行 CT 增强扫描，可显示脑动静脉畸形的、异常的血管团影，并伴有钙化；而高血压性脑出血，血肿吸收后呈低密度影。MRI、脑血管造影可明确两者之间的区别。

**8. 脑动脉瘤** 动脉瘤和动静脉畸形均为蛛网膜下腔出血的常见原因。鉴别诊断详见动脉瘤章。

**9. 海绵状血管瘤** 是先天性脑血管畸形的一种类型，为蛛网膜下腔出血的常见原因。发生蛛网膜下腔出血后进行脑血管造影没有任何异常影像，鉴别主要依靠 CT 和 MRI。CT 平扫病变大部分为高密度，可见钙化，少数为等密度；MRI 可以清楚地发现病变部位有蜂窝状混杂信号影像，可以轻、中度增强，一般无占位效应或轻微，无灶周水肿，但新鲜出血时可产生轻、中度水肿，没有增粗扩张的动脉和引流静脉。但最后诊断常须手术切除后进行病理检查时才能确定。

**10. 烟雾病** 可导致青少年的脑缺血发作或颅内出血，应与脑动静脉畸形鉴别。烟雾病的脑血管造影显示颈内动脉和大脑中动脉有闭塞，大脑前、后动脉有逆流现象，脑底部出现向上行走的细小血管网。

# 第二节　海绵状血管瘤

## 一、病因病理

海绵状血管瘤是先天性脑血管畸形的一种，较少见，约占脑血管畸形的 2% ～ 6%。由于 CT、MRI 的广泛应用，本病的发现率逐渐上升。本病可发生在中枢神经系统的任何部位，主要多见于皮质下白质，也见于胼胝体、丘脑、基底节、脑室壁、中脑、小脑、脊髓、脑脊膜。

海绵状血管瘤与动静脉畸形不同之处在于没有扩张的动脉，也没有动静脉之间的直接沟通，而由状如海绵样结构的团块组织构成。它们由不规则的、大小不等的血管腔隙聚集而成，其间含有少量的结缔组织，但没有神经组织，因而很像血管性肿瘤，故而得名。海绵状血管瘤的大小介于数毫米至数厘米之间，与周围分界清楚。血管内壁为一层扁平的内皮细胞，管腔内有凝固物，或呈层状附着于腔壁上，并呈不同程度的机化、钙化，甚至骨化。由于反复出现小量出血，病变组织呈黄或棕褐色的染色。

## 二、临床表现

本病好发于 20 ～ 40 岁成人。临床可表现为癫痫、头痛及颅内出血和局灶性神经功能障碍，最常见的首发症状为癫痫。其次为头痛和颅内出血。出现什么样的局灶性神经功能障碍则取决于病变发生的位置，如病变发生在脑室壁上者可引起阻塞性脑积水；如病变发生在后颅凹，可有脑干受损表现；如病变发生于脊髓可有下肢运动和感觉障碍。

海绵状血管瘤主要靠 CT、MRI 确定诊断，血管造影一般不能显示病变。

CT 特征：①病灶呈圆形或结节形状、边缘清楚、不均一的高密度影，病灶内常有钙化。②注射造影剂后病灶可轻微或没有增强。③可有占位现象，但周围水肿不明显。

MRI 特征：主要呈现为混杂信号。因病灶反复出血可使得病变在 $T_1$ 和 $T_2$ 影像上表现为高信号，由于出血灶外含铁血黄素的沉积而呈环形低信号影，由于病灶内钙化而呈现出无信号影。由于病灶中有胶质细胞增生而表现为在 $T_1$ 像为低信号，在 $T_2$ 像为高信号，偶见引流血管的流空低信号影。

## 三、诊断与鉴别诊断

年轻人如出现不明原因的癫痫、颅内出血、进行性局灶性神经功能障碍者，应想到本病。CT、MRI 可确定诊断。

## 四、中西医结合治疗

### （一）西医治疗

本病一旦确诊，应进行手术切除。因为本病可引起患者反复癫痫发作并有出血倾向，且大多数病变位于大脑皮质下，边界清楚，易于手术切除。如病灶在重要功能区，可采用 γ 刀和 X 刀治疗，可使病灶缩小及减少供血，但疗效不确切。

### （二）中医辨证施治

参见颅内动脉瘤的中医辨证施治。

# 第三节　毛细血管扩张

毛细血管扩张，又名毛细血管瘤或毛细血管畸形，为一团扩张、扭曲的微血管畸形，最后汇入一条静脉。临床常没有症状，且常位于“静”区，因此多数未能在生前发现。

## 一、病因病理

毛细血管瘤主要发生于大脑皮质下，其次为脑桥，基底节区较少见。病灶大小从数毫米到数厘米不等，扩张的毛细血管样的血管管径大小不等，管壁仅有一层内皮细胞，血管间隙有许多神经细胞及胶质细胞，部分神经细胞有坏变，可见到钙化及出血点或含铁血黄素物质。

## 二、临床表现

本病好发于青少年。由于病灶小且常位于“静区”，所以临床上常没有症状，即使出现出血，一般也不严重。常因自发性出血而形成脑内血肿，应注意与白血病、血小板减少性紫癜引起的脑出血鉴别。但出现癫痫者，有时，用药物不易控制。

## 三、诊断和鉴别诊断

青少年发生出血和癫痫时，应怀疑到本病。多因合并出血或难治性癫痫而进行手术治疗时，发现本病。

## 四、中西医结合治疗

### （一）西医治疗

从理论上讲，以手术切除为治疗本病的最佳选择。

### （二）中医辨证施治

参见颅内动脉瘤的中医辨证施治。

# 第四节　脑静脉畸形

脑静脉畸形是由于静脉通路阻塞而扩张起来的一组异常静脉，约占尸检中发现的脑血管畸形的 15% ～ 60%。

## 一、病因病理

在正常状态下，幕上有浅、深两组静脉系统共同维持大脑的血流均衡。这两个系统之间通过侧裂深部静脉、中脑外侧静脉和海马静脉起着平衡作用。当某些静脉阻塞，吻合静脉按血流动力学的需要而导致畸形静脉。

静脉畸形可见于脑的任何部位，可发生于脑表面软脑膜下的血管网上，但多见于额叶和顶叶的白质，其次为基底节、小脑、脑干、四叠体等。主要为一条或一组异常静脉所组成，没有异常的供血动脉，其中有些静脉稍扩大，为脑内的髓静脉，管壁增厚，由较多胶原纤维组成；部分血管硬化，甚至闭塞；有的部分管腔扩大，有多支小静脉呈放射状导入其内；钙化颇常见，一般无占位效应。

## 二、临床表现

大多数患者平时没有特殊的表现，少数患者表现为蛛网膜下腔出血或脑内血肿及癫痫。

## 三、诊断与鉴别诊断

因多数患者生前临床症状较少，故本病常为尸检时偶然发现。本病的诊断主要靠脑血管造影、CT、MRI 检查。CT 扫描约半数发现异常，为结节状高密度影，增强后可见线状高密度影。MRI 在平扫时即可发现异常的静脉信号。

脑血管造影时可见在静脉期出现许多静脉扩张，并呈放射状排列向一处集中，主要集中到一条大的引流静脉，之后再进入静脉窦。整个畸形血管呈伞状、蘑菇状或水母状，有的在早期出现静脉充盈，或甚至有轻度扩张的动脉支出现。

## 四、中西医结合治疗

### （一）西医治疗

如无症状，本病不主张积极手术治疗，因这种异常静脉也是脑组织静脉回流的一部分，切除后脑静脉回流受阻，可导致脑水肿。而只有当畸形的静脉产生症状且不能好转，或出现严重的合并症，如难治性癫痫、神经功能障碍和脑内出血等，才进行治疗。治疗方法主要是进行特殊畸形静脉的阻断术，Ven-tureyra 等主张用微纤维胶原做血管原位注射，使之血栓形成，效果良好。

### （二）中医辨证施治

参见颅内动脉瘤的中医辨证施治。

# 第五节　脑 - 面血管瘤病

脑 - 面血管瘤病又称神经皮肤血管瘤病或 Sturge–We–ber 综合征，主要表现为一侧面部红色血管痣及同侧软脑膜血管瘤，常有癫痫发作。智力受损及血管瘤对侧偏瘫，常伴有青光眼，确切的发病数尚不太清楚。

## 一、病因病理

肉眼可见一侧大脑半球后部软脑膜和蛛网膜的静脉和毛细血管畸形，软脑膜增厚，血管瘤附近脑皮质萎缩，神经元减少，胶质增生。镜下见畸形的静脉和毛细血管管壁上有钙化、玻璃样变性。内皮细胞增生突出腔内，使管腔狭窄并有血栓形成。血管瘤部位的脑皮质外缘，常有钙化。

## 二、临床表现

**1. 头面部血管斑痣**　系本病最常见的表现。在患者出生后即可在一侧的头皮、面、颈等部位有大片红葡萄酒色血管痣，不隆起于皮肤，颜色呈浅红至深红，按压可稍褪色。因血管痣的部位与三叉神经分布的部位相似，过去又将本症状称为“脑三叉神经血管瘤病”。如血管痣累及双侧面部，神经系统受累的概率增大。

**2. 癫痫**　绝大多数患者均有癫痫的表现，多为局灶性运动发作或全身性强直阵挛发作，大儿童常见复杂部分性发作。此乃畸形血管直接刺激皮质和皮质继发性缺血性损害所致。

**3. 眼部症状**　40% 的患者病变侧眼部可出现青光眼。青光眼可在出生时出现，也可在出生后数年才被发现。

**4. 智力发育障碍**　约半数患者智力受损，智力损害的程度轻重不等，与大脑皮质广泛萎缩与频繁的癫痫发作有关，还可伴肥胖和生殖器发育不良。部分病例可出现行为障碍。

**5. 偏瘫**　常见于连续惊厥时，应与惊厥后一过性肢体无力区别。有些患者只表现为发作性一过性无力，而无惊厥。可有锥体束征。

**6. 颅内出血**　有些可合并颅内出血，主要为蛛网膜下腔出血。

**7. 辅助检查**

（1）CT：可见脑膜异常的畸形血管影及其高密度的钙化，畸形血管附近皮质有明显萎缩现象，同侧侧脑室扩大。

（2）MRI：可见病变区脑膜有流空效应的畸形血管，短 $T_1$ 和 $T_2$ 的钙化信号，局部脑皮质脑沟增宽，脑回变薄，以及皮质和皮质下白质有缺血性长 $T_1$ 和 $T_2$ 异常信号，同侧侧脑室扩大。

**8. 分型**　根据临床表现的不同组合，本病可分为 3 型：

Ⅰ型：面部血管痣及软脑膜血管瘤，可有青光眼，常伴有癫痫发作及脑电图异常，颅内血管瘤经组织学检查或有放射影像学典型表现。本型为典型的 Sturge–Weber 综合征。

Ⅱ型：面部血管痣，没有发现颅内病变，但有青光眼。

Ⅲ型：仅有软脑膜血管瘤，面部无血管痣，常无青光眼。

## 三、诊断和鉴别诊断

儿童出现癫痫发作、智力障碍及头面部有红色血管痣者，可以诊断本病。有半数以上患者在头颅 X 线片上可清楚地显示出枕区和顶区有病理性钙化，形态如双轨状、双轮廓状、脑回状或树枝状等，为本病的特征性改变，可据此确立诊断。头颅 CT、MRI 可进一步明确本病的诊断。

## 四、中西医结合治疗

### （一）西医治疗

本病主要以控制癫痫为主，如为难治性癫痫或合并颅内出血者，应进行脑血管造影，以了解病变情况，可进行胼胝体离断术或大脑半球切除术，有时也可行肿瘤部分切除术，以防止再出血和控制癫痫。

### （二）中医辨证施治

参见颅内动脉瘤的中医辨证施治。

# 第十八章
# 脑梗死概述

## 第一节 脑梗死的流行病学调查

### 一、历史回顾

脑梗死是当前严重危害人类生命与健康的常见病、多发病，已经成为当今人们致死致残的主要原因之一。脑梗死发病率非常高，特别是在非常寒冷的冬季，并且伴随着人口的老龄化而增加。由于脑梗死发病率的增加，需要看护的患者也增多，因此产生很沉重的医疗经济负担，成为重要的社会和家庭问题。所以，推进脑梗死的临床性研究，发现有效的预防和治疗方法，是当今社会面临的重大课题。通过了解脑梗死的发病规律及流行病学变化，可以更有效地提高脑梗死的防治水平。在我国，关于脑梗死临床免疫学的基础数据还不详细。另外，因为我国领土广阔，南北地域的差别很大，在各个地域的研究是非常重要的，为此应当建立一套标准化的脑梗死患者基础数据库，通过应用该数据库进行研究，可从中明确脑梗死患者的实际状态。

### 二、脑梗死的基础数据

#### （一）年龄

调查发现，脑梗死发患者数随年龄增长逐渐增多，这可能与中年以后脑梗死的危险因素如高血压、心脏病、糖尿病开始逐渐出现有关。最近的研究表明，脑梗死急性期患者的发病年龄呈现越来越年轻化的趋势。中老年脑梗死发病较多，我国北京部分地区脑血管病的流行病学调查分析显示，患者平均发病年龄为 60.11 岁。日本的急性期脑梗死患者流行病学调查显示发病年龄为（69.5±12.0）岁，这可能与现代生活节奏加快、工作劳累、心理压力过重、精神紧张等社会因素及不良生活习惯有关。

#### （二）性别

与女性相比，男性占脑梗死的构成比例更高。不健康的生活方式及不良的嗜好已危及中青年人，特别是男性，应引起足够重视，需有针对性地开展人群危险因素干预实验和行为矫正。我国北京部分地区脑血管病的流行病学调查分析显示，患者男女比例为

1.90 ∶ 1.00；日本的急性期脑梗死患者流行病学调查男性比率为 60.5%。

### （三）发病方式

脑梗死的发病方式与脑梗死的发病类型有关，据日本流行病学调查以突发而起病的为 34.2%。

### （四）发病季节

脑梗死以夏季发病最高，脑出血以冬季发病最高。脑梗死以凌晨发病较多，可能是凌晨血流变学指标为一天内的峰值阶段，机体纤溶活力、抗凝血酶Ⅲ水平降低，血小板聚集，血液黏度增加，交感神经紧张等因素均可促使脑梗死的发生。

### （五）发病部位及预后

调查发现脑梗死的好发部位，集中在基底节区，这与基底节区脑血管特殊的生理结构和分支走行密切相关。调查还显示脑梗死的临床症状以肢体运动障碍所占比例最大，其次是失语和面瘫，此结果与脑梗死的好发部位集中在基底节区相统一。肢体运动障碍、失语、假性球麻痹、痴呆、失明等使患者丧失生活自理能力，生存质量下降，并造成巨大的社会、经济负担，故提高患者肢体运动功能，改善吞咽障碍、语言障碍，应作为脑中风的康复治疗重点。脑梗死住院患者病死率近年来有逐年下降趋势，可能与临床医学诊断、治疗、抢救水平的不断提高有关。调查还显示，脑梗死的死因主要集中在呼吸衰竭、心脏病和脑疝，这与脑梗死发生后损及呼吸中枢、意识障碍、长期卧床、呼吸道不畅和误吸等密切相关，提示积极控制肺部感染、改善通气、预防呼吸衰竭是治疗脑中风的重要环节之一。同时还要注意保护心脏，积极防治脑心综合征，迅速消除脑水肿，降低病死率。

## 第二节 脑梗死的危险因素

危险因素系指当某种因素存在时，某种疾病发生的可能性增加，而适当干预后可能减少该类疾病发生的危险，则该因素为这一疾病的危险因素。流行病学调查表明：一些因素与脑梗死的发生密切相关，被认为是脑梗死的致病因素，又称危险因素。它们分为两类：一类是无法干预的，如年龄、基因、遗传等；另一类是可以干预的，如高血压、心脏病、糖尿病、高脂血症、吸烟、饮酒、肥胖等，如果对这些因素予以有效的干预，则梗死的发病率和死亡率就能显著降低。

## 一、高血压

高血压是最重要和独立的脑梗死的危险因素，收缩压或（和）舒张压的增高都会增加脑梗死的发病率。而且，血压与脑梗死的发病危险性均呈正相关，控制高血压可显著降低脑梗死的发病率。目前，在急性期脑梗死患者的危险因素中，高血压所占的比例最高。研究发现，高血压者与正常血压者比较，脑梗死的相对危险度大约是 4 倍。此外，即使是不同年代的既往高血压群、临界高血压群、正常高血压群的比较，也是既往高血压群和临界高血压群比正常高血压群的发病率明显地升高，临界高血压群也成为脑梗死的危险因素。有报道表明，脑梗死的发生率在纯收缩期高血压组高于纯舒张期高血压组。收缩期高血压组与舒张期高血压组共存时，其危险性仅较纯收缩期高血压组有边缘性增高。

## 二、糖尿病

糖尿病是脑梗死重要的危险因素，糖耐量异常或糖尿病患者发生脑梗死的可能性可较一般成倍增加。糖尿病发病率目前在逐渐增加，由于糖尿病患者脑梗死而导致的死亡率与非糖尿病患者无差别，可是不联系死亡的脑梗死的发病率大约是非糖尿病者的 2 倍。糖尿病患者有较高的脑梗死危险性，多项研究认为这与糖尿病患者的多脑梗死危险因素的聚集有关。此外，胰岛素、性激素、生长激素、儿茶酚胺等激素水平异常、高血糖、血管内皮功能紊乱、血小板功能异常等亦直接或间接参与动脉粥样硬化的发生发展。近年来的研究提示，凝血纤溶系统及免疫系统可能参与糖尿病患者致动脉粥样硬化的作用。

## 三、高脂血症

高脂血症可增加血液黏滞度，加速脑动脉硬化的发生。高胆固醇血症，特别是低密度脂蛋白水平增加与脑梗死的发生有关。降低血胆固醇含量可降低脑梗死的发生，脂代谢异常与脑梗死密切相关，高胆固醇血症早已确认是脑梗死的独立危险因素，而高甘油三酯血症与脑梗死的关系则争论了几十年，尚未取得一致的看法。近年来有关研究取得了很大进展，不仅证实了血脂异常的危害，还证实了降脂的确切效益。许多流行病学研究发现，LDL（低密度脂蛋白）是与脑梗死危险性最强烈相关的一个因素。研究发现。脑梗死危险性增加与血清总胆固醇（主要是 LDL）增高呈比例。大量流行病学调查表明，HDL（高密度脂蛋白）与发病呈负相关。高 HDL（$>$ 60mg/dL）能减少脑梗死的危险性，被认为是一个负性危险因素。低 HDL（$<$ 35mg/dL）被认为是一个独立的脑梗死的危险因素。血浆 TG（甘油三酯）升高是否是脑梗死的独立危险因素一直是有

争议的问题，已成为近十年来脑梗死研究领域内关注的一个热点。最近一项研究指出，TG 升高与脑梗死危险因素两者间独立相关性的争论已这样解决：首先，大而松的富集甘油三酯的颗粒并不相关于动脉硬化；其次，小而密的密集甘油三酯的颗粒确实引起动脉硬化。综上所述，可以认为 TG 是脑梗死的独立危险因素。

## 四、心房纤颤

众所周知，心房纤颤的发病率随年龄增加而增加。日本在急性期脑梗死患者流行病学的调查中，其危险因素中，心房纤颤所占的比例为 21.2%；而在我国脑梗死患者流行病学的调查中，危险因素当中心房纤颤所占的比例极少，这是否与两国脑梗死发病年龄不同有关还有待于进一步更深入地研究。此外，其他的心脏病，如心脏瓣膜病、冠心病、心肌梗死、二尖瓣脱垂、心脏黏液瘤和各种原因所致的心力衰竭均会增加短暂性脑缺血发作、脑梗死的发病率，是肯定的脑梗死危险因素，有效防治可降低脑血管病事件的发生率。

## 五、红细胞比容（Hct）

血液黏滞度和红细胞比容以及血红蛋白增高可与动脉狭窄协同作用，导致脑梗死，静脉切开放血可能降低 Hct 并增加血流量，但能否减少中风尚不明确。

## 六、高同型半胱氨酸血症

近年来，大量临床研究和流行病学调查证实，高同型半胱氨酸血症（Hyperhomocysteinemia，HHCY）可能是导致动脉粥样硬化性血管病的一个危险因子，它可以通过引起内皮细胞受损、血管平滑肌细胞增殖、脂质过氧化和血液凝固性增高等机制，诱发心脑血管疾病。HHCY 可能通过各种机制致病，其中包括同型半胱氨酸（HCY）破坏机体凝血和纤溶之间的平衡，使机体处于血栓前状态造成内皮损伤和功能异常，刺激血管平滑肌细胞增生，破坏机体凝血和纤溶的平衡，影响脂质代谢等，使机体处于血栓前状态，从而增加了脑血管疾病的危险性。近几年的国外最新研究也证实高 HCY 是脑梗死的一个危险因素。

## 七、吸烟、饮酒

烟草中的尼古丁可刺激交感神经，使血管收缩、血压升高。脑梗死危险性与吸烟量及持续时间相关，戒烟两年后脑梗死的危险性才会降低。酗酒者脑梗死的发病率是一般人群的 4 ～ 5 倍，但少量饮酒通常并不构成脑梗死的危险。

## 八、其他环境因素

体力活动减少、饮食（如高摄盐量及肉类、动物油的高摄入）、超重、药物滥用、口服避孕药、感染、眼底动脉硬化、无症状性颈动脉杂音、血液病及血液流变学异常所致的血栓前状态或血液黏稠度增加等亦与脑梗死的发生有关。以上危险因素都是可以干预的。也有一些危险因素，如高龄、性别、种族、气候和中风家族史等是无法干预的。

脑梗死是严重危害人类健康和生命安全的常见难治性疾病，因此，提高脑梗死的治疗与预防水平，对降低脑梗死的发病率、致残率和死亡率有着重大的意义。脑梗死的日常饮食预防需注意远离“三高”，即高血压、高血糖、高血脂；亲近“三低”，即低盐、低脂、低糖饮食，但要适度进行，避免矫枉过正。有许多调查和研究都表明，脑梗死的发生与蛋白质摄入不足相关，却并非是营养过剩状态，可见一味吃素并无益于减少梗死发生的危险。

# 第三节　脑梗死的病理改变

### （一）动脉粥样硬化性血栓性脑梗死

最常见的病因是动脉硬化，其次是高血压、糖尿病、高尿酸血症、高黏血症、真性红细胞增多症、高凝状态、高脂血症以及血管壁病变，如结核性、化脓性、梅毒性病变及钩端螺旋体感染、结缔组织病、变态反应性动脉炎等。由于动脉粥样硬化好发于大血管的分叉处及弯曲处，故脑梗死多发于大脑中动脉和大脑前动脉的主要分支以及颈内动脉的虹吸部及起始部、椎动脉及基底动脉中下段等。病理方面，脑动脉闭塞 6 小时以内脑组织改变尚不明显；8 ～ 48 小时缺血的中心部位软化、组织肿胀、坏死，灰白质界限不清，镜检见组织结构混浊，神经细胞及胶质细胞变性、坏死，毛细血管轻度扩张，周围可见液体或红细胞渗出；2 ～ 3 天后，周围水肿明显；7 ～ 14 天，病变区明显变软，神经细胞消失，脑组织开始液化，吞噬细胞大量出现，星形细胞增生；21 ～ 28 天胶质细胞及毛细血管增生，小病灶形成胶质瘢痕，大病灶形成中风囊。

### （二）分水岭脑梗死

常见病因与动脉硬化性血栓性脑梗死相似，病变部位位于相邻血管供血区之间的分水岭区或边缘带。一般认为分水岭梗死多由于血流动力学障碍所致，典型者发生于颈内动脉严重狭窄或闭塞伴全身血压降低时，也可由心源性或动脉源性栓塞引起，其病理表现同动脉硬化性血栓性脑梗死。

### （三）腔隙性脑梗死

腔隙性梗死的病因与以上的相同，但病变血管多为直径 100 ～ 400μm 的深穿支动脉，故病灶多位于壳核、尾状核、内囊、丘脑、脑桥基底部及辐射冠等，病灶直径一般为 0.2 ～ 15mm，由于软化坏死组织被吞噬而残留小空囊腔，多个囊腔存在即腔隙状态。发病率相当高，约占脑梗死的 20% ～ 30%。

### （四）脑栓塞

引起脑栓塞的原因很多，按栓子的来源可分为三类：

**1. 心源性**　是脑栓塞中最常见者。风湿性心脏病左房室瓣狭窄合并心房颤动时，左心房扩大，血流缓慢淤滞，易发生附壁血栓，血流不规则易使血栓脱落形成栓子，造成栓塞；亚急性细菌性心内膜炎瓣膜上的炎性赘生物质地较脆，易于脱落，导致栓塞；心肌梗死或心肌病时，心内膜病变形成的附壁血栓脱落均可形成栓子。此外，心脏外科手术亦可导致栓子形成脑栓塞。其他尚有心脏黏液瘤、左房室瓣脱垂等少见病因。

**2. 非心源性**　主动脉弓及其发出的大血管动脉粥样硬化斑块和附着物脱落（血栓栓塞）也是脑栓塞的重要原因，常发生微栓塞，引起短暂缺血发作。少见的有肺部感染、败血症等引起的感染性脓栓，长骨骨折引起的脂肪栓塞、癌细胞栓塞、寄生虫卵栓塞、减压病等原因的空气栓塞，以及异物栓塞等。

**3. 来源不明**　少数病例虽经检查仍未明确栓子来源者。脑栓塞所引起的病理改变与脑血栓基本相同，但可多发，且出血性梗死常见，约占 30% ～ 50%，这是因为栓塞发生时血管壁因缺血缺氧而受损，当栓子碎裂前行，血流恢复时受损血管易发生渗血所致。此外，有时固体栓子形态欠规则，栓塞时不能将血流完全闭阻，少量血流可通过栓塞所损伤的血管壁流出。脑栓塞的病变范围受栓子大小及侧支循环的影响，一般比血栓面积大，水肿更严重，面积较大者可致脑疝。脑栓塞可多发，当栓子来源未消除时，还可反复发生。并可同时出现肺、脾、肾等脏器以及末梢动脉、皮肤黏膜栓塞灶，炎性栓子可引起脑炎、动脉炎甚至脑脓肿、细菌性动脉瘤，或在血管中发现细菌栓子。脂肪栓塞常为多发性小栓塞，大脑白质可见弥散性斑点和水肿，镜下见毛细血管中有脂肪球，周围有环状出血。寄生虫卵栓塞可发现虫卵等。

# 第十九章
# 脑梗死的中西医治疗

## 第一节　中医对脑梗死的认识

脑梗死属中医学“缺血性中风”范畴，是由于气血逆乱，产生风、火、痰，导致脑脉阻滞，临床以突然昏仆、半身不遂、口舌歪斜、语言謇涩或不语、偏身麻木为主症。本病多由于情志所伤，生活起居失宜，使人体阴阳平衡失调，以致气血亏损，气滞血瘀，血瘀经络，发为本病；或由饮食不节，劳倦内伤，脾失健运，湿聚生痰，痰湿化热，肝风挟痰上扰，流窜经络而突然发病。特别是年老肾虚，肾阴不足，肝失所养，肝阴不足，则肝阳上亢，血菀于上，发为此病。风（肝风）、火（肝火、心火）、痰（风痰、湿痰）、气（气虚、气厥）、血（血虚、血瘀）相互影响，在一定条件下（包括情绪激动）突然发病，是本病发生的常见因素。

脑梗死的病因病机学说的形成和发展是一个不断深入和完善的过程。唐宋以前以“内虚邪中”立论;《黄帝内经》中虽无中风的病名，但类似中风的病证记载很多，如中风昏迷期归为“仆击”“大厥”等，半身不遂归为“偏风”“偏枯”等。近年来，许多中医学者对缺血性中风进行了大量的临床观察和实验研究，许多资料表明，正气虚弱、肝肾亏损、痰瘀阻滞脑络是缺血性中风的主要病机。缺血性中风作为一个疾病类型，其病因病机的形成和发展，从“内虚邪中”“仆风论”到“内风论”及两者兼而论之，直到张锡纯缺血性中风病因病机观点的提出，这是一个不断完善和提高的过程。病因病机学说从饮食、体质到内外风论，对中医临床诊断治疗和预防提供了指导作用。近代医家在总结前人经验的基础上，认为由于患者平素气血亏虚，肝肾阴虚，加之气血逆乱，导致发病。根据病因病机，众多医家从不同角度提出了对该病的治疗法则及用药经验。

### 一、调气法

宋代严用和率先提出调气法，他在《济生方》中说：“若因七情而得之者，法应调气，不当治风。”法用八味调气散。张介宾也在总结他人的基础上大胆提出“非风”一说，认为“治此之法，以培补元气为主”。

## 二、滋阴法

金代刘河间提出："所谓中风瘫痪者，由于将息失宜，而心火暴甚，肾水虚弱不能制之，则阴虚而热气怫郁。"故其在《医方精要宣明论·喑痱证》中以地黄饮子治内夺而厥、舌强不能言、二足废不能用之证，开创中风从肾论治的先河。清代医家叶桂治偏枯之法重在固本，以滋补、育阴、涵濡等方法扶持阴风之不足，力荐甘味养阴以制阳亢、息内风，主张"缓肝之急以息风，滋肾之液以驱热"。

## 三、祛痰法

朱震亨认为："半身不遂，大率多痰，在左属死血瘀血，在右属痰有热并气虚。左以四物汤加桃仁、红花、竹沥、姜汁，右以二陈四君子汤等加竹沥、姜汁。"

## 四、化瘀法

朱震亨首先提出"治风之法，初得之即当顺风，及日久当活血，此万古不易之理"的学说，为后世医家治疗此病开拓了思路。清代医家王清任从"气虚血瘀"下手，创立补阳还五汤。

以上治法在临床治疗中根据病情灵活掌握，可以单用一法，亦可数法合用。

# 第二节　现代医学对急性脑梗死的认识及临床分型

脑梗死是指局部脑组织（包括神经细胞、胶质细胞和血管）由于血液供应缺乏而发生的坏死。血栓性脑梗死是脑动脉血栓形成，引起该动脉供血区脑组织坏死、软化，根本原因是供应脑部血液的颅内或颅外动脉发生闭塞性病变，而侧支循环未能及时、充分建立，使局部脑组织的代谢需要与可能得到的血液供应之间发生一定限度的供不应求现象所致。脑血管急性闭塞后，闭塞血管的供血区可能发生全区梗死或小梗死脑动脉粥样硬化，所致的颈内动脉系统血栓形成是造成此病的主要原因。因病变的血管部位不同，可出现肢体活动障碍、言语障碍、意识障碍、精神情感障碍、视野缺损等相应的临床症状和体征。接病程和病情可分为以下四种类型：

**1. 可逆性缺血性神经功能障碍**　患者症状、体征持续超过 24h，但在 2 ～ 3 周内完全恢复，不留后遗症。

**2. 缓慢进展型**　在起病后 1 ～ 2 周仍逐渐加重，脑缺血和水肿的范围继续扩大，直到出现对侧完全偏瘫、意识障碍，甚至脑疝。

**3. 进展型** 局部性脑缺血症状呈阶梯性逐渐加重，可持续 6h 至数天。

**4. 大块梗死型** 为数较少，但症状出现快，如颈内动脉或大脑中动脉主干等大动脉的急性血栓形成，往往伴有明显脑水肿，患者颅内压增高，对侧肢体偏瘫，意识障碍，很快进入昏迷状态，有时发生脑疝。

## 第三节 脑梗死的诊疗思路

在临床诊疗中，对脑梗死患者采用中西医结合治疗，常有宏观与微观互补、整体与局部结合的综合效应，从而达到优于单纯中医或西医的临床疗效。关于本病的中西医结合治疗的总原则和方法，对大面积脑梗死患者，一般在急性期以西药治疗为主，及时应用脱水剂消除脑水肿，最大限度地减轻脑损伤；对一般脑梗死患者应用西药如抗血小板聚集药、钙拮抗剂、血管扩张剂等。同时，可配合中医辨证分型用药，并可静点中药川芎嗪等药以及配合光子疗法等。患者进入恢复期后，按中医辨证施治，并配合针灸、按摩疗法，并鼓励患者尽早进行功能锻炼。后遗症期患者主要以功能锻炼以及服用中成药为主，以巩固疗效。对于脑栓塞患者，在进行中西药治疗时，应重视引起脑栓塞的原发病的治疗。

## 第四节 脑梗死的诊断

各种原因造成的脑动脉血管堵塞，导致该血管支配区域的脑组织因缺血而发生坏死，并产生相应的神经功能缺失的症状和体征。这是急性脑血管病常见的一个类型，约占全部急性脑血管病的 70% 左右。主要包括动脉粥样硬化性血栓性脑梗死（脑血栓形成）和脑栓塞两种类型。本病属于中医中风范畴。

### （一）临床表现

**1. 起病年龄** 中年以后老年居多，风心病房颤为病因者年纪较轻。

**2. 起病方式** 脑血栓形成多于安静状态起病，1 ～ 2 天症状达到高峰；脑梗死起病急骤，数秒钟至数分钟症状达到高峰。

**3. 症状**

（1）颈内动脉系统脑梗死，表现为急性发生的一侧肢体力弱、麻木、言语困难等；椎 – 基底动脉系统脑梗死，主要表现为眩晕、恶心、呕吐、耳鸣、讲话不清、吞咽困难和肢体力弱等。

（2）多数患者头痛不重，但大面积脑梗死、脑水肿明显者头痛严重，可伴恶心呕吐。

**4. 体征**

（1）神志清楚，严重者可有嗜睡到昏迷等不同程度的意识障碍。

（2）颈内动脉系统脑梗死，主要体征有偏瘫、偏身感觉障碍、偏盲，病灶在优势半球者有失语；椎－基底动脉系统脑梗死主要体征有眼球震颤、构音不清、共济失调、交叉性瘫痪等。

### （二）辅助检查

**1. 头 CT 扫描**　脑梗死发生 12 ～ 24 小时以后，可显示低密度梗死灶，早期 CT 扫描未见异常可以除外脑出血，但不能除外急性脑梗死，应于起病 24 小时以后复查 CT 扫描。

**2. 头 MRI**　脑梗死亚急性期，梗死部位表现为异常的长 $T_1$、长 $T_2$ 信号。颅脑 MRI 显示病灶时间早，一般梗死 3 小时后即可显示病灶。但除非怀疑有小脑、脑干梗死，一般急性脑梗死应首选 CT 扫描，不需做颅脑 MRI。脑干、小脑梗死时，CT 由于受到后颅凹骨骼伪影的干扰，往往不能很好显示病灶，而 MRI 可以清晰地显示病灶。

**3. 其他实验室检查**　应寻找及确定发生脑梗死的危险因素，如高血糖、高血脂、血液高凝状态、高黏滞状态等。

**4. TCD 检查**　可显示脑部大血管血流改变情况。

**5. 颈部超声**　可显示颈内动脉或椎动脉有无狭窄、斑块及狭窄程度。

**6. 磁共振血管造影**　可以初步了解脑部血管情况。

**7. 全脑血管造影**　有必要进一步了解脑部血管情况时可作此项检查。

**8. 心电图及超声心动图**　可明确心脏功能，对脑栓塞患者有助于病因确定。

## 第五节　脑梗死的中西医结合治疗

动脉硬化性脑梗死简称“脑梗”，多并发于高血压、糖尿病，在脑血管意外疾病中发病率最高，约占脑血管意外疾病的 70% 左右。本病主要发病机制是脑动脉病变，在脑动脉粥样硬化基础上动脉管腔狭窄、闭塞，导致急性脑供血不足或脑动脉血栓形成，以致相应脑组织灌溉区的血液供应下降，甚至阻塞，最后导致该区域脑组织的坏死、软化，成为永久性损害。所以动脉硬化性脑梗死的形成是长年逐步累积演变而成的，最终导致急性发作，是临床上以偏瘫为主要特征的疾病，具有一定的死亡率和明显致残现象。该病的致残现象在日后康复治疗中也很难取得满意疗效，亦可在原发病的病因基础上再次发生，或多次发生梗死，预后更差。这也是当前老年病中最常见而危害性最大的疾病之一。动脉硬化性脑梗死属中医“中风”范畴，临床治疗方法虽然很多，但疗效亦不理想。近年来通过中西医结合，扬长避短，在防治中取得了较满意疗效。

随着科研临床的发展，现在更注重预防。事实证明，健康教育提倡的疾病的预防阶段是避免相关疾病发生的重要阶段，而加强易患人群自我保健意识是减少“脑梗”的发病率最佳手段。

高血压与糖尿病是导致“脑梗”发生的主要病因之一，积极治疗高血压、糖尿病是降低“脑梗”发病率的根本。而高血压、糖尿病虽属于两个不同类型的疾病，因它们的病因、病理均有相似之处，而疾病的转归类似，最后累及心脑血管及其他多脏器的损害，故应该长期坚持治疗。脑梗死被中医学归类为“中风”，多属中经络。发病机理系属气虚血瘀或痰湿阻滞，内风妄动，脉络痹阻。临床以突然昏仆、不省人事或突然发生半身不遂、口角歪斜、语言不利为主要症状。而脑梗死属于现代医学的“缺血性脑血管疾病”，是由于动脉粥样硬化等自身病变使管腔狭窄、闭塞，或在狭窄的基础上形成血栓，造成脑局部急性血流中断，缺血缺氧，软化坏死，出现相应的神经系统症状和体征。

在临床在西医治疗急症期的基础上，多辅助以针灸、中药以及相关的心理疗法，取得较以前更满意的效果，分述如下：

## 一、针灸治疗

### （一）治则

疏通经络，调和气血。

### （二）治法

取手足阳明经穴为主，辅以太阳、少阳经穴。初病用泻法，久病用补法。初期针刺患侧，久病针刺双侧。

### （三）处方

**1. 半身不遂** 上肢穴取肩髃、曲池、外关、合谷、内关、十宣，下肢穴取环跳、阳陵泉、足三里、承山、三阴交、昆仑、涌泉。

**2. 口眼歪斜** 取穴地仓、颊车、合谷、内庭、阳白、攒竹、昆仑、养老、人中、太阳、风池等穴。在针灸半身不遂的同时，指导患者及家属对瘫痪患者进行肢体的功能锻炼，这对肢体的恢复起到重要作用。

## 二、中药治疗

常用基础方药，多以当归 15g，川芎 10g，赤芍 10g，丹参 15g，桃仁 10g，红花 10g，熟地黄 15g，全蝎 6g，桑寄生 15g，桂枝 6g，石菖蒲 10g，黄芪 30g，地龙 15g，黄精 15g，牛膝 10g 等为主，临证应辨证加减。

**（一）风痰瘀血，痹阻络脉**

症见半身不遂，口舌歪斜，舌强言謇或不语，偏身麻木，头晕目眩，胸闷或痰多，舌暗淡，苔薄白或白腻，脉弦滑。治以活血化瘀，化痰通络。可酌加半夏 12g，陈皮 12g，茯苓 20g，甘草 6g，天麻 15g，钩藤 12g（后下），川芎 15g，地龙 20g，水蛭 10g。

**（二）肝阳暴亢，风火上扰**

症见半身不遂，偏身麻木，舌强言謇或不语，或口舌歪斜，眩晕头痛，面红耳赤，口苦咽干，心烦易怒，尿赤便干，舌红或红绛，苔薄黄，脉弦有力。治以平肝泻火通络，可酌加天麻 15g，钩藤 12g（后下），黄芩 15g，山栀子 10g，川牛膝 20g，石决明 20g，夏枯草 15g，丹参 30g。

**（三）痰热腑实，风痰上扰**

症见半身不遂，口舌歪斜，舌强言謇或不语，偏身麻木，腹胀，便干或便秘，头晕目眩，咳痰或痰多，舌暗红或暗淡，苔黄或黄腻，脉弦滑。治以化痰通腑，可酌加半夏 12g，陈皮 12g，茯苓 15g，枳壳 12g，瓜蒌 20g，胆南星 15g，大黄 10g（后下），水蛭 10g。

**（四）气虚血瘀**

症见半身不遂，口舌歪斜，言语謇涩或不语，偏身麻木，面色萎黄，气短乏力，口角流涎，自汗出，便溏，或患侧手足肿胀，舌暗淡，苔薄白，脉沉细或细涩。治以益气活血通络。可酌加生黄芪 60g，赤芍 15g，当归尾 10g，水蛭 10g。

**（五）阴虚风动**

症见半身不遂，口舌歪斜，舌强言謇或不语，偏身麻木，烦躁失眠，眩晕耳鸣，手足心热，舌红绛或暗红，少苔或无苔，脉细弦。治以滋养肝肾，潜阳息风。可酌加生龙牡各 30g，代赭石 30g（先煎），龟甲 15g，白芍 20g，玄参 30g，天冬 20g，川牛膝 20g，地龙 20g，水蛭 10g。

## 三、西药治疗

（1）保持呼吸道通畅，必要时给氧。

（2）发病初期伴有意识障碍、呕吐、血压增高或颅内压增高时，应适当降低颅内压治疗。给 20% 甘露醇 125 ～ 250mL 静滴，每日 1 ～ 2 次。视病情而定，一般用至 3 ～ 5 天。扩充血容量：用低分子右旋糖酐 250 ～ 500mL 加入丹参注射液 10 ～ 16mL 静滴，每日 1 次。

（3）选用 5% 葡萄糖溶液（GS）250mL+ 蝮蛇抗栓酶 0.5g 静滴，皮试，每日 1 次。5% GS 250mL+ 川芎嗪 80mg 静滴。每日 1 次。

（4）以防呼吸道感染，常用 5% GS 250mL+ 青霉素（PC）640 万 U，皮试，静滴，每日 1 次。

（5）脑代谢活化剂：选用三磷酸腺苷（ATP）40mg，辅酶 A 100U 细胞色素，复合维生素 B 或 C 加入 5% GS 250mL 静滴，每日 1 次。改善脑细胞代谢，有利于肌体的恢复。也可选用脑活素 10 ～ 20mL。

# 第六节　脑梗死的治疗经验及最新治疗进展

## 一、中药疗效研究进展明显

全国中风病急症协作组运用平肝息风、化痰通络、化痰通肌、益气活血系列冲剂以及育阴息风膏，治疗急性缺血性中风 115 例，并随机设立西药低分子右旋糖酐对照组 69 例。结果：治疗组基本痊愈率 35.7%，显效率 35.7%，总有效率为 87.5%；对照组基本痊愈率 17.4%，显效率 7.2%，总有效率为 71%。系列方药的疗效明显优于低分子右旋糖酐，经统计学处理 $P < 0.05$，差异有显著意义。

## 二、中药剂型的变化可影响疗效

傅仁杰等认为急性脑梗死以气虚血瘀为多见，治疗以益气化瘀、通络息风为法。用通络息风注射液（黄芪、丹参、赤芍等组成）治疗急性颈内动脉系统脑梗死 135 例，同时设立 51 例以低分子右旋糖酐治疗的西药对照组，结果表明通络息风注射液组愈显率 55.56%，总有效率 85.93%；对照组愈显率 35.29%，总有效率 60.78%。两组疗效相比，差异非常显著（$P < 0.01$），通络息风注射液疗效优于对照组。余小佩等也认为缺血性中风病机实质是气虚血瘀，治疗当以益气活血为主。

## 三、中药针对本病急症治疗有明显发展

在确定本病病机主要为“络塞血瘀，血行不畅”的基础上，治以活血化瘀、通络、豁痰开窍法。如赵力等人以此法组成血栓心脉宁胶囊（麝香、牛黄、冰片、川芎、丹参、槐花粉、水蛭、毛冬青、蟾酥，人参茎叶皂苷）治疗 158 例，愈显率为 62.1%，优于对照组。

## 四、激光疗法的应用

近几年国内应用低能量 He–Ne 激光血管内照射治疗缺血性脑血管病的研究日益增多，如 1995 年在青岛召开的第四届全国血液疗法学术研讨会上，有不少学者报道用激光疗法治疗脑梗死取得较好疗效。如广东陈惠明等报道用激光治疗 24 例脑梗死，显效率 79.1%，总有效率为 95.8%，与同时单纯药物治疗组 21 例对照，显效率和总有效率均有显著性差异（$P < 0.05$）。认为激光疗法简便易行、安全，无不良反应，可作为缺血性脑血管病的治疗手段。激光疗法可改善血液流变学，抑制血小板凝集，改善微循环，值得进一步推广应用。

## 五、关于古方的新用

颜廷芝、梅祥云等医生报告：从脑梗死属中医学“中风”范畴考虑，由瘀血阻于脑络，气血不通，脑失所养，神气痹阻所致。气为血帅，血为气母，气虚则血瘀。气虚贯穿于脑梗死病发生发展的始终。对于脑梗死的治疗，除活血化瘀、清除脑络瘀阻外，还当补气行滞，使气旺血运，气行瘀除，瘀去而生新，选用出自《医林改错》的古方补阳还五汤。现代药理研究表明，黄芪有扩张脑血管、改善脑血流、对抗自由基、增加红细胞变形力、改善血液流变性等作用。党参能提高缺氧耐受性，扩张外周血管，与黄芪合用，能增加网状内皮系统的吞噬功能，提高机体免疫功能。当归、红花、川芎具有抗血栓、抗血小板聚集的作用，能加快血液流动，解除微血管痉挛和红细胞聚集，抑制由二磷酸腺苷（ADP）诱导的血小板聚集。同时临床证实，若配合针灸辨证取穴，可促进缺损神经功能早日恢复。

# 第七节　脑梗死中西医结合治疗的前景展望

关于本病，现在多采用中西医结合的方法，以提高疗效。在西医治疗中，可采用抗血小板聚集药物，改善患者的血液流变学异常、血小板聚集增高；或用血液稀释药，以降低血液黏稠度，改善微循环。此外，亦多采用脑保护剂，如钙离子拮抗剂、胞二磷胆碱稳定细胞膜；以及应用其他维生素类及甘露醇等来抗氧化和消除自由基。在此基础上，又多根据中医中药原理辅助治疗。中医学认为，人体进入中老年以后，随着各种生理机能的衰退，易发心脑血管的疾病。其病理多为肝肾不足、气血虚弱。肝肾不足日久，可致阴虚阳亢而出现高血压；气血虚弱日久，可致气虚血瘀，瘀阻络脉，而出现经络病变。若年老操劳过度或受其他疾病的影响，又能加重肝肾不足、气血亏虚之证，一方面表现为头痛头昏、失眠等症，另一方面则气血失衡，运行受阻，导致血流滞缓，使脏腑组织得不到正常的濡养，造成脏腑组织的多种机能进一步衰竭，其生理功能无法正常发挥，从而又加重气血失衡，形成恶性循环。可见“肝肾不足”“气虚”是本，“血瘀”“血滞”是标，“虚”是归宿，“瘀”是原因。临床上绝大多数腔隙性脑梗死患者均存在肝肾不足、气血虚弱的病理基础，呈现出虚实夹杂的现象。中医学认为，人体进入中老年以后或多或少存在着“体虚”和“瘀血”现象，一方向表现为精力减退，机能下降；另一方面可见到色素沉着，皮肤粗糙，甚至出现老年斑、巩膜混浊等一些典型的瘀血表现。此外一些老年常见病更是如此，除中风（中经络）有明显的瘀象外，其他如动脉硬化、高血压、冠心病、老年性痴呆、前列腺肥大、颈椎病等也都存在着瘀血因素。临床实验还发现老年人血浆黏稠度明显增高，主要表现为血清白蛋白的减少，球蛋白、脂蛋白、纤维蛋白原的增高，这一结论与中医学之体虚夹瘀（肝肾不足、气虚血瘀）非常吻合。通过动物实验的观察，还发现很多脏器内微血管壁增厚、管腔狭窄，一些代谢产物褐色素也沉积于脏器内。这些改变为日后老年病如中风（腔隙性脑梗死之类）等疾病的发生奠定了病理基础。基于以上理论，中医对腔隙性脑梗死的治疗从补肝肾、益气活血入手，取得了较好的疗效。常用代表方药为大补元煎合补阳还五汤加减等。很多临床资料都重用黄芪以补气，常用量 40 ～ 60g。该药不仅是一味很好的补气药，更是一味很好的扩血管药。除此以外，还用当归养血，山茱萸、地黄、杜仲补肝肾，川芎、地龙、赤芍、红花、丹参、田三七活血化瘀，石菖蒲开窍通络。全方共呈益气活血、补肝益肾之功。临床应用时根据兼症作适当加减：语言不利明显者，加远志；小便失禁者，加重山茱萸及地黄用量；大便秘结者，加火麻仁、酒大黄；脉弦有力、血压偏高者，减少黄芪用量，并重用地龙，加白芍 50g 以平肝缓急，川牛膝 20g 以引血下行；头昏明显者，加天麻 15g，临床收效良好。

# 第二十章
# 心源性脑梗死的中西医治疗

心源性脑梗死（cardiogenic cerebral embolism，CCE）是一种由心脏性疾病导致的脑血管病，指由于心源性栓子引起的栓塞性脑梗死。本病起病急骤，既有神经系统病灶体征，又有循环系统的症状和体征，病情复杂，病残率高。CCE临床中很常见，多种类型的心脏病均可导致本病。因此，心源性脑梗死是心脏病的重要并发症。

W.S.Kirkes于1952年提出：心脏内的纤维沉积可脱落进入血液循环。来自右心室的赘生物可进入肺，来自左心室的赘生物可进入脑、脾、肾等器官，造成栓塞。一般认为其发生率为5%～14%，但也有报告为17%～26%者。有资料显示，仅心源性脑梗死在脑中风的发病率为6%～23%，平均发病率为15%。

心源性脑梗死，在中医学中属心脑病学范畴。中医学早就有“脑为元神之府”“心藏神”“心主血脉”“心主神明”等记载。心脑与人体的感觉、知觉、运动、情绪、思维、意志等功能密切相关。因此，以整体观念、辨证论治为特征的中医学认为心脑之间在生理上有密切联系，提倡心脑同治。

## 第一节　病因病机

心源性脑栓塞与风湿性心脏病关系密切，尤其是瓣膜性疾病，心房纤颤（af）及感染性心内膜（SIE）等较常见。

### 一、病因

#### （一）西医学认识

**1. 风湿性心脏病**　风湿性心脏病二尖瓣狭窄合并房颤时，左心房扩大，血流缓慢淤滞，易发生附壁血栓，血流不顺畅则易使栓子脱落形成栓塞。

**2. 心房纤颤**　目前心源性栓子的最常见病因为非瓣膜性房颤，约占整个心源性栓子的45%。房颤时，心内膜上的附壁血栓脱落，随血液循环流至大脑，形成栓塞。

**3. 心肌梗死**　心脏发生心肌缺血性坏死后，由于心内膜变性，以致血小板黏附在心内膜上，继而引发血栓形成。如果心肌梗死的面积较大或合并慢性心功能衰竭时，血液循环淤滞，更易发生附壁血栓形成。约有3%的急性心肌梗死患者发病4周内发生脑梗死。栓子主要来源于左心室，少数来源于左心房和其他部位。

**4. 亚急性细菌性心内膜炎** 亚急性细菌性心内膜炎瓣膜上炎性赘生物质脆，易脱落、形成栓子。有 20% 的患者以脑栓塞为该病的首发症状。在风湿性心脏病或先天性心脏病的基础上，易发生心内膜的细菌感染，细菌附着在心内膜上繁殖，并易导致血小板、纤维蛋白和红细胞聚集，形成含有细菌的血栓。因此，因本病导致的脑栓塞常合并脑脓肿。

**5. 非细菌性血栓性心内膜炎** 本病引起的脑栓塞占 5%。主要见慢性消耗性疾病，如癌症、慢性肾炎、系统性红斑狼疮、肝硬化，肺结核等。其中以癌症患者占大多数，达 80%。在上述疾病条件下，心内膜发生病变，使胶原组织与血小板、红细胞及纤维蛋白形成血栓。

**6. 心脏黏液瘤** 肿瘤表现不规则，易合并血栓，且瘤体较脆，所以表面的血栓和肿瘤块易脱落成栓子。

**7. 其他心脏病** 充血性心肌病、较肥厚性心肌病、先天性心脏病、先天性心脏病房室隔缺损及来自静脉的栓子压入左心产生的反常栓塞等。近年来随着心脏外科的发展，增加了心源性脑梗死的发病率。

### （二）中医学认识

中医学认为，人体是一个对立统一的有机整体，无论机体内外或脏腑经络等组织器官，还是气血精神津液等，都处于相互依存、相互转化、相互消长的动态变化中。依此来维系人体正常的生理功能，增强人体对外界环境的应变能力。如果某种不良的影响超越了人体所能调节的能力，致使人体不能通过自身的调节而适应，就必然会导致人体内部以及人体与外界环境之间相对平衡的破坏，使正常的生理功能紊乱，气血运行不畅而发生心脑疾病。根据心脑病本身的一些特点，对一些关系密切的病因予以介绍。

**1. 外因** 风，寒、暑、湿、火变化异常，或太过或不及，或非时而至，或过于急骤，或恰逢正气亏虚，即侵入为害。六淫作为外感致病因素，因其与气候、时令有十分密切的关系，故六淫致病往往具有明显的季节性、地域性。六淫既可单独为患，又可数种邪气相兼致病，如风、寒、湿三气杂至合而为痹，其他诸如风热、湿热、风寒、风湿等，皆可兼挟致病。

**2. 内因** 禀赋不足，情志失调，饮食所伤，劳逸失节，痰饮，瘀血，自衰，中毒外伤，用药失误，不明原因等。

“正气存内，邪不可干”“邪之所凑，其气必虚”。正气不足是心脑病发生的内在因素，而邪气是心脑病发生的外部条件。强烈疫疠之气感染于人等特殊情况，则另当别论。

## 二、发病机制

### （一）西医学认识

栓子进入脑动脉后，向远端移行至比栓子直径小的动脉时，发生阻塞现象，而后造成以下几种变化：

（1）该动脉远端的急性供血中断，该区脑组织发生缺血性变性、坏死及水肿。

（2）受栓子的刺激，该段动脉和周围小动脉出现反射性痉挛，结果不仅造成该栓塞动脉供血区的缺血，其周围的痉挛动脉进一步加重脑缺血损害的范围。

（3）动脉栓子向近心端发生继发性血栓形成，扩大脑缺血损害的范围。

### （二）中医学认识

**1. 正虚**

（1）心气虚：是以心脏为主的全身功能活动衰退所表现的一类证候。心脏的主要生理功能是主血脉、藏神，心气虚的病理变化以气血运行和精神活动异常为主。心气虚衰，心无所主，心中气虚惕惕而动，轻者心悸，重者怔忡。心居胸中，心气不足，胸中宗气运转无力，则胸闷气短，劳则耗气。所以动则胸闷气短加剧，气可行血，心气不足，血液运行无力，面目失于营养则头晕、面色皖白无华。

（2）心阳虚：心阳虚证多是心气虚失治、误治，病情进一步发展的结果，气虚日久，气损及阳，心阳亦伤，其临床证候除心气虚之心悸、怔忡、胸闷、气短等见症外，还因阳气受损，不能温煦肢体肌肤，必然兼见肢冷畏寒，阴寒偏盛，寒凝经脉，气机郁滞，心脉痹阻不通，可见心痛暴作，且痛势剧烈等。

（3）心阳暴脱：心阳虚之重证、危证，乃在心阳虚基础上出现亡阳厥脱之象。心阳衰亡，暴脱于外，腠理不固，津随阳泄，则冷汗淋漓，肢体失于温煦，即四肢逆冷；心阳衰亡，宗气外泄，不能助肺行呼吸，故呼吸微弱；心阳暴脱，血液运行失其推动之力，则脉络瘀滞，不能外荣肌肤，而面色苍白、口唇青紫；心主神明，心阳外脱，神明无主则神志不清，意识模糊，甚或昏迷不醒。

（4）心血虚：心血是心脏机能活动的物质基础，心有赖于心血的滋养。心血虚是指心血不足，不能濡养心脏而表现的一系列证候，多因久病耗损阴血，或失血过多，或阴血生成不足。心血亏损，心神失养，心动不安，则心悸、怔忡，如《丹溪心法》所言："心血一虚，神气不守，此惊悸之所肇端。"心血不足，心神不宁，则夜卧不安、失眠多梦。血虚则心神失养，清窍失濡，故眩晕、健忘、痴呆；血虚面唇失荣，则面唇淡白无华。

（5）心阴虚：心阴虚证乃心血虚失治、误治，迁延日久、缠绵不愈所致，因阴血同类，血虚日久，必累及心阴，而致心阴亏虚，可见心阴虚证较心血虚证为重，除心悸、怔忡、健忘、失眠、多梦等见症外，尚有阴虚阳亢、阴虚火旺、虚火上炎之证，如午后潮热、五心烦热等。由于阳气入于阴分，蒸腾营液外泄，故可见夜卧盗汗，醒则汗止。心阴虚、虚火上炎可见两颧潮红，阴血亏则舌红少津，阴虚火旺则脉细而数。

（6）心气血两虚：心气与心血，一为机能活动，一为物质基础，两者紧密相关，气血同源，气虚日久，则血无所化，血虚日久，则气无所生。所以心气虚证，迁延日久，多累及心血；心血虚证，缠绵不愈，每损及心气，而成心气血两虚之证。其证既有心气虚，心脏机能活动减弱的表现，又有心血虚、心神失养的见症。

（7）心脾两虚：脾与胃共为后天之本，气血生化之源，又具有统血、摄血功能。脾胃虚弱，气血生化无源，或统摄无权，血失约束溢于脉外，均可导致心血亏损，心主血，血亢则气足，心血不足，无以化气，则脾气亦虚，两者相互影响而成心脾俱虚。心血不足，心失所养，神明无主，则心悸怔忡，心神不宁，夜寐不安，失眠多梦；头自失养，清窍失濡，则眩晕健忘；肌肤失荣则萎黄无泽。脾气不足运化失司，则食欲不振，腹胀便溏；肢体失养，则神疲乏力；统血无权，血溢脉外，还可见皮下斑点出血，或经来量少色淡，淋漓不尽。

（8）心肝血虚：肝藏血，主疏泄，调节血量，心主血，若心血不足，则肝无所藏，肝血不充，无以调节血液进入脉道，则心无所主，而呈心血、肝血俱亏。心血亏，心失所养，则心悸怔忡，心神不安，失眠多梦。血虚，上窍失荣，则眩晕耳鸣；肝血不足，目失滋养，可见两目干涩、视物模糊；筋失所濡，则筋脉挛急、屈伸不利；肌肤失荣，则麻木不仁；爪甲失养，则干枯脆薄。

（9）心肾阳虚：肾者，主蛰，为元阴元阳之宅。肾阳为一身阳气的根本，其盛衰对心阳的强弱有直接影响，而心阳为气血运行的动力，故心肾阳虚证常表现为阳虚阴盛、全身机能活动低下、血行瘀滞、水气内停等病变。心阳衰微，心失温养，则心悸、怔忡，肌肤失温，则形寒肢厥；少阴阳衰，心神失养，则精神萎靡、昏昏嗜睡。如《伤寒论》即把“脉微细，但欲寐”作为少阴阳衰、阴寒内盛的典型症状。阳虚不能化气行水，三焦决渎不利，膀胱气化失司，则小便不利；水液停聚，泛滥肌肤，则肢浮面肿，因水性趋下，所以水肿以下肢为甚。阳虚运血无力，血行瘀滞，则口唇爪甲紫绀。

（10）心肺气虚：肺主气，心主血，气为血帅，血为气母，两者相互依存、相互促进。心血的运行有赖于宗气的推动，若肺气虚弱，宗气生成不足，则心气亦虚，而血液运行滞涩。若心气先虚，宗气耗散，亦可致肺气虚弱，主气司呼吸无力。心气不足，鼓动无力，则心悸；肺气不足，肃降无权，则咳喘。气虚则气短乏力，动则耗气，故喘息亦甚；宗气不足呼吸减弱，则胸闷不舒；气虚不能布津，津液停聚为痰；气虚行血之力减弱，肌肤脑海供血不足，则面色㿠白、头晕、神疲；气虚不固则自汗，宗气不足则声怯。

（11）心虚胆怯：心藏神，主司人体精神意识思维活动，胆为中精之府，将军之官，决断出焉，与决断、勇怯相关。《素问·六节脏象论》谓“凡十一脏取决于胆也”，即是此意。心与胆在人体精神活动中相互协调，相互影响，心气不虚，胆气不怯，则决断思虑正常。凡各种原因导致心虚胆怯之人；则精神紧张，易发惊恐；心动神摇，不能自主，而发惊悸、怔忡、失眠，如《济生方》即说“惊悸者，心虚胆怯之所致也”，《沈氏尊生书·不寐》认为：“心虚胆怯，触事易惊……虚眠不寐。”

（12）肝肾阴亏：肝藏血，主疏泄，肝阴亏虚导致心系疾病主要从以下三方面考虑：一是肝阴不足，肝血亏耗，使心血亦虚，心失所养，发为心悸、不寐、健忘，如《石室秘录》说：“心悸，非心动也，乃肝血虚不养心也。”二是肝阴不足，肝阳上亢，肝火内炽而致心神被扰发为心悸、不寐。《清代名医医案精华》云：“肝为心母，调用神机，肝火与心火相煽动，肝阳浮越不僭，彻夜不寐，心悸怔忡，有不能支持之候。”三是肝肾同源，肝阳不足常可导致肾阳不足，肾水亏损亦可形成肝阳亏损，所以《石室秘录》谓“怔忡之证，扰扰不已，心神恍惚，惊悸不已，此且肾之虚而心气之弱也”，而肾阴亏虚，肾水不足，不能上济心火，又可致心肾不交，水火不济。

（13）脑之阴精、阳气失调：由于脑为至清之脏，真气之所聚，为元神之脏，为髓之海，赖纯阳以为用，故其病理变化有一定的规律。脑为真气所汇，藏元神，源初先天父母之精，又赖自身肾精所养，由于肾气之根源于命门肾间动气，而命门之气又本于父母先天脑髓所至真气，因而脑病产生的根本矛盾是阴精与阳气失调。任何一脏都具有阴阳气血，髓为阴，气为阳，因而脑之阴阳气血失调则病。由于脑为元神之脏，具有主宰人之精神情志活动的功能，因而脑病可以影响五脏阴阳，可导致他脏阴阳失调，也因为脑有赖五脏功能正常，尤其是五脏所藏之神以涵养，因而五脏阴阳失调为病，也必然导致脑之阴阳失调。这就是我们强调阴精、阳气失调是脑病的根本病机的理由所在。

**2. 邪气实**

（1）气滞：气是人体内不断运动着的、具有很强活力的物质。气不断地升降出入，通达内外，推动血液的运行，促进津液的布化，气机调畅对于维持心脑系统的正常功能具有十分重要的意义。至于气滞发生的原因，或由于外感六淫，邪郁不解，壅而气滞；或因内伤七情，情志不遂，郁而气滞；或因伤于饮食，食积不化，停而气滞。气滞的结果除了直接阻碍气机的畅达外，还影响血液的运行和水津的分布与代谢，导致水液积蓄和血行障碍。此外，气滞还能化火。反映在临床上分别为气滞痰凝、气滞水停、气滞血瘀、气郁化火。

1）肝郁气滞：是肝失疏泄、气机郁滞所表现的一种证候。多因长期精神抑郁或突然情志刺激所引起。肝主疏泄，性喜调达，具有调节情志活动、通调气机的功能。因肝与精神活动密切相关，故反常的精神刺激又常影响肝脏，致肝气郁结，而肝气郁结反过来又可影响情志活动。情志抑郁，久郁不解，肝失其柔顺舒畅之性，情绪急躁易怒。肝气郁滞不通，不通则痛，其疼痛以胸胁部胀痛为特点，时发时止，时轻时重，叹息则痛减。

2）寒凝气滞：气属阳，得阳热之气则行速，遇阴寒之邪则郁滞，素体阳虚，阴寒内盛，气失温煦，或客受外寒，寒邪内阻，气为所结，均可影响气机的升降出入，使气行迟缓，甚或停滞。如素体阳虚，胸阳不振，或骤感寒邪，寒凝胸中，皆可导致胸中宗气郁结不畅，碍其司呼吸、行血液的功能，而致胸闷气喘，甚或胸痛、心痛等。

（2）血瘀：血液运行于经脉之中，循环不止，周流不休，但若寒热之邪客于脉中，致血寒血热；或气滞，血行失于推动；或痰湿水饮阻滞；或外伤血脉，皆可导致瘀血阻滞。因血脉流畅受阻，不通则痛，故血瘀之证多见疼痛，且以痛处固定不移，如针如锥，久而不愈，伴舌质紫暗、瘀点为特点。血液瘀阻，神机失灵，则健忘、怔忡、半身不遂。瘀血内阻，血不归经则出血，营卫运行受阻则发热，脉络瘀阻则腹部青筋暴张。除此之外，还可引起气滞、水停等继发性病理改变。

（3）营卫气血，逆乱损脑：情志不调，营卫气血逆乱，气上逆于脑，可致多种病症。《黄帝内经》中的大厥、暴厥、尸厥、薄厥、阳厥、痱痱（内夺而厥）、煎厥，甚至痹厥等，无不与气血逆乱于上（头）有关。而气之所以逆，多与情志失调有关。《素问·举痛论》曰"余知百病生于气也，怒则气上，喜则气缓，悲则气消，恐则气下，寒则气收，炅则气泄，惊则气乱。"《灵枢·百病始生》曰："若内伤于忧怒，则气上逆，气上逆则六输不通，温气不行，凝血蕴裹而不散，津液涩渗，著而不去，而积皆成矣。"说明情志过度致人于病的道理。脑主五志，气逆与情志有关，而气逆又易致脑为病，说明脑病产生的因果关系。它如后世温病学家根据营行脉内、卫行脉外的理论，阐述的营卫气血4个不同病理层次，除卫分较少见神志症状外，在气、营、血分都会出现脑神被扰的神志障碍，如神昏、谵语、心烦不寐，甚至神昏不语，或时时欲脱等症状。

（4）痰饮：痰饮是脏腑功能失调、水液代谢障碍所产生的一类病证。按其特征分为痰证和饮证。

1）痰证：凡是水液凝结，质地黏稠，停积于脏腑、经络、组织之间，导致其功能异常所产生的病证，皆属于痰证范畴，按其形成的原因不同，可分为痰湿和痰热。

①痰湿内蕴：多因外感湿邪秽浊之气，内伤饮食，损伤脾胃，脾失健运，水谷精微不布，津液停聚，酿生痰浊。或邪入三焦，气化失司，水液布化障碍，亦可形成痰浊。因其性质偏湿，故统称痰湿内阻。痰湿阻于上焦，则胸气不舒，胸中满闷；阻于中焦，则升降失调，脘痞腹胀；阻于下焦，则水积不化，小便不利。痰浊蒙闭清窍，则神志不清，意识模糊。

②痰热结聚：感受温热之邪，或其他邪气化热化火；或内伤饮食，情志不遂，郁而化火，煎熬体内津液，形成痰浊。因其性质偏热，故称为痰热结聚或痰火交结。其病理变化，则因痰所处的部位不同而有不同见症。如上扰脑窍则眩晕耳鸣，内闭心包则神志昏迷，痰热壅肺则胸闷气喘。

2）饮证：饮是指水饮，其质地清稀，流动性较强，或停积于脏腑组织之间，或泛溢于肌肤四肢。饮证多由脏腑功能衰退或障碍所引起。

①气滞饮停：在生理状态下，体内水液的代谢，津液的分布，都有赖于气的推动，只有气机运行通畅，出入有序，津液才得以正常输布，代谢的水液才能排出体外。如感受外邪或情志失调，导致体内气机郁滞，水液代谢失其推动之力，停于体内，形成饮证。上居于胸胁困遏胸阳，则胸闷心悸；蓄于下焦气化失司，则小便不通；或停滞于胸

脘，则心下悸、心下痞；或外溢于肌肤，则肢体浮肿。

②寒凝饮蓄：体内津液的正常分布和代谢，不仅依靠于气的输布，而且有赖于机体阳气的温煦，如外受阴寒之邪，损伤机体阳气，或素体心肾阳衰，不能温煦脾阳，化气行水，可致寒饮内蓄为患，其饮邪上凌心肺则心悸气喘，下阻膀胱则小便短少。

（5）火盛：即火热之邪炽盛，或感受外邪，郁而化火；或情志不遂，五志化火；或阴阳失调，气有余便是火，虽成因不一，但有其共同特征：一是阳热偏胜，功能亢进，“阳胜则热”。二是损伤阴精，平衡失调，“阳胜则阴病”。按其火热之邪所属脏腑的不同，又可分为如下几类。

1）心火独亢：是心火内炽所表现的证候，心位于胸中，心火亢盛则自觉胸中烦热；心主神明，心火亢盛，内扰心神，则心烦、懊侬、失眠，甚或狂躁谵语；心开窍于舌，心火亢盛则自觉胸中烦热；心主神明，心火亢盛，火热之邪循经上炎，则舌尖红赤，糜烂疼痛；心主血脉，火热之气若迫血妄行，血溢脉外，可见吐血、衄血。

2）热闭心包：《灵枢·邪客》说：“诸邪之在于心者，皆在于心之包络。”心包为心之宫城，多代心受邪，因“膻中者，臣使之官，喜乐出焉”。所以邪犯心包亦导致精神活动异常，感受温热之邪，气分不解，内陷营血，邪闭心包，或邪在卫分，不经气分，逆传心包，其成因不同，但结果相似，皆使心窍阻闭，心神扰乱，轻者神志不清，语无伦次，意识模糊，重者意识完全丧失，昏迷不语。

3）热结阳明：外感热病，邪传阳明，邪热与肠中燥屎相搏，而致肠道热结，腑气不通，不仅具有大便秘结或热结旁流、腹部胀满硬痛等腑气不通之症，而且因胃肠燥热可上扰神明，故还可见心神被扰的一些症状，如心烦、躁扰、神昏、谵语等。

4）暑入营血：暑性属火，其性酷烈，而心为火脏，同气相求，故在夏季气候炎热之时，或高温作业条件下，暑热之邪可不经卫分、气分而直中心营，致心营热盛，神明无主，出现神昏、谵语，甚或昏迷；或一发即突然昏仆，不省人事，身热肢厥。

（6）食滞胃脘：食滞胃脘是饮食物停滞胃脘、不能腐熟消化所表现的证候，多由饮食不节，暴饮暴食，或脾胃素弱、运化失健等因素所致，其症以胃脘胀满疼痛、嗳腐吞酸为主要表现，同时因胃气不和，升降失常，气血逆乱，上扰神明，还可导致心神不宁，睡眠不安，而成不寐之症，《素问·逆调论》之“胃不和则卧不安”即是言此。

**3. 虚实夹杂**

（1）心脉痹阻：心脉痹阻是对心脏脉络在各种致病因素作用下发生痹阻不通所引起的一系列临床证候的概括。常因年老体弱，或久病正虚而致瘀阻、寒凝、气滞、血瘀而发作，因正气先虚，心阳不足，心失温养，神明无主，故心悸、怔忡。阳气不足，失却温煦，推动无力，气化障碍，血行滞涩，津布受阻，即继发瘀血内阻、痰浊结聚、阴寒凝滞、气机阻滞等病理变化。心脉痹阻，气血瘀滞，经脉不通，不通则痛，因少阴心经直行上肺，出腋下循臂内，心脉痹阻不通，经脉气血运行不畅，其疾病往往循心经走向而放射牵引。本虚标实是本证的实质，多因本虚而患，因邪实而发，疼痛发作时以邪实为主要矛盾，是由于实邪阻滞心脉所致，但因实邪有寒、瘀、痰、气的不同，故其疼痛又各具特征。瘀血阻滞心脉以刺痛为特点，痰浊停聚心脉以闷痛为特点，阴寒凝滞心脉以突发剧痛、得温痛减为特点，气滞心脉以胀痛不舒、精神抑郁为特点。临床除血瘀、痰凝等单一致病因素引发心脉痹阻外，还可见到这些因素相互兼挟而致病，如气滞血瘀、气郁痰凝、寒凝血瘀，甚或两种以上的致病因素相兼为患。

（2）心肾不交：心肾不交是指心肾水火未济的病理表现，多由久病伤阴，或房事不节，或情志失调等因素所致。心为火脏，居于上焦，心火下温肾水，使肾水不寒；肾为水脏，位于下焦，肾水上济心火，使心火不亢。如此上下交通，水火既济，则心肾阴阳得以协调，称之“心肾相交”，这对于维持机体阴阳平衡、协调心肾功能甚为重要。若肾水亏于下，不能上济心火，使心火独亢于上，呈心阳偏亢；或心火独炽，不能下温肾水，使肾水寒于下，则成心肾不交，水火失济。因水不济火，心火上亢，神明被扰。肾阴亏损，骨髓不充，髓脑失养，则头晕、耳鸣、健忘。阴虚火炽还可见五心烦热、咽干口燥，肾水失温亦可见腰膝冷痛、肢倦神疲。

（3）气虚血瘀：气虚血瘀是气虚运血无力，血液运行失畅所产生的一种本虚标实证候，常因久患咳喘，肺气先亏，或脾胃素虚，宗气不足，无力鼓动血脉，日久渐致血行缓慢，涩滞瘀阻，本证虚中挟实，先虚且后实，因虚致实。气虚则面色白，身倦乏力，少气懒言；血瘀则胸胁刺痛，痛处固定，按之痛剧。亦可因瘀阻心脉而发心痛、怔忡、心悸。

（4）血虚肝旺：血虚是指心肝阴血亏损，多由脾肾亏虚，生化之源不足；或久病劳损，耗伤心肝脑阴血；或失血过多，未及补偿；或思虑太过，暗耗阴血，终致心肝阴血不充。此证一方面因心肝血亏，清窍失荣，心神失养而眩晕、失眠、健忘、多梦；另一方面又因心肝阴血不足，阴阳失去平衡，水不涵木，肝阳偏盛，气血随肝阳上冲而眩晕、耳鸣、面红目赤。

（5）阳虚水泛：此证因心、脾、肾三脏阳气亏虚，不能运化水湿，肾虚不能升清降浊，则水液代谢障碍，停积体内，上下泛滥。上逆心肺，则心悸、怔忡、气喘；外溢肌肤，则四肢浮肿，按之凹陷，因水性趋下，故下肢肿甚；下阻膀胱则气化失司，小便短少。除上述这些水湿停聚的症状外，还必具心、脾、肾三脏阳虚之症，如神疲畏寒、四肢不温、腰膝冷痛等。

（6）津亏血瘀：血液与津液都来源于水谷精微，由水谷精气所化，故有“津血同源”之说，津液渗注于血脉中，即成血液的组成部分，如《灵枢·痈疽》即说：“中焦出气如露，上注溪谷，而渗孙脉，津液和调，变化而赤为血。”在病理情况下，两者之间亦相互影响。如失血过多，血液亏虚，脉外之津液可渗注脉中，以补偿脉中血液容量的不足；反之，在津液大量耗损时，不仅渗入脉中津液减少，甚至脉内的津液亦渗出脉外，形成血脉空虚，津枯血燥。其结果则往往因血中津液减少，血容量不足，血液黏稠，运行不畅，血行瘀滞，而成津亏血瘀，表现为津液不足与血液瘀阻同时并见。此证可见于脾胃素亏，津血无源；热血炽盛，津血俱伤；或大汗、大吐、大泻等导致津液严重耗损之后期。

# 第二节　临床表现

## 一、西医表现特点

任何年龄均可发病，但平均发病年龄均较轻。女性多于男性，这是因为女性患风湿性心脏病较多的缘故。2/3 的患者在动态下突然发病，1/3 于夜间睡眠中发病。大多在无前驱症状下突然发病，常在数秒或数十秒内症状达高峰。少部分患者在几天内呈阶梯式进展恶化，这是由于反复栓塞所致。脑栓塞的表现取决于被栓塞的动脉，也可因多动脉性栓塞而表现复杂。部分患者在发病时有短暂的意识障碍、头痛、头晕及抽搐；因 80% 的栓塞发生在颈内动脉系统，其临床表现为失语、眼球凝视麻痹、面瘫、肢体瘫痪、感觉障碍。少数在椎基底动脉系统发生者，表现为复视、口舌麻木、眩晕、共济失调、交叉性瘫痪、意识障碍等。严重者因较大动脉被栓塞致大块脑梗死，或多发栓塞者，发病后 3 ～ 5 天左右病情加重，甚至因高颅压引起脑疝致死。少量的空气栓塞，症状在短期内可完全消失；大量者病情重，甚至在短期内死亡。其他类型的栓塞表现与血栓栓塞相似。

大多数患者可查出原发疾病的病史和临床表现，以风湿性心脏病、冠心病和动脉粥样硬化为多。部分有明显的病史如心脏手术后、长骨骨折、大血管穿刺术后等，如果合并其他部位栓塞者，还表现为相应症状如胸痛、咯血、呼吸困难、腹痛等。

## 二、中医表现特点

“邪在于络，肌肤不仁；邪在于经，即重不胜；邪入于腑，即不识人；邪入于脏，舌即难言，口吐涎。”邪气停留部位不同，症状亦不同。病根在心，心脉痹阻，无以推动血液运行，瘀血于内，平素胸闷胸痛，气短，心悸，失眠，眩晕，头痛。发病时逐渐出现或突然出现意识不清，肢体活动不利，甚则半身不遂，或是肢体麻木不仁，伸舌时歪向瘫痪侧肢体，常伴流涎。言语迟缓不利，吐字不清，舌体发麻，重者不能言语。本证特点多和中医所说的中经络证候相近。

**1. 肝阳暴亢**　半身不遂，舌强语塞，口舌歪斜，眩晕头痛，面红目赤，心烦易怒，口苦咽干，便秘尿黄。舌红或绛，苔黄或燥，脉弦有力。

**2. 风痰阻络**　半身不遂，口舌歪斜，舌强言謇，肢体麻木或手足拘急，头晕目眩。舌苔白腻或黄腻，脉弦滑。

**3. 痰热腑实**　半身不遂，舌强不语，口舌歪斜，口黏痰多，腹胀便秘，午后面红烦热。舌红，苔黄腻或灰黑，脉弦滑大。

**4. 气虚血瘀**　半身不遂，肢体软弱，偏身麻木，舌歪语塞，手足肿胀，面色淡白，气短乏力，心悸自汗。舌质暗淡。苔薄白或白腻，脉细缓或细涩。

**5. 阴虚风动** 半身不遂，肢体麻木，舌强语謇，心烦失眠，眩晕耳鸣，手足拘挛或蠕动。舌红或暗淡，苔少或光剥，脉细弦或数。

# 第三节 诊断与鉴别诊断

## 一、诊断

### （一）西医诊断

在无前驱症状下，动态中突然发病并迅速达高峰，有明确的定位症状和体征。如查询原发病如心脏病、动脉粥样硬化、骨折、心脏手术、大血管穿刺术等原因可确诊。脑CT和MRI能协助明确脑栓塞的部位和大小，腰椎穿刺检查有助于了解颅内压、炎性栓塞及出血性梗死。

### （二）中医诊断

中医学认为人体是一个有机统一的整体，因此，内在脏腑及各个组织器官的病理变化，可以通过视听闻嗅、举止言行、颜面色泽和喜怒哀乐等的外在表现反映出来，《丹溪心法》云："欲知其内者，当以观乎其外，详于外者，斯以知其内，盖有诸内者，必形诸外。"这就是说，通过望神色、闻声音、问病情、切脉触腹等诊察手段，即可得知疾病显现在各个方面的症状和体征，了解疾病发生的原因，掌握疾病的性质和转归，预测疾病的预后，分析其内在联系，为临床辨证论治提供可靠的依据。

## 二、鉴别诊断

### （一）西医鉴别诊断

本病应注意与其他类型的急性脑血管病区别，尤其是出血性脑血管病，其主要靠脑CT和MRI检查加以区别。病情发展稍慢时须与脑血栓形成鉴别。脑脊液含血时应与脑出血鉴别。昏迷者须排除可引起昏迷的其他全身栓性疾病或颅内疾病。局限栓性抽搐亦须与其他病因所致的症状性癫痫鉴别。

### （二）中医鉴别诊断

本病临床症状典型者容易确诊。症状单一者，应注意与"厥病""痫证""痉病"相鉴别。厥病常伴有四肢逆冷，醒后无半身不遂、言语障碍等症；痉病表现为角弓反张，颈项强直，四肢抽搐，发病后也没有半身不遂、言语不利、口眼歪斜等症状；痫证患者发病突然，口吐涎沫，伴有异常叫声，醒后如常；痿证于本病都有肢体瘫痪、活动无力的症状，但痿证的发展较缓慢，无神昏、言语不利，肢体不利没有同侧性，多为双下肢或四肢瘫，伴有肌肉萎缩。

# 第四节　辨证与辨病结合思路

## 一、本虚标实

虚实是正邪盛衰在临床证候上的反映。《素问·通评虚实论》说：“邪气盛则实，精气夺则虚。”本虚标实，是心脑系疾病的重要病理特点。本虚是指正气虚，标实是指邪气实，邪气存在是标实的前提，如《医学正传》云：“实者，邪气实也，或外闭于经络，或内结于脏腑，或气壅而不行，或血留而凝滞。”可见邪实应包括六淫邪气，以及脏腑功能障碍所产生的水湿痰饮、气血运行障碍所形成的瘀血等病理产物。本虚是指正气不足，阴阳气血虚衰是本虚的病理基础，《医学正传》说：“虚者，正气虚也。”导致气血阴阳虚衰的原因有四：一者先天不足，禀赋薄弱；二者内伤脏腑，化源不足，气血耗伤；三者感受外邪，久留不去，损伤正气；四者失治误治，乱投寒热，淆乱阴阳。总之，邪气存在为实，正气不足为虚，心脑疾病除单纯实证与虚证外，最常见的邪气实与正气虚共同存在，相互影响，即所谓本虚标实。气血阴阳虚弱的结果是：气虚，运行气化无力；血虚，滋养濡润无功；阴虚，濡养平衡失调；阳虚，推动温煦不足，则每致痰凝、饮蓄、水停、血瘀、火生、邪犯等标实之证。在疾病发生过程中，标实往往是疾病发生的直接原因，也是产生临床证候的主要因素，但透过标实的表现，不难发现导致标实的根本原因在于本虚，即因虚致实，因实而发。临证之时，须分清标本缓急，或急则治标，或缓则治本，或标本同治。

## 二、气血亏虚

气血阴阳虚衰是心脑疾病的又一重要病理特征。气血不足，使气主煦之，血主濡之的生理功能发生障碍，其结果既可导致心脑、经络功能异常，又可影响气血本身的正常运行，而产生一系列临床证候。引起气血虚衰的原因无外先天、后天两类，因于先天禀赋薄弱，元阴元阳本亏，气血生化不足；因于后天，脾胃素亏，或饮食不节，水谷精微不充，斯为多见。或早婚生育，房劳伤肾，元气匮乏，或感受外邪，邪留不去，耗伤气血，或因各种原因引起急慢性失血，气血大量丢失。这些都是气血虚衰所产生的病理结果。

## 第五节　辨证论治法

**1. 心气不足，血脉痹阻**

（1）主要症状：心悸失眠，头晕目眩，少气懒言，语音低微，气短自汗，半身不遂，口眼歪斜，肢体麻木，语言不利，尿频便溏。舌质暗淡，脉弱小。

（2）治法：益气补元，祛瘀通络。

（3）方药：益气化瘀汤。

**2. 肝郁气滞，血瘀**

（1）主要症状：头痛眩晕，急躁易怒，胸闷胁痛，半身不遂，手足麻木，口眼歪斜，言语不利，肌肤有瘀斑。舌紫瘀点瘀斑，脉涩。

（2）治法：活血理气化瘀。

（3）方药：行气化瘀汤。

**3. 血虚血瘀**

（1）主要症状：头晕眼花，面色无华，唇甲淡白，心悸失眠，半身不遂，口眼歪斜，言语不利，手足麻木，舌质暗淡，脉涩小。

（2）治法：养血化瘀通络。

（3）方药：养血化瘀汤。

**4. 肝肾阴虚风动**

（1）主要症状：头晕目眩，颊赤唇红，口渴咽燥，五心烦热，失眠健忘，盗汗。半身不遂，口眼歪斜，语言不利，肢体麻木。舌质干绛，脉细数。

（2）治法：滋阴清热，祛瘀通络。

（3）方药：镇肝熄风汤。

**5. 风痰阻络，瘀血痹阻**

（1）主要症状：头晕目眩，口中流涎，半身不遂，口眼歪斜，语言不利，肢体麻木。舌苔白腻或薄白，脉弦滑。

（2）治法：活血化瘀，化痰通络。

（3）方药：化痰通络汤。

**6. 痰湿血瘀**

（1）主要症状：头重头晕，胸闷恶心，痰涎壅盛，口中流涎，嗜睡。半身不遂，口眼歪斜，语言不利，手足麻木。舌苔白腻，脉滑。

（2）治法：温阳化痰，活血化瘀。

（3）方药：燥痰化瘀汤。

## 第六节 辨病论治法

辨病治疗总的原则是：积极改善侧支循环、减轻脑水肿、防治出血和治疗原发病。

### 一、脑栓塞治疗

脑栓塞治疗原则与脑血栓形成的治疗原则相同，但应注意：①由于容易合并出血性梗死或出现大片缺血性水肿，所以在急性期不主张应用较强的抗凝和溶栓药物，如肝素、双香豆素类药、降纤酶、抵克立得等。②由心源性所致者，有些伴有心功能不全，在用脱水剂时应酌情减量，甘露醇与呋塞米交替使用。③其他原因引起的脑栓塞给予相应的治疗。如空气栓塞者，可应用高压氧治疗。脂肪栓塞者，加用5%碳酸氢钠250mL，静脉滴注，每日2次；也可用小剂量肝素10～50mg，每6小时1次；或5%酒精溶液500mL，静脉滴注，以求溶解脂肪。④出现大片脑梗死、明显脑水肿、高颅压甚至脑疝者，应积极作颞下减压，以挽救生命。

### 二、原发病治疗

针对性治疗原发病有利于脑栓塞的恢复和防止复发。如先天性心脏病或风湿性心脏病者，有手术适应证者，应积极手术治疗；有亚急性细菌性心内膜炎者，应彻底治疗；有心律失常者，努力纠正；骨折患者，减少活动，稳定骨折部位。急性期过后，针对血栓栓塞容易复发的情况，可长期使用小剂量的阿司匹林、双香豆素类药物或抵克立得，也可经常检查心脏超声，监测血栓块大小，以调整抗血小板或抗凝药物。

## 第七节 预后及注意事项

一般认为，心源性脑梗死比其他类型脑梗死预后差，致残率高，这主要与来源于心房和心室腔的血栓较大有关。急性期病死率为5%～15%，多死于严重脑水肿、脑疝、肺部感染和心力衰竭。如栓子来源不能消除，10%～20%的脑栓塞患者可能在病后1～2周内再发，再发病死率更高。

# 第二十一章
# 腔隙性脑梗死的中西医治疗

腔隙性梗死（lacunar infarct）是指由于长期高血压引起脑深部白质及脑干穿通动脉硬化、脂性透明变性、管腔狭窄、血栓形成或脱落而阻断血流，导致的脑组织微梗死。在吞噬细胞的作用下，缺血、坏死和液化脑组织的梗死灶直径小于1.5mm，故称为腔隙。其梗死部位多位于基底节、内囊、丘脑、脑桥，少数位于放射冠及脑室管膜下区。

腔隙性梗死约占脑梗死的20%。自1965年以来，Fisher通过大量病理学和临床研究，归纳出21种腔隙综合征，这是最常见的高血压性脑血管病变。

本病属于中医“中风”范畴。可因情志不调，心肝气郁，化火生痰；或因肝肾阴虚，肝阳上亢；或素体肥胖，多湿生痰，酒食不节，多食肥腻辛辣，因痰生热，故中风多为风、痰、火、瘀可致，或以标实为主，或标实本虚。

## 第一节　病因病机

### 一、西医学的病因病机认识

#### （一）病因

**1. 高血压**　高血压导致小动脉壁脂质透明变性，管腔闭塞形成腔隙。

**2. 动脉粥样硬化**　血管硬化形成小血栓阻塞深穿支动脉，可导致腔隙性脑梗死。

**3. 血流动力学改变**　血流动力学改变致血流减少，形成腔隙性脑梗死。

**4 血栓形成**　空气、脂肪等栓子阻塞血管，形成腔隙性脑梗死。

#### （二）病机

各种原因导致大脑深部小血管发生改变，主要有以下几种：

**1. 类纤维素性改变**　见于严重高血压，血管壁增厚，小动脉过度扩张，呈节段性，血脑屏障破坏，血浆性渗出。

**2. 脂肪玻璃样变样**　多见于慢性非恶性高血压患者，直径小于200μm的穿通动脉，腔隙病灶中可发现动脉脂肪变性。

**3. 小动脉粥样硬化**　见于慢性高血压患者直径为100～400μm的血管，有典型的粥样硬化所致的动脉狭窄及闭塞。

**4. 微动脉瘤**　常见于慢性高血压患者。

## 二、中医学的病因病机认识

### （一）病变脏腑主要在肝

本病归于中医“中风”范畴，多由忧思恼怒、饮食不节、恣酒纵欲等原因，以致阴阳失调、脏腑气偏、气血错乱所致、临床表现以猝然昏仆、口眼歪斜，半身不遂为主要特征。中风为本虚标实之证，其急性期侧重在标实，常以痰热、腑实、瘀血的症状为突出表现；至恢复期以后侧重本虚，又常以气虚多见，是属气虚血瘀较多。中风病的具体病因病机有：情志郁怒、饮食不节、劳累过度、气候变化，而引起内风动越、五志化火、痰阻脉络、气机失调、血液瘀滞等，其病变脏腑主要在肝，又与心、脾、肾密切相关。

### （二）历代医家论述中风

**1. 古代医家论述中风**　最早对中风的论述见于《黄帝内经》，如《素问·通评虚实论》云：“仆击、偏枯……肥贵人则膏粱之疾也。”《素问·生气通天论》云：“阳气者，大怒则形气绝，而血菀于上，使人薄厥。”《素问·调经论》云：“血之与气并走于上，则为大厥。”张仲景在《金匮要略·中风历节病脉证并治》中指出：“夫风之为病，当半身不遂。”还首先提出中络、中经、中腑、中脏的分类方法，并认为其病机为“脉络空虚”。

汉代以后的医家进一步推动了对中风病理论的成熟，完成了中风理论由外风说向内风说的历史转变。如王履提出“真中风”与“类中风”的论点，《医经溯洄集·中风辨》说：“因于风者，真中风也；因于火、因于气、因于湿者，类中风而非中风也。”又进一步强调：“中风者，非外来风邪，乃本气病也，凡人年逾四旬气衰之际，或因忧喜忿怒伤其气者，多有此疾，壮岁之时无有也，若肥盛则间有之。”明确阐发了中风是由人体的自身病变所引起，这对中风病因学说无疑是一大贡献。关于体质类型与发病关系，刘河间在《杂病源流犀浊·中风源流》中指出：“人肥则腠理致密而多郁滞，气血难以通利，故多中风也。”

在中风病的治疗方面，历代医家各有侧重，如张山雷在《中风斠诠·中风总论》中说：“古之中风皆是外因，治必温散解表者，所以祛外来之邪风也。今之中风多是内因，治必潜降镇摄者，所以清内动之风阳也。诚能判别此外内二因之来源去委，则于古今中风证治，思过半矣。”从其论述可见中风治则的争议是由病因学说的分歧而引起的。金元以后对中风的治疗有较大的发展，清代尤在泾《金匮翼·中风统论》立有中风八法：一曰开关，二曰固脱，三曰泄大邪，四曰转大气，五曰逐瘫痪，六曰除热气，七曰通窍燧，八曰灸俞穴。强调了按病期分阶段的辨证论治，而活血化瘀治则更为清代王清任以后许多医家所共同推崇。

历代医家对中风病的脉因证治不断总结创新，形成了较完善的中医辨治中风病体系，目前治疗中风的法则仍寓于历代医家创立的诸法之中。

**2. 中风的现代研究**

（1）关于中经络的辨证分型概括：主要以络脉空虚、风邪入中、肝肾阴虚、风阳上扰、痰热腑实为主。主要症状多为手足麻木，肌肤不仁，或突然口眼歪斜，语言不利，甚则半身不遂。或突然一侧手足沉重麻木，口眼歪斜，或偏身麻木等。舌苔薄白或薄黄或黄腻，脉象浮弦或弦细等。

（2）关于中脏腑的辨证分型概括：包括突然昏倒、不省人事、紧闭、口噤不开、两手握固、大小便闭、肢体强痉、面赤身热、气粗口臭、躁扰不宁，或肢体强痉、面白唇黯、静卧不烦、四肢不温、痰涎壅盛、脉弦滑而数的闭证；以及突然昏倒、不省人事、目合口张、鼻鼾息微、手撒肢冷、汗多、大小便自遗、肢体瘫软、舌痿、脉微欲绝之脱证。

**3. 中风从瘀论治**　近年来，运用现代方法结合中医学理论，研究中风病的病机和证治取得较大的进展，血瘀作为中风病之病理基础是中风病病因最成熟的理论，这不仅反映在血流变、血脂等各种指标的变化，也从临床疗效得到了验证。各种病因导致血溢脉外而形成离经之血，“离经之血，虽是清血、鲜血，亦是瘀血”。瘀血一方面造成脉络不通，另一方面导致痰水聚生，且后者占据了主导地位。血行脉中，津行脉外，若离经瘀血阻滞津液之行，则津液停着，聚生痰水，且血瘀越重，则痰水越多。最终形成痰水充斥于脑、蒙闭心神的病理状态。除血瘀外，中风病还常兼其他致病原因或病理变化，此时应当将活血化瘀法与其他治疗方法合用之，常用治法如下：

（1）豁痰化瘀法：因为传统的凉开息风疗效不尽人意，故把治疗重点放在豁痰除瘀。

（2）益气活血法：李东垣有“正气自虚”之说，气虚既可生痰，又可因气虚运行无力使血行阻滞，所以气虚在中风诸因中亦十分重要。

（3）通腑泄热法，中风病本虚标实，而以标实为主，按急则治其标的原则，值邪气盛、证偏实之际，故治无缓法，速祛病即安。

## 三、中风病与脂质代谢紊乱

脂质代谢紊乱在出血性中风和缺血性中风患者中均可见，具体表现在脂质代谢紊乱引起的高脂血症与脑动脉硬化。动脉硬化发生和发展的一个主要因素是血浆脂质的主要成分胆固醇在动脉壁中浸润和沉积的结果。与动脉硬化关系最密切的是 LDL 和 HDL。LDL 是血浆中胆固醇转运的主要形式，还能刺激动脉平滑肌细胞增殖和动脉壁基质相互作用，促进动脉硬化的发生和发展。血浆中的脂质是脂肪和类脂的总称，脂质溶于水、故需依靠血浆中脂蛋白来完成在生物体中的转运。血浆脂蛋白按密度可分为：乳糜微粒（ML），极低密度脂蛋白（VLDL），LDL 和 HDL。一旦脂蛋白代谢发生紊乱，就会产生一种或数种脂蛋白增高的高脂蛋白血症。因为血浆质脂均以脂蛋白的形式存在，所以高脂蛋白血症又称高脂血症。HDL 对动脉硬化有保护作用，是有从外周组织运载胆固醇进入肝脏的作用。HDL 的亚组成分 HDL-3 是外周组织释出的游离胆固醇的有效接受体，它能穿过组织毛细血管壁在组织间隙中从细胞表面获得游离胆固醇，然后通过淋巴转入血浆，HDL-2 能通过特异的胆固醇酯转移蛋白和载脂蛋白 D（apoD）的作用，把胆固醇转移到脾脏，HDL-4 能被肝细胞受体识别，将胆固醇送到肝脏，用于胆汁酸形成，使胆固醇从胆汁排出。

HDL 是防止动脉硬化及缺血性脑血管疾病发生的负性危险因素，HDL 急剧下降是急性脑血管病发作的先兆。当动脉硬化指数 AI ＞ 4 时，易导致动脉粥样硬化而发生脑梗死。AI 指数越大，脑梗死发病率越高，反之则愈低。W · Hisnant C 于 1974 年报道，胆固醇（TC）和甘油三酯（TG）水平增高者，其脑梗死较正常者发病率高 10 倍。所以作为脑血管意外发生的主要诱因的动脉硬化是脂质代谢紊乱所致的最终结果，故调整脂质代谢是预防动脉硬化、治疗脑血管意外的一个重要方法。

### 四、中医药治疗中风后遗症的研究

随着中风病患者数的增加，中风后遗症的发生越来越为人们所重视，对于中风后遗症发生后的恢复治疗研究，我国与许多发达国家相比还有很大差距，但在中医药对中风后遗症方面的研究已取得可喜的进展。学者们通过辨证论治、辨病论治等治疗理念，自拟方剂或设专病专方，临床疗效显著。

## 第二节　临床表现

临床症状一般较轻，除少数外，大多发病缓慢，12 ～ 72 小时达到高峰，部分患者有短暂性缺血发作史。临床症状与梗死灶的大小和部位有关，常见有下列几种类型：

**1. 纯运动性中风**　表现为面、舌、肢体不同程度瘫痪，而无感觉障碍、视野缺失、失语等。病灶位于放射冠、内囊、基底节、脑桥、延髓等。

**2. 纯感觉性中风**　患者主诉半身麻木，受到牵拉、发冷、发热、针刺、疼痛、变大、变小或沉重感。检查可见一侧肢体、身躯感觉减退或消失。感觉障碍偶可见越过中线，影响双侧鼻、舌、阴茎、肛门等，说明为丘脑性病灶。

**3. 共济失调性轻偏瘫**　表现为病变对侧的纯运动性轻偏瘫和小脑性共济失调，以下肢为重，也可有构音不全和眼震。系基底动脉的旁正中动脉闭塞，而使脑桥基底部上 1/3 与下 1/3 交界处病变所致。

**4. 感觉运动性中风**　多以偏身感觉障碍，继而出现轻偏瘫。为丘脑后腹核并累及内囊后肢的腔隙性梗死所致。

**5. 构音不全－手笨拙综合征** 患者严重构音不全，吞咽困难，一侧中枢性面舌瘫，该侧手轻度无力伴有动作缓慢，笨拙（尤以精细动作如书写更为困难），指鼻试验不准，步态不稳，腱反射亢进和病理反射阳性。病灶位于脑桥基底部上 1/3 和下 2/3 交界处，也可能有同侧共济失调。

## 第三节 影像学、实验室检查

### 一、影像学检查

（1）因病灶小，脑电图和脑血管造影均正常。

（2）累及听觉或体感通路时，脑干听觉和体感诱发电位可有异常。

（3）头颅 CT 在病后 8 ～ 11 天检查较适宜。可见基底节区，皮质下白质单个或多个圆形，卵圆形或长方形低密度病灶。

（4）MRI 对脑干腔隙梗死亦清晰可见，成 $T_1$ 低信号，$T_2$ 高信号。

### 二、实验室检查

CSF 检查多正常。

## 第四节 诊断与鉴别诊断

### 一、诊断

（1）中年以后发病，有长期高血压病史。

（2）临床表现符合腔隙综合征之一（纯运动性轻偏瘫、纯感觉性中风、共济失调性轻偏瘫、构音障碍－手笨拙综合征、感觉运动性中风、腔隙状态）。

（3）CT 或 MRI 检查可证实存在与神经功能缺失一致的病灶。

（4）EEG、腰椎穿刺或 DSA 等均无肯定的阳性发现。

（5）预后良好，多数患者可在短期内恢复。

### 二、鉴别诊断

腔隙综合征的病因除梗死之外，还包括小量脑出血、感染、囊虫病、烟雾病、脑脓肿、颅外段颈动脉闭塞、脑桥出血、脱髓鞘病和转移瘤等，故在临床诊断中应注意鉴别非梗死性腔隙病变。

# 第五节　辨病论治法

目前尚无有效的治疗方法，主要是预防疾病的复发。应积极治疗高血压，尤为病史中已有过腔隙性梗死者需要防止复发，同时应注意血压不能过快过低。

在急性期阶段，以尽早改善脑缺血区的血液循环、促进神经功能恢复为原则，尽快缓解脑水肿。梗死区较大的严重患者，可使用脱水剂或利尿剂。可用低分子右旋糖酐类药物改善微循环，降低血液黏稠度。稀释血液以扩容，采取通过静脉放血，同时予置换等量液体的等容量血液稀释疗法，以及静脉注射不含血液的液体，以达到扩容目的，即高容量血液稀释疗法。

在急性期还可以进行链激酶和尿激酶的溶栓治疗。肝素、双香豆素的抗凝治疗，用以防止血栓扩延和新的血栓发生。另外，一般认为血管扩张剂效果不肯定，对有颅内压增高的严重患者，有时可加重病情，所以扩张血管的方法在早期多不主张使用。除此之外，本病还可使用高压氧疗法、体外反搏疗法和光量子血液疗法等。

在恢复期，继续加强瘫痪肢体功能锻炼和言语功能训练，除药物外，可配合使用理疗、体疗和针灸等。

# 第六节　辨证与辨病结合思路

## 一、中风病的病机要点

### （一）中风病与“本虚”

由于多种原因导致的气虚血瘀，阴虚风动是中风病较常见的“本虚”表现。例如操持过度，形神失养，以致阴血暗耗，虚阳化风扰动而致本病；若饮食不节，过食肥甘醇酒，损伤脾胃，久则脏腑气血失于濡养。气虚既可生痰化热，引动肝风上扰而致病，又可致血行阻滞，留而为瘀。虚是中风酿病生变的病理基础，尤以气虚为多。

气虚多数情况下与阴虚同见，气所以虚，乃因为化源不充。《医门法律·先哲格言》云：“真气所在，其义有三，曰上中下也。上者所受于天，以通呼吸者也；中者生于水谷，以养营卫者也；下者气化于精，藏于命门，以为三焦根本者也。”中风患者亦有先天禀赋不足，五脏虚弱，酿痰聚湿，化风上扰，其病位虽在肝，亦与心、脾、肾之虚损密切相关。脏腑气血不足、营卫亏虚，邪留致病，如《灵枢·刺节真邪论》中指出：

"虚邪偏客于身半。其入深，内居营卫，营卫稍衰，则真气去，邪气独留，发为偏枯。"

### （二）中风病与"标实"

**1. 腑实** 中风病之标实首推腑实，由风火痰瘀相搏，人体气血运行逆乱，邪实充斥三焦，阻滞中腑，蕴而发热，发为痰热腑实证；进而风火痰上扰清窍，以致神昏肢麻。若中风患者积热不去，大便干结，邪热不得下泄，阳明腑实，邪热上壅使痰火更甚，浊气上熏，加重患者气道逆乱，气机升降失常。从中可见，腑实确为中风标实诸证之首。

**2. 瘀血** 中风病患病日久或出现后遗症时，瘀血成为最常见的"标实"表现，中风病兼有瘀血证常有以下原因：

（1）气虚致瘀：气为血之帅，血为气之母，气虚血行无力而成血瘀。故正如王清任所言"元气既虚，必不能达于血管，血管无气，必停留而瘀。"

（2）气滞致瘀：气行则血行，气滞则血凝。

（3）阴虚致瘀：阴津亏虚则血液稠滞，血行不畅而为瘀。

（4）阳虚致瘀：阳虚生内寒，寒性收引，血受寒则凝，凝滞不行而为瘀。

（5）病久入络，久病致瘀：患病日久，或阳虚寒凝血瘀，或气虚浊流血瘀，或阴虚血滞血瘀，均可出现病久邪"由经脉继及络脉"（《临证指南医案》），久病血瘀之病理变化。

（6）年老体虚，久而为瘀：老年脾气虚，食纳减退，久之中气衰弱而致运血无力，血行瘀滞，久之渐成瘀血内停；或老年脏器虚衰，气血不足，血阻脉络而成瘀。

**3. 痰浊** 痰浊亦可致中风病标实之证，饮食不节，过食肥甘，聚湿生痰；或由血浊气滞，凝聚成痰，痰郁化热，引动肝风，夹痰上扰，可致发病。高脂血症系导致缺血性中风的主要诱因。其中医机理往往因为营卫气血之亏耗、津液精髓之不足，使心、肾、脾之阴阳失调、清浊升降逆常，以致经络筋脉受病。经络筋脉之所在，亦即气血、津液行止之所，若气滞则血滞，气逆则血逆。清浊不分，停留凝聚而成痰，意味着"痰"为某黏稠性分泌物的病理产物，也包括一些浑浊性的脂状物质。若肝、脾、肾功能失调，从而浊脂内生，脂混血中，而致血脉瘀阻，浊脂浸淫，脑髓失养，气逆血菀，因虚致瘀，而发中风。

## 二、中风病的辨证要点

### （一）辨邪正虚实、标本缓急

中风病为本虚标实之证，在疾病的不同阶段或以本虚为主，或以标实为主，或本虚标实并重。本虚又有气虚、风阳、阴虚、气阴两虚、阴阳两虚等区别，标实又有痰热、腑实、瘀血等不同。其急性期侧重在标实，以瘀血内阻、痰火上扰、肝风内动为主，又因风夹浊邪，蒙闭心窍，壅塞清阳之府，故"上盛"症状也较明显。恢复期以后侧重本虚，以气虚为多见。一般认为，无论急性期还是慢性期表现出的症状都可看出，血瘀这一病机始终贯穿本病发生发展的过程，所以活血化瘀成为阻断其病理环节的关键所在。在此基础上，辨明中风病的虚实缓急，采取急则治其标、缓则治其本的原则，或重点治其标，或重点治其本，或标本兼顾。

### （二）辨证与辨病相结合

**1. 中医学的“辨证”与“辨病”相结合** 病与证的概念均包括了人体在病理情况下的病因、病位、病机、病性、病势，以及邪正消长、阴阳变化的临床综合诊断。中风病是根据患者临床表现出的发病特点而命名的疾病。辨证与辨病是密切相关的。一方面，中风病是通过“气虚血瘀”“风阳内动”“痰郁化火”“暴怒血菀”等证型表现于临床，这些证型是认识中风病的基础；另一方面，中风病又是其多种证型的综合和全过程的临床反应，只有在辨中风病的基础上，才能对辨证及论治等进行全面的探讨。尤其重要的是，在临床上中风病的某一阶段并无明显的具体表现用以辨证，此时当以辨病为主，抓住中风病的阳虚、肝火、风阳、痰湿、血瘀的病机本质进行论治。

**2. 中医学“辨证”与西医学的“辨病”相结合** 将中风病的辨证与脑血管意外的辨病相结合，在提高临床疗效、减轻患者痛苦、抢救急重症等方面都有很多优势。在中风病急性发作的诊断和救治中，使用抗凝药、扩血管药物可快速降低人体血液黏稠度，改善脑血液循环，急挫病势，可看出西医药有明显的优势。但在中风病某些症状方面，例如中风患者后遗症的肢体麻木痿软、浅感觉减退等症状，中医药有明显的疗效。尤其在中风病后遗症治疗方面，中医药有其独特的优势，如中风后偏瘫，失语、精神障碍症、智力障碍症、假球性麻痹等方面，采取针灸、按摩、汤剂等疗法均能取得较好疗效。

## ■ 三、化瘀与通腑

“瘀”与“痰”均为中风病常见的病理产物，同时它们又可成为致病因素。二者之间相互影响，相互为病，如因瘀生痰，或因痰致瘀，或瘀痰同病。临证时当分清瘀、痰致病之先后、主次、轻重，或治其瘀，或治其痰，或瘀痰同治。前文论及阴虚血滞、气虚浊流、阳虚寒凝、热迫血妄行等原因均可导致瘀血阻滞，留而不去，血离其经亦为瘀血。以活血化瘀法治疗瘀血时，应注意使所化之瘀有去路。瘀之去路何在？或汗、吐、下或利小便。大凡离经之血“其已入胃中者，听其吐下可也。其在经脉中而未入于胃者，急宜用药消除，或从小便出，或逐从大便出，务使不留，则无余邪为患。此血在身，不能加于好血，而反阻新血之化机，故凡血证总以去瘀为要”。(《血证论》) 而痰热夹滞阻于中焦，升清降浊受阻，上则清阳不升而头晕肢麻，下则腑气不通而便秘，此当通腑。总之大便畅则腑气通，虚热去则神志障碍和偏瘫可解，从中提示通腑为阻止病程发展的关键，通腑可使邪有去处，使所化之血、痰、浊速祛，不致使其停留为患。

## 第七节　预后及注意事项

一般认为，腔隙性脑梗死比其他类型脑梗死一般预后好，死亡率和致残率较低。发病后 1 年内，约 70% ～ 80% 患者临床完全恢复或基本恢复正常，而其他类型脑梗死仅 50% 恢复良好。发病 30 天的病死率＜ 4%，其他类型脑梗死约为 5 ～ 15%。国外报道本病中年复发率＜ 10%，可能低于或相似于其他类型脑梗死。但研究表明，我国腔隙性脑梗死的患者有相对较高的复发率。

# 第二十二章
# 分水岭梗死的中西医治疗

分水岭脑梗死（cerebral watershed infarction，CWI）指两条动脉供血区之间边缘带部位的缺血性损害，主要发生在半球的表浅部位，可以发生在大脑半球的单侧，也可以发生在大脑半球的双侧，但临床上以单侧较多见，发病率约占缺血性脑血管病的5%。其致病因素与脑血栓形成和脑栓塞不同。最常见病因是各种原因所致的血压降低，或某一动脉干供血不足，使动脉近心端的供血尚可，而远心端的末梢边缘区供血降低，从而发生缺血性梗死。

## 第一节　中西医对该病的基本认识

### 一、病因

**1. 西医学认识**

（1）最常见的原因是体循环低血压及低血容量。因脑的位置及功能关系，对缺氧最敏感，易受体循环低血压及有效循环血量的影响，特别是原有动脉硬化已导致慢性脑供血不足的老年人，一旦血压降低，易出现CWI。此外与血容量有关。

（2）颈动脉狭窄或闭塞也是本病的重要原因，多由动脉粥样硬化引起，90%病变发生在颈动脉起始部，当血管横截面积减少50%以上时，血管远端压力易受影响，合并全身血压下降，血流动力学紊乱或侧支循环不健全时易发生CWI，此原因常引起单侧CWI。

（3）微栓子所致CWI常位于大脑前动脉与大脑中动脉交界处，微栓子包括血小板栓子，大动脉粥样硬化斑块，心脏附壁血栓，胆固醇结晶，脂肪栓子，癌瘤栓子等。

（4）其他如血小板黏附及凝集亢进，真性红细胞增多症，镰状细胞病等血液流变学异常，易引起CWI。另外，后交通动脉的解剖变异，如同侧后交通动脉直径过窄或缺如，则易发生CWI。另有一些CWI原因不明。

**2. 中医学认识**　中医学认为人体脉络空虚，风邪入中，气血逆乱，产生风、火、痰、瘀，导致脑脉闭阻，脑髓神机受损。《灵枢》云：“虚邪偏客于身半，其入深，内居营卫，营卫稍衰，则真气去，邪气独留，发为偏枯。”

## 二、病机

**1. 西医学认识**

（1）贫血性血容量不足易发生脑血管痉挛，反复发作可致不稳定斑块脱落，栓塞至终末小血管中，发生脑分水岭梗死。

（2）低血压及血容量不足可致血管壁缺血、缺氧、管壁破坏，内源性凝血因子释放，成为血栓形成机制。

（3）脑动脉硬化主要发生在供应脑部的管腔在500μm以上的大动脉和中动脉，好发于颈动脉起始段，颈内动脉近分叉处和虹吸端，大脑中动脉起始段，椎动脉、基底动脉和主动脉弓。大量的中性脂肪与胆固醇酯由血浆中析出沉积于动脉内膜，加之内源性脂质增生及变性，形成粥样斑块使管腔狭窄，影响血流。动脉内膜破溃易引起血栓形成，从而使管腔进一步狭窄或闭塞。在脑部形成梗死。

**2. 中医学认识** 《素问·生气通天论》云："阳气者，大怒则形气绝，而血菀于上，使人薄厥。"认为中风的发病与阳气上逆，血随气上有关。《素问·调经论》云："血之于气，并走于上，则为大厥，厥则暴死，气复则生，不返则死。"概而言之，本病之发生，主要因素在于患者平素气血亏虚，心、肝、肾三脏阴阳失调，忧思恼怒，或饮酒饱食，或房室劳累，或外邪侵袭等诱发因素，以致气血运行受阻，经脉痹阻，失于濡养；或阴亏于下，肝阳暴张，阳化风动，血随气逆，横窜经络，蒙闭清窍，阴阳不相维系。

# 第二节　临床表现

## 一、西医表现特点

分水岭脑梗死常见于60岁以上的老年人，临床症状和体征取决于损害的部位和程度。

**1. 大脑皮层分水岭脑梗死**　常没有任何症状。

**2. 大脑前分水岭脑梗死**　指梗死带位于大脑前动脉、中动脉之间的表浅区域，表现为一侧肢体反复发作的麻木、乏力或轻偏瘫。舌、面瘫少见，主侧病变常有经皮层运动性失语，非主侧病可有性情改变，双侧病变可出现四肢瘫、智能障碍或痴呆。

**3. 大脑后分水岭脑梗死**　指梗死带位于大脑中动脉和大脑后动脉之间的表浅层，最常见的症状是偏盲，以及皮层性偏身感觉障碍。偏瘫轻微或无，主侧病变可有经皮层性感觉性失语和认字困难，非主侧病变偶见体象障碍。

**4. 大脑皮层下分水岭脑梗死**　梗死位于大脑中动脉深浅之间，偏瘫症状较常见，并可有半数以上偏身感觉缺失，不自主运动，不全运动性失语

**5. 大脑基底节分水岭脑梗死**　即基底节区各组动脉血管之间的缺血性梗死，常有单纯偏身运动及感觉障碍，亦可见单纯中枢性面瘫。

## 二、中医表现特点

患者平素常见头痛头晕，面色苍白，发病早期意识不清或清楚，肢体突然出现麻木和活动不利，逐渐加重，半身不遂，口眼歪斜，语言謇涩。根据症状轻重可分为中络、中经、中腑、中脏，其临床表现依次加重。

# 第三节　影像学、实验室检查

## 一、影像学检查

CWI 诊断主要依靠 CT 或 MRI。最初只能通过病理解剖才能诊断，随着 CT、MRI 的广泛应用于临床，影像学在诊断方面起着主要作用。MRI 在起病 3h 即可显示长 $T_1$、长 $T_2$ 信号区，对梗死位置、形状的显示优于 CT。对于早期 CT 扫描阴性者尤其重要，应积极寻找低血压、颈内动脉、脑内大动脉狭窄或闭塞、微栓子、心脏疾病等证据。根据临床表现，结合 CT、MRI 特征性改变，可做出诊断。TCD 对颈内动脉，脑内大动脉狭窄或闭塞的诊断有很大价值。

## 二、实验室检查

脑脊液检查大多数正常。但如果为大片梗死或出血性梗死时，颅内压增高，脑脊液可有红细胞。

## 三、其他辅助检查

心电图可发现心律失常、心肌损害等。脑电图无特异性改变。血压较低。

## 四、关于疾病初期的 CT 正常表现

因脑血管闭塞后，其供血区随时间而发生一系列病理变化。

**1. 相对潜伏期**　最初 4 ～ 6 小时，缺血区开始出现脑水肿，此时脑 CT 扫描均为阴性。

**2. 水肿坏死期**　12 ～ 24 小时缺血区脑细胞坏死，但其密度尚无变化，此时多数病

例 CT 可无阳性发现；2 ～ 5 天，脑水肿达高峰，CT 表现为低密度影像；模糊效应期，2 ～ 3 周脑水肿消失，坏死组织被吞噬移除，受损部位开始出现修复，此时梗死区边缘模糊，密度相对增高而成等密度。

**3. 瘢痕形成期** 1 ～ 2 个月巨噬细胞减少，吸收清除作用结束，形成含液体的囊腔。这些病理改变往往可以在脑 CT 上表现出来。但由于 CT 的局限性和脑梗死后病理改变的复杂性，患者只有在梗死区形成了明显的低密度影时，CT 才可发现异常。

在六种类型脑梗死（即短暂性脑缺血发作、可逆性脑缺血发作、腔隙性脑梗死、分水岭脑梗死、脑栓塞、脑血栓形成）中，一般短暂性脑缺血发作和可逆性脑缺血发作（亦称小中风）因梗死体积小及无真正脑组织坏死，CT 常表现正常，因此主要根据临床表现（短暂性脑缺血发作在发病 24 小时内症状完全消失，可逆性脑缺血发作在 3 周内完全消失且不留有后遗症）来诊断。后四种类型的患者大部分情况下都有相应的 CT 异常，但多数病例在发作 24 小时内（相对潜伏期）及 2 ～ 3 周（模糊效应期）时，脑 CT 可基本正常。另外，小脑、脑干、眼底部和后颅窝的腔隙性脑梗死由于骨质高低不平、骨质伪影、部分容积效应及结构复杂的影响，亦难以显示（阳性率只有 50%）。再者由于 CT 的分辨力一般为 5 ～ 8mm，故若有位置重要（如内囊、脑干锥体交叉），而直径 ＜ 5mm 的腔隙性脑梗死，亦可有单瘫、偏瘫、四肢瘫等临床定位体征，而脑 CT 可完全正常。

# 第四节　诊断与鉴别诊断

## 一、诊断

### （一）西医诊断

临床症状和体征取决于损害的部位和程度。临床症状表现为大脑多个区域的功能障碍，分水岭脑梗死仅靠临床症状诊断困难，CT 检查是可靠的诊断方法。

### （二）中医诊断

根据望、闻、问、切四诊合参，综合辨证进行诊断。望诊可以判断中风患者的一般情况，可见意识清醒或不清，半身不遂，口眼歪斜。脉诊可以判断疾病的部位、性质和邪正盛衰，推断预后，反应脏腑气血的生理病理变化，中风患者常见的脉象有浮脉、沉脉、数脉、虚脉、滑脉、涩脉、微脉。通过问诊可以了解疾病的发生发展过程，若中风患者语言不利，可向其家属详细询问。最终结合四诊所得，可以诊断出疾病。

## 二、鉴别诊断

### （一）西医鉴别诊断

脑分水岭梗死临床表现复杂，往往无“三偏征”或只有“一偏”，且较轻，而多有精神、记忆力、性格改变及头部不适的感觉。

（1）贫血所致脑分水岭梗死多发生于中老年人。贫血继发脑分水岭梗死临床无特异征象，如发生贫血难以解释的头晕、乏力、神志及精神异常，或发现神经系统阳性体征，均应做 CT 或 MRI 检查，除外脑分水岭梗死。急性失血的止血治疗，因可造成凝血异常，诱发脑梗死。因此宜加强观察，避免止血药过度作用。

（2）一般情况下的脑出血，意识障碍程度较轻者为脑梗死，意识障碍程度较重者为脑出血。临床可根据头部 CT 检查鉴别。脑梗死显示低密度，脑出血显示高密度。

（3）蛛网膜下腔出血头痛剧烈，有脑膜刺激征，CT 示动脉瘤或动静脉畸形。CSF 为血性，脑压增高。

（4）脑栓塞起病急骤，局灶症状在数分钟达到高峰。常有心源性栓子来源如风心病、冠心病、心肌梗死、亚急性细菌性心内膜炎，以及合并心房纤颤等，常见于大脑中动脉栓塞引起大面积脑梗死，导致脑水肿及颅内压增高。

### （二）中医鉴别诊断

**1. 痫证**　痫证与中风都有猝然昏仆的症状，但痫证为阵发性发作疾病，发作时口中有异常叫声，四肢抽搐，口吐白沫，两目上视，移时苏醒，醒后如常。或伴有口眼歪斜，半身不遂，言语不利的症状。

**2. 厥证**　中风与厥证都可出现昏迷，不省人事。但厥证神昏，兼见面色苍白，四肢厥冷，没有口舌歪斜，语言謇涩，半身不遂。

**3. 痹证**　痹证与中风都有手足麻木，肌肤不仁，肢体疼痛，屈伸不利。但痹证起病缓慢，逐渐加重，部位多在关节，不伴有口眼歪斜、言语不利等症状。

**4. 痿证**　痿证与中风都有肢体软弱的症状。痿证大多为肺热熏蒸所致，多在两侧上肢或两侧下肢。

# 第五节　辨证论治法

**1. 脉络空虚，风邪入中**

主要症状：头晕头痛，患侧肢体麻木无力，重者半身不遂，口眼歪斜，言语謇涩。舌暗淡，苔薄白，脉弦。

治法：养血和血，祛风通络。

方药：大秦艽汤。

**2. 气虚血瘀**

主要症状：气短懒言，身困无力，偏身肢体麻木，半身不遂，口眼歪斜，言语謇涩。舌淡，苔薄白，脉弦迟或弱。

治法：补气健脾，活血通络。

方药：补阳还五汤。

**3. 肝肾阴虚，肝阳上亢**

主要症状：头痛头晕，咽干口苦，耳鸣失眠，腰膝酸软，急躁易怒，肢体麻木，无力或半身不遂，口眼歪斜，语言不利，便秘。舌红少苔，脉细数或弦。

治法：滋补肝肾，祛风通络。

方药：一贯煎。

**4. 痰浊阻络**

主要症状：头晕目眩，胸脘痞闷，恶心呕吐，声音嘶哑或言语不利，肢体麻木，半身不遂，口眼歪斜。苔腻，脉弦滑。

治法：化痰通络，平肝息风

方药：半夏白术天麻汤。

**5. 痰热腑实，风痰上扰**

主要症状：头痛头晕目眩，痰多，腹胀便秘，半身不遂，肢体麻木，口舌歪斜，舌强语謇或不语。苔黄或黄腻，脉弦滑

治法：通腑化痰，息风活络。

方药：大承气汤。

## 第六节　辨病论治法

其他脑梗死的治疗方法基本相同，但应注重病因治疗，包括纠正低血压、补充血容量等，给予扩容可改善脑血液循环、增加脑血流量、活血化瘀、抑制血小板聚集以及应用脑保护剂等治疗。多数患者对疗效满意，提示本病预后良好。随着我国人口老龄化，CWI 是一个不可忽视的脑梗死类型，CT、MRI 的广泛应用对及时发现和治疗 CWI 具有重要的临床意义。

**1. 急性期**　以尽早改善脑缺血区的血液循环、促进神经功能恢复为原则。

（1）缓解脑水肿：梗死区较大严重患者，可使用脱水剂或利尿剂。

（2）改善微循环：可用低分子右旋糖酐，能降低血液黏稠度和改善微循环。

（3）稀释血液：①等容量血液稀释疗法：通过静脉放血，同时予置换等量液体。②高容量血液稀释疗法：静脉注射不含血液的液体以达到扩容目的。

（4）溶栓：可应用链激酶或尿激酶。

（5）抗凝：用以防止血栓扩延和新的血栓发生，可应用肝素或双香豆素。

（6）扩张血管，补充血容量：增加有效循环血量，升高血压，可应用硝普钠或低分子右旋糖酐。

**2. 恢复期**　继续加强瘫痪肢体功能锻炼和言语功能训练，除药物外，可配合使用理疗、体疗和针灸等。

## 第七节　辨证与辨病结合思路

中医将中风分为中络、中经、中腑、中脏四类。随着现代科学技术的不断发展，各种先进仪器的辅助检查为进一步做出明确诊断提供了可靠的依据。但是，现在临床出现了辨病不辨证的倾向，部分医师不辨寒热虚实，不分痰瘀标本，在治疗时顾此失彼，避坑落井，造成很多不良后果。我们应将辨病与辨证结合起来，辨证时当以四诊八纲为依据，以辨证论治为核心，才能对中风做出正确的中医诊断，从而正确地辨证施治。在急性期采用溶栓药溶栓，缓解期既可采用西药也可采用中药。在辨证施治的基础上酌情加入活血化瘀药，中医认为脉络痹阻、瘀血于内，现代医学亦认为有血栓堵住血管。从这一角度出发，无论是辨病还是辨证，活血是一大宗旨。

## 第八节　预后及注意事项

分水岭脑梗死症状复杂，如果梗死面积较大者或早期溶栓不及时者，预后往往较差。梗死面积小、治疗及时者，后遗症较小。急性期过后应鼓励患者主动锻炼，配合针灸、中药、理疗，促进血液循环和神经修复。

# 第二十三章
# 动脉硬化性脑梗死的中西医治疗

动脉硬化性脑梗死，又称动脉硬化血栓形成性脑梗死。是脑部动脉粥样硬化和血栓形成，使脑血管管腔狭窄或闭塞，导致急性脑供血不足，引起局部脑组织缺血性坏死。患者可出现偏瘫、失语等脑局灶性损害症状，属缺血性脑血管病。以老年人多见，在高脂饮食、糖尿病、吸烟患者中发病率较高。

引起脑血管阻塞的原因主要有两种：一是血栓形成，它是由于脑血管本身发生病变，常因脑动脉粥样硬化，使管腔内膜粗糙，管腔狭窄，在某些条件下，如血压降低、血流缓慢、血液黏稠度增高、血小板等凝血因子增多，血液在血管内凝聚成块，形成脑血栓。另一种是脑栓塞，这是人体其他部位的血栓脱落，随血流到脑部堵塞血管，引起脑栓塞。这种栓子可来自风湿性心脏病的赘生物，也可能是骨折时的脂肪栓子，或空气进入血液引起气栓，或肿痛细胞脱落形成肿瘤栓塞等。

脑血栓形成所致的脑梗死起病缓慢，常常在睡眠中或安静休息时发生，这可能与休息时血压较低，血流缓慢有关。从发病到病情发展至顶峰常需数十分钟甚至数天时间，而脑栓塞引起的脑梗死起病多较急骤，常在数秒钟或数分钟达高峰。

## 第一节　病因病机

### 一、西医学认识

动脉粥样硬化的特点是指动脉发生了非炎症性、退行性和增生性的病变，导致管壁增厚变硬，失去弹性和管腔缩小。动脉粥样硬化的病理变化主要累及体循环系统的大型弹力型动脉（如主动脉）和中型肌弹力型动脉（以冠状动脉和脑动脉罹患最多），受累动脉的病变从内膜开始，先后有多种病变同时存在，包括局部有脂质和复合糖类积聚，出血和血栓形成，纤维组织增生和钙质沉着，并有动脉中层的逐渐退化和钙化。现代细胞分子生物学技术显示，动脉粥样硬化病变都具有平滑肌细胞增生，大量胶原纤维、弹力纤维和蛋白多糖等结缔组织基质形成，以及细胞内外脂质积聚的特点。由于在动脉内膜积聚的脂质外观呈现黄色粥样，因此称为动脉粥样硬化。动脉粥样硬化是指动脉光滑黏膜受到破坏，长期血压升高可促进动脉粥样硬化的形成。从而出现胆固醇、胆固醇酯及甘油三酯、血肌酐升高。动脉粥样硬化一般发生在冠状动脉，使动脉狭窄，则引起冠心病，也可发生在主动脉、脑动脉、肾动脉等，从而引起相应部位的病变，产生不同的严重后果。我们常会遇到这样的事，一些老年人清晨一觉醒来，却发现一侧肢体麻木无力，活动不灵活，甚至完全偏瘫，或伴有不会说话等症状。送到医院检查，医生确诊为脑梗死。

那么，为什么清晨容易发生脑梗死呢？目前认为与机体的动脉血压、血浆中儿茶酚胺及纤维蛋白原活性等生理性昼夜变化有关。

#### （一）血压波动

人由于受生物钟的影响，血压具有明显的昼夜波动性。总体上说，人到夜间入睡后，血压会自然下降一定幅度，血流速度也随之减慢，于是便成了清晨发生脑梗死的生理病理基础。

#### （二）血液凝固性改变

有人通过连续抽血化验 24 小时血液黏度，发现人体在早晨 2 时至 6 时血液中儿茶酚胺、纤维蛋白原活性增强，血细胞比容以及黏度均相对增高，从而使血液凝固性增强。加之人经过夜间长时间的睡眠，没有补充水分，但肾小球滤过继续，导致血浆丢失，血液变得更加浓缩，黏度更大，因此易发生脑梗死。

#### （三）关于体位

睡眠时姿势的固定侧卧，使颈部扭曲，压迫颈动脉，造成供血减少或静脉回流不畅，与发生脑梗死有一定关系。

鉴于以上原因，有学者提出，凡具有脑血管病危险因素存在的老年人，在睡眠前喝些适量的白开水，对预防脑梗死有一定好处，尤其是对睡前喝酒较多的人更为重要。另外，夜间睡眠姿势也应注意，防止因固定侧卧而引起颈内动脉受压。脑梗死的主要病理变化是在脑动脉硬化的基础上，血管内形成血栓，阻塞了血流，造成脑组织的缺血、缺氧和坏死，使患者出现偏瘫、失语、偏侧肢体麻木、走路不稳、大小便失禁、精神错乱、痴呆，甚至成为植物人，部分脑干梗死和大面积脑梗死可致命。早期治疗、早期干预可以改善患者预后，减轻和减少致残。因为大量临床资料表明，发病后 6 小时内经过有效的溶栓治疗，可以使血栓溶解血管再通，使脑梗死痊愈率达到 70% ～ 80%。个别资料报道可达近 90%，不留有任何后遗症。

## 二、中医学认识

#### （一）病因

本病中医称为中风，由于发病后一般意识清楚，因此多属中风中经络。关于中风的病因学说，唐宋以前多以“外风”学说为主，以“内虚邪中”立论，如《金匮要略》认为络脉空虚，风邪乘虚入中。唐宋以后，特别是金元时期，突出以“内风”立论，可谓中风病因学说上的一大发展。如刘河间力主“心火暴盛”，李东垣认为“正气自虚”，朱丹溪主张“湿痰生热”，王履从病因学角度归类提出“真中”“类中”。其中有外邪侵袭而引发者称为真中，无外邪侵袭而发病者称为类中。张景岳又倡导“非风”之说，提出“内伤积损”的论点。

**1. 年老久病，正气虚衰** 中年以上，元气渐亏，“年四十而阴气自半，起居衰”。或久病，复加以情志过极，使阴亏于下。阳亢于上，阳亢化风，夹痰浊瘀血上扰清窍，瘀滞脑脉，发为本病，此即《临证指南医案·中风》中的“肝血肾液内枯，阳扰风旋乘窍”之说。

**2. 劳倦所伤，内风动越** 一是指人身阳气若扰动太过则亢奋不敛，所谓“阳气者，烦劳则张”；二是指操劳太过，形神失养，以致阴血暗耗，虚阳化风上扰；三是房劳过度，纵欲伤精，精亏血少，虚火上浮；三是使阳气上升，引动风阳，内风遂动，气火上浮，迫血上涌，或夹痰浊、瘀血上壅清窍。故有“阴虚于下，阳浮于上，则风以虚而暗煽，津伤液耗，营养不充，则风以燥而猖狂”之说。

**3. 饮食不节，痰浊内生** 过食肥甘厚味或饮酒过度，以致脾胃受伤。脾失健运痰浊内生，痰郁化热，引动肝风，夹痰上扰，蒙闭清窍，壅滞脑脉。

**4. 五志过极，气机郁滞** 七情失调，气机不畅，血行瘀滞，阻于脑脉，心火亢盛，引动内风，风火相煽；或暴怒伤肝，肝阳暴涨，内风动越，气血逆乱，上冲犯脑，阻于脑窍。

**5. 气候变化** 素体气血失调，阴阳失衡，风火、痰瘀等致病因素隐伏于内，一时骤然环境变化，或气候变化，可诱发本病。多见于气候变化之时，尤其是入冬骤然变冷，或早春骤然转暖，或炎热酷夏之时为多见。骤然寒冷，寒凝血滞，脉道不利，早春骤然转暖之时，正值厥阴风木主令，内应于肝，风阳暗动，或炎热酷夏，腠理开泄，汗出过多，津液耗伤，血虚液燥，血行不畅等，均可发为中风。

中风病之病因虽较多，但归纳起来，不乎内因和外因。劳逸过度，饮食不洁，痰浊内生，情志过极，积损正衰，导致的脏腑阴阳气血失调，是本病发生的内因；而气候变化是本病发生的外因、诱因。同时，情志过极、劳累过度、饮食不节亦是本病发生的重要诱因（外因）。但是，“正气存内，邪不可干”“邪之所凑，其气必虚”，外因只有通过内因而起作用，外因只是本病发生的条件，内因才是本病发生之根本，因此情志过极、劳逸过度、饮食不洁、痰浊内生、积损正衰是中风病之根本病因，亦是中风病先兆证之病因。

### （二）病机

**1. 病位** 中风的病位在脑。尽管从中风病发生、发展及各种临床表现来看，可涉及心、肝、肾等多个脏腑及经络，但其发病时的病位在脑。

**2. 发病机理**

（1）本虚标实：本虚标实可以说是中风病总的病机，本虚是中风病异中之同，而标实则是同中之异。本虚是指脏腑功能失调和脏腑阴阳气血的不足。由于本病多见于中老年人，其脏腑功能、阴阳气血本已不足和失调，加之诸如情志过极、饮食不节、气候变化等多种因素的影响，致脏腑功能更加失调而发为本病；标实是指中风病所表现出的很多临床证候，以邪实为主，如痰热腑实、风火闭窍、痰火闭窍、痰湿蒙窍、风痰阻络等皆表现出邪气盛实的外候。

（2）风火动越：内风皆因脏腑阴阳失调而生。在中风病中，肝肾阴虚、阴不制阳可致阳亢风动；火急可以生风，血虚液燥也可以生风，内风旋动，必气火俱浮，迫血上涌而成中风危候。张山雷在《中风斠诠》中对本病机作了详细阐发。

（3）五志化火：五志过极可以化火伤阴而动风，火越旺，阴更伤，而风欲动。反之，阴越伤，火越旺，致风火相煽，火助风威，风助火势，更能加重病情。刘河间之“心火暴甚”“五志过极”可致中风的论述，便是对本病机的阐发。

（4）痰阻脉络：在中风病中，痰所引起的病例损害很多，内可致脏腑，外可达经络，上下左右无处不到。痰可分为风痰、热痰、湿痰。风痰系内风旋动，夹痰横窜经络，或蒙闭清窍而发病；热痰乃湿痰郁久化热而成，朱丹溪所谓“多是湿土生痰，痰生热，热生风也”；湿痰多由素体阳气较虚而生，其可阻滞脉络，亦可蒙闭清窍而发病。痰阻脉络之病机贯穿于中风病先兆期、中风期、后遗症期，尤其是在后遗症期，显得特别突出。

（5）气血失调：气血上逆冲脑、蒙闭清窍是本病发生的重要病机。气虚即可因运血无力致血行阻滞，又可生痰；而气郁可以化火，火盛阴伤可致风动，同时气血亏虚，还是气候变化等诱因致病的重要条件，故气血失调是中风病发生的重要病机之一。

（6）瘀血阻滞：瘀血在中风病发病中，既是多种病因作用的病理产物，亦是导致的直接病因。瘀血可瘀于脑络，可瘀于脉中，亦瘀于脉外，从而形成和加重本病，甚至是导致中风病先兆和后遗症的重要病因病机，贯穿于整个疾病的始终。故瘀血阻滞在中风病各个阶段均至关重要，必须高度重视。

总之，中风的病机虽较复杂，但归纳起来不外风（肝风、外风）、火（心火、肝火、痰火）、痰（风痰、湿痰、热痰）、气（气逆、气郁、气虚）、血（血虚）、虚（阴虚、气虚）六端，此六端在一定条件下相互影响，相互作用而发病。

# 第二节 临床表现

## 一、症状

有研究显示在 65 ～ 74 岁年龄组中发病率达每年 1%，50 岁以前发病者仅占动脉硬化性脑梗死的 8% 左右。男性较女性稍多。高脂肪饮食者，血胆固醇高而高密度脂蛋白偏低时，易有动脉粥样硬化形成。其他如高血压、糖尿病、吸烟、红细胞增多症患者均有较高发病率。近年来由于对短暂脑缺血发作认识的提高和及时处理，对防止发生动脉硬化性脑梗死起到一定的作用。

脑动脉硬化性脑梗死约占中风的 60% ～ 80%。本病起病较其他脑中风稍慢一些，常在数分钟到数小时、半天，甚至一两天达到高峰。数天到一周内逐渐加重到高峰极为少见。不少患者在睡眠中发生，约占小半数的患者以往经历过短暂性脑缺血发作。

起病时可有轻度头痛，头痛常以缺血侧头部为主，有时可伴眼球后部疼痛。动脉硬化性脑梗死的发生偏瘫时，意识常很清楚。如果起病时同时伴有意识不清，要考虑椎 - 基底动脉系统脑梗死。大脑半球较大区域梗死、缺血、水肿可影响间脑和上脑干的功能，而在起病后不久出现意识障碍。脑的局限性神经症状变异较大，与血管闭塞的程度、闭塞血管大小和部位、侧支循环的好坏有关。

### （一）颈内动脉系统

**1. 颈内动脉系统** 以偏瘫、偏身感觉障碍、偏盲为突出表现的三偏征和精神症状为多见。主侧半球病变时，尚有不同程度的失语、失用和失认，还出现病灶侧的原发性视神经萎缩，出现特征性的病侧眼失明伴对侧偏瘫，包括黑矇交叉性麻痹、Horner 征、动眼神经麻痹和视网膜动脉压下降。如颅外段动脉闭塞时，颈动脉可有触痛，呈条索状，搏动减退或消失，颈部可听到异常血管杂音。如侧支循环良好，临床上可不出现症状。多普勒超声扫描除可发现颈动脉狭窄或闭塞外，还可见到颞浅动脉血流量呈逆向运动。

**2. 大脑中动脉** 主干闭塞时有三偏征，主侧半球病变时尚有失语，该型最为常见。中动脉表浅分支前中央动脉闭塞时可有对侧面、舌肌无力，主侧受累时可有运动性失语；中央动脉闭塞时可出现对侧上肢单瘫或不完全性偏瘫和轻度感觉障碍，顶后、角回或颞后感觉性失语和失用，豆纹动脉外侧支闭塞时可有对侧偏瘫。

**3. 大脑前动脉** 由于前交通动脉提供侧支循环，近端阻塞时可无症状；周围支受累时，常侵犯额叶内侧面，瘫痪以下肢为重，可伴有下肢的皮质性感觉障碍及排尿障碍；深穿支阻塞，影响内囊前支，常出现对侧中枢性面舌瘫及上肢轻瘫；双侧大脑前动脉闭塞时，可出现精神症状伴有双侧瘫痪。

### （二）椎 - 基底动脉系统

**1. 小脑后下动脉（Wallenberg）综合征** 引起延髓背外侧部梗死，出现眩晕、眼球震颤，病灶侧舌咽、迷走神经麻痹，小脑性共济失调及 Horner 征，病灶侧面部对侧躯体、肢体感觉减退或消失。

**2. 旁正中央动脉** 较为罕见，病灶侧舌肌麻痹对侧偏瘫。

**3. 小脑前下动脉** 眩晕、眼球震颤，两眼球向病灶对侧凝视，病灶侧耳鸣、耳聋，Horner 征及小脑性共济失调，病灶侧面部和对侧肢体感觉减退或消失。

**4. 基底动脉**　高热、昏迷、针尖样瞳孔、四肢软瘫及延髓麻痹。急性完全性闭塞时可迅速危及患者生命，个别患者表现为闭锁综合征。

**5. 大脑后动脉**　表现为枕顶叶综合征，以偏盲和一过性视力障碍，如黑朦等多见。此外还可有体象障碍、失认、失用等。如侵及深穿支可伴有丘脑综合征，有偏身感觉障碍及感觉异常以及锥体外系等症状。

**6. 基底动脉供应脑桥分支**　可出现下列综合征：①脑桥旁正中综合征（Foville综合征）：病灶侧外展不能，两眼球向病灶对侧凝视，对侧偏瘫。②脑桥腹外综合征（Millard–Gubler综合征）：病灶侧周围性面瘫及外直肌麻痹，伴病灶对侧偏瘫，可有两眼向病灶侧凝视不能。③脑桥被盖综合征（Raymond–Cestan综合征）：病灶侧有不自主运动及小脑体征，对侧肢体及轻瘫及感觉障碍，眼球向病灶侧凝视不能。

## 二、临床分型

完全性缺血性中风系指起病6小时内病情达到高峰，一般较重，可有昏迷。进展性缺血性中风则指局限性脑缺血逐渐进展，数天内呈阶梯式加重。按病程和病情有下述几种特殊类型。

### （一）可逆性缺血性神经功能缺损

此型患者症状、体征持续超过24小时但在2～3周内完全恢复，不留后遗症。多数发生于大脑半球卵圆中心，可能是由于该区尤其非优势侧侧支循环迅速而充分地代偿，缺血尚未导致不可逆的神经细胞损害，也可能是一种较轻的梗死。

### （二）缓慢进展型

在起病后1～2周症状逐渐加重，血栓逐渐发展，脑缺血和脑水肿的范围继续扩大，症状由轻变重，直到出现对侧完全偏瘫、意识障碍，甚至发生脑疝，类似颅内肿瘤，又称脑瘤型。

### （三）进展型

局限性脑缺血症状逐渐加重，呈阶梯式加重，可持续6小时至数天。

### （四）大块梗死型（又称暴发型）

大块梗死型为数较少，但症状出现快，如颈内动脉或大脑中动脉主干等较大动脉的急性脑血栓形成，往往伴有明显脑水肿、颅内压增高，患者头痛、呕吐，病灶对侧偏瘫，常伴意识障碍，很快进入昏迷状态，有时发生脑疝，类似脑出血，又称脑出血型或恶性脑梗死。

# 第三节　影像学、实验室检查

## 一、血液检查

多有血脂增高，但高密度脂蛋白降低，血糖高，血液黏稠度、血细胞比积、血小板聚集性宜增。

## 二、脑脊液

一般正常，大面积或出血性脑梗死可有脑压升高、蛋白微增及所含红细胞增多等。

## 三、TCD 检查

### （一）脑动脉硬化的 TCD 改变

收缩峰圆钝 $S_2 > S_1$ 或 $S_2$ 与 $S_1$ 融合，舒张末期血流速度降低，脉动指标 PI、RI、S/D 增高。TIA 患者的 TCD 脑动脉硬化频谱特点是：① TCD 上仅为轻度脑动脉硬化的改变，仅有频谱形态改变，舒张末期血流速度轻度降低，脉动指标轻度增高，主要是 PI 和 S/D 的改变。②较少出现脑动脉硬化的高阻波形频谱，舒张末期血流速度不会明显降低，极少出现舒张末期血流速度降低到接近零的情况。③ TCD 的脑动脉硬化频谱形态改变。一般在颈内动脉系统的多支血管中出现，较少在单支血管。椎基底动脉血管脑动脉硬化频谱出现率一般均低于颈内动脉系统血管。

### （二）TCD 在 TIA 诊断中的临床意义

**1. 对 TIA 的诊断及鉴别诊断**　TIA 的 TCD 诊断必须结合临床症状和体征，并具有：①受累血管狭窄的 TCD 表现。②受累血管痉挛的 TCD 表现。③脑血管分支梗死的 TCD 表现之一。另外，TCD 的异常表现与临床症状基本相符。

**2. 对 TIA 的病因学诊断**　一般可分为脑动脉硬化、脑血管狭窄、脑血管痉挛、脑血管微栓塞。

**3. 对 TIA 发生的预测**

（1）*血液生化检查*：常有胆固醇、甘油三酯和低密度脂蛋白增高和血糖增高。

（2）*经颅多普勒超声*（TCD）：可发现脑动脉主要分支的流速、流向改变，提示管腔狭窄。TCD、CVA 示血流速度及频谱形态异常，狭窄段血流速度增高，近端流速降低，完全闭塞则受累血管 TCD 信号消失等。

## 四、其他检查

**1. SPECT、正电子发射体层扫描（PET）** 可示梗死灶区血流量、代谢降低或消失。

**2. 脑血管造影** 可显示阻塞血管的部位及范围。

**3. CT 及磁共振（MRI）** 可显示梗死灶的形态、部位、大小、数目，有无出血、水肿、脑移位、脑萎缩等改变。

# 第四节　诊断与鉴别诊断

## 一、诊断脑动脉硬化症的标准主要依据

### （一）1978 年全国第二届神经精神病学术会议拟订的最低标准

（1）年龄 40 岁以上。

（2）初发高级神经活动不稳定的症状和（或）脑弥漫性损害症状。

（3）有全身性动脉硬化的旁证，如眼底动脉硬化Ⅱ级以上，主动脉增宽及桡动脉硬化及冠心病等。

（4）神经系统阳性体征，如腱反射不对称，掌颏反射阳性，及（或）吸吮反射阳性者。

（5）血清胆固醇增高。

（6）排除其他脑疾病。

### （二）1978 年《新医学》副刊神经系统病编辑组拟定的标准

（1）有脑动脉硬化的症状和体征，而初发于 45 岁以上者。

（2）排除了颅内肿瘤、炎症、中毒、外伤等原因。

（3）有高血压史，特别是Ⅱ期以上的高血压。

（4）有眼底动脉硬化的表现。

（5）心血管系统及其他部位具有某些动脉硬化者：冠状动脉硬化的临床和心电图改变，主动脉硬化的 X 线片征，颈动脉、锁骨下动脉杂音，桡、颞、足背动脉硬化征。

如具有上述各方面的表现，临床可确定为脑动脉硬化症。如只具有（1）（2）两项，而不全具备（3）（4）（5）项者，应进行以下辅助检查：①血脂测定：胆固醇＞200 ～ 250mg%，甘油三酯＞ 130mg%，β 脂蛋白＞ 450 ～ 600mg%。②脑血流图：包括药物试验。③脑电图：包括压颈诱发试验。④必要时作脑血管造影。⑤有条件时作局部血流测定。

说明：①如仅有某些症状和体征，而又不全具备上述诊断标准时，作为可疑脑动脉

硬化，通过随访检查进一步确诊。②仅有症状和体征，而其他神经系统检查及辅助检查阴性时，建议按症状诊断，如神经衰弱综合征、痴呆综合征，并继续观察，追查病因。③在普查或诊断其他疾病过程中，如发现有脑动脉硬化的体征及某些辅助检查明确阳性所见时，虽无脑部症状体征，也应诊断为脑动脉硬化的无症状期，及时防治。④已有小中风或大中风发作史的患者，应按急性脑血液循环障碍进行治疗。如中风病因为脑动脉硬化，且符合上述标准，则诊断脑动脉硬化症，进行防治。⑤本标准只适合中老年人临床应用。对 45 岁以下的脑动脉硬化、症状性高血压、脑部合并症，则据具体情况诊治。

## 二、中医诊断标准

### （一）病名诊断

中医诊断为中风。

**1. 主症**　半身不遂，神志昏蒙，言语謇涩，偏身感觉异常，口舌歪斜。

**2. 次症**　头痛、眩晕、瞳神变化，饮水反呛，目偏不瞬，共济失调。

**3. 起病方式**　急性起病，发病前多有诱因，常有先兆症状。

**4. 发病年龄**　多在 40 岁以上。

具备 2 个主症以上，或 1 个主症、2 个次症，结合起病、诱因、先兆症状、年龄即可确诊；不具备上述条件，结合影响检查结果亦可确诊。

### （二）病类诊断标准

**表 1　病类诊断标准**

| | 0 分 | 1 分 | 2 分 | 3 分 | 4 分 |
|---|---|---|---|---|---|
| 神志状态 | 神志清醒 | 神志恍惚（思睡、唤醒后能与人言） | 神志昏蒙（嗜睡、呼之答不确切） | 神昏 | 昏聩（神昏时有脱证） |
| 语言表达 | 正常 | 一般表达，命名不能 | 说话成句表达不全 | 不能说单词、词组 | 言语不能或基本不能 |
| 上肢肩关节 | 正常 | 手指分别动作有效而肌力差 | 上举平肩或略过肩 | 上举不能到肩 | 不能动或前后略摆动 |
| 上肢指关节 | 正常 | 手指分别动作有效而肌力差 | 握拳伸指 | 屈指、握拳不会伸 | 不能动 |
| 下肢髋关节 | 正常 | 抬高 45°以上 | 不足 45° | 摆动、能平移 | 不能动 |
| 下肢趾关节 | 正常 | 伸屈自如但力弱 | 伸屈不全 | 略动 | 不动 |
| 综合功能 | 生活能自理，自由交谈 | 独立生活，简单劳动而有部分功能不全 | 可行走，部分自理，尚需人辅助 | 可站立迈步，需人随时照料 | 卧床 |

表格说明：病类诊断评分是各项最高分相加而成，满分 28 分。

诊断分级：1 ～ 7 分为轻型，8 ～ 16 分中型，17 ～ 21 分重型，22 分以上极重型。

### （三）证类诊断标准

参考国家中医药管理局《中风病诊断与疗效评定标准》。

**1. 风痰火亢证**

主症：半身不遂，口舌歪斜，言语謇涩或不语，感觉异常。

次症：头晕目眩 2 分，心烦易怒 2 分，痰多而黏 6 分。

舌象：舌红 5 分，苔黄腻 6 分。

脉象：脉弦滑 3 分。

**2. 风火上扰证**

主症：半身不遂，口舌歪斜，言语謇涩或不语，感觉异常。

次症：颈项强直 7 分，呼吸气粗 3 分，便干、便秘 2 分。

舌象：舌红绛 6 分。

脉象：脉弦数 3 分。

**3. 痰热腑实证**

主症：半身不遂，口舌歪斜，言语謇涩或不语，感觉异常。

次症：咳痰 4 分或痰多 6 分，腹胀便秘 4 分。

舌象：舌质暗红 5 分，苔黄腻 8 分。

**4. 风痰瘀阻证**

主症：半身不遂，口舌歪斜，言语謇涩或不语，感觉异常。

次症：头晕目眩 2 分，痰多而黏 6 分，舌质暗淡 4 分，舌苔白腻 6 分。

脉象：脉弦滑 3 分。

**5. 痰湿蒙神证**

主症：半身不遂，口舌歪斜，言语謇涩或不语，感觉异常。

次症：痰鸣 8 分，二便自遗 1 分，周身湿冷 2 分。

舌象：苔白腻 6 分。

脉象：脉沉滑或缓滑 3 分。

**6. 气虚血瘀证**

主症：半身不遂，口舌歪斜，言语謇涩或不语，感觉异常。

次症：面色苍白 2 分，气短乏力 1 分，自汗出 3 分，手足肿胀 2 分。

舌象：舌质暗淡 5 分，或有瘀点 6 分，或有齿痕 5 分。

脉象：脉沉细 1 分，脉涩结代 3 分。

**7. 阴虚风动证**

主症：半身不遂，口舌歪斜，言语謇涩或不语，感觉异常。

次症：眩晕 2 分，耳鸣 2 分，手足心热 2 分，咽干口燥 2 分。

舌象：舌质红瘦 4 分，少苔 5 分或无苔 7 分。

脉象：脉弦细数 1 分。

使用说明：各型中风证候积分最高 20 ～ 26 分。7 ～ 14 分轻型，15 ～ 22 分中型，23 分以上重型。

分期标准：

急性期：发病 2 周以内。

恢复期：发病半年以内。

后遗症期：发病半年以上。

## 三、诊断要点

### （一）一般症状

（1）好发于中老年有动脉硬化症及高血压患者。

（2）常伴有冠心病、高脂血症，糖尿病及有家族史者。

（3）起病：多呈中风样起病。

（4）病程：可表现为一过性或可逆型（TIA 或 PIND）、进展型或完全型。

（5）前驱症状：可有头昏、头痛、肢体麻木等。

（6）先兆症状：可反复多次 TIA 发作。

### （二）定位症状与体征的鉴别诊断

**1. 颈内动脉受累征**　包括交叉性失明、交叉性霍纳征、发作性晕厥、精神障碍等。多数常有偏盲、偏身感觉障碍、偏瘫或失语，并呈急性或亚急性起病，部分进展呈痴呆状，少数可无症状。

**2. 大脑前动脉受累征**　主干受损常有对侧偏瘫及感觉障碍、记忆障碍、意识障碍、大小便失禁，皮质支受累常表现为对侧下肢的皮质型感觉及运动障碍、精神障碍、遗忘、虚构、大小便失禁等，深支受累可致对侧面、舌及上肢轻瘫，常有额叶性共济失调。

**3. 大脑中动脉受累征**　主干受累呈现大面积额、颞叶梗死而有典型三偏综合征，主半球尚有失语症，甚而有严重脑水肿颅高压综合征或发生脑疝。如果为皮质支受损，上半部分支多表现对侧以面、舌、上肢为重的感觉、运动障碍，主侧可有运动性失语症；下半部分支则表现为对侧同向性的下或上象限盲及感觉性失语、失用等征。

深支受累不论是内外分支均以腔隙梗死为多见，常表现纯运动性中风或感觉运动中风等“一偏”或“两偏”征，亦可伴偏盲征。

**4. 脉络膜前动脉受累征**　可表现大脑中动脉的三偏征及失语征，同侧瞳孔扩大及对光反射迟钝及偏听偏身感觉过敏，忽略症及偏瘫侧血管运动障碍、肢体水肿等。

**5. 后交通动脉受累征** 产生丘脑外侧、丘脑下部及底丘脑相关综合征。如多汗、血管运动障碍、交感神经功能亢进、内分泌障碍及偏侧投掷运动。

**6. 大脑后动脉受阻征**

（1）主干受累征：可表现为对侧偏身感觉障碍、感觉过敏、丘脑性疼痛及丘脑手、轻偏瘫、偏盲、健忘性失语、视觉失认症等。双侧受损可有皮质盲、精神盲及 Amon 综合征。

（2）皮质支受累征：可表现为皮质型偏盲，如视觉失认、失读症、健忘症失语，记忆障碍等。

（3）深支受累征：可有大脑脚综合征，下红核综合征，上红核综合征，以及丘脑综合征。

**7. 小脑后下动脉受累综合征** 病变侧第 8、9、10 脑神经受损征及共济失调，霍纳征及交叉性感觉障碍。

**8. 小脑前下动脉受损征** 病变同侧周围面瘫、霍纳征、小脑共济失调及交叉性感觉障碍，向病侧注视麻痹，伴眩晕、呕吐、眼震。

**9. 小脑上动脉受损征** 病侧小脑共济失调、霍纳征、向病侧注视麻痹，病变对侧偏身感觉呈痛触分离性感觉障碍。

**10. 基底动脉受阻征** 主干受累。如完全阻塞，则迅速昏迷、四肢瘫痪及出现多数脑神经受损征，瞳孔偏小或大小不等，高热，常迅速死亡；不完全阻塞常呈现各脑神经受损征的交叉性偏瘫征，及上述小脑动脉与大脑后动脉受累征。此外，尚可出现去大脑强直、闭锁综合征、无动性缄默等意识及肌张力障碍等。

### （三）其他类型的症状体征

**1. 腔隙梗死** 累及血管直径多在 200μm 以下，形成腔隙直径 0.5 ～ 15mm，好发于基底节、内囊、丘脑、大脑白质、脑桥等处，可表现一个或多个病灶。临床表现有纯运动性偏瘫、纯感觉性中风、共济失调性轻偏瘫、感觉运动性中风、构音障碍 - 手笨拙综合征等，以及其他形式腔隙综合征。

**2. 大面积脑梗死** 起病急，进展快，除病灶症状外，尚有颅内高压症、意识障碍及原发病相应症状，因病变面积大，合并症多，故预后差。

**3. 出血性脑梗死** 有近期内脑梗死的病史，且在其病情稳定后出现症状加重、扩大或出现新体征，常伴颅内压增高、意识障碍、脑膜刺激征，多见于大面积梗死。

**4. 分水岭梗死**

（1）前分水岭梗死：居大脑前中动脉边带区，有轻偏瘫及半身感觉障碍，以下肢明显，伴皮质型运动性失语及精神、情绪改变。

（2）后分水岭梗死：有皮质感觉障碍、偏盲或下象限盲、感觉性失语、失用、空间忽略症等。

（3）皮质下分水岭梗死：可表现为轻偏瘫、偏身感觉障碍、不全运动性失语等。

（4）小脑分水岭梗死：具轻度小脑性共济失调症。

**5. 脑出血** 常在活动中起病，发病时血压急剧升高，症状很快达高峰，常有头痛、呕吐、意识障碍、偏瘫、瞳孔不等大、脑膜刺激征阳性以及含红细胞脑脊液，影像学检查可确诊。脑出血和脑梗死性质不同，治疗方法也不同，因此，需及早明确诊断。在没有条件进行 CT 或核磁共振检查的情况下，可按以下几条鉴别：

（1）脑出血患者多有高血压和脑动脉硬化病史，而脑梗死患者多有短暂性脑缺血发作或心脏病史。

（2）脑出血多在情绪激动或用力的情况下发病，脑梗死多在安静休息时发病。

（3）脑出血发病急、进展快，常在数小时内达高峰，发病前多无先兆。而脑梗死进展缓慢，常在 1 ～ 2 天后逐渐加重，发病前常有短暂性脑缺血发作病史。

（4）脑出血患者发病后常有头痛、呕吐、颈项强直等颅内压增高的症状，血压亦高，意识障碍重。脑梗死发病时血压多较正常，亦无头痛、呕吐等症状，神志清醒。

（5）脑出血患者腰穿脑脊液压力高，多为血性，而脑梗死患者脑脊液压力不高，清澈无血。

（6）脑出血患者中枢性呼吸障碍多见，瞳孔常不对称，或双瞳孔缩小，眼球同向偏视、浮动。脑梗死患者中枢性呼吸障碍少见，瞳孔两侧对称，眼球少见偏视、浮动。当然，个别轻度脑出血患者临床症状轻，与脑梗死相似，两者难以鉴别。而大面积脑梗死患者出现颅内压增高、意识障碍时，也酷似脑出血，临床上不好区分。要力争尽早做 CT 扫描检查。脑出血的 CT 表现为高密度阴影，而脑梗死表现为低密度阴影，两者截然不同。

**6. 非动脉硬化性脑梗死** 非动脉硬化性脑梗死包括有心源性栓子、感染性菌栓、脓栓、虫栓、肿瘤的转移癌栓引起的梗死，以及血液病如镰状细胞贫血、真性红细胞增多症，某些结缔组织疾病的血管炎等引起的梗死，本类患者无动脉硬化，但却具有各种疾病的相应典型病征，特别是儿童、青少年患者更应引起注意。

## 第五节 中医治疗

本病辨治应以虚实为纲。虚证以肝肾阴精不足为为基础，兼有气虚，或阳虚，治疗分别以滋肾、养肝为主，兼以补气、温阳。实证以痰浊、瘀血阻窍为主，治疗分别以化痰开窍、活血化瘀。因虚实常常互见，常需补虚与祛邪同用，但总以扶正补虚为主要治疗方法。

### 一、辨证论治

**1. 阴虚阳亢证**

症状：头晕目眩，视物不清，健忘失眠，腰酸膝软，咽干口苦，肢体震颤或伴麻木。舌体歪斜，舌质红瘦，苔少而干，脉细或数。

证候分析：腰为肾之府，肾阴不足，则腰酸膝软；肝开窍于目，肝阴不足，目精失养，则视物不清；肝肾阴虚，肝阳上亢，则头晕目眩，咽干口苦；心神失养，则健忘失眠；肝阴不足，筋脉失濡，肝风内动，则见肢体震颤、麻木。舌红而瘦，苔少而干，脉细、数均为肝肾阴虚、肝阳上亢之征。

治法：滋阴潜阳，平肝息风。

方药：镇肝熄风汤加减。药用怀牛膝 10g，生赭石 30g（先煎），生龟甲 10g（先煎），生白芍 20g，天冬 10g，川楝子 10g，生麦芽 15g，甘草 3g。

方解：牛膝补肾强腰，引血下行，折肝气亢盛之风阳；天冬补养肾阴；白芍、甘草酸甘化阴，柔肝缓急息风；龟甲滋填真阴，加强白芍养阴息风之力；赭石重镇平肝息风；川楝子引肝气下达，并抑肝阳上亢之性；生麦芽健脾疏肝，并防龟甲、天冬滋腻碍脾。

加减：阳亢明显，症见眩晕重者加生牡蛎 30g（先煎），天麻 10g；肝阴不足，症见视物昏花明显，加枸杞子 10g，石斛 10g；伴心火内扰，症见心中烦热等，加黄连 3g，竹叶 10g；脑络不和，症见头胀头痛，加白蒺藜 10g，川芎 10g；夹有痰热，症见痰黄量多，加天竺黄 10g，胆南星 10g；兼腑失濡润，见大便干结，加决明子 10g。

**2. 肾精亏乏证**

症状：多见高龄久病患者，头目眩晕，脑转耳鸣，健忘，视物昏花，语声低微，表情呆板，走路不稳，行动缓慢，甚至筋脉拘急，四肢抽搐，神倦痴呆，气短乏力，或言语增多（欣快），夜寐不安。或有癫痫，二便失控。舌淡，苔薄白，脉沉细迟弱。

证候分析：人到老年，下元空亏，或病久及肾，肾精亏虚，髓海不足，则有头目眩晕，脑转耳鸣，健忘，神色痴呆；肾精亏虚，肝木失养，目睛失养，则视物昏花；精亏则宗气不足，见精神疲倦，筋骨失养，肺气虚弱，见语声低微，气短无力，行动迟缓，走路不稳；心神失养，则夜寐不安；肝肾不足，筋脉失养，虚风内动，则筋脉拘急，四肢抽搐；髓海失养，灵机失运，久则痴呆，肾司二便，肾亏失于固摄，故二便失控。舌淡，苔薄，脉沉细迟弱。

治法：益肾培元，填精补髓。

方药：左归丸加减。药用熟地黄 15g，枸杞子 10g，山茱萸 10g，怀牛膝 10g，山药 15g，菟丝子 10g，鹿角胶 10g（烊化），龟甲胶 10g（烊化）。

方解：方中熟地黄重用以填入阴精之源，辅以枸杞子、山茱萸增强滋肾填精之力；龟鹿为血肉有形之品，龟甲胶滋阴，鹿角胶补阳，共奏填精、补髓、充脑之功；菟丝子、怀牛膝强腰壮骨；山药健脾益胃。

加减：灵机失运明显，症见神呆、健忘者，加益智仁 10g，九节菖蒲 10g；头晕目花，脑转耳鸣显著者，加菊花 10g，磁石 30g（先煎）；肾虚心神失养明显者，夜寐不安较甚者，加夜交藤 15g（后下），炒枣仁 10g；虚风内动，筋脉拘急者，加白芍 15g，钩藤 15g（后下）；若见癫痫发作者，加全蝎 3 g，蜈蚣 2 条；痰浊阻窍，症见言语謇涩，痰多，苔白腻而厚者，加法半夏10g，炙远志6g；痰浊中阻，症见腹胀纳呆者，加陈皮9g，焦神曲15g，熟地黄改为10g；兼瘀血，舌质暗紫，加丹参15g，红花10g；痰浊蕴久化火上扰，症见舌苔黄腻，舌红，脉数心烦，言语增多者，加黄连3 g，胆南星10g。

**3. 气虚血瘀证**

症状：表情淡漠，性情孤僻，沉默寡言，或喃喃自语，神志痴呆，反应迟钝，多疑固执，健忘失眠，或嗜睡，头晕耳鸣，面色无华，体倦乏力，纳谷不香，四肢麻木。舌体胖，舌淡暗，有紫气，或有瘀点瘀斑，苔薄白或腻，脉细弱或细涩。

证候分析：中年以后，元气渐虚，清阳不升，故头晕耳鸣，表情淡漠，反应迟钝，沉默寡言，嗜睡；气虚血行无力以致瘀血内生，血瘀阻碍气机运行则气滞，气滞又可加重血瘀，气行则水行，气血则津液气化失司，失于布施，或气滞则血瘀，瘀从水化湿，水停则湿聚，为痰。痰湿、瘀血之间又互为因果，加重病情；痰浊困脾，健运不及，则神思困顿，纳谷不香；痰瘀闭阻脑窍，故神志痴呆，喃喃自语，性情孤僻，固执多义，健忘；痰蒙心神，则失眠多梦；舌淡胖，苔薄白，脉细弱，是元气不足之象；舌有瘀斑瘀点、紫气，脉涩，乃痰瘀阻闭之征。

治法：益气活血，化痰开窍。

方药：补阳还五汤合白金丸加减。药用黄芪10～60g，川芎10g，当归10g，地龙10g，桃仁10g，红花10g，郁金10g。

方解：方中黄芪补气复元，川芎、当归、桃仁、红花活血化瘀，地龙化痰通络，郁金化痰开窍。

加减：气虚明显者，加党参15g，白术10g；痰浊阻窍明显者，加九节菖蒲6～10g，炙远志10g；痰浊内蕴，症见失眠、纳差者，加茯苓10g；肾精不足，症见腰膝酸软者，加桑寄生15g，川牛膝10；肾虚肠失濡养，症见大便秘结者，加肉苁蓉10g，火麻仁10g；肝郁化火，症见心烦焦虑者，加醋柴胡6g，丹参15g；痰浊日久化火，症见苔黄腻者，加胆南星10g，天竺黄10g。

## 二、中成药

**1. 绞股蓝总苷片**

适应证：脑动脉硬化症。

用法：每次40～60 g，口服，每日3次。

**2. 月见草油胶丸**

适应证：脑动脉硬化症血脂增高者。

用法：每次1.5～2.0g，口服，每日2次。

**3. 藻酸双酯钠**

适应证：脑动脉硬化症见瘀血气滞表现者

用法：每次50～100mg，口服，每日3次。或以1～3mg/kg体重计算其总量，加入生理盐水或5%葡萄糖注射液250～500mL，缓慢经脉滴注，每日1次，14天为1疗程。

**4. 川芎嗪**

适应证：脑动脉硬化症见有瘀血兼气滞表现者。

用法：每次100mg，每日3次，或以针剂80～160mg，加入生理盐水或5%葡萄糖注射液250～500mL，缓慢静脉滴注，每日1次，14天为1疗程。

**5. 安宫牛黄丸**

适应证：脑动脉硬化症见心肝火旺、神窍闭塞者。

用法：每次1粒，每日1～2次，口服。只可暂时用，不宜久服。

**6. 杜仲天麻丸**

适应证：脑动脉硬化症见肝肾不足、血压偏高者。

用法：每次6g，每日2～3次，口服。

**7. 银杏叶片（百路通、舒血宁）**

适应证：脑动脉硬化症见瘀血证者。

用法：每次1～2粒，每日3次，口服。

**8. 枕中健脑液**

适应证：脑动脉硬化症呈气血两虚型及肝肾不足型。

用法：每次10mL，早晚1次，口服。

**9. 精乌胶囊**

适应证：用于脑动脉硬化症见肝肾不足证者。

用法：每次2粒，每日2次，口服，2周为1疗程，每疗程间隔2～3天。

**10. 心脑健胶囊（天力体保）**

适应证：具有清利头目、醒神健脑、化浊降脂功能，用于脑动脉硬化症各型。

用法：每次2粒，每日3次，口服。

**11. 还精煎口服液**

适应证：脑动脉硬化症见肾虚精亏、髓海不足之眩晕。

用法：每次10mL，每日2次，口服。

**12. 脂必妥**

适应证：脑动脉硬化症见眩晕头痛、胸闷胸痛，肢体麻木，舌质紫暗或有瘀斑证。

用法：每次3片（每片含量0.35g），每日3次，口服。

## 三、专病方

**1. 降脂通脉丸**　人参10g，黄芪30g，黄精20g，当归15g，何首乌30g，茯苓15g，竹茹10g，泽泻15g，姜黄15g，郁金30g，生山楂20g，草决明20g，大黄10g。上药共研，和为蜜丸（糖尿病患者用水丸），每丸6g，每次2丸，每日3次，3个月为1

疗程。

**2. 活血通脉汤** 桃仁6g，红花6g，半夏6g，川芎9g，石菖蒲9g，丹参12g，赤芍12g，川牛膝12g，干地龙2g，炒白术12g，鸡血藤20g。水煎服，每日1剂，2周1个疗程。适用于脑动脉硬化性眩晕。

**3. 银杏舒通口服液** 由银杏、制首乌、生白芍等组成，制成口服液，每支10mL，每次1支，每日2次，1个月为1疗程。

**4. 脑脉舒颗粒剂** 由银杏叶干浸，制首乌、杜仲、川芎、丹参、地龙、九节菖蒲等组成，采用现代制剂工艺精制而成，每次1包（15g），每天3次，冲服。

**5. 固本通脉复方** 主要以何首乌为君，佐以苍术、白术等组成，制成合剂，每日2次，每次30mL，连服3个月。适用于肾精亏虚，痰浊内阻证。

**6. 脑络通胶囊** 由制首乌、桑寄生、海藻、水蛭胶囊，每粒重0.35g，每次3粒，每日2次。

**7. 脑脉康胶囊** 由人参、三七、丹参、何首乌、葛根、川芎、红花、淫羊藿、桑寄生、石菖蒲、人参叶、山楂、水牛角、冰片等14味中药组成，每天3次，每次口服2～4粒。

**8. 固本丸** 何首乌、地黄、枸杞、肉苁蓉、巴戟天等制成，为水泛丸，每次6g，每天2次。结果患者在指向、联想、图像、再认等方面测试成绩明显提高。本方适用于脑动脉硬化智力减退者。

## 四、按摩治疗

**1. 基本操作**

（1）患者坐位，以双手拇指分推印堂至太阳穴，揉眉弓。后五指分开，沿头正中线分搓，使患者有热感。再以两手捏拿风池、肩井穴。

（2）患者仰卧，指揉推法作用于胸腹正中线，乳头直下及腋中线，往返4～6遍。再以一手按压中脘，一手按压关元，一起一伏，交替缓慢按压数次。

（3）分别点按足三里、三阴交、脾俞及肾俞穴各半分钟。

**2. 辨证加减**

（1）心脾两虚者：揉按心俞、肝俞、胃俞、小肠俞、足三里各1分钟，横擦左侧背部及直擦背部督脉，以透热为度。

（2）心肾两亏者：先推一侧桥弓20～30次，再推另一侧桥弓穴。横擦肾穴、命门部，以适热为度。

（3）肾精不足，元气耗损者：提拿肩井，点按肝俞、肾俞，点按关元、气海。

## 五、针灸治疗

**1. 体针**

（1）心脾两虚：治宜健脾养心，安神定志。选穴：神门、三阴交、四神聪、百会、心俞、脾俞、足三里。兼喜怒无常等肝火偏盛者，加肝俞、胆俞、太冲以泻肝火。

（2）心肾两虚：治宜补心安神，交通心肾。选穴：心俞、神门、三阴交、膻中、肾俞。阴虚火旺者，针刺涌泉、行间以滋肾平肝。

（3）肝肾阴虚，元气耗损：治宜滋养肝肾，息风定痉。选穴：腰眼、大椎、三阴交、复溜、肝俞、脾俞、神门、足三里、百会、太冲、风池、合谷。兼阳虚者，加膏肓、中脘、阳陵泉、气海以补气壮阳。

（4）血瘀痰阻：治宜益气补肾、化瘀祛痰。选穴：脾俞、肾俞、关元、足三里、内关、丰隆、解溪。

**2. 耳针**

选穴：神门、皮质下、枕、心、肾、脾、肝等。

# 第六节　辨病论治法

## 一、急性期

以尽早改善脑缺血区的血液循环、促进神经功能恢复为原则。

### （一）缓解脑水肿

梗死区较大的严重患者，可使用脱水剂或利尿剂，但量不宜过大，时间不宜过长，以防脱水过度导致血容量不足和电解质紊乱等。

### （二）改善微循环

可用低分子右旋糖酐，能降低血液黏稠度和改善微循环。每次静滴 500mL，每日 1 次，8 ～ 10 天为一疗程。也可以用 706 代血浆，用法相同。

### （三）稀释血液

**1. 等容量血液稀释疗法**　通过静脉放血，同时予置换等量液体。

**2. 高容量血液稀释疗法**　静脉注射不含血液的液体，以达到扩容目的。

**3. 溶栓**

（1）阿替普酶：按体重计算，0.9mg/kg，本药溶解为 1mg/mL 的浓度，先静脉注射

10%，然后在60min内静脉滴注剩下的90%。

（2）尿激酶：第一天用1万～3万U，分2～3次加入葡萄糖溶液内静滴，1～2周为一疗程。用药期注意出血倾向，1～2年内用此药者不宜再用。有出血素质、低纤维蛋白原血症、败血症、空洞型肺结核、严重肝病、心内膜炎及近期内有出血者忌用，应用链激酶时应作过敏试验。

### （四）抗凝

用以防止血栓扩延和新的血栓发生。用药期间也须严密注意出血倾向，出血性疾病、活动性溃疡、严重肝肾疾病、感染性血栓及高龄者忌用。

**1. 肝素** 12500～25000U，溶于5%葡萄糖溶液500～1000mL内，静滴1～2天，以后根据病情掌握使用。

**2. 双香豆素** 同时口服，第1日200～300mg，以后维持量为50～100mg/d，治疗天数以病情而定；

**3. 新抗凝** 口服，第1日20mg，第2日16mg，以后用4～8mg/d维持量。此外，临床上还有用蛇毒制剂、藻酸双酯钠等等。

### （五）扩张血管

一般认为血管扩张剂效果不肯定，对有颅内压增高的严重患者，有时可加重病情，故早期多不主张使用；常用的药物有罂粟碱30mg，口服或肌注每天2～3次，或60～90mg加入5%葡萄糖溶液500mL内，静滴，每日1次。还可应用环扁桃酯、己酮可可碱、倍他定等。也可使用钙离子拮抗剂，以防止继发性血管痉挛，如尼莫地平40mg，每日3次；西比灵5～10mg，每日1次。

### （六）其他

除上述治疗原则外，本病还可使用高压氧疗法，体外反搏疗法和光量子血液疗法等。后者将自体血液100～200mL经过紫外线照射和充氧后回输给自身，每5～7天一次，5～7次为一疗程。

## 二、辨证与辨病结合思路

### （一）中西医结合治疗

（1）四神胶囊配合西医治疗

【处方】黄芪50g，川芎30g，丹参40g，槟榔40g。

（2）加味黄连解毒汤配合西医治疗

【处方】黄连15g，黄芩15g，黄柏15g，大黄6g，益母草30g，鸡血藤20g，茯苓10g，泽泻10g，栀子15g，当归15g。

（3）祛痰化瘀通腑汤配合西医治疗

【处方】生大黄 5 ～ 10g（后下），天南星 10g，全瓜蒌 20g，枳实 10g，丹参 18g，水蛭 5g，地龙 12 g。

（4）醒脑丹配合西医治疗

【处方】川芎 60g，丹参 200g，玄参 200g，石菖蒲 200g，葛根 300g，楮实子 300g，黄芪 300g，地龙 60g。

### （二）中成药治疗的发展

（1）清开灵注射液合并生脉注射液治疗。

（2）川芎注射液治疗。

（3）通塞益脑液治疗。

### （三）针灸与推拿的辅助治疗

**1. 常规针刺治疗**

【取穴】取患侧百会、四神聪、风池、肩髃、曲池、外关、合谷、环跳、阳陵泉、足三里、悬钟、解溪、太冲、廉泉、通里、地仓、颊车、四白等穴。

【治法】针刺，留针 20 ～ 30min，每日 1 次。

**2. 立体网状针刺法治疗**

【取穴】颞三针（率谷、率谷前后 1 寸处，各 1 穴），智三针（神庭，双侧本神），四神聪透百合。

【配穴】肌张力增高，配肌张力调节区（风府上下各 1cm，膀胱经与前者平行等高的 2 条线。向上进针）。

【治法】横刺 0.5 ～ 0.8 寸，并取穴肩髃、曲池、外关、合谷、伏兔、足三里、悬钟（均直刺 1 ～ 1.3 寸）、环跳（用 2 寸针直刺 1.5 ～ 1.8 寸，均患侧）。均得气后，加电针，留针 30min，每日 1 次，1 个月为 1 个疗程。

**3. 头顶穴针刺治疗**

【取穴】头四针（百会透曲鬓，分 4 针透刺，刺入皮下 1 寸，以 200 次 / 分钟速度捻转 3min，间隔 5 分钟，重复 3 次），项七针（风府，向下斜刺 1.2 寸，以头脑有胀感为度；天柱，向内斜刺 0.8 ～ 1 寸；风池、完骨，针尖向喉结方向进针 1 ～ 1.5 寸，小幅度高频率捻转，使风池穴针感放射至前额。后 3 穴均取双侧，均留针 20min）。

【治法】每日 1 次。

**4. 子午流注纳甲法针刺治疗**

【取穴】治疗时间选择辰时（或巳时，按照于氏时区、时差理论比北京时间推后 28min），按照纳甲法，配合合日互用取穴法以及井、荥、输、经、合纳法，推算开穴。

【配穴】第 1 组为足三里、三阴交、曲池、合谷。第 2 组为环跳、阳陵泉、肩髃、外关。肝肾亏虚配肝俞、肾俞，痰瘀阻络配丰隆、膈俞，气虚血瘀配气海、血海。

【治法】先针子午流注开穴，迎随补泻法；再针配穴，两组穴交替使用，随证配穴。提插捻转手法，补健侧，泻患侧，留针 30min，每日 1 次，1 个月为 1 个疗程。

**5. 通经接气针刺手法治疗**

【主穴】肩髃、曲池、合谷、环跳、阳陵泉、足三里（均患侧）、三阴交、太冲（均双侧）。

【配穴】舌强语謇配哑门、廉泉，口歪配地仓、颊车、迎香。

【治法】速刺法，刺入达所需深度，未得气用催气法；同时左手第 2、3、4 指并拢，以指肚和指甲由所刺之腧穴附近的经上沿向心方向迅速叩击；中指叩到主穴上，每次在 2 ～ 3s 内完成；气至关节不再上行或气行途中不上传时，针在浅部用青龙摆尾法，深部用白虎摇头法。留针 20min，每日 1 次，10 次为 1 个疗程，疗程间隔 2 日。

**6. 针刺风池穴治疗**

【主穴】风池。

【配穴】患侧肩髃、曲池、外关、足三里、阳陵泉、昆仑、血海。失语及延髓性麻痹者，加廉泉。

【治法】先针刺风池穴，针尖斜向对侧眼窝刺入 0.5 ～ 1 寸，施泻法，配穴用平补平泻法。每次留针 20min，每 5min 行针 1 次，每日 1 次，10d 为 1 个疗程。

### （四）针刺配合成药治疗

【主穴】额三针（患侧耳尖直上 1.5 寸及水平旁开各 1.5 寸）、肩髃、风池、合谷、环跳、足三里、悬钟。

【配穴】失语配廉泉，面瘫配地仓透颊车，指握无力配后溪，伸手无力配腕骨，痰盛配丰隆。

【治法】头部穴快速捻转，余穴用平补平泻法，留针 30min，10min 行针 1 次，并用丹参注射液 20mL，脉络宁注射液 10mL，加 5% 葡萄糖溶液 250mL，胞磷胆碱 0.5g，加生理盐水 250mL，静滴。对症处理，每日 1 次，15 日为 1 个疗程。

## 第七节　预后及注意事项

由于本病的根本病因是动脉粥样硬化，所以预防动脉硬化成为预防本病的重要环节。平时应多吃蔬菜，忌食含胆固醇丰富的食品（如动物内脏、动物脂肪、蛋黄等），积极治疗糖尿病、高血压和适当选用降压药物，但要防止血压突然下降或低血压过久。对已有小中风发作的患者更应积极治疗。药物治疗目的是降低血液的脂质浓度、扩张血管、改善血液循环、活化脑细胞等，可选用烟酸肌醇脂、多烯康、脂必妥、非诺贝特等，以降低血脂浓度。

## 一、环境指导

（1）指导患者居住环境要安静、整洁，室内空气要流通，温、湿度适宜。

（2）确保睡眠充足，睡前应避免强光等不良刺激，可适当播放些轻音乐，口服一瓶热牛奶或用热水泡脚以助睡眠。

（3）各种生活用品必须放在随手易拿的地方，以便自取。

（4）走廊应通畅，地面应干燥，应穿防滑鞋，以免摔倒。

（5）各种危险性物品妥善保管，避免误伤。

## 二、饮食指导

（1）科学合理安排饮食，以清淡、低盐易消化饮食为原则，忌煎炸、油腻、肥厚之品。要有足够优质的蛋白质、维生素、纤维素及微量元素的补充，如黄豆制品、乳类、鱼类、新鲜蔬菜、水果等。动脉硬化症患者，忌吃羊髓、肥肉、猪肝、白酒、啤酒等食物，生姜、牛奶、大豆、大蒜、燕麦、木耳、红薯等食物有预防动脉硬化的功能。

（2）饮食宜细嚼慢咽，以免消化不良。

（3）饮食宜软勿硬，冷热相宜，过冷伤脾胃阳气，过热则伤阴。

（4）均衡营养，粗细粮搭配。

（5）鼻饲患者：①每次注射前必须抽取胃液以证实胃管在胃中。②每 2 小时注射 1 次鼻饲量 250 ～ 300mL，并注意温度适宜。③注射完毕用温开水清洗胃管，以防堵塞。

## 三、运动指导

（1）合理安排作息时间，注重劳逸结合，根据病情量力而行，可选择骑自行车、慢跑、打太极拳等方法。

（2）指导患者进行肢体功能锻炼，应以主动运动为主、被动运动为辅，健肢带患肢进行锻炼。

（3）步行时应以足跟先着地，抬高脚趾，不要拖地，手臂自然摆动，以避免肩关节内收、足下垂及下肢外旋。

（4）肢体活动范围由小到大，难度由浅入深。

（5）定时按揉瘫痪肢体，保持其肢体的功能位置。

（6）锻炼前，应明确体育锻炼的目的，以愉快的心情参加。应掌握循序渐进及持之以恒的原则。全面锻炼。要严格掌握运动量。避免在大量进餐、喝浓茶、喝咖啡后两小时内锻炼，也不应在运动后半小时内进餐或喝浓的饮料。

## 四、相关知识指导

（1）积极治疗原发病如高血压、糖尿病、冠心病等。

（2）对长期卧床患者指导家属至少每 2 小时翻身 1 次，并用热毛巾按摩皮肤，以促进血液循环，防止褥疮发生。

（3）保持呼吸道通畅，及时清除呼吸道分泌物，预防呼吸道感染。

（4）中西药服用相隔 2 小时，中药汤剂宜温服，丸剂应用温开水送服或先用水溶化后服用。

（5）减肥，戒烟，戒酒，少喝咖啡及浓茶等。

## 五、心理指导

脑梗死患者病程长，情绪波动，患者多表现为焦虑、失望，对治疗缺乏信心。针对患者的不同心理给予积极的心理疏导。

（1）告知患者不良的情绪能造成疾病的进一步发展，故对于心情抑郁或情绪激动的患者，鼓励其说出自己的感受。

（2）尽量避免能引起不快的事情，保持情绪轻松、愉快、稳定。

（3）鼓励患者早日摆脱疾病的困扰，重视对患肢的康复训练。

（4）列举成功案例，耐心解答问题，重新燃起患者对生活的热爱。

## 六、脑梗死的预后的有关因素

（1）与阻塞的血管大小有关：如阻塞的是小血管，脑缺血范围小，侧支循环易形成，恢复较快，预后较好。如阻塞的血管大，脑缺血范围大，脑组织受损严重，临床症状恢复慢，预后较差。

（2）与发病速度有关：缓慢逐渐发病者，较易形成侧支循环，脑缺血可逐渐代偿，预后较好。急性起病者，未能建立侧支循环，预后较差。

（3）与梗死的次数和数量有关：首次发作，预后较好。但一次大面积梗死，预后较差。发生两次以上的梗死，特别是两侧脑血管均受累预后较差。梗死灶越多，预后越差。梗死灶单一者，预后较好。

（4）与栓子的性质有关：如栓子疏松，在随血液运行过程中，自身破碎、流到血流的远端、阻塞小血管者，预后较好。而脂肪栓子、空气栓子、细菌栓子，比心源性栓子预后严重。但心源性栓子引起脑脓肿者，预后较差。

（5）与局灶定位症状轻重有关：发病后偏瘫失语等定位症状较轻，预后较好。反之，偏瘫失语程度较重者，预后较差。

（6）与昏迷程度有关：昏迷程度严重，持续时间越长，预后越差。起病时无昏迷，以后进入昏迷，且昏迷程度逐渐加重者，预后较差。患者神志始终处于清醒状态，预后较好。

（7）与有无合并症有关：如合并褥疮，肺部感染，尿路感染，糖尿病，冠心病，心律不齐，心力衰竭等，预后较差。无合并症者预后较好。

（8）与患者年龄有关：年龄大，体质差，预后较差。年龄小，体质好，预后好。

## 七、关于治疗本病的相关因素

### （一）定期用药

定时选用低分子右旋糖酐和丹参注射液等药物，以降低血液黏稠度，改善血循环，同时亦可采用抗凝、溶栓药物。如阿司匹林、潘生丁等，有防止血栓形成作用，尿激酶可溶解新近形成的血栓。

### （二）康复治疗

注意保持血压稳定，避免血压过高或过低。适当给以神经营养药物，如 ATP、辅酶 A、维生素 B 等。加强护理，防治并发症如肺炎、褥疮等。病情稳定后，可加用针灸治疗。

### （三）防止复发

脑梗死在发病期应注意减轻脑水肿，根据病情可选用 20% 甘露醇、5% 甘油或地塞米松等。脑梗死可多次复发，我们在多年临床工作中曾遇到反复发作 9 次而最后死亡的患者。这是因为一旦患上脑梗死后，机体已经具备了形成血栓的三类基础因素，即血管内皮损伤、血液质改变、血流动力学改变等因素，这些因素如得不到有效的控制，就会反复诱发疾病。因此，得过脑梗死的患者一定要谨遵医嘱，及时针对脑血栓形成的基础因素进行正规系统的治疗，只有这样才能有效地防止脑梗死的复发。

发病时在有效溶栓时机内（6 ～ 24 小时），应及时治疗，使血栓溶解，血管再通，自认为恢复正常的患者，往往因经济、人力等因素，病后急于出院，不进行系统正规的、有效的病因治疗，而导致脑梗死的反复再发。要防止脑梗死复发就必须做好以下几项：

**1. 对因治疗**　针对发病基础原因进行系统、正规、有效的治疗，去除或控制发病基础因素的发生是防止脑梗死再发的关键。

**2. 原发病治疗**　为达到防止脑梗死再发的目的，必须积极治疗原发病，如动脉硬化、高血压、低血压、高凝、高黏及血栓前状态。

**3. 生活习惯**　如抽烟、酗酒、熬夜、多荤少菜、久卧久坐、不运动、精神抑郁或易激动生气等不良习惯。青岛大学医学院营养研究所张秀珍教授认为：虽然动脉硬化是一种自然生理规律，但若在日常生活中注意平衡膳食，可以减缓动脉硬化形成速度。她建议人们在日常生活中，可从以下几个方面注意调整饮食结构：

（1）控制热量：摄入的热量必须与消耗的热量相平衡，最好把这种平衡保持在标准体重范围内。若超重或肥胖，不但要“管住嘴”，而且还要加强体育活动，增加能量消耗。此外，戒烟和限量饮酒也很重要。

（2）低脂饮食：少食动物油，可用豆油、花生油、玉米油等植物油炒菜，成年人每人每天摄入脂肪所产生的热能，应占全天总热能来源的 20% ～ 25%，每人每天食油量只要达到 25g 即可满足人体需求，少吃蛋黄及肝、肾等动物内脏。

（3）低糖饮食：少吃精制糖及含糖甜食和饮料。糖可在人体内转化成脂肪积蓄，既能增加体重，又会增加血糖、血脂及血液黏滞度，对动脉硬化的恢复极为不利。

（4）低盐饮食：动脉硬化患者通常合并高血压，正常的成年人每人每天食盐总量最好在 6g 左右，动脉硬化和高血压患者应更低些。为避免少盐而影响食欲，可在炒菜时加一些食醋、番茄或芝麻酱。食醋除可以调味外，还能促进消化吸收；芝麻酱含钙量高，经常食用可补钙，钙离子能增加血管内皮的致密性，对防止脑出血有一定好处。

（5）补充蛋白质和纤维：在膳食中降低脂肪含量的同时，可适当增加蛋白质营养，如适量食用蛤蜊等小海鲜、瘦肉、去皮禽类和富含植物蛋白的豆腐、豆干等。多吃绿叶蔬菜、新鲜水果和粗粮，增加纤维的摄入量，减少肠道吸收脂肪和胆固醇量。

（6）注意饮水：动脉硬化的患者要少喝含糖饮料，多喝白开水，以便稀释血液。

## 八、关于脑梗死易患区间

### （一）易患人群

易患人群包括有脑梗死家族史患者、高血压及某些低血压患者、糖尿病患者、脑动脉硬化病患者、肥胖症患者、多血质患者（红细胞增高，血细胞比容增高）、血液高凝状态及血脂增高的患者、低纤溶状态者（自身溶解血栓的功能下降）、大量吸烟者（每天 10 支以上，超过 10 年）、血栓前状态者（泛指曾有一过性脑缺血发作或心绞痛发作等）、高龄患者。

### （二）诱因

以上易患人群中，有以下诱因常导致脑梗死发病：

（1）季节变化。脑梗死常年均可发病，但多在季节变化比较显著的时期形成发病高峰，如温度、气压、湿度等变化较剧烈时。一年中通常会形成两个发病高峰，分别为秋冬和冬春交接时。

（2）情绪波动时，如精神郁闷、长期压抑、精神激动、过分紧张等。

（3）生活习惯和环境改变时，如长途跋涉或熬夜后。

（4）长期卧床或睡眠中。

（5）长时间禁水、禁食导致血液浓缩时。

# 第二十四章 脑梗死并发症的中西医治疗

## 第一节 假性延髓麻痹

假性延髓麻痹，又称上运动神经元性延髓麻痹或核上性延髓麻痹，是由双侧皮质脑干束病损所造成，临床表现为受延髓支配的肌肉瘫痪或不全瘫痪，软腭、咽喉、舌肌运动困难，吞咽构音困难或不能，同时可伴有病理性脑干反射及情感障碍等症状。假性延髓麻痹对患者的治疗及预后可造成很大的影响，其中吞咽障碍危害性最大，可导致患者心理障碍、脱水、吸入性肺炎、营养不良，严重者因窒息而危及生命。这些都极大地危害着患者的健康，同时给家属及社会带来了严重的经济和社会负担，作为临床治疗中的一个难题，得到了全世界的重视。

假性延髓麻痹多由脑血管病、多发性硬化、一氧化碳中毒等引起，是由于双侧上运动神经元（运动去皮质及其发出的皮质脑干束）所造成的。临床上多表现为吞咽困难、饮水呛咳、声音嘶哑并可伴有情感障碍等，其中吞咽障碍危害性最大，可造成患者心理障碍、脱水、吸入性肺炎、营养不良、窒息等并发症。吞咽障碍在脑梗死急性期并发率相当高，约占 40%。慢性期仍有 5% 以下残留吞咽障碍，其与致残率和死亡率的增高均有关，并可独立影响死亡率。各种并发症的发生致使存活患者的生活质量下降，影响脑梗死整个治疗过程，30% 以上患者由于不能进食发生并发症而死亡。因此，假性延髓麻痹患者的康复成为当今国内外的重要研究课题之一。在临床上，现代医学尚无较好的治疗方法，据报道急性脑梗死并发吞咽障碍的患者，经康复训练 1 个月左右仍有近 5% 不能经口进食，慢性期训练有效者仅占 2/3，而鼻饲又因并发症较多给护理带来极大困难。

### ■ 一、中医学对中风及假性延髓麻痹的认识与治疗

#### （一）中医学对中风及假性延髓麻痹的认识

中医学中没有“假性延髓麻痹”这一病名，但根据假性延髓麻痹的主要临床表现和体征，如饮水呛咳、吞咽困难、构音障碍、舌肌运动不灵活等特征，古代医家将其归属于“中风”“喑痱”“噎膈”等范畴。有关中风的记载，始见于《黄帝内经》，是以猝然昏仆、不省人事、半身不遂、口眼歪斜、口角流涎等为主要临床表现的一种疾病。

由于各代医家所处的历史条件以及个人经验的不同，对中风的病因病机及其治法的意见颇不一致，大体可分为两个阶段。在唐宋以前主要以“外风”学说为主，多以“内

虚邪中”立论。如《金匮要略》认为：“脉络空虚，风邪乘虚入中，并以邪中浅深，病情轻重而分为中络中经、中脏中腑。”《黄帝内经》记载很多，如《灵枢·刺节针邪》篇云：“虚邪偏客于身半，其入深，内居营卫，营卫稍衰，则真气去，邪气独留，发为偏枯。”汉代张仲景《金匮要略·中风历节病脉证并治》指出：“邪在于络，肌肤不仁；邪在于经，即重不胜；邪入于府，即不识人；邪入于脏，舌即难言，口吐涎。”唐宋以后，特别是金元时代，突出以“内风”立论，为中风病因学说上的一大转折。《景岳全书》云：“非风一证，即时人所谓中风征也。此证多见卒倒，卒倒多由昏愦，本皆内伤积损颓败而然，原非外感风寒所至。”又云：“人于中年之后，多有此证，其衰可知。”又云：“凡非风口开眼闭，手撒遗尿，吐沫直视，声如鼾睡，昏沉不醒，肉脱筋痛之极。”。清代程国彭《医学心悟·中风不语辨》按心、脾、肾三经进行辨证：“若胞络受邪，则时昏时醒，或时自喜笑；若脾经不语，则人事明白，或唇缓，口角流涎，语言謇涩；若肾经不语，则腰足痿痹，或耳聋遗尿，以此为辨。”现代中医认为中风发生的主要因素在于患者平素气血亏虚，与心、肝、肾三脏阴阳失调，以致气血运行受阻，肌肤筋脉失于濡养；或阴亏于下，肝阳暴张，阳化风动，血随气逆，挟痰挟火，横窜经隧，蒙闭清窍，而形成上实下虚、阴阳互不维系的危急证候。喑痱中的“喑”是舌强不能言语，“痱”是足废不能行走。“喑”的临床表现与假性延髓麻痹时构音障碍相似。清代《张氏医通·诸气门·喑》中指出：“更有舌头不能言者，亦当分别新久，心病舌喑不能言，必气风痰为患……若久病或为大失血后，舌痿不能言”指出舌喑与心有关。噎膈是指饮食不下，或食入即吐的病症。“噎”即噎塞，指吞咽之时梗噎不顺；“膈”为格拒，指饮食不下，或食入即吐。本症相当于现代医学的吞咽困难。虽其临床表现与假性延髓麻痹的吞咽困难相似，但从病因病机角度来讲，二者还是有所不同。噎膈多由于忧思郁怒、酒食所伤，病位在食道，属胃气所主，基本病理改变为食道狭窄。《临证指南医案·噎膈反胃》：“夫反胃乃胃中无阳，不能容受食物，命门火衰，不能熏蒸脾土。以至饮食入胃，不能运化，而为朝食暮吐，暮食朝吐。”又云：“气滞痰聚日壅，清阳莫展，脘管窄隘，不能食物，噎膈渐至矣。”阐明了此证之症结所在。

### （二）中医辨证分型

中医古籍无延髓麻痹之名，对其认识多散在中风、失语、喑痱、噎膈等内容。主要有以下几种类型，诊治时应求因辨证论治。

**1. 肾精不足，经脉亏虚**

病因病机：多见于先天禀赋不足，年老体衰，情志不遂，或大病久病后，耗伤精血，髓海空虚，其经亏损。

临床表现：构音障碍，吞咽困难，咀嚼无力，言语謇涩，甚至水谷不进，多伴有颈项无力、舌肌萎缩，或伴舌肌震颤。常见于延髓空洞、运动神经元病。

治法：大补元气，培补脾肾。

方药：右归丸、地黄饮子等。

**2. 脾胃不和，痰浊蒙闭**

病因病机：多由于脾胃虚弱、脾胃不和，气机乘乱，运化失司，痰浊内生，清阳不升，浊气不降，痰浊蒙闭，冲门不利。

临床表现；饮食呛咳、吞咽不利、流涎。常见于脑血管、延髓部肿瘤等致延髓麻痹引起的吞咽困难。

治法：温脾化饮，和胃化痰。

方药：旋覆代赭汤、解语丹等。

**3. 瘀血滞络，脑神失用**

病因病机：多由于情志不遂，忧思恼怒，气血逆乱；或老年气虚，血运无力，停而为瘀；或跌仆损伤，血溢脉外，留而为瘀，阻滞脑络；或饮酒暴食脉络不畅，阴阳失调，脏气偏盛，咽喉失用。

临床表现：头痛头晕，半身不遂，感觉减退，吞咽困难，或猝然昏倒，不省人事，大小便自遗。多见于脑出血、脑梗死、蛛网膜下腔出血等脑血管意外。

治法：行气活血，通络开窍。

方药：补阳还五汤等。

**4. 中气下陷，肺脾肾虚**

病因病机：多由于素体先天不足，鼓动无力，后天调养失当或因大病之后肺脾气虚，津液不足，肺脾肾气虚。

临床表现：语声低微，呼吸气短，咳嗽无力，咳痰不出，最终呼吸衰竭而死亡。见于延髓麻痹伴有呼吸肌萎缩。

治法：培补后天，升阳举陷。

方药：人参蛤蚧散、补中益气汤等。

**5. 邪伤于络，顽痹阻滞**

病因病机：多因外感异气，热邪成毒，损伤络脉，顽痹阻滞，或温病邪热，内传营血，热盛动风。

临床表现为：壮热头痛，神志昏迷，角弓反张，口噤抽搐，吞咽困难，舌红或绛，苔黄，脉滑数。见于各种脑炎、多发性硬化、脑干脑炎、脑桥中央髓鞘溶解症。

治法：凉肝息风，清热通窍。

方药：方用羚羊钩藤汤、安宫牛黄丸、开噤散。

## （三）古代针灸治疗

针灸对于延髓麻痹症状的治疗，古典医籍中已有大量的记载。如《针灸甲乙经》载哑门可治“舌缓，喑不能言”。《针灸全书》记载：“喑哑取哑门、风府、通里、合谷。”《针灸图翼》载：“风池治中风不语，汤水不能入口，百会治悲笑欲死”。《针灸甲乙经》载哑门可治“舌缓，喑不能言”，风府治“暴喑不能言”。《备急千金要方》云：“半身不遂，失音不语者，灸百会、风府。”又云：“神庭治久风、中风……或半身不遂，或口噤不言，流涎自出，目闭耳聋……或烦躁恍惚、喜怒无常，或唇缓失音，声喑。”《医学纲目》云：“舌根急缩，廉泉之分，得气即泻。”从中可以看出哑门、风府、风池、廉泉、百会等是治疗延髓麻痹引起的吞咽困难、语言不清的常用穴。百会、神庭是治疗假性延髓麻痹伴随症状，如强哭强笑、痴呆的要穴。这些属于针灸的局部治疗，体现了“腧穴所在，主治所在”的治疗特点。但是，个别穴位也具有一定的危险性。如《针灸甲乙经》载人迎“禁不可灸，刺入四分，过深不幸杀人”。总之，针刺头顶部穴位可以通经调络，使五脏六腑之精气上荣于脑。“元神之府”精充血足，则耳聪目明，言语流利，记忆清楚。

## 二、假性延髓麻痹的西医认识

### （一）假性延髓麻痹的定义及病因

假性延髓麻痹又称假性球麻痹，是由双侧上运动神经元（运动皮质及其发出的皮质脑干束）病损所造成的，表现为舌、软腭、咽喉、颜面和咀嚼肌的中枢性痉挛性麻痹导致的构音困难及吞咽障碍等症状。其表现与延髓麻痹十分相似，因病变部位不在延髓命名。其病因主要为脑血管病、弥漫性大脑血管硬化、多发性硬化、颅脑外伤、一氧化碳中毒、梅毒、脑肿瘤、脑炎、肌萎缩侧索硬化症等。

### （二）假性延髓麻痹的临床表现

假性延髓麻痹主要表现为吞咽障碍和构音障碍，同时伴有病理性脑干反射及情感障碍。其与真性延髓麻痹的鉴别要点在于假性延髓麻痹患者无舌肌萎缩，无舌肌纤维性颤动，咽反射存在，软腭反射消失，尤其在早期更具有诊断价值。假性延髓麻痹具体表现如下：

**1. 构音障碍**　构音障碍是和发音相关的中枢神经、周围神经或肌肉疾病导致的一类语言障碍的总称。双侧皮质延髓束损害导致咽喉部肌肉和声带的麻痹，表现为说话带鼻音、声音嘶哑和言语缓慢。由于唇、舌、齿功能受到影响，以及发音时鼻腔漏气，致使辅音发音明显不清晰。

**2. 吞咽障碍**　吞咽是在构成吞咽通道的唇、舌、腭、咽、喉、食管等各器官肌肉、神经的密切协同下，将食物顺利、安全的运送至胃的全过程。吞咽可分为 4 期：口期、咽期、下咽期和食管期。与脑梗死相关的是口咽阶段。假性延髓麻痹引起的吞咽障碍属于咽肌类的瘫痪性或运动失调性吞咽障碍。单侧性的咽肌瘫痪和运动失调无明显的吞咽障碍症状，仅可见在做吞咽动作或咽反射动作时，咽后壁向健侧收缩；双侧者则吞咽障碍和明显。吞咽食物时常吸入至气管，引起呛咳，甚至窒息，常并发下呼吸道的感染。当然也包括吞咽准备阶段困难，如咀嚼和舌肌运动障碍。假性延髓麻痹的吞咽困难是由于咀嚼肌、舌肌、口唇肌、颊肌、软腭和咽肌的麻痹及肌肉痉挛所造成。在口阶段由于咀嚼肌的痉挛性麻痹，可发生牙关紧闭，或持久地半张口而牙齿不能闭合，因而送进口中的食物常常掉出，同时由于舌肌瘫痪和唇或颊肌、咽肌功能障碍可引起唾液积聚，发生流涎。舌肌运动麻痹致使搅拌失灵，不能将食物送至两齿之间，也不能将食物向咽部推送，食物滞留在口腔病侧或溢出，表现为反复试图吞咽动作。软腭和咽肌麻痹较重者，流质饮食就容易出现食物逆向鼻腔或误入喉腔而出现反呛现象。咽肌麻痹则吞咽反射延迟或缺乏；咽吞咽时喉关闭不良会出现进食时咳嗽、气硬、误吸和发音困难。

假性延髓麻痹所致的吞咽障碍在准备期、口腔期和咽部期障碍严重，但由于是上运动神经元病变所致的中枢性延髓麻痹，延髓的各种反射如吞咽反射仍存在，虽然移至咽部期后吞咽反射迟缓，然而一旦受到诱发，其后的吞咽运动会依次进行，这种时间差会引发误咽，引起呛咳。可见，口咽各种异常均可能造成误咽，但决定患者是否误咽的关键阶段在吞咽运动。当然，随着病变进展至晚期，假性延髓麻痹患者的反射性吞咽运动丧失，只能靠鼻饲来维持营养。

**3. 脑干的反射改变**　由于脑干束的损伤，临床上有某些生理反射活跃或亢进（如眼轮匝肌反射、下额反射），病理反射阳性（如口轮匝肌反射、掌额反射、吸吮反射、仰头反射、角膜下颌反射等）。这些反射可在没有明显的大脑病变体征时出现，因而具有早期诊断价值。

**4. 假性延髓麻痹的伴随症状**　由于假性延髓麻痹的病变广泛，常伴有许多复杂的其他症状。假性延髓麻痹患者往往皮质脑干束和皮质脊髓束同时损伤，因而出现相应的病理性反射变化；如损伤皮质脊髓束，则会出现肢体瘫痪；损伤感觉传导束时，出现半身感觉障碍；损伤旁中央小叶时，早期就可出现排尿障碍，表现为无抑制性神经源性膀胱；损伤额叶时可以出现情感障碍，表情淡漠，抑郁，强哭强笑；大脑－脑桥－小脑传导束受损时，患者可出现小脑症状，表现为坐、立、走困难；锥体外系损伤时，可出现震颤麻痹的症状，如肌张力增高、颜面缺乏表情等。

**5. 假性延髓麻痹的并发症预后**　由于吞咽困难多由于急、慢性脑血管病引起，如果吞咽困难长期存在或者处理不当就会产生多种并发症，如吸入性肺炎、脱水、营养不良，且由于多经胃管进食，营养很难达到均衡，并且患者在疾病时消耗增多，经常会出现营养不良现象，严重影响临床治疗效果和患者的生活质量。此外，假性球麻痹患者的吞咽困难和言语障碍可因患者的自我意识、窘迫与惭愧，对饮食失去兴趣和不愿与人交流，而造成社会心理障碍。因而应积极治疗假性球麻痹，给予相应的干预措施，防止并发症的出现。

### （三）临床分型

根据病变的主要部分所占的位置以及相应的临床症状，可以将假性延髓麻痹分为如下几个临床类型：

**1. 皮质、皮质下型**　此型系由两侧大脑皮质运动区或皮质下半卵圆中心部的局限性病灶所引起，此型颜面下半部表情肌、舌、软腭和咽喉肌的麻痹明显，而四肢麻痹相对较轻或仅呈一过性，病理性脑干反射不明显，常无强哭强笑。

**2. 内囊型**　此型系由双侧内囊病变引起，并常侵及纹状体，除有假性延髓麻痹的主要症状外，常伴有不同程度的双侧锥体系及锥体外系损害症状，此型在临床上出现最多而且最重要。

**3. 脑桥型**　此型常由脑桥两侧旁正中区软化灶引起，依病灶扩展的方向和范围又可分为脑桥－小脑型和脑桥－被盖型。脑桥型患者智力常无明显障碍。

**4. 假性延髓麻痹吞咽障碍的临床评定**　为了解是否存在吞咽障碍，发现吞咽障碍的可能病因，找出吞咽过程中存在的解剖和生理异常，进行必要的评定，并为制定治疗方案提供客观依据。吞咽障碍的评价方法亦有很多种，临床上可通过简单的饮水试验和咽唾液实验进行大致判断，方法简单安全，与临床高度相关，能十分准确发现口腔准备期和口腔期的异常，但对评价咽期的障碍误吸不是完全准确。内窥镜评价可以客观地检测吞咽困难、吸入性肺炎以及误吸危险性。荧光屏检查即吞钡检查可以准确地显示吞咽速度和误吸的存在，并可录像保存，反复观察。改良吞钡试验可了解吞咽过程中是否食物残留或误吸，还要可了解吞咽过程中双侧口咽腔控制的对称性。

## 三、假性延髓麻痹的治疗

### （一）针灸治疗

**1. 针刺机理**

（1）脑穴的中医学机理：脑穴是人体脏腑经络之气输注于头部的特殊部位，是人们在长期的医疗实践中陆续发现并总结的宝贵医学经验。头为精明之府，诸阳之会，手足六阳经皆上循于头，六阴经中的手少阴、足厥阴经直接循行于头面部。因此，头部穴通过经络与机体各部紧密联系。本部分介绍针刺神聪到悬厘的方法。

前神聪为督脉穴，督脉通于脑，病变在脑，首取督脉，督脉有“总督诸阳”和“阳脉之海”之说。“太阳”为经外奇穴，可疏散外邪。疏通经络。《灵枢·邪气脏腑病形》记载：“十二经脉，三百六十五络，其气血皆上于面而走空窍。”并且，头部是气血汇聚之处。针刺选颈项部符合脑穴的近治作用。所有的脑穴，包括经穴、经外穴、阿是穴，都能治疗脑穴所在部位、脑穴临近器官和相关的内脏疾病。

（2）针刺穴位解剖：本研究选穴前神聪至悬厘（丛刺）、风池、睛明、供血（风池直下 1.5 寸）、治呛（喉结与舌骨之间的凹陷中）、吞咽（舌骨喉结之间，正中线旁开 0.5 寸凹陷中）、发音（喉结下 0.5 寸，中线旁开 0.3 寸）、廉泉、外金津玉液。前神聪至悬厘有颞浅动脉、额动脉吻合网分布，且是大脑中央前回的体表投影。风池穴的浅层有枕动脉、枕静脉，深层有椎动脉、椎静脉。睛明穴的浅层有耳后动、静脉，深层有颈内动静脉和迷走神经。其中供血、治呛、吞咽、发音为经验穴，经验穴的设定是以脑穴解剖为依据的。供血穴在风池下 1.5 寸，深层有椎动脉和第 3、4、5 颈神经；吞咽穴深层有上咽缩肌（迷走神经支配）和茎突咽肌（舌咽神经支配）；发音穴的深层有环甲肌和咽下缩肌；治呛穴的深部是会厌软骨，深层有迷走神经；廉泉穴内有舌静脉、舌下神经；外金津玉液布有舌下神经和舌神经。这些结构是正常吞咽和发音的基础。

（3）针刺作用

1）针灸调整了脑血管壁的自主神经功能，改善了脑血管的舒缩状态，改善了脑供血。

2）针刺改善了脑梗死半暗带区的脑血流量，使血管远端动内压力降低，改善了脑供血。促进脑血管侧支循环及早建立，而使脑细胞活动改善，促进吞咽功能和言语功能及早恢复。

3）针刺能明显改善椎－基底动脉的血液供应，改善脑梗死大脑的缺血缺氧状态。脑血流的改变可近似看作是侧支循环结果。

**2. 具体施治**

（1）取风池、睛明、供血，配以头部丛刺，刺入 1.5 寸，施以每分钟 100 下，行捻转手法，各约 15s，留针 30min；之后取外金津玉液、治呛、发音、返流、廉泉，捻转 10 秒后出针（其中供血、治呛、发音、返流为经验穴）。

（2）取颌下穴（在下颌角至下颌中心的连线中点，下颌骨下缘处）、上廉泉，可配以辨证取穴。

（3）头针疗法

1）选平衡区配合随症取穴，头针用 G6805 电疗机以每分钟 120 次频率通电，刺激量以患者能耐受为度。

2）采用针刺额中线的方法治疗假性延髓麻痹，方法简单，见效快。具体方法：取额中线，位于前发际上下半寸，自神庭穴始向印堂方向沿皮刺入 1 寸，并在发际处同样手法刺一针，行“抽气法”，嘱患者做吞咽动作，留针 10min，运针 2 ～ 3 次，隔日 1 次。

（4）体针疗法

1）针刺风池、翳风、三阴交、内关、水沟。留针，每日 1 次，15 次为 1 个疗程。

2）针刺风府、风池、廉泉、通里治疗。

3）针刺水沟、风池、廉泉、合谷治疗。

（5）舌针疗法

1）据经络循行治疗：采用心穴（位于舌尖部），脾穴（沿舌面前后正中线向后 1 寸，旁开 0.4 寸），肾穴（沿舌面前后正中线向后 1.6 寸，旁开 0.4 寸）。同时主穴还有金津、玉液、廉泉、完骨、风池，其余则随症配穴，针刺方法为快速进针，约置 1 ～ 2 分钟，拇指向右大弧度捻转 12 次不留针，每天 1 次，12 次为 1 个疗程。

2）舌三针治疗：取穴方法为靠近舌体中部横刺一针，再沿舌体中线成 10°～ 30°角的方向向左右各斜刺一针，然后点刺金津、玉液、廉泉，针刺后不留针。

（6）水针疗法

1）采用维生素 B、磷酸川芎嗪混合液穴位注射治疗，每天 1 次。

2）采用针刺加穴位注射治疗。取穴“四神针”“舌三针”“智三针”、运动区、水沟、承浆、颊车、地仓，手三里。每日选一对穴位，注射脑活素 1mL 或胞二磷胆碱 1mL，或胎盘组织液 1mL。

（7）电针疗法

1）采用电针刺增音（经验穴，位于廉泉左右旁开 1 寸），扶突透人迎。双侧增音穴置一对电极，双侧扶突透人迎置一对电极，用低频连续波，留针 20 ～ 30min，每天 1 次，10 次为 1 疗程。

2）取电头针（风池、额三针、血管舒缩区），配合体针（通里、廉泉）治疗，同时按证候分类。

3）哑门、风池各刺入 2.5 寸，提插泻法，不留针；再向舌根方向刺廉泉、天容，留针 30min，接电针，通断续波，配合金津、玉液点刺放血，并在舌体上向舌根方向直刺、斜刺、横刺三针。

（8）针刺配合康复训练：在针灸治疗的同时，应配合康复训练，包括呼吸训练、舌唇下颌运动训练（包括舌运动训练、唇运动训练、下颌运动训练）、软腭训练（包括深吸气呼出训练、吹气训练、发舌后部音训练、推掌训练）、发音训练。这说明针刺和康复训练能显著提高患者的吞咽功能，可在多层次、多脏器、多系统发挥总用，对机体的多种功能都具有调节作用。

### （二）药物治疗

假性延髓麻痹的主要症状表现为吞咽困难和言语障碍，现代医学对假性延髓麻痹的治疗尚无特殊治疗，主要采用病因治疗和对症治疗。Perez 等对脑中风后 2 周内持续性吞咽功能障碍的住院患者进行了双盲对比试验，发现口服硝苯地平缓释片的患者吞咽时间缩短、吞咽激发速度快，提示该药对中风后吞咽功能障碍有一定的保护作用。近年又有人用尼莫地平、神经节苷脂、藻酸双醋钠治疗该病，均有显著疗效。支持治疗一般采用改善脑循环、营养脑细胞及对症治疗等方法。

### （三）康复治疗

构音障碍和吞咽困难在康复的过程中是相对独立的，在对其康复训练前应进行必要的评价。构音障碍的评价方法包括简便易行的、自发语言的评价，口腔结构及其功能的检查和仪器的测定。标准化检测主要有 Frenchay 构音障碍评价和日本语言功能协会编制的构音障碍检查法。除了构音器官进行功能性评价外，在一些发达国家还采用复杂的仪器设备，但操作复杂，设备昂贵，在临床中受到限制。吞咽障碍的评价方法有很多种。吞咽障碍可独立影响患者的病死率和复发率，如果能及时采取适当的康复疗方法，其有效可达 70%。因此，积极治疗吞咽障碍可明显改善吞咽功能，摄取足够的营养，减少脱水、营养不良、吸入性肺炎等并发症，有利于整体康复及提高患者的生存质量。

Logemann 将康复治疗策略总结为 3 类：①间接策略：患者不进食，即不做吞咽动作，通过其他动作的训练提高与吞咽有关的神经肌肉的控制能力。②直接策略：直接做吞咽动作，改善吞咽的病理生理状况。③代偿性策略：改变食物通过的途径或方向来减轻吞咽困难的症状。

### （四）鼻饲饮食

对于假性延髓麻痹的患者，如果不能经口进食，则首先选择鼻饲饮食。其方法简单、经济、容易操作。Nakajc 对比观察鼻饲饮食组和经口进食组的脑中风后吞咽功能障碍患者的肺炎发生率，发现鼻饲组肺炎发生率更低。但鼻饲导管留置在吞咽时也会带来许多不良影响，如由于异物置留引起的慢性刺激和口呼吸引起的黏膜干燥，会使咽喉受损，产生感觉变化、咳嗽反射等受限制，唾液分泌亢进，难以保持鼻腔清洁，限制日常生活行动，夜间会引起胃食管返流等。

### （五）心理治疗

脑梗死后吞咽障碍常并存不同程度的其他神经系统症状，患者经常产生紧张、焦虑、悲观、厌食甚至拒食心理，易激怒或抑郁，失去生存信心，所以有必要调整患者心态，在康复护理时营造轻松、愉快、整洁的进食环境。Jacobsson 等对 15 例脑中风后吞咽功能障碍患者进行摄食指导，就餐监护并辅以心理治疗后，其中 6 例能安全进食，4 例去除了鼻饲管。此外发现患者很愿意与护理人员共享进食体验，增强了解决进食困难的决心。

### （六）外科手术

当鼻饲饮食不能解决患者饮食、脱水、误吸等并发症时，则需要外科手术等方法促进食团通过，如插入旁路管、食管上括约肌切开术、食管内机械性栅栏、代偿性喉－舌骨－颏固定术、食管上下括约肌肉毒杆菌毒素注射法等。预防吸入的方法如将声带向中间位移、会厌向背部位移、呼吸与进食道路分开术、喉切除术等。经皮内窥镜胃造瘘术（PEG）营养方法安全，患者能够耐受，适于长期喂养，主张中风 2 周内行 PEG。在内镜引导下，新型胃造瘘管可延伸到幽门远端，达十二指肠，既可以经肠管饲，又保留了胃肠减压功能，减少了鼻窦炎和与放置鼻饲管有关的并发症，尤其是吸入性肺炎的发生率。在欧美发达国家已经将 PEG 作为有吞咽困难的中风患者的主要管饲方法。PEG 并发症少，但何时开始还有争议，一般认为：短期内不能恢复经口进食者，插鼻胃管 2 周后应改为 PEG。由于 PEG 方法能够导致多种并发症，抵消了其改善患者营养、脱水状况的优点，但这种方法和鼻饲饮食一样，能够延长脑梗死患者吞咽功能障碍康复治疗的时间窗。目前，国内针对假性延髓麻痹的康复治疗主要采用功能锻炼和饮食训练，同时给予适当的干预和代偿技术，取得了一定的疗效。

脑梗死所致假性延髓麻痹的主要症状是吞咽困难和构音障碍，口腔和咽喉部的肌肉麻痹和痉挛是运动发生障碍的主要原因。肌肉痉挛是因为高级中枢丧失对随意运动功能的控制能力，即脑失去控制随意运动、反射和紧张性的能力，取而代之的是低中枢控制下的以痉挛为基础的异常运动模式。而大脑中动脉是供应大脑中央前回运动区的主要血管，其脑梗死区域侧支循环能否及早建立，对吞咽功能和语言功能及早恢复起着决定性的作用。同时针刺颈项部腧穴，可将刺激的电效应转变为生物电效应，并传到大脑皮层，再通过大脑皮层之间的联系纤维作用于相应区域，从而使受抑制的神经细胞兴奋性得到恢复，加强脑皮层功能区之间的联系、代偿功能。

## 第二节　抑郁症

中风后抑郁症（post-strokedepression，PSD）是指发生于中风后经量表测定证实有抑郁情绪或处于抑郁的状态，是脑中风的重要并发症之一，发生率为 25% ～ 80%，大部分为轻一中度。中风患者的活动障碍常导致抑郁症的发生，而抑郁症又可影响中风患者的康复，形成恶性循环。PSD 作为脑梗死后继发的一种情感障碍，除可造成情感上的痛苦外，还减慢肢体功能和认知功能恢复，并且病死率升高，严重影响着患者生活质量和预后。

自从 1924 年 Bleule 提出脑血管病变后，患者常伴有行为和心理功能障碍，这引起学者的注意。1977 年，Folstein 等首次报道抑郁是脑中风后常见的伴随症状，称为脑中风后抑郁（post-strokedepression，PSD），其发生率为 30% ～ 40%。PSD 与情感性精神障碍抑郁症的临床表现基本相似，但在汉密尔顿评分量表（HAMD 量表）的各项目中，更集中表现在躯体化症状如焦虑、睡眠障碍、迟滞和绝望感等四个方面，是一种较严重的脑卒中后的并发症，但易被临床神经科医生所忽视或误诊，严重影响脑中风后患者的认知、言语功能和家庭、社会能力的恢复以及生命质量的改善，也会导致住院时延长，甚至增加脑血管病患者的死亡率。

### 一、临床表现及诊断标准

抑郁症被认为是脑梗死后最常见和最重要的神经精神并发症，因为至少三分之一的梗死幸存者再中风后或迟或早都有抑郁的表现，且对患者的认知功能神经功能恢复和生活质量均有不利影响。抑郁患者通常不表现为悲伤或失望，身体的不适可能是抑郁的潜在表现，这使得抑郁症状很难与器质性疾病引起的症状相鉴别。多数情况下抑郁以一般的身体不适为首发症状，主要表现为乏力或困倦、无法解释的疼痛，此外还有胃肠道症状、失眠、眩晕、心悸、胸骨后灼痛、麻木、食欲不振和经前期综合征，为抑郁可靠和早期的表现。

一般来说，患者身体不适和无法解释的体征越多，越可能为抑郁。由于脑中风后患者常常出现意识障碍、失语以及认知障碍，难以准确描述自己的各种情绪改变，导致临床医生无法获得完整准确的信息而作出正确的判断，同时缺乏特殊的仪器和特异性的生化指标作评估，加上以往临床医生只注重患者的躯体症状，忽视了患者的心理障碍，故临床漏诊率很高。PSD 目前尚无统一的特异性诊断标准，由于它是在中风后出现的情感障碍，属于继发性抑郁，所以诊断必须具备脑中风这个前提条件，且又符合抑郁症的诊断标准，国内外学者基本采用功能性抑郁症的各种诊断标准、量表和参数。

目前国际上采用的诊断标准主要有用功能性抑郁症的各种诊断标准、量表和参数。国内常常采用《中国精神障碍分类与诊断标准（第 3 版）》（CCMD–3）作为抑郁症的定性诊断标准。

**1. 症状标准** 以心境低落为主，并至少有下述症状中的 4 项：

（1）兴趣丧失，尤其是愉快感。

（2）精力减退或疲乏感。

（3）精神运动性迟滞或激越。

（4）自我评价过低或自责，或有内疚感。

（5）联想困难或自觉思考能力下降。

（6）反复出现想死的念头，或有自杀、自伤行为。

（7）睡眠障碍，如失眠、早醒、睡眠过多。

（8）食欲降低或体重明显减轻。

（9）性欲明显减退。

**2. 严重标准** 社会功能受损，给本人造成痛苦或不良后果。

**3. 病程标准** 符合症状标准和严重标准并至少持续 2 周。

至于定量标准，一般采用各种定量量表进行评定，心理学量表是 PSD 评估和预后判断的有力工具，最常用的有汉密尔顿抑郁量表（HAMD），Zung 抑郁自评量表（SDS）和流调用抑郁自评量表（CES–D）等。HAMD 的使用广泛，设计贴近抑郁的主要内容，简便易行，常用于评定抑郁程度，判断病情变化，确定科研入组对象。SDS 能有效反映抑郁症状及程度，适用于评估治疗前后的变化。而 CES–D 主要用于流行病学调查。中风失语抑郁量表是应用于中风亚急性期的针对失语患者的评估工具。中风发生后，观察其抑郁症状的发生，进行量表测试。根据《中国精神疾病分类方案与诊断标准（第 2 版）》修订本（CCMD–11–R）的脑器质性精神障碍抑郁状态的诊断标准，采用汉密尔顿抑郁量表 24 项评分，总分＜ 8 分为无抑郁，8 ～ 17 分为轻度抑郁，17 ～ 24 分为中度抑郁，24 分为重度抑郁。同时患者需要意识清楚，无智力障碍，能正常交流并完成抑郁量表的评定，要评定潜血、尿常规、便常规及肝肾功能正常，无严重心、肝、肾疾病病史，无精神疾病及疯癫病史，无药物过敏史。

## 二、临床分型

PSD 与原发性抑郁的临床特征相似，以焦虑、睡眠障碍、躯体化因子表现为主，患者主要担心疾病能否恢复，担心给他人造成负担，对未来失去信心。表现为情绪低落、兴趣丧失、失眠或贪睡、思维迟缓、动作缓慢、睡眠障碍、无价值感、负罪感或有自杀念头等。Starkstein 等根据 DSM– Ⅲ标准将脑中风后抑郁临床分为两型：

（1）轻度抑郁：表现为悲伤、睡眠障碍、精神活动力减退、注意力不集中、思虑过多、兴趣下降、失望、易激惹等。

（2）重度抑郁：除上述症状外，还有紧张、早醒、体重减轻、食欲下降、思维迟钝、幻觉和幻想、绝望及自杀等。不典型抑郁症临床表现为周期性的各种躯体不适，如头痛、头晕、胸闷、气短、恶心呕吐、乏力等，而抑郁情绪却不明显。

自杀企图和行为是 PSD 中最危险的症状。例如曾进行中风急性病患者调查，结果 6.6% 的患者有自杀企图，因此值得临床医护人员特别注意。另外 PSD 与一般抑郁症相比，具有发病程度相对较轻而焦虑化、易激惹症状较明显的特点。

## 三、流行病学特点

### （一）发病率

脑中风后抑郁症的发生相关因素很复杂，因人选标准、测查时间和诊断标准不同，国内外有关 PSD 患病率的报道差异较大，国外文献认为其总发生率为 20% ～ 79%，但多在 40% ～ 50%。扩大样本量和长期随访可一定程度上避免小样本的局限性和调查时间的影响。采用汉密尔顿抑郁中文量表对 100 例中风患者随访 18 个月，并根据 DSM– Ⅲ标准诊断，其结果表明约有 54% 的患者经历了至少轻度的抑郁症，其中 46% 的患者在中风后 2 个月即开始出现症状。在我国，近年来采用大样本研究结果，仍显示 PSD 患病率颇高，且明显高出一般人群。综合国内外文献报道，在 PSD 中有 24% ～ 26% 的患者发生在脑中风急性期，即 1 个月内；约有半数患者发生在脑中风后半年左右发病，这段时间是并发抑郁的高峰期；脑中风后 2 年内均为后并发抑郁症的危险期。

### （二）病程

一般认为，PSD 发病的高危期是中风后最初 2 年。未经治疗的重度 PSD 自然病程可持续 1 ～ 2 年，轻度 PSD 的病程往往超过 2 年。有些急性期 PSD 在中风后 6 个月内可以自然恢复，PSD 自然缓解的可能原因有神经再生、非损伤脑区的功能代偿等。此外，PSD 有自愈倾向。

## 四、发病机制

PSD 的发生机制尚不清楚，可能与神经解剖学、递质学、内分泌学和社会心理学等方面有关。

### （一）神经解剖学的研究

脑内病变部位与 PSD 是否有联系是争议的焦点之一。20 世纪 80 年代 Robinson 等提出大脑损害的部位是决定中风患者是否发生抑郁的最重要的因素，并认为左半球前部损害有最高的 PSD 发生率，损伤前界与额极的距离和 PSD 的程度有明显相关性，发生在左额皮质和左基底结区的中风更易发生重症抑郁。Starkstein 及 Robinson 等认为，去甲肾上腺素能和 5- 羟色胺（5-HT）能神经元位于脑干，其轴突向上辐射经过下丘脑、基底节和放射冠最终到达皮层时，纤维由前向后排列，故中风时病灶位于脑半球前部较后部，更易损伤这些神经元而发生抑郁。并且左侧脑中风同右侧相比，引起的 5-HT 能和去甲肾上腺素（NE）能破坏相对较轻，不足以引起代偿性的受体水平的上调，故左侧脑中风较右侧更易发生抑郁。但从 20 世纪 90 年代末以来，较多学者开始倾向于 PSD 的发生及程度与损伤部位无关。2003 年有人对和病灶部位关系的文献进行综合研究后认为，因样本来源、评估时间间隔、抑郁评估标准、试验方案、结果说明等方面的差别，导致了结论的不一致性。在进一步的研究实施时，应考虑包括 PSD 的全面评估，理想的评估时间和有代表性的样本的确定等关键性问题。

### （二）神经递质学

抑郁症的单胺假说认为抑郁症是由于脑内儿茶酚胺，尤其是 NE 和 5-HT 的缺乏或相对不足所致。急性 PSD 状态是由于中风灶破坏了中枢 NE 能和 5-HT 能神经元及其传导通路，使这两种递质低下而导致抑郁发生。临床应用 NE 和 5-HT 重摄取抑制剂治疗 PSD 有效，也进一步支持 PSD 与单胺类递质下降有关的观点。血清单胺类递质浓度显著下降，且下降水平与 CES-D 评分呈负相关。最新研究表明，抑郁症的发病不仅与单胺类神经递质有关，而且与氨基酸类神经递质，尤其是谷氨酸和 γ- 氨基丁酸（GABA）等密切相关。Berk 等研究发现重度抑郁患者血小板的谷氨酸受体超敏。另一项研究显示，抑郁症患者的谷氨酸水平降低。重度抑郁患者枕叶皮质 GABA 浓度与正常人相明显偏低，而谷氨酸浓度均值则明显偏高。

此外，NMDA 受体拮抗剂和 AMPA 受体调节剂以及 GABA 受体拮抗剂均具有抗抑郁效果。而谷氨酸在脑中风的发病中起着重要作用。脑中风时脑组织的缺血缺氧使神经元能量代谢发生障碍，引起谷氨酸大量释放，谷氨酸受体过度活化，产生兴奋性毒性，导致神经元兴奋、溃变、死亡。动物实验表明，在脑损伤后几小时内用 NMDA 受体拮抗剂对局灶性脑缺血大鼠的中枢神经系统可产生明显的神经保护作用。但是，PSD 的发病是否与氨基酸类神经递质的变化有关还有待进一步研究。

### （三）神经内分泌学

地塞米松抑制试验（DST）广泛应用于下丘脑 - 垂体 - 肾上腺（HPA）轴的临床研究。原发性抑郁患者血浆及尿液中的皮质醇水平过高或服用地塞米松后血浆皮质醇不受抑制，即 DST 脱抑制现象已得到公认。这说明中风后神经内分泌的异常与 PSD 发病有关。

### （四）社会心理学

研究表明，中风后 3 ～ 6 个月、1 年、2 年社会支持的程度与抑郁严重程度有关。社会联系少的抑郁患者死亡率高，有超过 90% 的患者死亡。Kotila 等发现，中风后生活在有社区活动地区的中风患者，患 PSD 的人数要少于无社区活动的地区，这提示适当的康复活动（如集体心理治疗、社区服务等）可以减少 PSD 的发生，流行病学研究发现，中风后 6 个月内最易受负性生活事件影响，导致 PSD 发生。社会接触减少、人际关系差以及家人责备是梗死后 2 年内发生抑郁的主要预测因素。梗死和抑郁有强相关，梗死危险因素，如糖尿病、高血压、动脉粥样硬化性心脏病、吸烟等和抑郁也有关。家庭成员关系和社会支持程度直接影响中风患者的情感和治疗信心。家庭关系和睦和社会支持力度大，使患者能够面对现实，无后顾之忧，对治疗充满信心，有利于疾病的康复。现在较多研究者认为，PSD 的发生是生物、心理、社会等多因素作用的结果。急性期可能生物学机制起较大的作用，而慢性期可能以反应性抑郁为主。

### （五）相关因素

脑梗死后抑郁的发生是多种因素共同作用的结果，包括神经生物学因素（如神经功能缺损程度和日常生活能力水平等）和社会心理学因素（如社会支持和家庭关系等）。由于文化背景不同，国内外有关中风后抑郁的相关因素有所差别。

### （六）病变部位

许多研究表明，PSD 与脑中风病灶部位关系密切。脑中风后抑郁产生的脑定位损害依次为大脑前动脉支配的前部脑叶、颞叶，大脑中动脉支配的前中部脑叶、枕叶、豆状核、外囊、丘脑、脑桥基底部、髓质，而主要的是额叶 / 颞叶、基底部、脑干腹侧这一环路。阳初玉等研究结果表明，大脑皮质、皮质下、小脑、脑干等部位的脑中风均可引起抑郁，而皮质下脑中风抑郁发生率最高。有学者研究后认为，PSD 的病灶与左右半球无明显关系，而左前部损害后神经病理学改变在抑郁症的病因学可能起着重要作用。目前多数学者认为，优势半球病变和额近端损害可导致脑中风后抑郁的发生。国外有研究表明，一侧大脑中动脉梗死后发生抑郁者占 48%，而脑干和小脑梗死者则占 35%，提示半球梗死后抑郁的发生率高于脑干和小脑梗死。因此，临床医师对所有脑梗死患者，不管病变损害部位在哪里，均需仔细确认是否存在抑郁症状。

### （七）病程

一般认为，脑梗死后抑郁发病的高危期是梗死后 2 年，恢复期（即中风后 2 个月至 1 年）PSD 发生率最高，与国内外研究结果相符。这可能与所观察者中处于急性期者病情较轻，而1年以上的患者病情相对较重有关，当然从另一方面亦提示那些病情恢复不良的脑中风患者亦产生PSD。超过4～6个月抑郁发病率明显增高。因为在长时期内患者将面临许多问题，如工作和地位的丧失，产生无用感或永远失去独立生活能力，终日卧床不起，出现失眠与绝望感，严重妨碍患者的正常活动。

### （八）神经功能缺损严重程度

大多数学者认为，神经功能缺损严重程度与PSD有关。神经功能缺损程度越重的患者越容易出现抑郁症状，因其不甘心成为残废者而依附他人生活。脑中风引起的神经功能损害与抑郁的发生有密切关系，功能独立性（FIM）评分与抑郁量表评分呈负相关。二者的具体关系是神经功能缺损不能诱发心理反应性抑郁，但是严重抑郁可能延缓神经功能的恢复。因此，抗抑郁药物既可以治疗PSD，又可以促进神经功能恢复。但是否为神经功能缺损诱发的心理反应性抑郁，尚有待进一步研究证实。

### （九）PSD与认知功能的关系

多数研究认为抑郁与认知功能障碍有明显关系，但二者的具体关系仍存在争议。抑郁症主要影响非语言问题解决能力、语言及视觉记忆注意力、神经运行速度。

### （十）合并病症

研究结果发现，合并的疾病种类越多，PSD发生率越高。这提示所患疾病越多，症状越明显，则患者的应激反应越大，如果应激水平超过了患者的应变能力，则容易导致情感障碍。

### （十一）性别与年龄

国外有研究认为，脑梗死后抑郁的发生率因性别的不同而有差异。Kotila等69人报道脑中风3个月时，女性比男性易患抑郁症。国内学者的研究则普遍显示抑郁的发生与性别无关。随着年龄的增长，脑血管的发病率亦随之提高，因而伴发抑郁症的可能性越大。与其他因素的关系研究表明，脑中风后抑郁的发生与年龄也有一定的关系。资料显示，小于50岁和大于65岁的患者比50～65岁的发病率高，这是因为小于50岁的患者是家庭的支柱，患病后丧失了原有的地位、职业、经济来源无法与患病前相比，心理负担过重而产生抑郁心理；老年人因脑组织有不同程度的退行性变，蛋白质合成及能量代谢功能减退，脑内单胺氧化酶水平增加，单胺类神经递质浓度降低。因此65岁以上老人对躯体疾病和精神挫折耐受力日趋减退，生活状态改变和家庭社会因素的影响更易出现抑郁。也有研究发现，随着年龄的增长，慢性病及身体各种不适增多，诱发抑郁发生的可能性增大，但无决定作用。

### （十二）性格

抑郁症的发病与人性格密切相关。心理学认为，内向的人自我封闭、悲观保守，情绪不稳定者又易焦虑、紧张，故内向不稳定型个性的患者易在突发事件后引起抑郁。一个生活、工作完全独立的人，由于突发疾病丧失了独立生活能力，原有的社会关系和家庭的正常秩序被打乱，即中风后肢体瘫痪、生活能力下降，社会及家庭角色发生转变，加之患者的心理资源极度匮乏，缺乏自信，自理再适应能力差，处理问题和应激能力差，造成患者性格改变，出现孤独、自卑、被动、消极，以致抑郁和焦虑，甚至有自杀的想法。所以，研究认为内向不稳定型个性是脑中风后抑郁的最主要因素。

### （十三）社会和家庭的支持度

PSD 与梗死后离婚、独自生活、社会接触减少有关。Robinson 等指出，在脑梗死最初几周时，社会支持和接触对患者是必不可少的。而在慢性期，其他如财务问题、生活安排和工作满意度也十分影响康复效果，抑郁状态影响中风患者的自然转归、药物治疗和康复训练的结局，而这些脑中风抑郁的相关因素也是影响脑中风后抑郁疗效的因素。急性期抑郁症状与家庭负担有关，即家庭负担越重越易在急性期出现抑郁症状。总之，良好的家庭关系、生活环境和社会支持有利于防止 PSD 和减轻其程度。因此，在进行药物治疗和康复训练的同时，不能忽视患者的精神心理状态，尽早消除可干预因素，有效地减少或避免抑郁症的发生，对促进功能的恢复有重要的意义。

### （十四）吸烟和饮酒

嗜烟酒为抑郁的独立危险因素，尼古丁和乙醇可能加重原中风部位损害而产生抑郁，也可能嗜烟、嗜酒者有抑郁易感因素。另外，不应忽视嗜烟、嗜酒本身就是脑血管病的危险因素。

由上可见，PSD 并非是单一因素所致，而是与中风前患者个性、中风部位认知功能、神经功能缺损、躯体疾病、中风病程和不良的家庭、社会、心理等综合因素有关。

## 五、治疗

脑梗死后，抑郁不但使脑中风患者住院时间延长，还使死亡率和躯体疾病治疗复杂性升高。因此，早期诊断、早期治疗已在国内外学者已达成共识。根据 PSD 的发病机制，PSD 的治疗应该是全方位、长期的系统治疗，除积极治疗和预防脑中风的再发、正确进行神经康复训练（如 Bobath 疗法）外，还应包括抗抑郁药物治疗及一些非药物治疗方法。

### （一）针对原发病的治疗

对原发病的积极综合治疗有利于改善患者肌力、言语、认知功能。这些功能的恢复对此类反应性抑郁的患者是最好的治疗措施，如用药物维持稳定血压、营养脑细胞、改善脑供血，还可以进行高压氧治疗、氦氖激光血管内照射、血液光量子疗法、针灸、运动疗法、作业疗法、语言训练等综合康复治疗。

### （二）功能锻炼

一般认为病后 1 ～ 6 个月是康复的最佳时期，尤其 3 个月以内肢体功能恢复最明显，而脑中风后 PSD 也高发于此时期。只要患者神志清楚，生命体征基本平稳即可开始。尽早通过调动机体内部的潜能，促进神经功能的重组或功能再现，以达到最大限度的功能恢复。脑中风后抑郁症可对躯体疾病有重大影响。抑郁导致躯体疾病症状的扩大，而随之而来的是躯体和社会功能的缺陷，而躯体的神经功能缺陷亦是导致中风后抑郁的因素之一。因此对 PSD 的治疗要重视预防，尽早地进行功能锻炼，培养患者的信心，尽早改善和消除情感障碍。

### （三）早期心理康复

心理康复是预防和治疗 PSD 的首要措施，心理康复措施不但要施加于患者，同时要及时对患者家属进行心理康复指导，以加强患者家庭的支持。

### （四）药物治疗

临床和实验表明，5- 羟色胺（5-HT）参与调节心境、睡眠、记忆、学习、喂养和性行为等心理生理功能，所以治疗的采用一般分 4 大类：选择三环类抗抑郁药（TCAs），5- 羟色胺再摄取抑制剂（SSRIs），单胺氧化酶抑制剂（MAOI）和精神兴奋药。

**1. 三环类抗抑郁药**　常用药物有阿米替林、丙米嗪、去甲替林等。其作用机制是阻断 NE 和 5-HT 的再摄取，改变二者对突触后受体的调节作用，通过调节生物胺达到治疗脑中风后抑郁的目的。

TCAs 一般用于中重度抑郁。此类药物能缓解抑郁心境、焦虑、激惹、睡眠障碍、食欲等。但由于 TCAs 对脑内 M 胆碱受体、肾上腺素受体、组胺受体具有较高的亲和性，易产生直立性低血压、心律失常、排尿困难、视物模糊等不良反应，而脑中风患者多为老年人，多伴有心血管疾病、前列腺肥大、青光眼等疾病，对药物的耐受性下降，从而限制了该类药在 PSD 患者中的应用。

**2. 选择性 5-HT 再摄取抑制剂**　该类药常用的有 Fluoxetine（氟西汀，又名百优解），Paroxetine（帕罗西汀，又名赛乐特），Semaline（舍曲林），Citalopram（西欧普兰），Fluvoxamine（氧伏沙明）。它们均是 20 世纪 80 年代末出现的一类新型抗抑郁药，目前已经逐渐成为老年人抗抑郁的一线药。SSRIs 是一种对 5–HT 进入突触神经细胞过程的抑制剂，具有特异选择性对其他神经递质或受体位点乎无影响。抑制 5–HT 再摄取，增加 5–HT 在脑内关键突触部位的活性 5–HT 量，从而提高突触间隙的 5–HT 浓度，来消除抑郁症状。其主要特点是：疗效确切，不良反应小，起效快，服用安全方便，但价格较为昂贵。SSRIs 对心血管的不良反应、抗胆碱能作用、抗中枢作用也明显少于三环类药物，故比较适用于脑梗死后抑郁患者。虽然大多数药物治疗抑郁有相同的疗效，但 SSRIs 由于作用范围较小、不良反应较少而作为首选。其常见不良反应有恶心、头痛、睡眠障碍和性功能障碍。

**3. 单胺氧化酶抑制剂** MAOI 和三环类药物一样，同属第一代抗抑郁药，是最早用于治疗抑郁的药物，其作用机制尚不完全清楚，可能通过抑制脑内神经递质 NE 和 5–HT 的降解，提高脑内生物胺而起作用。常用药物有苯乙胺、吗氯贝胺。作为新一代的单胺氧化酶抑制剂，它们具有可逆性和选择性，克服了老一代 MAOI 的肝脏毒性和升高血压以致危象的弊端，是一种比较安全有效的药物。

**4. 精神兴奋药** 常用药物有利他林、苯丙胺等，因缺乏对照及随机大样本研究，疗效尚不确定，未广泛应用于临床。

**5. 新型抗抑郁药物** 主要有曲唑酮（Trazodone）、文拉法辛（Venlafaxine）、萘法唑酮（Nafazodone）、米氮平（Mirtazapine）等。

**（五）非药物治疗**

**1. 认知 – 行为治疗（Cognitive behavioral therapy，CBT）** CBT 是一组治疗方法的总称，这组方法强调认知活动在心理或行为问题的发生和转归中起着重要作用，并且在治疗过程中既采用各种认知矫正技术，又采用行为治疗技术。

**2. 音乐治疗（Music Therapy）** 音乐疗法受患者文化水平、受教育程度、个人修养等限制，且 PSD 患者多有认知功能等方面的损害，实施此项治疗存在一定的难度，这方面的临床研究也较少，仅作为 PSD 康复的支持治疗。

**3. 电休克治疗（Electro convulsive therapy, ECT）** ECT 最初用于治疗精神分裂症，后来发现它对抑郁症也有效，目前主要用于治疗严重抑郁症、难治性抑郁症和对药物治疗有严重不良反应的抑郁症，其作用机制尚不清楚。

**4. 高压氧疗法（HBO）** 关于高压氧治疗脑中风，国内外已经有学者作出了很多研究，并取得了丰富的经验，而近几年才逐渐有人研究其用于治疗 PSD 患者的效果。高压氧可增加机体氧含量，改善局部缺氧状态、血细胞流变性和微血管舒缩等，也就是通过改善疾病的病理、生理和生化指标而从根本上起到治疗作用。

**5. 生物电治疗** 研究发现，电刺激小脑顶核区能改善病损区的供血情况，使脑 5–HT 释放增多，脑内生物胺浓度恢复正常，促进抑郁的消除，恢复正常情绪和分析与思考。

## 六、中医病因病机

对于本病，有学者认为是心因性反应引起，这与中医情志因素致病理论相同。由于中风后患者往往不能接受现实，以致情绪低落，忧愁悲恐，肝气郁结不得泄，故在既往诸多中医临床研究文献中，对 PSD 的辨证认为当属中医“郁证”范畴，属中风、郁证之合病。“郁”为情志之郁，脑梗死病后已髓海空虚，痰瘀阻于脑络，气血不足，患者因肢体偏瘫等因素思虑过度，忧愁不解，伤及肝脾二脏。故其病机既有郁证之志不舒、气机不畅的特点，又有中风之肝脾肾亏虚、气滞血瘀的特点。肝主疏泄，情志不遂，肝气郁结，气机壅塞；脾胃居于中焦，抑郁不舒，则气机升降出入失常，必致运化失调；心藏神，主血脉，忧愁过度耗伤心神，日久心神失养，甚至会进一步影响血脉运行。“心为五脏六腑之大主”，心伤则愈发加重诸脏气弱，如此循环不已，则病者临症表现各异而难愈。

《古今医统大全·郁证门》谓“郁为七情不舒，遂成郁结，既郁日久，变病多端”，目前大多数学者认为 PSD 为本虚标实之证，与肝郁气滞、正气亏虚、瘀血痰浊等因素关系密切。进入恢复期后，“风”“火”“痰”“气”等病理产物相继得以消除，而瘀血浊毒贯穿始终，所以血瘀肝郁是 PSD 的主要病机。PSD 的病位在脑，病理基础在肾，病属本虚标实，其基本病机是肾虚精亏，气滞血瘀，而肾虚精亏则是其根源所在。总之，PSD 属于中医郁证的范围，在中风的基础上，由于风、瘀、痰、热（火）胶搏郁结，致使气血郁滞不畅，肝气失其条达、神明失其清灵而情绪低落，出现抑郁。PSD 的发生不外乎心、肝、脾三脏受损及中风后痰瘀阻滞、髓海空虚所致，病机应归结为气血运行的紊乱。

## 七、中医辨证分型

根据患者表现不同及证候的不同，抑郁症可分为以下 5 型：

**1. 肝气郁结证**　悲伤抑郁，情绪不宁，精神活动力减退，注意力不集中，兴趣下降，失望感明显，面貌忧愁不展，胸闷气短，胁肋胀痛，舌淡苔薄白或薄黄，脉弦。

**2. 肝郁脾虚证**　抑郁不宁，紧张早醒，体重减轻，思维迟缓，头目昏沉，不思饮食，乏力，或见腹胀，痰多，大便不调，甚则恶心呕吐，舌淡胖苔白腻，弦滑或濡滑。

**3. 心神失养证**　精神恍惚，心神不宁，夜寐不安，悲忧善哭，或觉终日如梦似幻，喜妄想，或喃喃自语，视之如痴，舌质淡，脉弦。

**4. 痰瘀阻滞证**　抑郁不宁，易惊易怒，夜寐不安，言语不似常人或如见鬼魅状，答非所问，常有昏蒙之态，言语不清，喜手舞足蹈，易激惹，目眶暗黑，喉中痰多，咯吐频繁，舌紫暗或有瘀点瘀斑，脉弦涩。

**5. 髓海空虚证**　抑郁而精神欠佳，健忘明显，头昏乏力，嗜睡，眼目昏花，或有耳中如鸣蝉声，行走时觉头重，脚步飘摇，舌淡苔薄白，脉虚软无力。

以上 5 型可单独出现，亦可多证交杂，临床辨证宜综合视之，不可拘泥。

## 八、中医药治疗

中风后抑郁症是中风病重要的并发症，既影响中风病的康复，又给患者和家庭带来许多不便，因此要积极地给予治疗。PSD 的中医治疗近年来发展较快，具有疗效显著、个体化强、方法较多、应用安全、无明显不良反应等。

### （一）基本方加减治疗

**1. 活血解郁汤治疗**

药用：香附 15g，郁金 20g，川芎 20g，水蛭 15g，鸡血藤 30g，石菖蒲、远志各 15g，苍术、神曲各 10g，栀子 15g。

临证加减：肝郁甚者加青皮、枳壳，肝郁化火者加龙胆草、川楝子，痰湿郁结者加清半夏、厚朴，心神不宁者加生龙骨、生牡蛎。

**2. 醒脑解郁汤**

药用：西洋参 6g，黄芪 30g，当归、川芎各 6g，水蛭 6g，三七粉 3g，胆南星、枳实各 10g，石菖蒲 12g，远志 6g，合欢皮 15g，夜交藤 30g。

**3. 解郁饮** 柴胡 12g，白芍 20g，枳实、香附各 10g，当归 12g，川芎 15g，丹参 30g，土鳖虫、远志各 10g，石菖蒲、郁金各 12g。

临证加减：头痛、眩晕者，加钩藤平肝潜阳；失眠者，加夜交藤、酸枣仁、山茱萸养阴安神；有热象者，加牡丹皮凉血化瘀。

### （二）成方治疗

**1. 柴胡加龙骨牡蛎汤加减**

药用：柴胡 45g，黄连 10g，煅龙骨、煅牡蛎各 30g，茯神 15g，生姜 3 片，大枣 5 个，半夏、桂枝各 6g，人参 6g（另煎），炙甘草 10g，大黄 6g。

临证加减：气虚血瘀者，加黄芪、桃仁、当归；脾虚痰湿者，加半夏、胆南星；阴虚火旺者，加生地黄、知母、牡丹皮、珍珠母；气郁化火者，加牡丹皮、龙胆草；气滞痰郁者，加瓜蒌皮、厚朴。

**2. 小柴胡汤加减**

药用：柴胡、黄芪、太子参各 6g，半夏 6g，甘草 3g，生姜 3 片，大枣 5 枚。

临证加减：气滞痰郁者加瓜蒌皮，心脾两虚者加柏子仁、茯神，阴虚火旺者加牡丹皮、生地、白芍。

**3. 温胆汤加减**

药用：半夏 10g，茯苓 20g，丹参 25g，枳实 6g，竹茹 15g，石菖蒲、淫羊藿各

10g，生麻黄 3g，地龙干 15g。

临证加减：痰多加胆南星 5g，焦虑躁狂加栀子、知母各 10g，不寐加夜交藤 25g，黄连 6g，心悸加远志 6g，眩晕加天麻 10g，白术 15g。

### （三）针灸治疗

运用中医肝主疏泄理论治疗中风后抑郁症。以八脉交会穴之内关、公孙为主，配合点穴按摩百会、神庭、关元、足三里、太溪、三阴交、太冲等穴位，隔日治疗 1 次；也可以头皮针为主治疗中风后抑郁症，语言不利取顶前线，半身不遂取顶前斜线，小脑共济失调取枕下旁线，肢体麻木乏力取顶旁线，郁气结取百会、印堂、合谷、太冲、曲池，肝郁痰阻取百会、印堂、合谷、太冲、曲池、三阴交、丰隆，心脾两虚取四神聪、印堂、膻中、大椎、百会、三阴交，肝肾阳虚取四神聪、印堂、三阴交、本神。

### （四）中西医结合治疗

可采用中药复方结合抗抑郁药配合服用。如加减逍遥散合百优解同服等，提示中西医结合治疗 PSD 可取得较好疗效，且不良反应较小。脑梗死后抑郁症是发生在中风后的一种包括多种精神症状和躯体症状的复杂情感性、精神障碍性疾病，是脑血管疾病最常见的情感症状。它的出现将妨碍病情恢复，从而影响其预后。目前国内外学者对 PSD 进行了许多研究，对于 PSD 的认识有了很大的提高，但是这些研究都有一定的局限性，尤其是在国内这一领域的研究还存在许多空白。PSD 患者的早期诊断和治疗，不仅有利于患者躯体功能的恢复，缩短 PSD 病程，而且还可以减少患者用药种类和数量，降低医疗资源的消耗，创造出更的经济效益和社会效益。

## 九、防治 PSD 的理论探讨

中医脏象及七情学说认为，机体的情志活动是以心神为主导作用的，而五脏的精、气、血、津液又为七情的物质基础，即所谓“人有五脏化五气，以生喜怒悲忧恐”。可运用中医肝主疏泄理论，研究中风后抑郁症的治疗。从心理应激角度而言，中医虽然有“心主神明”之说，但对于情绪变化，尤其是在调节情志因素（心理应激）时引起的各种变化，肝起着主要作用。肝主疏泄，调节气机，调畅情志，“肝者，将军之官，谋虑出焉”。机体对情志活动调节亦多与肝有关，张景岳指出“恚怒忧思，气逆肝胆二经”。情志疾病亦多与肝有关，朱丹溪认为气血郁滞是致病的根源，而气郁为诸郁的根本；林佩琴在《类证治裁》中认为“凡病无不起于郁者”，并将外感、内伤诸病都与郁相联系，即与肝相联系，并指出“诸病多自肝来”。肝主疏泄是肝的最核心的生理功能，疏泄本身有疏通、外达、发泄，从而获得某种满足和心身愉悦之意。

从心理学角度来分析，人都有不同层次的本能性需求。本能性需求适度，心理调整及时，称为肝主疏泄正常，条达舒畅；若需求太过，疏泄太过，表现出易怒烦躁，甚至侵犯性行为等；若需求受挫，称为疏泄不及，在情绪、饮食、生殖系统等方面会出现诸多病理反应。肝还通过疏泄气机的核心作用，影响五脏精气的转运输送，由此调节发生五脏的情感活动。情感活动的发生，是在心接受外界事物刺激的前提下，心神支配各脏精气的转输及调配。《灵枢·本神》曰："所以任物者之心。"《素问·宣明五气》："精气并于心则喜，并于肺则悲，并于肝则忧，并于脾则畏，并于肾则恐。"五脏精气是人体发生情感活动的物质基础，肝通过疏泄气机，促进五脏精气的转输与调配。因此肝气条达，气机通畅而不抑郁，五脏精气能顺利地进行转输，人在接受外界刺激后能具有正常适宜的情感活动。倘若肝失于疏泄，气机运行不畅而抑郁，必然会影响到五脏精气的转输，就会有相应的情感异常症状，诸如闷闷不乐、情绪低落、沉默寡言、长吁短叹等。疏泄失常、气机不利是肝病的基本病机，临床上最常见证候为肝火上炎证、肝阳上亢证。虽然中医学没有抑郁症病名，但依据临床证候、发病转归等，本病当属中医郁证范畴。

郁证早在《黄帝内经》时代便有较系统的研究，其中情志内郁致病的思想对后世影响深远。汉代张仲景进一步提出情志之郁以肝郁为主，并创立了治疗肝郁的方药。肝郁多由长期情志不畅所致。临床表现以精神抑郁、萎靡不振、胸闷胁胀、不思饮食、失眠多梦、多疑善虑、悲伤欲哭、善长太息为主症，这与现代医学抑郁症的临床表现基本相符。这是因为郁怒不畅使肝失条达，气失疏泄，以致肝气郁结。肝郁抑脾则饮食减少，生化乏源；营血渐耗则心失所养，神失所藏；气郁则血瘀不行，久郁及肾则阴虚火旺，出现五脏气机不和之诸症。从中医临床辨证分型也能看出，肝郁是造成郁证的核心，同时涉及多个脏腑，出现脾虚、肾虚、气郁化火、郁久伤阴、阴虚火旺等多种证型。治疗虽有健脾、补肾、清火、化瘀、安神等方法，但调肝解郁是必不可少的重要环节。

由此可见抑郁症与肝脏关系甚为密切，从调肝的角度治疗抑郁症具有一定的理论基础。近年来，采用心理量表对中医肝郁证情绪障碍的客观和量化研究发现，肝气郁结证、肝火上炎证、肝阳上亢证等肝失疏泄的中医肝病证候都有焦虑和抑郁两种情绪状态。研究结果显示，这些肝失疏泄的中医证型在 Beck 焦虑量表、Beck 抑郁量表的积分均显著高于健康人对照组，表明中医肝病证候患者都具有不同程度的焦虑、抑郁情绪，但不同中医证型的患者焦虑、抑郁的程度不同。Beck 焦虑量表测值以肝火上炎证积分最高，显著高于肝气郁结证；Beck 抑郁量表测值肝气郁结证积分最高，显著高于肝阳上亢证。肝火上炎证和肝阳上亢证的情绪状态以焦虑为主，而肝气郁结证的情绪状态以抑郁为主。

因此在实际临床中，对于情志失调（特别是慢性长期的情志活动异常），中医亦多从肝入手进行治疗，如采用龙胆泻肝汤治疗精神病，加味逍遥散治疗情感性精神，以及采用四逆散和柴胡加龙骨牡蛎汤治疗神经精神系统疾病等等。而对于临床上一些情志异常或与情志失调有关的心身疾病，如神经症、心因性反应病症、高血压、甲亢、糖尿病、溃疡性结肠炎、支气管哮喘、偏头痛、妇女月经病等亦多采用疏肝解郁之法，疗效显著。

## 附：脑心综合征

脑心综合征在此处是指中风引起的继发性心脏损伤，临床上尤以中风急性期的心脏损伤最为常见，随着有关方面研究工作的深入，大量资料已证实脑心综合征是中风的常见并发症。脑心综合征的临床表现多不明显，亦不典型，常表现出脑症状及局灶性神经症状的进一步恶化。发生的机制目前尚不十分清楚，一般认为与以下机制有关：

**1. 脑部病变引起脑对心脏的调节作用紊乱**　心脏活动受到交感、副交感神经的双重支配，而支配心脏活动的高级自主神经中枢位于下丘脑、脑干及边缘系统。近年研究还证实脑对心脏活动的支配存在着明确的神经传导途径，比如大脑额叶、颞叶、岛叶、丘脑对心脏的支配均有着定位性及区域性。当脑部发生病变时，对心脏的控制与调节会发生紊乱，很容易出现继发心脏损伤。

**2. 神经体液调节作用的紊乱**　梗死急性期，由于脑部发生急性病变，机体处于应激状态，体内儿茶酚胺水平升高，从而进一步引起冠状动脉痉挛与收缩，造成心脏缺血。

**3. 脑、心血管病变存在着共同的病理基础**　高血压、动脉硬化为脑、心血管病共同的常见病因，脑梗死患者常有冠状动脉的硬化，以及心脏供血不足，这在高龄患者尤为常见。脑部病变的发生，无疑给原已存在病变的心脏又增添了新的负担，诱发心脏病变的加重，脑心综合征的主要表现为心电图的异常、心律失常、心肌梗死等。

（1）心电图的异常：发生中风时，心电图的变化最为敏感、最为常见，有心电图改变者可高达 65% ～ 75%，其主要改变有冠状动脉供血不足、心律失常、传导障碍等。脑梗死后，心电图的异常多发生在 1 周之内，有研究资料表明，发病后 1 个月以内的心电图改变与 1 周之内相比，发生率没有明显下降；但 1 个月以后，心电图多恢复正常。这说明心电图改变主要发生在中风的急性期，且与病变严重程度密切相关，故心电图的动态监测对于判断脑部病变的严重程度及估计预后均有着一定的参考价值。

（2）急性心肌梗死：急性中风合并心肌梗死者文献报道为 3%，患者可有心慌、心悸、心前区疼痛、憋闷感等。但上述症状常常被原发的脑中风所掩盖，无论患者还是医务工作者，往往将注意力更多地放到急性脑血管病上，从而忽略了对继发性心脏损伤的重视；加之患者常有意识障碍、失语等，不能很好地叙述自己的不适症状，以至出现心源性休克或陷入昏迷，甚至于猝死。故急性中风患者一旦合并心肌梗死，抢救多较困难，预后多不良。另外，有部分患者心电图会出现心肌梗死或类似心肌梗死的变化，如出现 ST 段及 T 波改变、异常 Q 波等，在发病后 72 小时以内最为明显，但随着机体应激状态的缓解，临床症状好转，心电图也完全恢复正常。这种情况被称之为假性心肌梗死，出现后很快恢复正常，提示着病情的好转，对预后的估计有重要意义。

据统计，心电图出现的心肌梗死样改变者中，约 50% 属于假性心肌梗死，但临床上对于类似心肌梗死的心电图的出现应予以足够的重视，进行心肌酶谱检查，必须严密观察病情变化，给予妥善处理。

# 第三节 院内感染

## 一、褥疮

褥疮是骨隆突处皮肤或皮下组织由于局部受虚，导致血液循环障碍、营养障碍、组织坏死而产生的溃疡，临床最容易患褥疮的人是截瘫、偏瘫以及长期卧床的患者。中风病急性期由于患者肢体瘫痪和大小便失禁，易使其骶尾部、髋骨、肩胛部、坐骨结节、外踝、枕骨粗隆等骨隆突的部位皮肤，因受压或受到排泄物刺激，发生缺血性坏死而形成褥疮。

褥疮的发生多受到患者局部和全身情况的影响，当偏瘫患者持续 2 个小时不改变体位时，其皮肤和皮下组织毛细血管的压力增高，阻断局部血管的血流供应，出现皮肤发红，组织液外渗。骨隆突部位皮肤在受压的基础上，当患者在床上翻身和变动体位时，会与床单、尿布或衣裤发生摩擦，导致皮肤破损，受压部位同时也受到尿便排泄物的刺激，加重局部皮肤或皮下组织的缺血和坏死。如果患者长时间禁食，合并有低蛋白血症，皮下脂肪减少，过度消瘦或恶病质等严重营养障碍，是患者发生褥疮的全身因素。

### （一）褥疮的临床表现

褥疮主要分为 4 期：

**1. 瘀血红肿期** 表皮发红，局部皮肤出现硬结，周围有边界不清的肿胀，触之皮肤温度稍高，判断为Ⅰ度褥疮。

**2. 炎性浸润期** 表皮呈暗紫色，局部红肿和硬结向周边扩大，皮下组织出现渗出，在表皮下形成水疱，判断为Ⅱ度褥疮。

**3. 浅层溃疡期** 表皮破损，局部红肿和硬结深入达皮下脂肪，出现浅层组织坏死和溃疡，判断为Ⅲ度褥疮。

**4. 全层溃疡坏死期** 溃疡坏死从表皮和真皮组织向皮下脂肪、深筋膜及肌肉进展，有脓性分泌物，严重者腐烂组织可深达骨骼，伴有全身脓毒症，判断为Ⅳ度褥疮。

### （二）发生机制

褥疮发生机制是局部软组织持续受压，导致毛细血管缺血及组织坏死。褥疮好发部位是臀部、大转子。如果同一部位持续受压 2 小时就有发生褥疮的危险，即使平时卧软床也要不时翻身。骨隆突处与皮肤摩擦可引起滑膜炎，表皮剥脱促进褥疮的发生。患者由于长期卧床，可能同时伴有尿便失禁，有时护理不良也造成皮肤保护不好，容易发生炎症。老年患者蛋白质营养不良时情况下容易出现褥疮，对压迫引起疼痛不敏感，皮肤及皮下组织及肌肉对压迫缓冲能力下降，容易出现褥疮。

### （三）治疗

**1. 西医治疗**

（1）当患者受压部位出现皮肤发红、肿胀变硬时，应禁止该部位继续受压，局部涂以 2% 的碘酒或 0.5% 的碘伏，每日数次。

（2）当皮肤发红区出现水疱时，在无菌操作下抽出水疱内液体，保持表皮完整贴敷，局部涂以 0.5% 的碘伏，每日数次，保持创面干燥。

（3）当水疱部位出现表皮破损时，局部可涂以 2% 的碘酊，每 4 小时 1 次；创面可用新鲜鸡蛋内皮贴敷，促进表皮愈合，并给予红外线灯照射，上、下午各 1 次，每次 15 ～ 20min。

（4）当表皮出现坏死，形成溃疡，面积逐渐扩大，并深达皮下组织时，局部给予 3% 过氧化氢溶液去除腐烂组织，再用生理盐水清洁创面，局部涂以 0.5% 的碘酊，保持创面干燥。每日换药 1 次，每次换药时用 75% 乙醇消毒周围皮肤。当溃疡深达肌肉组织时，需做局部清创手术（术前对创面分泌物做细菌培养和药物敏感试验），术后全身应用抗生素，创面用凡士林油纱布覆盖，每日定时换药。

（5）对于中风患者皮肤，平时要注意以下的护理原则：

1）对于中风病患者，应严格执行 1 ～ 2 小时翻身 1 次的制度，做到动作轻柔，严禁在床上拖拉患者，产生皮肤擦伤。

2）保持床单平整，做到无皱褶、无渣屑，及时更换被尿便污染的尿布或床单。

3）保持皮肤清洁，每日上、下午做背部护理 1 次，每周床上擦澡 1 ～ 2 次，在翻身时对骶尾部和骨隆起部位进行按摩。

4）对于易受压部位或骨隆起部位，可放置气枕或气圈，有条件者可使用气垫床或自动翻身床。

**2. 中医治疗**

（1）辨证论治

1）气滞血瘀：局部皮肤出现褐色红斑，继而紫暗红肿，或有破损。苔薄，舌边有瘀紫，脉弦。治宜理气活血，方用血府逐瘀汤加减。

2）蕴毒腐溃：褥疮溃烂，腐肉及脓水较多，或有恶臭，重者溃烂可深及筋骨，四周漫肿，伴有发热或低热，口苦且干，形神萎靡，不思饮食。舌红，苔少，脉细数。治宜益气养阴、利湿托毒，方用生脉散、透脓散合萆薢渗湿汤加减。

3）气血两虚：疮面腐肉难脱，或腐肉虽脱，新肌色淡，愈合缓慢，伴面色苍白，神疲乏力，纳差食少。舌淡，苔少，脉沉细无力。治宜气血双补、托毒生肌，方用托里消毒散加减。

（2）外治

初起，外擦红灵酒或 4% 红花酊，或外撒滑石粉后，局部按摩，或红外线照射，每天 2 次。溃烂后，尽可能剪除坏死组织，腐烂组织可用红油膏纱布或六一散外撒。疮口脓腐脱净，可用生肌散换药，或用生肌玉红膏纱布换药。

### （四）褥疮的预防

变换体位，每2小时翻身1次，并对受压部位进行适当按摩。使用防护器具，如软枕头、气枕、海绵垫、气垫床等。促进局部血液循环。可进行日光浴、紫外线，对每次压迫的部位热敷。如果受压部位发红，可以用5%红花酒精或50%酒精按摩。注意床单卫生及柔软。搞好护理，改善患者营养状况。

## 二、发热

### （一）临床表现

发热为急性中风的常见并发症之一，相当一部分患者在其病程中伴有发热，且病情越重、脑组织损害越重和意识障碍越重的患者，其发热的并发症越常见。出血性中风患者有80%～90%发热，缺血性中风患者有21%～40%发热，其发热的原因主要有中枢性发热、感染性发热、吸收热和脱水热等。

**1. 感染热**　中风病并发感染发热者较常见，特别是有球麻痹患者和有意识障碍的患者发生率很高，其中以肺部感染最常见，其次为泌尿道感染（特别是在留置导尿管的患者，泌尿道感染很常见），若护理不当亦可发生口腔感染或褥疮。多在急性脑血管病发病数日后逐渐出现体温升高，呼吸急促，心率增快，热型多不规则，白细胞总数及中性粒细胞分类均升高。有肺内感染者，胸部X线平片可见肺内感染；有泌尿道感染者，尿常规可见白细胞显著增高。有部分严重的中风昏迷患者，最终会死于感染等并发症。

**2. 中枢热**　当中风病损伤下丘脑的体温调节中枢时，可引起中枢热及体温调节障碍。

（1）中枢性高热：临床上多见于脑室出血或脑出血破入脑室，以及脑桥梗死患者。其特点为：

1）突然高热，体温可迅速上升，达39℃～40℃以上，躯干温度高，肢体温度次之。两侧温度可不对称，相差可超过0.5℃。

2）无感染证据，一般不伴有白细胞增高，或白细胞总数虽高，分类无明显变化。

3）体温虽然很高，但中毒症状不明显，不伴寒战。

4）体温易随外界温度变化而波动。

5）高热时应用抗生素无效，解热剂亦无明显效果，但用氯丙嗪及冷敷有效。

（2）中枢性低热：体温一般在37.3～37.5℃，日间温度差在以内，晨间、午前较下午及晚间高，活动后体温不升或有时反而下降；热程可持续数周、数月乃至数年不等，血象一般无明显变化，患者可长期发热，但对身体无甚影响。

（3）变温症（体温不能维持）：下丘脑后部核团受到破坏可引起体温维持障碍，体温易变化不定。此外，中风引起下丘脑后侧部病变时，机体产热机制会减弱或消失，可引起体温过低，可低至 35℃以下。

**3. 其他发热**　部分出血性中风患者可有吸收热，是由于红细胞溶解吸收引起发热。多发生在病后 3 ～ 10 天，体温在 38℃左右，无感染及丘脑损害的证候。还有一部分患者，由于大量使用脱水剂或水分补充不足，血浆渗透压明显升高，脑组织严重脱水，使体温调节中枢功能障碍而导致脱水热。这种发热较少见，但也应有所警惕，对于某些发热而无其他原因能解释，而且有水液负平衡病史，意识障碍逐渐加重，皮肤干燥皱缩、尿量少而比重高，以及血细胞比容增大的中风患者，应考虑到有脱水热的可能。亦有少数患者因药物使用不当而引起药热，亦应引起注意。

### （二）治疗

**1. 西医治疗**

（1）一般情况：复方氨基比林注射液 2mL，或用安乃近注射液 1mL，肌肉注射。

（2）感染热：对于感染者，应及时合理使用抗生素，必要时根据细菌培养和药敏试验结果选用敏感的抗生素。对于球麻痹的患者和昏迷患者，因其吞咽和咳痰功能的障碍易引起肺内感染，即使无感染发生也应及早使用抗生素预防感染，必要时应该及时气管切开，加强排痰。

对于肺内感染者，要加强护理，尤其是对昏迷者的护理；合理、有效地应用抗生素，积极治疗原发病，重症者可行气管切开。泌尿系统感染者，用 1 ∶ 5000 呋喃西林液冲洗膀胱，每天 1 ～ 2 次；抗生素用于膀胱局部或全身用药，做好小便护理。

对于真菌感染，若口腔感染，用 1% ～ 2% 的甲紫（龙胆紫）涂口腔，制霉菌素 50 万 U 加生理盐水 10mL 涂患处，每日 2 ～ 3 次。若胃肠道感染，用克霉唑每日 30 ～ 60mg/kg，分 3 次口服或胃管注入；大蒜素丸，每次 1 ～ 2 丸，每日 3 次；或将 1 ～ 2 头大蒜捣碎，用冷开水冲淡随饭服下，每天 1 ～ 2 次，或胃管注入，10 ～ 15 天为 1 个疗程。若呼吸道感染，制霉菌素 50 万 U 加入生理盐水 50mL，气管内滴入，每日 5 滴；或多聚醛制霉菌素钠雾化吸入，每次 5 万 U；或用克霉唑 0.25mg 加入 70% 乙醇（酒精）5 ～ 6mL 内雾化吸入，每日 4 次，持续 6 ～ 8 天。若泌尿道感染，用多聚醛制霉菌素钠 5 万 U，溶于生理盐水 20mL，进行膀胱保留冲洗，每天 1 ～ 2 次。若全身感染，应用大蒜素、两性霉素 B 静脉滴注，或氟康唑、酮康唑等。

（3）中枢热：对于中枢性高热类型患者，主要以物理降温处理。一般可用冷毛巾湿敷额部，每 5 ～ 10 分钟更换 1 次；或将冰袋置于额、枕后、颈、腋和腹股沟处降温，也可用 50% 乙醇擦浴。对于体温大于 41℃的超高热者，尚可采用冰水灌肠，将患者置于冰水浴盆中（或空调病房内）为主。

（4）吸收热：吸收热一般不需特殊处理，可服用解热药。

（5）脱水热：脱水热的治疗以增加液体为主，如增加鼻饲液，静脉滴入 5% 葡萄糖溶液，待缺水症状基本消失后，再根据情况补充电解质。

**2. 中医治疗**

（1）中药注射液：柴胡注射液 4mL，每日 3 ～ 4 次，肌肉注射；或银黄注射液 4mL，每日 3 ～ 4 次，肌肉注射；或羚羊注射液 4mL，必要时给药，肌肉注射；或清开灵注射液 4mL，每日 3 ～ 4 次，肌肉注射；或清气解毒注射液 400 ～ 800mL，静脉滴注，每日 1 次，本药对各种细菌和病毒感染有较好疗效；或醒脑静注射液 10 ～ 20mL，加入 5% GS 500mL，静脉滴注；或用 10% 养阴注射液 500 ～ 1000mL，静脉滴注；或 5% 增液注射液 500 ～ 1000mL，静脉滴注；或 10% GS、5% 葡萄糖氯化钠注射液、林格氏液 1000 ～ 2000mL，静脉滴注。

（2）辨证论治

1）气分热炽：症见高热烦躁，口渴冷饮，汗出，脉洪大或滑数。治宜清气生津，方用白虎汤。

2）热结胃肠证：症见热盛便秘，腹部胀满，疼痛拒按，烦躁谵语，舌苔焦黄起刺，脉沉实有力。治宜泻下实热，方用大承气汤。

3）湿热困脾证：湿温初起，症见午后身热，头痛身重，胸闷呕恶，不思饮食，舌苔白腻，脉濡。治宜宣化湿热，方用三仁汤。

4）热在营分：症见高热，烦躁，时有谵语，或斑疹隐隐，口渴或不渴，唇燥齿干，舌红绛起刺，或光绛而干，脉细数。治宜清营分热，方用清营汤。

5）邪热入心：症见高热汗出，神昏谵语，舌红绛，脉数。治宜清心开窍，方用清心汤。

6）热极生风：症见高热神昏，烦闷躁扰，手足抽搐，舌干绛，脉细弦而数。治宜凉肝息风，方用羚羊钩藤汤。

7）阴虚风动：症见热病后期，阴伤欲竭，虚风内动，舌光滑干绛，脉虚欲脱。治宜养血息风，方用大定风珠。

8）阴竭欲脱：症见大汗、大泻所致的亡阳证，四肢厥冷，脉沉或微细欲绝。治宜回阳救逆，方用生脉四逆汤。

（3）其他疗法

1）针刺：常规取穴如曲池、合谷，配内关、足三里，可用针刺或留针，均用泻法；亦可用耳针疗法，取耳尖、皮质下；还可用头针疗法等。

2）穴位注射：选用柴胡注射液、银黄注射液，或羚羊角注射液 0.5 mL，取曲池（双）、足三里（双），穴位注射，每 6 小时 1 次，热退为止。

3）滴鼻疗法：三解素滴鼻液（由柴胡、金银花、连翘、青蒿等提炼而成 31% 的蒸馏液），每次每侧鼻腔滴 3 ～ 4 滴，每半小时至 1 小时 1 次，退热效果较好。复方柴胡滴鼻液（由柴胡、薄荷等组成，制成 40% 的蒸馏液），用法同上。

4）中药煎液物理降温。

5）中药煎液冷却后灌肠疗法

①大黄枳实汤：生大黄 15g，枳实 15g，甘草 10g，怀山药 15g，寒水石 20g。水煎

取汁 200mL，高位直肠滴注或保留灌肠 30min，每隔 2 ～ 4 小时灌 1 次。体温下降后，应视病情而减少灌肠次数或停用。本方适用于各种高热。

②清热灌肠汤：生石膏 30g，连翘 15g，荆芥 15g，薄荷 15g，芦根 30g，赤芍 15g。水煎取汁 200mL，用法同上。适用于气分之高热。

6）丸、散、冲剂疗法：紫雪散 1.5 ～ 3g，每日 3 次，口服。或羚翘解毒丸 1 ～ 2 丸，每日 3 次，口服。板蓝根冲剂，水冲服，适用于病毒感染。清热安宫丸 1 ～ 2 丸，每日 3 次，口服。

## 三、肺部感染

### （一）西医治疗

首先应对急性脑血管病患者进行预防性护理和治疗，即当患者出现严重瘫痪、球麻痹、意识障碍等时，应采取积极措施进行防治。当发生肺部感染时，应积极应用抗生素治疗，并做有关护理工作。具体步骤如下：

**1. 加强护理**　做好口腔护理，每 2 个小时翻身 1 次，经常变换体位，协助叩背，尽量经常咳痰。意识障碍者，随时从口腔吸痰，应该禁食，留置胃管给予鼻饲，防止误吸。发生呕吐时，应处于侧卧位，及时吸出口腔中的胃内容物。如已做气管插管或气管切开者，则按气管切开护理常规进行认真护理，尤其在患者病重时痰量极多且感染又重时，应注意保持呼吸道通畅，即可以防止发生窒息，又可以有利于肺部感染的治疗。

**2. 保持呼吸道通畅**　如已发生肺部感染，出现发热、痰量极多、发绀明显时，可以进行气管切开，这有助于控制感染。如出现阻塞性肺部者，应在气管镜下进行吸痰，解除阻塞物，达到恢复肺膨胀的作用。出现呼吸困难者，则应及时给予吸氧。

**3. 应用抗生素**　针对感染的病原体，应用对革兰阴性杆菌的抗生素，同时留痰进行细菌培养及药敏试验，以选择针对性的有效抗生素。对发生真菌感染者，应用抗真菌药物。

**4. 治疗原发病**　这是主要方面，当原发病得到明显好转时，对肺部感染的治疗有明显的效果。

### （二）中医治疗

**1. 祛痰止咳平喘**

（1）川贝母末 3g，每日 3 次，口服；珠贝定喘丸 6 粒，每日 3 次，口服；鲜竹沥液 30mL，每日 3 次，口服；牡荆丸 2 粒，每日 3 次，口服；人工牛黄粉 3g，每日 3 次，口服。

（2）地龙注射液 2mL，于肺俞、定喘注射。洋金花注射液每次 0.01mg/kg，肌肉注射，每隔 2 ～ 3 日 1 次，10 日为 1 个疗程。

**2. 针灸** 体针取肺俞、定喘、大椎、内关、合谷、天突、鱼际等，用强刺激手法。灸膻中、气海、足三里、肾俞、定喘等。耳针取平喘、肾上腺、交感。

**3. 清热解毒，醒脑开窍**

（1）紫雪丹，每次 0.5 ～ 1 支，每日 3 次，口服或鼻饲；清开灵口服液，每次 20mL，每日 3 次，口服或鼻饲；安宫牛黄丸，每次 1 丸，每日 1 ～ 2 次，口服或鼻饲。

（2）清开灵注射液 40 ～ 60mL，加入 5% GS 500mL，静脉滴注；醒脑静注射液 2 ～ 4mL，肌肉注射，每日 2 次；或 10 ～ 20mL 加入 5% GS 250 ～ 500mL 静脉滴注。

**4. 辨证论治**

（1）痰浊壅肺：症见喘促，咳嗽不能平卧，喉间痰鸣，胸膈满闷，痰多黏腻色白，咳吐不爽，舌暗，苔白腻，脉滑。治宜涤痰化浊，降逆平喘，方用导痰汤加减。

（2）热毒犯肺：症见喘咳并作，高热面赤，气急鼻扇，声高息粗，咳痰黄稠而臭，烦躁不安，甚则谵语神昏，舌红脉滑数。治宜清热解毒，涤痰平喘，方用黄连解毒汤、千金苇茎汤、白虎汤、麻杏石甘汤加减。

（3）腑实肺痹：症见呼吸急促，发热，腹满，大便秘结，烦躁不安，痰涎壅盛，舌红苔黄，脉弦数。治宜通腑泻下，宣肺平喘，方用凉膈散、大承气汤等加减。

（4）气虚血瘀：症见咳嗽，喘促气急，口干咽燥，身倦乏力，唇面发绀，舌暗红，苔白或少苔，脉沉细而弱。治宜补气养血，活血祛瘀，方用二味参苏饮（人参、苏木）加减。血瘀甚者，用奇命散（没药、血竭）；气滞甚者，加四磨饮；气血俱虚者，加五味饮子（五味子、人参、当归、黄芪、川芎、茯苓）。

（5）肺肾两虚，阴阳欲脱：症见喘促气急加剧，呼多吸少，面色晦暗，自汗神疲，语言低微，四肢厥逆，脉浮大无根或脉微欲绝。治宜补肺固肾，回阳救逆，方用金匮肾气丸、人参四逆汤、参附汤、独参汤等加减。

## 第四节　肩、手功能障碍

中风偏瘫患者，常在病后半个月至半年内，出现偏瘫侧上肢的肩、肘、腕、掌指、手指关节疼痛，上肢、腕、掌指、手指关节疼痛，上肢、腕及手背处水肿，皮肤温度低，肩关节外展及旋转活动受限等。若不及时给予治疗，部分患者可发生患肢肌腱挛缩，局部肌肉及皮肤明显营养障碍，肌肉萎缩，骨关节营养障碍，最终关节挛缩畸形。

### 一、发病机制

脑血管病急性发作影响血管运动中枢，可直接引起患肢的交感神经兴奋性增高及血管的痉挛性反应，产生局部组织营养障碍，出现肩胛周围和手腕部水肿、疼痛；而疼痛刺激又进一步经末梢感觉神经传至脊髓，引起脊髓中间神经元的异常兴奋，造成血管运动性异常的一种恶性循环病变。因为本症的症状是逐渐发生的，因此很难精确估计其持续时间究竟已有多久。一般大约持续 3 ～ 6 个月，严重影响瘫痪上肢的康复。如不及早诊断与治疗，后果很严重，常可导致残疾，故预后不良。

## 二、临床表现

肩 - 手综合征（Shouter-hand syndrome，SHS）系在脑血管病急性期出现的一组以肩、手疾病为首要症状的综合征。肩 - 手综合征主要发生于脑血管病后 2 天到 7 个月之间，大多为 3 ～ 16 周内。临床表现可分为 3 期。

脑血管病患者出现肩部疼痛，活动受限（被动活动时患肩疼痛尤为剧烈），同侧腕关节及手指疼痛（屈曲手指可引起或加重疼痛）、肿胀，血管运动性改变（如血流增加、皮温升高、发红）等，手及肩部 X 线片可见局部骨质脱钙。手指多呈伸直位，屈曲时受限，被动屈曲可引起剧痛。此期可持续 3 ～ 6 个月，以后或治愈或进入Ⅱ期。如治疗不当可进入第Ⅱ期，此时手的自发性疼痛和肿胀消失，皮肤与手部的肌肉可明显萎缩或挛缩，手指活动不因肿胀消退而改善，手呈挛缩状。这一阶段要想恢复就很困难，有时可引起掌腱膜挛缩或肥厚，手指关节活动度（ROM）测量日益恶化。此期亦持续 3 ～ 6 个月，如治疗不当将进入Ⅲ期。Ⅲ期手部皮肤肌肉萎缩显著，手指完全挛缩，X 线片上有广泛的骨腐蚀，已无恢复希望。

## 三、治疗

治疗越早，效果越好。宜采取综合性措施治疗，目的在于减轻与消除手部水肿，制止疼痛与防止关节僵硬挛缩。

### （一）西医治疗

（1）加强患侧肢体功能锻炼。

（2）急性期在无禁忌情况下，可口服类固醇类药物（如强的松等），以帮助消肿与止痛；还可采用肩部压痛点局部封闭，疗效较好。理疗如温热疗法、水疗及红外线疗法等，有助于镇痛、消炎、消肿，对改善血循环有一定作用。

（3）“向心加压缠扎法”是一种行之有效的简便方法，用 1 根直径为 1 ～ 2mm 的长线绳，从拇指开始缠扎，由远端缠向近端。先压好 1 ～ 2cm 的游离端，放开缠扎。这种方法对手部的肿胀和循环的改善有良好作用，每日可做 2 次，如有条件可多做几次。鼓励患者在无明显疼痛且不持重的情况下，做肩部与手部的被动与主动运动。肌肉的主动收缩可减轻水肿，避免关节挛缩和肢体肌肉萎缩。

（4）对症治疗：应用止痛剂，如吲哚美辛（消炎痛）25 ～ 50mg，每日 2 ～ 3 次，口服；酮洛芬每次 50mg，每日 3 次，口服；双氯芬酸每次 25mg，每日 3 次，口服。肌张力增高、活动受限者，可酌情用肌肉松弛剂，如选用苯海索（安坦），每次 2 ～ 4mg，每日 3 次，口服；亦可用左旋多巴，每次 0.125 ～ 0.25mg，每日 2 ～ 3 次，口服。

（5）局部封闭治疗：2% 利多卡因、地塞米松或泼尼松龙（强的松龙）注射液等行病灶局部疼痛部位封闭治疗。

### （二）针灸治疗

（1）毫针刺法

治则：疏通经络，行气活血。以近部取穴为主，行补法，多灸。

处方：肩髃、肩髎、肩内陵（肩前）、肩贞、曲垣、天宗、曲池、手三里。

方义：肩痛日久，血脉凝结，筋脉挛缩，故取局部穴位以调经络而运气血，使关节屈伸自如。

（2）耳针处方：取肩、神门、肝、肾、肾上腺、内分泌。每天 1 次，每次 4 ～ 5 穴，留针 2 ～ 3 小时，对肩痛效果良好。

（3）穴位注射：用野木瓜注射液 4mL，1% 普鲁卡因 4mL，加泼尼松龙（强的松龙）1mL 行穴位注射，对疼痛较剧或关节粘连明显者可用。

（4）拔火罐：在肩关节周围软组织拔罐，每次 4 ～ 6 个，每次 10 分钟，有止痛效果，亦可防止肌肉进一步萎缩。

（5）按摩：按摩疗法对肩周炎有较好疗效，除了手法按摩外，用木棒局部揉按也可使症状减轻。

（6）其他：红外线局部照射、低频磁疗、超短波、温灸等本病都有一定的帮助，可配合使用。

## 四、预防

时刻注意患肢的摆放姿势，能保护其不受外伤，避免任何可能造成患肢疼痛的姿势和活动，在运动疗法及任何外出检查之前要对患侧肩胛骨进行充分被动活动，保护肩关节不受外伤，从而降低 SHS 的发病率。防止患手长时间处于下垂位，让腕关节保持背屈，促使静脉回流，可采用上翘夹板固定腕关节于背屈位，同时也可防止手关节屈曲挛缩。患手积极进行主动及被动活动。

# 第五节　代谢综合征

脑梗死的后期治疗要注意代谢综合征的出现，临床上较为常见的有高血压、高血脂（诱发冠心病）、糖尿病等，我们在临床治疗中应该注意。

## 一、高血压

高血压是中风病最常见的可预防和治疗的重要危险因素，20 世纪 60 年代 WHO 的统计资料证实，中风患者中有 50% 是高血压的直接受害者，其中 50 ～ 60 岁以上年龄组的人群中，40% 有不同程度的收缩压或舒张压增高，舒张压每增高 1kPa（7.5mmHg），中风的相对危险性则增加 1 倍。我国 20 世纪 90 年代高血压普查的抽样资料提示，在成年人群中，高血压患病率达 11%，而得到及时诊断和治疗者不足 5%，血压得到较好控制者不足 4%。然而，同时期美国心脏病学会报告，20 世纪 70 年代高血压患者中仅有 16% 得到较好的控制，到 90 年代已有 55% 的患者能得到及时治疗，血压能够控制在 13.6/12.0kPa（140/90mmHg）以下的患者占 24%。加拿大某地区的社区抽样调查报告证实，20 世纪 90 年代高血压患者中有 94% 可被及时发现和诊断，92% 被及时治疗，72% 的患者血压可得到较好的控制；最近 30 年中，因患高血压性脑血管病的住院患者人数亦有逐年下降的趋势。

### （一）病因

目前认为，高血压的病因主要是小动脉病变和大动脉粥样硬化，其中小动脉病变累及 50 ～ 200μm 的小血管，血管壁发生纤维素沉积和玻璃样变性，血管内皮损害和微血栓形成；动脉粥样硬化累及 500μm 的大动脉，内膜下有大量胆固醇和钙盐形成粥样硬化斑块和溃疡，表面有血栓形成。有学者发现脉痉挛发生血压增高者对降压治疗有较好的反应，因动脉硬化发生的血压增高者对降压治疗反应较差，进一步导致高性动脉和重要脏器病。

### （二）高血压对中枢神经系统的损害

**1. 高血压性脑病** 在高血压危象时，舒张压可超过 16.0kPa（120mmHg），脑血管对压力增高的正常反应是血管痉挛，为脑血流自动调节反应的组成部分。动物实验证实，发生痉挛的动脉血管壁是正常的，而有小动脉壁损伤的部位出现血管扩张。高血压脑病是脑血流自动调节反射机制受到严重破坏，出现明显的脑血管扩张，使脑血流量过度增加，脑组织充血、水肿，同时伴有小动脉纤维坏死和闭塞所致的脑缺血。临床表现为头痛、抽搐和意识障碍三联症，查体可见眼底动脉痉挛、视网膜点片状出血、渗出、视乳头水肿，病理反射阳性和脑膜刺激征。

**2. 高血压性脑中风** 高血压导致的突然发作的中风常见以下两种类型：

（1）高血压性脑出血：因基底节、丘脑、脑干及小脑的深穿支动脉，在动脉粥样硬化基础上形成微动脉瘤，在血压急剧增高时情况下发生破裂，导致高血压性脑实质出血。临床表现为突发剧烈头痛、言语障碍，偏身感觉和运动障碍，大量出血时患者在短时间内或呈昏迷状态，发生颞叶沟回疝或小脑扁桃体疝。

（2）腔隙梗死：脑内小动脉纤维素样坏死所致腔隙状态，主要累及基底、丘脑和脑干的深穿支动脉，高血压导致小动脉壁纤维素样坏死、玻璃样变和微动脉瘤形成，小动脉闭塞或坏死的结果是腔隙状态。临床表现为无症状脑梗死、多灶梗死性痴呆，以及各种腔隙综合征。腔隙梗死在 60 岁以上者的神经影像学检出率达 60%，尸检发现的腔隙梗死占同年龄死亡者的 6% ～ 11%，其中 80% 以上的患者生前无中风发作史，查体未发现有神经系统的定位损害体征，20% ～ 50% 的患者有血糖和血脂增高。由于腔隙状态所致的记忆力减退、选择性的认知功能损害、精神及人格障碍，临床诊断为血管性痴呆，如果积极预防和治疗高血压，可使血管性痴呆的发病率明显减少。

（3）脑动脉硬化：脑动脉硬化是全身动脉粥样硬化的特殊类型，根据血管走行和好发部位分为颈总动脉分叉部、椎动脉起始部、基底动脉分支开口处、脑底动脉环、大脑中动脉起始段。根据脑动脉受累部位的不同，临床可有脑功能不全综合征表现，短暂性脑供血不足发作，动脉粥样硬化性脑梗死，动脉扩张形成梭形动脉瘤等，其中以动脉粥样硬化性狭窄、闭塞或血栓形成性脑梗死最常见。因高血压和动脉粥样硬化的长期作用，使颅外段的颈内动脉或椎动脉发生动脉粥样硬化性狭窄或闭塞，颅内段的颈内动脉、基底动脉、脑底动脉环或大脑中动脉、后动脉的起始部发生狭窄或闭塞，在血管内皮病变的基础上，在血液动力学因素的影响下，导致局部血小板聚集和纤维蛋白沉积，使上述血管的供血区出现较大范围的缺血和坏死，临床出现各种类型的感觉和运动障碍。

现已公认高血压是中风最重要的独立危险因素，不论出血性中风还是缺血性中风，均与收缩压、舒张压和平均动脉压呈直线关所示。老年人群的高血压患者与非老年人群中的高血压患者，均具有发生中风的危险：男女两性对高血压的耐受相同，高血压对脑占血管的影响可通过不同的机制来体现。

### （三）西医治疗

在预防中风的发生和发展方面，常规控制高血压是最重要的环节。但高血压控制到什么水平最为合适，以及高血压与动脉硬化同时存在时，收缩压下降是否会导致脑灌注量不足，都是我们需要考虑的问题。若高血压降低的速度过快，即血压突然下降，可能导致脑血管自动调节功能丧失，使缺血区的灌注压下降，缺血更加严重。因此，在控制高血压时，应逐步而缓慢地控制才是安全而可行的。1988 年，世界卫生组织在关于检查、评价和治疗高血压的会议上，推荐了控制高血压的方法，即舒张压在 12.0 ～ 14.6kPa（90 ～ 110mmHg）之间时，仅需限制钠盐和控制体重，高于这一水平可用药治疗。现已证明，使轻度和中度增高的舒张压恢复正常，对降低中风危险性有效；对收缩压的控制，特别是老年人单独收缩压增高如何处理，目前尚无确切的措施。抗高血压药物一般分为 4 类：作用于肾脏的排钠利尿素，作用于心脏的受体阻滞剂类，作用于脑干的甲基多巴类以及作用于血管平滑肌的血管扩张剂。控制高血压时，药物的选择和治疗的监测是重要的关键。

高血压脑病是高血压的严重合并症，如果治疗不当，可造成严重后果，如死亡或有严重后遗症等。因此，应将高血压脑病视作为危重症疾病进行抢救。

**1. 降血压治疗**　这是本病治疗的中心问题，降血压治疗不仅能迅速、有效地达到缓解病情的作用，且也可作为鉴别或确诊高血压脑病的主要根据。值得注意的是，在降血压治疗过程中，应严密观察血压的变化，使血压得到控制，但又不能降得太低，以免发生心或脑组织的低灌注状态，反而加重脑组织损伤和脑水肿或诱发心肌缺血。一般认为，使舒张压快速降至 13.3kPa（100mmHg）时，既能让脑水肿和脑循环障碍得到改善，又不至于导致脑缺血发生，而后再使血压逐渐降至正常水平。

常用的降血压药物主要有：

（1）硝普钠：可直接松弛周围的动脉和静脉的小平滑肌，降低外周阻力，同时还使静脉容量增加，所以心输出量不变，心率轻度增加。常在静脉滴注 5 分钟后即可迅速降低血压，并维持作用 10 分钟左右，是一种快速有效的降压药，为高血压首选药物。临用前，先用少量 5% GS 溶解，再用 5% GS 500mL 稀释，按每分钟 1 ～ 3μg/kg 静脉滴注，开始时滴速略快，血压下降后逐渐减慢。一般用药不超过 72 小时。如降血压效果明显，则应及时中止用药。肾功能衰竭和甲状腺功能低下者慎用本品。

（2）二氮嗪：可直接松弛小动脉平滑肌，使血压能迅速下降。用药 5 分钟后疗效显著，并能维持作用 10 小时以上。一般每次应用 200 ～ 400mg，溶于专用溶剂，快速静滴，并可连续应用，但每日用量小于 1200mg。血压控制后，改口服应用。本品有抗利尿作用而常出现水钠潴留现象，故应同时用呋塞米（速尿）。本品还能抑制胰脏分泌胰岛素，升高血糖，因此有糖尿病者应控制血糖。心力衰竭、糖尿病、肾功能不全、哺乳期妇女忌用，不能与其他药物配伍。

（3）利舍平：通过耗竭交感神经末梢囊泡内的去甲肾上腺素，而起降血压作用，同时还起安定作用，降血压缓慢、温和而持久。每次肌肉注射 1 ～ 3mg 但 1 ～ 3 小时后方起作用，故对本病不作为首选药物。

（4）甲基多巴（通过激动血管运动中枢的受体，从而抑制外周交感神经，产生降压作用），每次用 250 ～ 500mg 溶于 5% GS 内，静脉滴注或缓慢静脉推注，本品禁用于嗜铬细胞瘤患者。降血压治疗使患者脱离危险后，改口服降血压药，具体按高血压方法治疗。

（2）降颅内压治疗：主要达到减轻脑水肿，防止脑疝形成，常用的药物为甘露醇、呋塞米、白蛋白等，详细用法请参考有关章节。

（3）一般性治疗：积极防治水电解质及酸碱平衡紊乱，根据患者出现的代谢障碍，按相应方法进行纠正治疗。对有心功能衰竭、癫痫、子痫、肾炎等病症时，进行相应处理。

（4）改善脑循环和营养神经细胞：在控制高血压脑病后，由于脑水肿和脑缺血，应给予改善脑循环和神经营养药物。

### （四）中医治疗

**1. 辨证论治**

（1）风阳上亢：头晕目眩、头胀头痛或额顶掣痛，面部发赤，脑响耳鸣，心烦躁急，肢麻或乏力，口苦，苔薄黄，舌质红，脉弦数。治法为息风潜阳，方用天麻钩藤饮加减。

（2）痰火蒙窍：头晕重痛，咯吐黏痰，胸闷，形体丰腴，身重皮麻，心悸，嗜卧，食欲不振，口干或黏；舌苔黄腻，舌尖红，脉数弦滑。治法为清化痰火，方用半夏天麻白术汤合温胆汤加减。

（3）气血失调：头痛头胀或痛处如刺，面色暗红，时有烘热，胸部有紧压感，或胸痛如刺，间有肢体窜痛或顽麻，妇女月经不调，口干，苔薄，舌质偏暗，或有瘀斑，脉细或涩。治法为调和气血，方用补阳还五汤合天麻钩藤汤加减。

（4）肝肾阴虚：头昏晕痛，目涩视糊，耳鸣，肢麻，腰酸腿软，口干，舌红少苔，脉弱或细数。治法为滋养肝肾，方用杞菊地黄汤合一贯煎加减。

（5）阴阳两虚：头昏眼花，视力模糊，面色少华，间有烘热，神疲气短，腰酸腿软，肢清足冷，夜尿数，舌淡红或淡白、质胖，脉沉细。治法为调补阴阳，方用二仙汤合六味地黄汤加减。

**2. 针刺疗法**

（1）体针：主穴方面，取曲池、三阴交、足三里、太冲。配穴方面，头晕加印堂、百会，失眠加神门，心悸加内关。主穴、配穴交替针刺，中、强度捻转提插手法，隔日1次或每周2次，7次为1个疗程，必要时可连续针刺3个疗程。

（2）耳针：取耳背沟、心、皮质下、肾上腺、神门、交感等穴，每次选1～2穴，每天1次，针30min，15～20次为1个疗程。此外尚可作耳穴埋针。

（3）梅花针：叩打腰骶区、踝关节等处皮肤，每日1次，每次15～30min。

## 二、冠状动脉粥样硬化性心脏病

冠状动脉粥样硬化性心脏病是指冠状动脉粥样硬化，使血管腔阻塞，导致心肌缺血缺氧而引起的心脏病。它和冠状动脉功能性改变（痉挛）一起，统称冠状动脉性心脏病，简称冠心病，亦称缺血性心脏病，是一种严重危害群众健康的常见病。因血脂异常是动脉粥样硬化最重要的危险因素，故将冠心病在“代谢综合征”一节内进行阐述。本病多发生在40岁以后，男性多于女性，脑力劳动者较多，在欧美国家本病极为常见。美国每年约50万人死于冠心病，占人口死亡数1/2～1/3，占心脏病死亡数的50%～70%。在我国，本病不如欧美多见，约占心脏病死亡数的5%～20%，但近年来有增多的趋势。

### （一）临床分型该病最常见的类型有以下几种：

**1. 隐匿性冠心病**　亦称无症状型冠心病，患者无症状，但静息时或负荷试验后有 ST 段压低，T 波减低、变平或倒置等心肌缺血的心电图改变；病理学检查心肌无明显组织形态改变。

**2. 心绞痛型冠心病**　有发作性胸骨后疼痛，为一时性心肌供血不足引起。病理学检查心肌无组织形态改变或有纤维化改变。

**3. 心肌梗死型冠心病**　症状严重，由冠状动脉闭塞致心肌急性缺血性坏死所致。

**4. 心力衰竭和心律失常型冠心病**　表现为心脏增大、心力衰竭和心律失常，为长期心肌缺血导致心肌纤维化所引起，临床表现与扩张型原因不明的心肌病类似，近年有人称之为“缺血性心肌病”。

**5. 猝死型冠心病**　因原发性心脏骤停，猝然死亡，多为缺血的心肌局部发生电生理紊乱，引起严重心律失常所致。

以上类型的冠心病可以合并出现。

### （二）中风病合并冠心病

中风病合并冠心病指在中风病病程之中，伴发胸骨后或心前区压榨或闷胀样疼痛、心电图 ST–T 改变等表现。其诊断要点是：

（1）患者正处于中风病病程之中，冠心病可于中风病之前确诊，也可以为患中风病之后才发现并确诊。

（2）典型心绞痛发作，为突然发生的胸骨后或心前区压榨样或闷胀样疼痛，可向左肩、左上肢前内侧及无名指、小指放射，历时 1 ～ 5 min，一般不超过 15min，休息或含硝酸甘油，1 ～ 2 min 内疼痛缓解。急性心肌梗死，典型者为胸骨后或心前区严重而持久疼痛，休息和服硝酸甘油不能缓解；不典型者为颈、下颌部或背部甚至上腹部等处疼痛。

（3）可伴心律失常或心力衰竭表现。

（4）心电图在心绞痛发作期为 ST 水平下斜压低＞ 1mV，或 ST 段抬高＞ 2mV，T 波低平或倒置。在心肌梗死急性期为新出现的病理性 Q 波或 QS 波，以及 ST–T 的动态演变。

（5）心肌梗死急性期可见血清肌酸磷酸激酶、乳酸脱氢酶、谷草转氨酸增高。

### （三）西医治疗

**1. 心绞痛**

（1）终止发作：立即停止活动，舌下含服硝酸甘油 0.3 ～ 0.6mg 或硝酸异山梨酯（消心痛）5 ～ 10mg。亦可用亚硝酸异戊酯 1 支（0.2mL）裹在手帕内压碎后鼻腔吸入，患青光眼者忌用。

（2）预防发作

1）硝酸酯类药物：硝酸异山梨酯 5 ～ 10mg，每日 3 次，口服。复方硝酸甘油，每次 0.5mg，每日 3～4 次，口服。戊四硝酯（硝酸戊四醇酯）10 ～ 30mg，每日 3 ～ 4 次，口服。1% ～ 2% 硝酸甘油软膏，涂于前臂皮肤后逐渐被吸收，尤适用于夜间发作的心绞痛。

2）β 受体阻滞剂：普萘洛尔（心得安）10 ～ 40mg，每日 3 次，口服（心率慢者、支气管哮喘者适用，心功能不全者可与洋地黄酌情协同使用）。氧烯洛尔（心得平）20 ～ 40mg，每日 3 次，口服。阿替洛尔（氨酰心安）25 ～ 100mg，每日 3 次，口服。

3）钙离子拮抗剂：维拉帕米（异搏停）40 ～ 80mg，每日 3 次，口服（对心动过缓或房室传导阻滞者慎用，不可与受体阻滞剂合用）。硝苯地平（硝苯啶、心痛定）10mg，每日 3 ～ 4 次。普尼拉明（心可定）15 ～ 30mg，每日 3 ～ 4 次，口服。

4）冠脉扩张剂：双嘧达莫（潘生丁）25 ～ 50mg，每日 3 次，口服。曲匹地尔（唑嘧胺）100mg，每日 3 次，必要时可每次 50 ～ 100mg 静脉注射。

5）病因疗法：治疗诱发心绞痛发作的病因和疾病，如高血压等。

6）抗凝疗法。

**2. 心肌梗死**

（1）一般处理：急性心肌梗死患者必须即刻送入冠心病监护病房（CCU）进行严密的心电监护，有条件的按需要进行血流动力学监测。如无心律失常、心力衰竭和心源性休克者，监护 1 周，有合并症者应酌情延长。前两周应绝对卧床，无合并症的两周后可酌情床边活动。给予 3 ～ 5L 的氧流量持续吸入。必须保持大便通畅，每日给予轻泻剂，必要时清洁灌肠，因大便不通导致突然死亡的病例屡见不鲜。

（2）止痛：明显胸痛者用吗啡 5 ～ 10mg 或哌替啶（杜冷丁）50mg，皮下或肌肉注射。两药均可扩张静脉，使血压下降，抑制呼吸。易引起恶心呕吐，可用阿托品纠正。亦可舌下含服硝酸甘油 0.3mg 或硝酸异山梨酯（消心痛）5 ～ 10mg。

（3）极化疗法：用极化溶液，即 5% GS 500mL 加胰岛素 12mL、5% 氯化钾 10mL，每日 1 次，静脉滴注，连续 1 周。有糖尿病、高血钾、心动过缓、房室传导阻滞者不宜应用。

（4）低分子右旋糖酐：每日 500mL，静脉滴注，7 ～ 10 日为 1 个疗程，有肺淤血、肺水肿者忌用。

（5）利多卡因：主要用于防止严重室性心律失常的发生。一般先静脉注射 50 ～ 100mg，继而以 1 ～ 4mg/min 速度静脉滴注，维持 72 小时，有缓慢心律失常者慎用。

（6）硝酸甘油：一般用 15 ～ 25mg 加入 5% GS 500mL，静脉滴注。用硝酸甘油时要密切监护心率、血压，开始滴速宜 5 滴 / 分钟，一般维持 2 ～ 3 日。

（7）溶血栓疗法：目前常用的溶栓酶有链激酶（Streptokinase，SK）与尿激酶（Urokinase，UK）。给药方法有两种，分别是静脉给药和冠状动脉内血栓溶解疗法。

### （四）中医治疗

**1. 辨证论治**

（1）瘀阻心络：在中风病程之中出现胸部刺痛，或短暂或持久，痛涉肩背，面暗，舌紫暗，脉弦。治法为活血化瘀，通络止痛。方用血府逐瘀汤加减。

（2）痰阻心络：在中风病病程之中出现胸闷胸痛，痰黏，形体肥胖，身重乏力，苔厚腻，脉滑。治法为燥湿化痰，通络止痛，方用栝蒌薤白半夏汤加减。

（3）寒凝心脉：在中风病程中突然出现心痛如绞，形寒，手足不温，冷汗出，短气心悸，心痛彻背，背痛彻胸，苔薄，脉沉紧。治法为通阳祛寒，宣痹通络，方用乌头赤石脂丸加减。

（4）气虚血瘀：在中风病程中出现胸部刺痛，动则加甚，神疲，口不干，舌质淡暗，苔薄，脉细涩。治法为益气活血，通络止痛，方用补阳还五汤加减。

（5）阳虚欲脱：在中风病程之中出现胸痛剧烈，胸闷气短，面色苍灰，四肢厥冷，冷汗不止，口唇青紫，舌质紫暗，苔白，脉细微或结代。治法为回阳救逆，方用参附龙牡汤加减。

**2. 针灸疗法**

（1）综合针刺：华佗夹脊穴（第 4、5 胸椎）、膻中、巨阙、内关、间使、心俞、神门、三阴交、足三里要求获得针感并轻刮针柄 1 ～ 2min。每日针刺 1 次，每穴轮换，10 天为 1 个疗程，间隔 3 ～ 5 天。

（2）体针：依辨证选穴并选择手法。

主穴：膻中透鸠尾、内关、足三里。

配穴：通里、神门、曲池、间使、乳根、命门。

治法：针刺膻中、内关留针 20min，捻转 3 ～ 5min，可缓解心绞痛。

（3）耳针疗法：主穴为心、皮质下、神门、肾。配穴为枕、额、肾上腺等。可埋针，每日更换 1 次。

（4）推拿疗法：按摩上脘、中脘、下脘、神阙、关元、心俞、厥阴俞或华佗夹脊穴及压痛点。

## 三、糖尿病

糖尿病是中风病可干预的第二大危险因素，有关的流行病学资料证实，糖尿病患者发生中风病的危险远高于相同年龄非糖尿病对照组。在首次发生缺血性中风的患者中，有部分患者否认糖尿病病史，但检查空腹血糖水平已达到或超过糖尿病诊断标准，还有一部分患者有糖耐量异常，提示血糖增高和糖代谢异常参与了中风的病理生理过程。

### （一）糖尿病导致中风的病理生理过程

（1）糖尿病导致脑微血管病变：高血糖状态造成脑微血管内皮细胞和基膜的损伤，使构成血脑屏障的脑毛细血管壁通透性增强，内皮损伤促进血小板聚集和释放活性物质，导致纤维蛋白沉积，形成微血栓，使血管管腔狭窄，局部脑组织出现缺血或缺氧改变，发生神经细胞凋亡，髓鞘脱失，缺血性坏死组织形成腔隙状态，临床表现为无症状性脑梗死或反复发作的短暂性脑缺血发作。国内尹氏等 1994 年曾对 955 例糖尿病中的 923 例患者进行了脑血管病的流行病学调查，发现糖尿病患者脑血管病的患病率是对照组的 3.5 倍，其中缺血性脑血管病的患病率是对照组的 4.6 倍，出血性脑血管病的患病率与对照组比较无显著性差异。

（2）糖尿病与动脉粥样硬化病变：糖尿病患者多合并有高脂血症，出现糖代谢异常的旁路转化作用，使三酰甘油的水平明显增高，血浆高密度脂蛋白生成减少，清除低密度脂蛋白的能力下降，加重了动脉粥样硬化和血管内皮细胞的损伤，使血小板聚集，释放反应增强，促进局部血管的血栓形成。高血糖使糖化血红蛋白含量增加，减少了脑组织的供氧，使已发生动脉粥样硬化的血管壁病变进一步加重，管腔闭塞，导致缺血性脑血管病的发作。

（3）糖尿病凝血机制障碍和血液流变学改变：高血糖可增加血液黏滞度，使血小板黏附和聚集功能增强，血管内皮细胞的损伤降低了红细胞变形能力，抗凝血酶因子Ⅲ含量和活性降低，使其自身抗凝和纤溶活性下降，在血管内皮病变和动脉粥样硬化的基础上发生缺血性脑血管病。

如果患者同时合并中风的其他危险因素，如高血压、冠心病、心房纤颤等，将进一步增加缺血性中风病的发病率；如果有高血压性微动脉瘤存在，还可患出血性中风病。

### （二）西医治疗

糖尿病患者易并发脑血栓形成，因此对这类患者不仅在并发脑梗死时给予及时和正确的处理，同样也应重视预防治疗，以防止并发脑血栓形成。

**1. 预防糖尿病并发脑血栓形成**

（1）保护血管内皮：糖尿病患者应用胰岛素来控制糖代谢后，内皮细胞脂蛋白酯酶活性以及 PG 释放等指标均可恢复正常。同时作为内皮损伤指标的血管内皮生长因子（VEGF）水平在应用胰岛素治疗后亦有一定程度的改善。对于 2 型糖尿病患者，有报道显示用苯乙双胍（降糖灵）治疗后，纤溶系统的活性可得到改善。

（2）抑制血小板的活性：对于 2 型糖尿病患者，缓慢注射胰岛素不仅可以纠正严重的高血糖症，而且还可明显地降低血小板的聚集反应，但对血小板的释放反应无影响。最近的研究证实，应用胰岛素不仅有上述作用，而且还可以减轻脑组织的损害程度。由于 PG 代谢紊乱在糖尿病血管病变中占有重要地位，因此认为应用阿司匹林是防止血栓形成的重要治疗手段，阿司匹林不仅能抑制血小板聚集，防止动脉粥样硬化的加重，同时还具有降低血糖的作用。另外，糖尿病患者常食用含有丰富高亚油酸的饮食，也可使其血小板的聚集性降低。

（3）抗凝和纤溶增强剂：目前对于缺血性心、脑血管病，国外有应用 $PGI_2$ 和 t-PA 加以治疗的个别报道，但对于糖尿病目前尚未见有类似报道。

（4）降低血黏度：对于糖尿病患者，可静脉滴注或口服藻酸双酯钠（PSS），它不仅能降低血液黏稠度，同时还具有降低血脂的作用，丹参、羟乙基淀粉也有一定的效果。

**2. 糖尿病并发脑血栓形成时的处理**　有关脑血栓形成的治疗详见相关章节，而对于糖尿病并发脑血栓形成，应正确地加以处理。虽然在这类患者急性期是否应该用高渗糖液体或控制血糖还存在着争论。部分资料认为，由于高血糖可加重脑组织的损害并影响其预后。因此，在急性期应避免静注高渗葡萄糖溶液，而应使用胰岛素迅速控制血糖水平。这不仅可减轻脑组织的损害，同时可以增加存活率。对于这类患者若伴有严重脑水肿时，也应在控制血糖的基础上，应用甘露醇等脱水剂，否则易引起糖尿病高渗昏迷，加重病情。

### （三）中医治疗

**1. 辨证治疗**

（1）燥热伤津：渴欲多饮，口干舌燥，小便频数量多，色微黄，舌边尖红赤，苔薄黄，脉洪数。治法为清热润燥，生津止渴，方用消渴方（《丹溪心法》）加减。

（2）胃火炽盛：烦渴多饮，多食易饥，小便量多，大便干结，形体消瘦，舌苔黄燥，脉滑有力。治法为泻火清胃，养阴生津，方用白虎汤或玉女煎加减。

（3）脾虚湿困：口渴多饮，善饥而不多食，脘腹痞满，四肢乏力，大便溏，舌苔灰腻，脉细弱。治法为健脾化湿，生津止渴，方用参苓白术散加减。

（4）肝肾阴亏：尿频量多，混浊如脂，口舌干燥，渴欲饮水，腰膝酸软乏力，头昏耳鸣，梦遗，手足心热，舌红少苔，脉沉细而数。治法为滋补肝肾，润燥止渴，方用六味地黄丸加减。

（5）阴阳两虚：口渴欲饮，小便频数，甚则饮一溲二，尿色或清或浊，唇干舌燥，面色晦暗，腰膝酸软，形寒肢冷，阳痿不举，舌质淡苔白，脉沉细无力。治法为温阳滋阴，补肾固摄，方用金匮肾气丸加减。

**2. 针灸治疗**

（1）毫针刺法

治则：养阴清热，益气生津。

主穴：胰俞、足三里、三阴交。

配穴：肺胃热盛者，加肺俞、胃俞、内庭、太渊；脾虚气弱者，加脾俞、中脘、气海、地机；肝肾阴虚者，加肝俞、肾俞、太溪、太冲。

（2）耳针法：取穴胰、胆、内分泌、心、肺、胃、肝、肾。每次 3 ～ 5 穴，留针 2 ～ 4h，或用耳压法、微针法留针。

（3）皮肤针法：轻叩脊柱两旁夹脊穴，每日 1 次。

（4）穴位注射：取穴肺俞、膈俞、胰俞、脾俞、肾俞。选用黄芪注射液或人参注射液、生脉注射液，每次 2 穴，每穴 1 ～ 2min，每天 1 次，交替轮用。

（5）艾灸：取穴中脘、梁门、神阙、足三里及五脏背俞穴。一般采用悬灸或非化脓灸，而不采用化脓灸，以免皮肤感染，难以愈合。

# 第六节　排泄障碍

## 一、中风病并发水肿

中风病病程长，病机复杂，常涉及脾、肾二脏，致肾虚水泛或脾虚不能制水，在恢复期及后遗症期出现肢体水肿，并伴有肢体酸软无力，颜面虚浮，小便清长，大便略稀等症。其证以虚为本，故治疗当以补虚为上。但由于本虚已久，气血运行缓慢，水液代谢失调，从而使体内产生某些瘀滞，如瘀血、痰浊等。这些产物在病理变化过程中，往往会加重水液代谢障碍，形成恶性循环，使水肿进一步加重。故在补益的同时需祛除体内瘀滞，方可达到理虚扶正、利水消肿之目的。

临床常用温阳利水之真武汤，健脾利水之参苓白术散、胃苓汤、五皮饮等化裁，并当酌加川牛膝、泽兰、益母草、三七等活血化瘀之品。水不自行，赖气以动。三焦主气，中焦为三焦枢纽，中焦动则三焦通，水液升降无阻。故酌加健脾行气之木香、砂仁等，可奏气行水行之效。

## 二、急性肾功能衰竭

急性脑血管病可诱发或导致急性肾功能衰竭，后者可以加重脑血管病，或直接促使患者死亡。由于急性脑血管病患者多为中老年人，大部分合并有肾脏受损，发生急性脑血管病则易发生急性肾功能衰竭。当患者出现急性肾功能不全时，因不能及时排泄体内水分，不利于脑水肿的治疗，最后可促发高颅压脑疝致死。

### （一）发病机制

（1）原有高血压或糖尿病引起的肾脏病变。

（2）脑血管病累及丘脑下部，分泌活性物质，通过血液循环至肾脏，导致肾细胞功能损害。

（3）脑血管病累及脑干，通过迷走神经，使肾脏血管舒缩功能障碍，发生缺血损害或尿生成减少。

（4）在治疗过程中所应用的某些药物对肾脏功能产生损害，如甘露醇。

（5）对意识障碍患者补液不当。

（6）由于急性循环障碍，进一步加重肾细胞的损害。

### （二）预防和治疗

对于并发急性肾功能衰竭患者，应当减少甘露醇的用量或停止使用，同时避免应用对肾功能有损害的药物；控制补液量，保持出入量平衡；为促进体内水分的排出，首先应用呋塞米 40 ～ 100mg 肌肉注射，每日 2 ～ 4 次。如仍为少尿或无尿者，应进行透析性治疗，积极纠正水电解质和酸碱平衡紊乱。

**1. 预防**

有高血压、糖尿病或慢性肾功能不全病史的患者，在治疗之前，应了解肾功能状况，如有肾功能异常，应避免应用直接或间接影响肾功能的药物，如减少甘露醇的用量或甚至不用，应用其他脱水剂。

**2. 治疗**

（1）少尿期的治疗：治疗重点为调节水、电解质和酸碱平衡，控制水液潴留，供给足够营养和治疗原发病。

1）卧床休息。

2）饮食与维持水平衡：治疗早期应严格限制蛋白质，并适量补充氨基酸和保证热量，以减少体内蛋白质分解，酌情限制水分、钠盐和钾盐。在维持水平衡方面，少尿期患者应严格计算 24h 出入量。24h 补液量为显性失液量及不显性失液量之和减去内生水量。量入为出，既要防止体液过多，又要避免过分限制补液量使血容量不足，加重肾功能损害。

3）高钾血症的处理：最有效的疗法为血液透析或腹膜透析。若为高分解代谢状态，以血液透析为宜。高钾血症是临床危急征象，准备透析之前应以紧急处理。

① 11.2% 乳酸钠 40 ～ 200mL 静脉注射，伴代谢性酸中毒者可给 5% 碳酸氢钠 250mL 静脉滴注。

② 5% 葡萄糖酸 10mL 静脉注射，以拮抗锌离子对心肌的毒性作用。

③ 25% 葡萄糖溶液 200mL，加胰岛素 16 ～ 20IU 静脉滴注，可促使葡萄糖和钾离子等转移至细胞内合成糖原。

④钠型离子交换树脂 15 ～ 20g，加山梨醇溶液 100mL，口服，每日 3 ～ 4 次。

⑤限制饮食中含高钾的食物。

4）代谢性酸中毒：高分解代谢的少尿早期，补充足够热量，减少体内组织分解，不易产生代谢性酸中毒。当血浆碳酸氢根低于 15mmol/L 时，应予 5% 碳酸氢钠 100 ～ 250mL 静脉滴注，并动态监测血气分析。

5）感染：感染是少尿期主要死亡原因，常见为血液、肺部、尿路、胆道等部位感染，可根据细菌培养和药物敏感试验合理选用对肾无毒性作用的抗菌药物治疗。

6）营养支持：可提供足够热量，减少体内蛋白分解，从而减慢血氮值升高速度，增加机体抵抗力，降低少尿期死亡率，并减少透析次数。

7）血液透析或腹膜透析：治疗符合透析指征者，应早期预防性血液透析或腹膜透析，可减少急性肾功能衰竭发生感染、出血和昏迷等威胁生命的并发症。

透析指征：

①急性肺水肿高钾血症，血钾在 6.5mmol/L 以上，高分解代谢状态。

②无高分解代谢状态，但无尿 2 天或少尿 4 天以上。

③二氧化碳结合力在 13mmol/L 以下。

④少尿 2 天以上，伴有体液过多，如球结膜水肿、胸腔积液、心音呈奔马律或中心静脉压高于正常；持续呕吐；烦躁或嗜睡；血钾 6mmol/L 以上；心电图疑有高钾图形等任何种情况者。

**2. 多尿期的治疗** 多尿期开始，威胁生命的并发症依然存在。治疗重点仍为维持水、电解质和酸碱平衡，控制氮质血症，治疗原发病和防止各种并发症。

**3. 恢复期治疗** 一般无需特殊处理，定期随访肾功能，避免使用肾有损害的药物。

# 第七节 消化道出血

消化道出血是指呕血或黑便，或者有其他临床或实验室证据表明存在从上消化道丢失血液。呕血是指呕吐血液或血凝块，也包括有护士或医生目击的咖啡样呕吐物。黑便是指有医护人员目击或直肠检查时发现黑色粪便或便中鲜血。持续出血是指出血持续 24 小时以上。消化性溃疡引起的出血占所有消化道出血的一半，其中十二指肠溃疡引起的出血多于胃溃疡，其次为胃肠道肿瘤及静脉曲张出血。休克及要求输血次数较多，可以反映出血的严重程度。中风后上消化道出血的发病率是 0.1% ～ 3%，病情越严重则上消化道出血的发生率越高。且合并有上消化道出血患者预后亦差，病死率可达半数以上。急性上消化道出血一般发生在脑血管病的急性期，有的发生在发病后数小时内。

## 一、原因

上消化道出血的原因，认为主要是与脑梗死后下丘脑功能紊乱有关。当脑部病变累及下丘脑自主神经中枢及其脑干下行通路，使迷走神经功能亢进，胃液分泌增加胃肠蠕动加快，内脏血管舒缩障碍，引起胃肠黏膜血流量减少，胃肠黏膜缺血，从而应激性溃疡，导致出血。此外，药物因素也是一个值得注意的问题。大量肾上腺皮质激素的使用，尤其是近年来溶栓治疗广泛开展，导致消化道出血的发生率增高。

## 二、诊断

早期诊断对治疗和预后有重要意义。若脑梗死患者意识障碍加深，体温持续升高，心率加快，血压下降，血象升高，眼球浮动或震颤等，提示病灶已波及下丘脑及脑干，有发生消化道出血的危险。尽早检查血红蛋白水平、做大便潜血或抽取胃液做潜血试验，有利于早期诊断及处理。

如出现下列三项中的一项就认为存在消化道出血：

（1）持续呕血，用 1.5L 生理盐水灌洗后，红细胞或潜血阳性的咖啡样物质仍不能被清除。

（2）24 小时内血细胞比容下降 3%，同时伴有灌洗后红细胞或潜血阳性，咖啡样物质消失，或者黑便，或者 3 次咖啡样便，但没有下消化道出血的证据。

（3）不明原因的 48 小时内血细胞比容下降 6%。确定有消化道出血后，可根据临床症状进行失血量估计。失血量为 400 ～ 600 mL 时可无全身症状；出血量为 800 ～ 1200mL 时可出现心悸头晕、面色苍白，心率可达 100 次 / 分左右，收缩压可下降至 90 ～ 100mmHg；失血量 1200 ～ 1600mL 时则可出现烦躁不安、四肢冰凉，心率 100 ～ 120 次 / 分；失血量为 1600 ～ 2000mL 则患者神志淡漠甚至昏迷，脉搏不清，心率 120 ～ 140 次 / 分。此外，上消化道大出血时均有急性失血性贫血，根据血红蛋白、红细胞计数及红细胞比容测定亦可粗略估计失血程度。

## 三、治疗

治疗原则为：一方面积极治疗脑梗死，监护各主要器官，防止多器官衰竭，不要忽视全身疗法，保持水电解质平衡，维持营养，防治并发感染，抗凝剂、激素等药应停用。另一方面是防治胃肠道出血，保护胃肠黏膜，中和胃酸，止血及预防再出血。

**1. 补充血容量，纠正失血性休克**　确诊为上消化道出血后即刻禁食，至少 1 ～ 3 日，并静脉输入 5% 葡萄糖盐水或低钠糖盐水，必要时可输血或血浆代用品以补充血容量，避免单纯依靠升压药物维持血压。监测血压、脉搏、心率、末梢循环、尿量等以判断血容量是否补足。

**2. 积极治疗原发病**　防治脑水肿，减轻下丘脑和脑干的损害。

**3. 胃内灌洗**　冰生理盐水 100 ～ 200mL 加入去甲肾上腺素 8mg 注入胃内，停留 30 分钟后再抽出，可反复灌洗，直至出血停止。也可用立止血、云南白药、止血敏、止血芳酸、生长抑素等。

**4. 胃黏膜保护剂**　可及时插入胃管，并注入胃黏膜保护剂，如氢氧化铝凝胶、硫糖铝等，最近研究发现，硫糖铝是一个比较好的胃黏膜保护剂，可每 6 小时口服 1 次。

**5. 制酸治疗**　有发生消化道出血危险的患者，应尽早抽取胃液做潜血反应，检查患者血红蛋白和大便潜血，呕血、黑便和血红蛋白降低是上消化道出血的重要征象，有下述情况者应预防性给药：

（1）伴意识障碍，CT 等检查梗死面积大或血肿直径在 3cm 以上。

（2）SAH。

（3）有溃疡病史或应用阿司匹林、激素、非皮质激素消炎药治疗者。

已发生出血者，应使用 $H_2$ 受体阻滞剂，如西咪替丁每次 200mg，每天 3 次；或 400 ～ 600mg 加入 500 mL 液体中静脉滴注，每天 2 次。雷尼替丁每次 150mg，每天 2 次；或 300mg 加入 500mL 液体中静脉滴注，每天 2 次。法莫替丁抑制胃酸分泌的作用比西咪替丁强 100 倍，比雷尼替丁强 7 倍，每次 20 mg，每天 2 次；或 10 ～ 20mg 加入 500mL 液体中静脉滴注，每天 2 次。严重出血应用质子泵抑制剂，奥美拉唑每次 20mg，每天 1 次；或 40mg 静脉推注，每天 2 次。严重出血可用生长抑素八肽，它是一种人工合成的八肽环化合物，能抑制生长激素和胃、肠、胰内激素的病理性分泌过多，也能抑制生长激素、胰升糖素和胰岛素、甲状腺素释放激素的分泌，0.1mg 皮下注射，每日 3 次。

生长抑素是人工合成的环状十四肽，能抑制胃泌素、胃酸和胃蛋白酶、胰腺及小肠的分泌，减少内脏血流量，但不引起动脉血压明显下降，其血浆半衰期为 1 ～ 3 分钟，以 75 mg/h 的速度滴注，血浓度在 15 分钟之内达高峰。国外报道其治疗应激性溃疡的效率达 93.3%。先用 250mg 静脉推注，接着以 250mg/h 的速度静脉滴注，至出血停止后再维持 1 ～ 3 天，中断用药超过 3 ～ 5 分钟时应重新推注 250mg，才能保持血液浓度。

开始用药时可引起血糖轻微波动，应监测血糖，注射速度过快会出现恶心和呕吐。尽早插胃管，调节胃液 pH 值偏碱性，用止血药如凝酶等，出血量大时要及时足量输血。74% 以上的患者经内科治疗能控制出血，如经上述止血措施无应及早行内镜检查，以确定出血部位，检查时应充分暴露十二指肠后壁和胃小弯血管，因该部位出血发生率高。发现有活动性出血，应行镜下止血治疗。

**6. 胃镜下止血**　上述多种治疗无效情况下，仍有顽固性大量出血，可在胃镜下进行高频电凝止血。

**7. 手术**　对于胃镜下止血仍无效时，因过多、过久出血危及生命时，可考虑手术止血。此外，需严密观察病情，了解呕吐物和大便情况，注意神志变化和肢体皮温色泽；监测血压和脉搏，定期复查红细胞计数、血红蛋白、红细胞比容等。做好胃管的护理，每次注药或进食前应回抽胃液肉眼观察，必要时行潜血检查。

## 第八节　相关的综合征

### 一、基底动脉尖综合征

基底动脉尖综合征（Topofthebasilararterysyndrome，TOBS）为一种特殊类型的脑血管病变，由于各种原因导致的基底动脉尖区血循环障碍，导致以幕上丘脑、枕叶、颞叶内侧面及幕下中脑、小脑为主的梗死，主要临床表现为突然意识障碍、瞳孔及眼球运动异常为主的一组综合征，预后较其他类型脑梗死更差。1980 年 Caplan 首次报道了

TOBS，该综合征才逐渐被大家所认识，但由于 TOBS 并非常见的脑血管病，认识上有一定局限性，临床报道的例数并不多。我国的第 1 个 TOBS 病例是于 1990 年报道的，此后才引起了国内一定的重视。TOBS 的发病率不高，国外报道其发病率约占脑梗死的 7.6%，国内报道则约占 4.3% ～ 5%。随着影像学的发展，特别是 MRI 及脑血管造影的临床应用，临床确诊的 TOBS 越来越多。因其症状、体征的复杂性，临床诊断常有一定困难，现将其有关的基础解剖与临床表现简述如下：

### （一）相关的局部解剖

TOBS 病变累及以基底动脉顶端为中心 2cm 范围内的 5 条血管，即 2 条大脑后动脉、2 条小脑上动脉及基底动脉顶端组成的“干”字形结构，其分支供应中脑、丘脑、小脑上部、颞叶内侧及枕叶。

**1. 大脑后动脉** 2 条大脑后动脉是基底动脉的终末支，绕过大脑脚，经小脑幕切迹到达距状裂。其皮质支分布于枕叶内侧面和颞叶下面，其中央支发出许多小支分布到背侧丘脑的内侧部，大脑脚的内侧部以及外侧膝状体。

中央支通常有三支较主要的分支：第一支为丘脑穿动脉，供应丘脑外侧核和腹侧核的绝大部分；第二支为脉络膜后动脉，在中脑前方由大脑后动脉发出，围绕丘脑枕转向丘脑嘴侧，供应丘脑背侧，终止于丘脑前核，也进入第三脑室和脉络丛；第三支为丘脑膝状体动脉，发出后直接供应内、外膝状体及邻近部分。

**2. 小脑上动脉** 小脑上动脉恰在基底动脉的两侧大脑后动脉之前发出，走向小脑上面，供应小脑蚓部、前髓帆、小脑髓质和齿状核。在脑桥小脑裂中该动脉发出分支穿过脑桥上部的被盖到小脑上脚（结合臂）。小脑上动脉的另一些分支供应四叠体的下丘和中脑下部被盖的背外侧部。

**3. 基底动脉的顶端** 主要供应中脑的血液，支配中脑的血管与脑干的其他部位略有不同。旁正中动脉先由大脑后动脉环部或后交通动脉根部发出的小支在脚间窝形成一动脉丛，再由丛上发出分支进入后穿支，供应中脑旁正中区。短旋动脉起于大脑后动脉环部、小脑后动脉近侧段和脉络膜后动脉，供应脚底外侧黑质和被盖的外侧部、外侧丘系和其周围的网状结构。长旋动脉为小脑上动脉和大脑后动脉的四叠体动脉发出的分支，供应上、下丘。

### （二）病因及危险因素

TOBS 的主要病因为脑栓塞，约占 61.5%。栓子主要为心源性，其次可能为动脉粥样硬化斑块脱落所致。Finocchi 等报道的一组 TOBS 患者均有心房纤颤病史，经 Doppler 对颅内外动脉检查未见有意义的改变。此外，血管结构异常也是原因之一。Spadaro 等报告了一例畸形基底动脉发生的基底动脉尖综合征。Bahsi 等报告了一特殊病例为颈动脉和椎 – 基底动脉系统间存在一原始吻合血管，称前寰椎节间动脉，来自颈内动脉系统的斑块可能通过这一吻合血管进入基底动脉，导致发生基底动脉尖综合征。

Isaac 等报告了由于先天性的双侧起源于颈内动脉的大脑后动脉的存在，导致基底动脉尖综合征出现。部分患者原因不明。本综合征危险因素与脑中风相似，以原发性高血压最常见，其次为心脏病（心房纤颤、心肌梗死等）、糖尿病、动脉炎、吸烟、酗酒、高脂血症等。有上述危险因素者在生气、激动等诱因下，基底动脉尖部发生痉挛，也可导致基底动脉尖综合征。

### （三）临床表现

TOBS 的临床表现复杂多样。起病形式多为中风样发病。从发病年龄来看，国内报道以 50 ～ 60 岁多见，日本 Sato 报道平均年龄为 65 岁，美国报道约为 76.7 岁。其临床表现的特殊性是由于其局部解剖的特点，基底动脉尖部的血循环障碍常出现 1 个或 2 个以上的梗死灶，因而临床表现多样。大部分学者将其表现分为两组，分别为脑干首端梗死和大脑后动脉区梗死，即中脑和丘脑受损的脑干首端梗死和颞叶内侧面、枕叶受损的大脑后动脉区梗死。由于供应脑干首端的血管多为深穿支和终末支，其供应中脑、丘脑等部位血液的深穿支远较其供应大脑枕叶、颞叶血液的动脉分支细，侧支循环建立更难、更慢，并直接从大血管发出，易造成血管的损伤，故脑干首端梗死多见，从而导致以中脑和丘脑部位缺血为主的症状，最明显的是眼球运动异常。

**1. 脑干首端梗死**

（1）眼球运动障碍：这是 TOBS 的主要特征之一。中脑被盖内侧汇聚了眼球水平运动和垂直运动的下行纤维以及动眼神经核簇，损害部位不同，可出现不同的复合眼征。

1）垂直注视麻痹：患者随意及反射性垂直注视均消失，此乃由于顶盖前区和后联合梗死引起上视麻痹，红核的内侧和背侧梗死引起下肢麻痹。

2）假性 Parinaud 综合征：是核性损害最具特征的表现，病灶侧完全性动眼神经麻痹伴对侧上视障碍。对侧上视受限是由于病灶侧上直肌核破坏所致。

3）上睑下垂伴垂直注视障碍：为核性损害，病灶累及了动眼神经核群的上直肌核、下直肌核及提上睑肌核，内直肌核和下斜肌核相对不受影响，此由于上直肌核和下直肌核位于动眼神经核上端，首先受累。提上睑肌核为单个，因此部分损伤也会造成上睑下垂。

（2）瞳孔异常：当导水管腹侧中脑被盖内侧缺血，瞳孔反射弧传入纤维在视束至 E–W 核段受损，常出现瞳孔异常，如瞳孔形状不规则。Shelhoret 等认为 E–W 核包含上下两组细胞，每组细胞支配同侧瞳孔虹膜，当两组细胞病损不等时，即表现瞳孔异常。整组 E–W 核受累表现为瞳孔散大，对光反应消失。瞳孔异常若同时伴有意识障碍，临床易误诊为脑疝，须注意鉴别。

（3）意识障碍和幻觉：TOBS 多引起不同程度、不同性质的意识障碍。文献记载其发生率为 77% ～ 100%，一般多持续 6 小时至 3 天。随病情不同可表现为深昏迷、无动性缄默、嗜睡或睡眠过度。意识恢复后，肢体运动感觉大多恢复正常或基本正常。Facon 等认为基底动脉尖梗死的患者最突出的症状为睡眠过长与动眼神经麻痹，意识障碍为中脑的网状结构和（或）丘脑的非特异性核团、板内核、网状核受损所引起，三者均为非特异性投射系统的一部分。板内核是丘脑的起搏器，控制大脑皮质的电活动；网状核修改和调整丘脑皮质间的冲动。Bassetti 等认为丘脑在睡眠调解中起重要作用，丘脑旁正中区梗死可导致睡眠过度。TOBS 患者可有时发生幻觉，Caplan 称其为“大脑脚幻觉”，患者对幻觉的描述生动形象，但知其为非真实内容。如果幻觉仅发生于傍晚，则称“黄昏幻觉”。这些幻觉的病理解剖和病理生理尚不清楚，有人认为可能与中脑网状结构异常以及丘脑皮质下核、枕核的传导受阻有关。

（4）*感觉和运动异常*：脑干网状结构是主司内脏感觉的上行束与调节内脏活动的下行束的转换站。下丘脑外侧区的传出纤维主要终止于中脑网状结构。丘脑背内侧核与前额皮质、下丘脑、杏仁体、黑质、中央前回以及其他丘脑核群有丰富的联系，认为是内脏与躯体冲动进行复杂整合的中枢。

（5）*偏瘫和不自主运动*：TOBS 患者早期可有偏瘫及 Babinski 征。一般偏瘫程度较轻，持续时间较短，系脑干锥体束受损所致。还可出现肢体不自主运动，多在发病后缓慢出现，好发于面部、上肢和拇指，表现为阵挛、手足徐动等。

**2. 大脑后动脉区梗死**　该区梗死主要表现为视觉障碍及行为异常。Martin 等报道，该区梗死占 TOBS 的 35%。视觉障碍可表现为视力减退、偏盲或皮质盲，少数为闪光幻觉、视物变形、视觉失认等。行为异常包括 Balint 综合征、记忆减退、人格改变、激越性谵妄等，常由于双侧梗死所致。

### （四）影像学检查

脑 CT 扫描最大的特征是双侧丘脑对称形成的蝶形低密度灶，多位于丘脑中心部位，主要局限在中央核、板内核之间。除丘脑梗死外，小脑、枕叶、中脑和颞叶内侧也常见到梗死灶，但发现率较低，这主要由于 CT 对后颈窝扫描存在伪影干扰，分辨率差。MRI 对软组织分辨率高，并能多方位成像，尤其对后颅窝病变更为敏感，故 MRI 对 TOBS 定位更为准确，且能检出极早期病灶，有时发病后 30min 即能检出梗死灶，大大提高了本病的早期确诊率，因此对怀疑 TOBS 的患者应首选 MRI 检查。脑血管造影不仅可明确病变的血管部位，同时还为寻找病因提供证据。Sato 等经血管造影证实，在基底动脉尖 2cm 直径范围内存在血管狭窄或闭塞的患者占 84.6%，闭塞血管的再通率为 61.5%。

### （五）诊断与鉴别诊断

一般认为昏迷时间长、动眼神经麻痹、垂直注视障碍，而无明显的肢体运动感觉障碍是 TOBS 突出的特点，尤其是在意识清醒后仍遗留一侧或双侧眼球运动障碍，应考虑到 TOBS 的可能。若患者患有高血压、心脏病等病史，则为该病提供了发病依据。诊断除了依靠上述临床表现外，尚可依靠 CT、MRI 或脑血管造影。CT 扫描能发现背侧丘脑、中脑、小脑和枕叶的梗死灶，其重要特征是双侧的背侧丘脑中心部位梗死灶多数围绕板内核周围，成蝶形对称性低密度灶，但 CT 扫描因受伪影干扰，分辨率差，最好通过 MRI 或脑血管造影帮助诊断。MRI 对 TOBS 病变有较高的敏感性，尤其对后颅窝病变更为敏感，能分辨出急性和亚急性梗死，且发病 4 小时后即显影。脑血管造影在 85% 的患者，基底动脉尖 2cm 之境内有狭窄或闭塞，血管造影所见的狭窄部位不一定与临床相一致，可能是由于血管再通所致。

综上所述，基底动脉尖综合征的诊断要点为：①有脑血管病的危险因素，中风样起病。②有幕上和幕下、脑干－间脑和大脑后动脉支配半球区的 2 个或 2 个以上部位出现缺血性病灶的症状和体征。③ CT 和 MRI 检查结果符合基底动脉尖部 5 条血管供血区梗死的征象（包括丘脑、下丘脑、中脑、小脑、枕叶和颞叶内侧面的梗死）。④脑血管造影最终证实在基底动脉尖 2cm 范围内存在血管狭窄或闭塞。

Maritin 等根据临床和影像学检查，把 17 例该综合征患者分为四型：Ⅰ型（12%）为双侧背侧丘脑梗死，以意识丧失和眼肌麻痹为主要表现；Ⅱ型（29%）为单侧或双侧枕颞叶梗死，以视野缺损为主要表现；Ⅲ型（29%）为脑干上部腔隙梗死；Ⅳ型（24%）为小脑病变。这种分类便于诊断和判断预后。

基底动脉尖综合征发病时表现为意识障碍、瞳孔变化和动眼神经麻痹，应与小脑幕裂孔疝相鉴别。鉴别要点为：①意识障碍持续时间长，但程度相对轻。②脱水治疗后，意识及瞳孔改变无改善。③脑 CT 检查大脑半球无病灶，中线无移位。④其他生命体正平稳。⑤轻度的肢体障碍。

### （六）治疗及预后

对于基底动脉尖综合征的患者，应在早期给予正确而及时的治疗，尽快改善脑循环，提高脑抗缺氧能力。一般认为，基底动脉尖综合征的治疗效果欠佳，能痊愈者很少，病死率及致死率较高。病损严重、高龄、动脉硬化、高脂血症和严重的高黏度血症等因素使病情更为严重。但 Gomez 等报道，本病经早期正确的抗自由基治疗，可提高半暗带内脑细胞的存活率，改善微循环，改善病灶局部的低氧环境，从而改善 TOBS 预后。因此，对本综合征应采取积极措施预防其发生。

## 二、Anton-Babinski 综合征

1885 年 Vonakow 和 1898 年 Pick 分别报道了否认视觉缺失和否认偏瘫，1899 年 Anton 和 1914 年 Babinski 又分别对这两种现象作详细描述，故而得名。本征的特征分两种，一种以明确的言语否认病态或机能丧失，称为疾病感缺失或言语性疾病感缺失；另一种是对这种病态的关心态度缺失，称疾病失注症或疾病感缺失行为障碍。

### （一）Anton 综合征

Anton 综合征为大脑机能减退所致之伪盲，病因是基底系统管机能下栓塞，偶为脑

瘤所致。临床表现多见于老年人，患者表现失明而否认自己失明，装作正常人。皮质性失明持续一个短期，经常伴羞明、瞳孔缩小或扩大。光反射正常，凝视可能不正常，常突然起病，体位改变后，视力可恢复，光感、光反射和色觉亦可恢复，同时视野恢复到中央范围，并常有间歇性的前驱症状。

### （二）Babinski 综合征

Babinski 综合征主要为右侧大脑半球顶叶病变所致。病因是急性脑血管疾病所致的巨大病灶而引起的，与顶叶皮质下白质、视床的病灶有关。临床表现有偏瘫的疾病感缺失和疾病失注症，且大部分发生在右侧半球病灶所致的左侧偏瘫时，患者对偏瘫部分或完全地不注意，不理会或者忘却，不认识或否认患肢，可有偏瘫感觉错觉或幻觉（以运动性幻觉最多见）。可合并意识障碍、其他精神症状（如欣快和抑郁交替、不安情绪和情感幼稚）、一侧（左侧）身体失认、空间失认和穿衣失旧等，除左侧偏瘫外。尚可有左侧偏身感觉障碍和左侧同向偏盲。本征诊断依靠临床表现，在患者出现皮质盲、皮质聋和偏瘫，同时否认视觉缺失和偏瘫时，基本可以确诊。

在治疗方面，应当针对病因治疗，对症处理。

## 三、手 – 口综合征

手 – 口综合征是以口周围为中心的面部和上肢远端独特分布的感觉障碍的综合征，1988 年张景贤等曾报道 5 例。

**1. 病因**　主要为丘脑腹后外侧核（VPL）的下内侧部和腹后内侧核（VPM）的外侧部损害，原因是后动脉分支 – 丘脑膝状体动脉发生梗死所致。有的是大脑皮层感觉区的损害，亦可由于脑桥出血或结核瘤。VPL 核是接受对侧半身的各种感觉的中继核，VPM 核是接受对侧面部各种感觉的纤维，VPM 核外侧部是接受口周围的纤维。人体各部感觉纤维终止于 VPL 核，其排列从内向外是上肢、躯干。VPL 与 VPM 核的细胞排列紧密，故两核交界处损害亦可看一定的感觉障碍。若痛温觉障碍，触觉良好，表示接受触觉的脊髓丘脑前束和后索在丘脑的中部。偏瘫患者一般于清晨起床，手或手掌、前臂或整个上肢出现感觉障碍，甚至呈假性神经根型感觉障碍。口部或舌出现感觉障碍，但并非三叉神经周围支障碍，而是丘脑病损，表现为纯麻痹感觉过敏及自发性疼痛，眼底可见二级动脉硬化，胸部 X 线片可见主动脉弓增宽或蛋壳样钙化，血脂增高，脑电图示同步性或游走性异常波。

**2. 诊断**　只有详细进行浅感觉检查，才能发现口感觉障碍之特点，以区别于一般偏瘫的诊断。

**3. 治疗**　以原发病治疗为主，但手 – 口感觉障碍不易恢复。

## 四、分水岭区失语综合征

分水岭区失语综合征又称经皮层性失语，是由于这一类型失语的病变部位均在分水岭区及脑动脉分布的交界处。另外一个共同特征为复述功能较其他语言功能好，而且是不成比例的好。这一类型的失语又因其病变在不同的血管间的分水岭区及其临床表现的不同而分为经皮层运动性失语、经皮层感觉性失语、经皮层混合性失语。

## 五、其他综合征

### （一）丘脑底核综合征

丘脑底核综合征又名半侧舞蹈症、半侧投掷症、血管性半侧舞蹈病、血管性偏身舞蹈症、丘脑底核综合征、Luysi 体位综合征。本征临床少见，我国亦有少数病例报道。

**1. 病因** 多见于尾状核、壳核非出血性梗死，Carlos 认为长期高血压、小动脉中层变性、基底节大脑中动脉深分支分布区的腔隙性梗死是本征常见的原因。本征以血管性损害为多见，亦可由肿瘤、外伤、感染及家族退行性疾病而引起。

**2. 临床表现** 各组年龄均可发病，但以 40 岁左右多见。主要为病变对侧过度运动及舞蹈样动作，左侧肢体多见，上肢较下肢为普遍，表现为无目的、不随意的剧烈的投掷、踢腿等动作，强力运动可造成机体损伤甚至骨折。本征可波及面、颈和躯干，并有言语、呼吸、吞咽等障碍，情绪激动时加重。患者可有短暂控制能力，睡眠时症状消失。少数由于双侧丘脑底病变，可出现双侧舞蹈样动作。本征应与舞蹈症、多动症、不宁腿等相鉴别。

**3. 治疗** 以原发病治疗为主，并对症处理，降血压，扩张血管及抗过敏药物治疗。

### （二）丘脑下十字路综合征

丘脑下十字路综合征（Guillain–Alajouanine）病理病变在丘脑后下方至红核前上方的长方形区域，包括红核头部、丘脑枕部、丘脑中央核、内囊后部、丘脑下核等结构，波及中脑被盖部，使小脑受影响而出现小脑症状。由于丘脑中间腹核的联系，可出现障碍性共济失调。

**1. 临床表现** 病灶对侧扩觉障碍及偏瘫，对侧同向偏盲（丘脑性不安症），共济失调和肌张力异常，可伴有自发性疼痛。

**2. 诊断** 根据临床特点不难诊断，应进一步检查明病因和部位。

**3. 治疗** 主要是病因治疗。

### （三）双侧中线旁丘脑梗死综合征

本综合征以淡漠、高度嗜睡状态、器质性遗忘综合征（Korsakoff）和垂直性注视麻痹为特征。Sehuster 首次在尸检中发现本综合征系由于双侧中线旁丘脑梗死所致，并累及丘脑背内侧核（DM）、板内核。以后相继有人报道。

**1. 病因** 高血压、糖尿病、后交通动脉瘤术后、心房纤颤、二尖瓣脱垂、口服避孕药和原因不明等。

**2. 病理** 有人发现在丘脑穿通支供应区有腔隙或血栓形成，形成节段坏死性血管炎，双侧丘脑内有囊性软化灶。镜检示在丘脑背内侧核、丘脑前核，有星状细胞增生和小动脉梗死。近来认为，本征可为腔隙梗死综合征之一。丘脑血液供应多来自椎基底动脉系统。丘脑结节动脉起自后交通动脉，此动脉也称苍白球或前乳头支动脉，供应丘脑前核（I）、腹侧核（VL）、腹前核（VA）等。此动脉也称中线旁丘脑动脉或丘脑穿通支，发生梗死可导致非对称性丘脑梗死，也可累及中脑。丘脑交通支有 3 种解剖变异。

Ⅰ型：分别来自同侧大脑后动脉和近端基底动脉之间。

Ⅱ型：起自离开大脑后动脉和基底动脉的一个总干。

Ⅲ型：血管闭塞可导致双侧中线旁丘脑梗死，或以一支动脉桥架接双侧丘脑穿通支。

因此本综合征有不同的临床类型，如 Percheron 基底交通动脉综合征、中脑动脉综合征和丘脑下丘脑梗死综合征等。

**3. 临床表现** 急性中风样起病，深度昏睡或昏迷，多为暂时性，数小时或数日后转入淡漠，高度嗜睡状态。可能由于双侧板内核受损，少数患者可突然缄默症或定向力障碍起病。Korsakoff 遗忘症是恒定的、明显的症状，可持续数月，表现为顺行性或逆行性遗忘，亦有明显远、近事记忆障碍，而以猜测或虚构的方式回答问题。虚构是患者记忆中空白的填充和空间、时间定向力特殊性障碍。言语障碍包括言语重复症、持续言语、认识不能、失用症、命名困难、自发性语言减少、低音调语言等，称之为特异性丘脑语言综合征，可能是由于丘脑皮质束改变。VA 和 VL 也有受累，并有记忆障碍和视觉立体空间障碍。此种结构性失用在属于失语症的一种特殊类型。皮质下痴呆所表现的精神、心理症状与皮质性不同。具有起伏性和暂时性是本征的另一特点，直性注视麻痹与丘脑 - 中脑病变有关，对光反应及聚合反应异常系与后连合或导水管水肿有关。

**4. 诊断** 本征并非罕见，但在患者昏迷时诊断困难。若患者突然起病，暂时性昏迷继而高度嗜睡，有遗忘综合征和下肢麻痹时应考虑本征。CT 具有确诊价值，示双侧丘脑内侧部对称环状增强，呈低密度影像或密度改变。诊断上应注意累及中线丘脑区的血管瘤综合征，但一般出现在昏迷之前。丘脑，肿瘤与变性疾病也能出现皮质下痴呆，但病程缓慢进展。短暂性全脑性遗忘综合征虽可突然记忆丧失，但时间短，知觉、人格无障碍，系双侧深部颞动脉所致。丘脑结节动脉梗死不累及中脑。

### （四）中脑动脉综合征

中脑动脉综合征又名基底动脉分叉部血栓综合征、基底动脉分叉部综合征、乳头体后动脉综合征、双侧旁正中丘脑综合征、丘脑中脑综合征，是中脑动脉发出的深穿支闭塞，使其供应区产生两侧局限性梗死，表现为中脑–间脑型运动不能性缄默。本征最早于 1958 年由 Facon 称为基底动脉分叉部血栓综合征，以后有不少意见不统一的命名，后由 Sagrra 命名为中脑动脉综合征。

**1. 病因** 本征由基底动脉顶端的中脑动脉血栓形成，致使中脑动脉深穿支血液供应障碍，引起其供应区局限性梗死，该梗死区穿过第三脑室尾部和中脑皮盖上面，向两外侧沿丘脑的下部呈蝶形蔓延，所累受的结构有中脑导水管周围灰质、脑干前端被盖网状结构和中线网状核、第三脑室周围灰质等。由于中脑至间脑之间的网状结构上行激活系统部分性破坏，而产生运动不能性缄默；供应动眼神经核的中脑旁正中动脉闭塞，引起动眼神经麻痹以及中脑导水管灰质受累，导致眼球垂直运动障碍。若梗死向头侧延伸，使中脑动脉最前端的分支即丘脑旁正中动脉的供应区受损，则出现痴呆。

**2. 临床表现** 一般起病较急，开始意识障碍较重，常呈昏睡状态。随着意识恢复而表现为嗜睡、毫无表情。主动言语和动作均减少或缺乏，但可注视周围的人或物。对疼痛刺激有逃避反应，若反复令其活动，也能见到不完全的反应。吞咽、咀嚼反射活动存在，大小便失禁，单侧或双侧动眼神经麻痹，眼球垂直注视障碍，并可出现记忆障碍和痴呆。CT 检查可见双侧丘脑梗死。

**3. 诊断** 初期意识障碍明显，诊断较困难，一旦患者意识恢复，出现嗜睡、运动不能性缄默、动眼神经麻痹、眼球垂直运动障碍和严重遗忘，则可诊断。CT 检查有助于明确诊断。

**4. 治疗** 主要是病因治疗，治疗脑血栓或栓塞，加强护理和对症处理。

### （五）Jackson 综合征

Jackson 综合征为迷走神经、副神经和舌下神经病变引起，其临床特点是：

（1）病变同侧声带、软腭和咽肌麻痹，出现构音障碍、声音嘶哑、吞咽困难、咽喉部感觉丧失等。

（2）病灶同侧副神经受累，引起胸锁乳突肌和斜方肌麻痹，表现为不能向对侧转颈，不能耸肩等。

（3）病变同侧舌下神经受累，造成同侧的舌肌瘫痪，伸舌时偏向患侧，病变时间较上可出现舌肌萎缩。

### （六）Schmidt 综合征

Schmidt 综合征为迷走神经和副神经病变引起，其临床特点是：

（1）咽喉肌麻痹，表现为构音障碍、声音嘶哑、吞咽困难、咽喉部感觉丧失等症状。

（2）同侧胸锁乳突肌和斜方肌麻痹，表现为不能向对侧转颈，不能耸肩。

### （七）Tapia 综合征

Tapia 综合征为迷走神经和舌下神经合并损伤，其临床特点是：

（1）同侧声带麻痹，而无软腭和咽喉肌的麻痹，出现声音嘶哑。

（2）同侧舌肌麻痹及舌肌萎缩，伸舌偏向患侧。

（3）有时可合并 Horner 征。

### （八）颈静脉孔综合征

颈静脉孔综合征是由于颈静脉孔处病变，引起舌咽、迷走和副神经受损，其临床特点是：

（1）舌咽、迷走神经麻痹，可产生同侧软腭、咽部感觉障碍，舌后 1/3 味觉缺失，声带和软腭功能障碍，出现声音嘶哑，病侧咽反射消失。

（2）副神经麻痹，出现病侧胸锁乳突肌和斜方肌麻痹和萎缩，表现为不能向对侧转颈，不能耸肩。

（3）或可出现耳鸣，耳聋和面神经麻痹。

### （九）闭锁综合征

闭锁综合征又称去传出状态，系脑桥基底部病变所致。其临床特点是患者大脑半球和上部脑干被盖部的网状激活系统均无损害，意识保持清醒，对语言的理解无障碍，可用眼球上下运动示意。患者表现为不能讲话，四肢及脑桥以下颅神经瘫痪，及双侧完全性面、舌瘫，表情缺乏，吞咽反射消失，眼球垂直运动。但因患者不能讲话，身体也不能动，易被误认为昏迷，临床上应加以鉴别。

口面失用常见于 Broca 失语，语言命令需首先由包括缘上回的后语言区所理解，再经弓状束联络纤维传至左侧的运动前区，在此产生执行该动作所需肌肉收缩的程序，该程序又从运动前区传至右半球运动区，以发动左侧肢体来执行命令。左侧缘上回或弓状束病变可致双侧肢体观念性运动型失用和口面失用，由于损伤位于听觉和视觉联合区，常伴有感觉性失语和视野缺损。

令患者模仿检查者或给予动作涉及的物体如牙刷，运动能力常可改善，因信息可经视觉或体觉通路传至运动皮层，而不经语言 – 运动通路。观念运动性失用的患者日常生活并无困难，只是在检查时被发现。通常认为，左侧缘上回是运用功能的皮质代表区，左侧缘上回病变或左侧缘上回至左侧中央前回之间的病变可产生双侧失用症。此面部如有面部受损，又称为面部失用，患者表现不能伸舌，也不能吹灭燃烧的火柴。左侧运动前区病变可产生两侧上肢的运动性失用，胼胝体前部和右侧大脑半球皮质下白质病变可产生左侧失用症。这是因联系通路中断出现的失联合综合征。如靠近左侧中央前回皮质的联合纤维被阻断可导致右侧偏瘫，运动性失语，并有左侧失用，但无左上肢瘫痪，称为交感性失用。

### （十）红核 - 视 - 听 - 幻觉综合征

本征系大脑脚上和丘脑底部损害而造成的疾病，尽要表现为肢体不自主运动和幻觉。于 1931 年最先由 Lhermitte 等所描述而得名。

**1. 病因** 不明，可能与脑血管病有关。

**2. 病理** 本征的损害性质尚不清楚。

**3. 临床表现** 老年人多见，常于中风偏瘫之后逐出现肢体不停的、有节律的颤抖或舞蹈样动作，同时出现视幻觉和听幻觉，但判断能力、定向力和智力正常。

**4. 诊断** 主要根据老年人中风后逐渐出现肢体麻痹、节律的震颤等不自主运动，同时伴有幻觉，可考虑本征。如能查出大脑脚上部和丘脑底部的病变即可确定，可按脑血管病变对症处理。

# 第二十五章
# 脑梗死的中西医康复治疗

## 第一节 概 述

### 一、康复治疗的时机

康复医学已经成为一门完整的医学体系，不仅使患者适应环境，而且要使之融入于社会环境中去，利用社会所提供的设施，达到完全康复的状态，提高生命质量。

在偏瘫患者的康复中，早期获得的运动能力是康复医学治疗的关键。近年来，主张中风患者应尽早进行康复治疗的观点占大多数，甚至有超早期治疗的观点。发病 1 个月内进行的治疗均所谓的早期治疗。早期康复治疗有利于防止废用性肌萎缩等废用综合征的产生，使肌肉及肌腱的废用性痉挛不易产生，能有效地防止或减少非瘫痪侧的肌肉萎缩，同时在一定程度上解除患者的不安，减少体位性低血压的产生，有效地预防或减少肺部感染、泌尿系统感染、骨质疏松、褥疮等并发症，缩短住院时间。从理论上来讲，开始训练后废用综合征通常可以缓解，但实际上很困难，尤其是年龄较大的患者。唯有早期开始康复治疗，才能把废用综合征减少到最低限度，保证患者有足够的能力使站立、行走等康复治疗早期开始。

一般认为，康复训练中抗痉挛肢位、体位变换和肢体活动对血压无明显影响，病后马上就可以开始，但应以不影响临床抢救为前提。主动活动因需患者主动完成，且对血压和脉搏有一定的影响，以患者神志清楚、生命体征平稳且无进行性加重表现时开始为宜。有人提出了运动的具体时间，即脑梗死后马上开始，脑出血患者可适当推迟数日，2 周后开始坐位训练，3 周后开始立位训练，但由于患者病情差异较大，不宜一概而论。大部分中风病例如在 1 个月内开始康复，其疗效基本一致。

中风偏瘫康复治疗介入越早越好。康复治疗中应克服目的不明确的或一味追求肌力增强的活动，以避免出现误用综合征。病后 2 周内疾病再发和进行性病情加重者在 25% 左右，过早活动，如坐位训练能引起血压波动，也有可能使病情加重。因此康复治疗应在病情稳定后，根据具体情况而定。

从传统的康复方法角度来说，应积极保持关节的活动度，预防关节的挛缩畸形，尽早进行从床到轮椅到站立的活动，积极训练健侧，以代偿患侧的功能，预防患侧肌肉萎缩和挛缩，积极进行肌力、肌耐力和协调能力的训练，利用自助器具辅助单手操作训练等。近几年，神经发育疗法的应用日趋广泛，这些方法包括：应用感觉输入促进或抑制运动功能，利用人类正常的发育顺序予以促进，利用反射抑制或促进肢体的随意运动，多种运动的重复应用等。在治疗中多种方法可以取长补短，综合应用。

## 二、运动功能康复的基本原则

（1）早期预防关节的强直和畸形肢体瘫痪后，关节不能活动，静脉、淋巴回流不畅，组织间隙中的浆液纤维素渗出和纤维蛋白沉积，使关节内和周围组织发生纤维粘连，加之关节囊、韧带、肌腱、肌肉因不能活动而挛缩，因而引起关节的强直和畸形。早期被动活动关节，有利于防止畸形和保持关节的活动度。

（2）弛缓期应用刺激的方法，可在皮肤表面上予以抚摩、按压、轻叩、触动等，以刺激肌肉收缩。但应注意，中风患者弛缓期会很快转变为痉挛期，此时这种方法不再应用。

（3）痉挛期应用各种抗痉挛模式，予以充分抑制中风后遗症的进展。由于中枢神经系统的损伤，人体出现了痉挛性瘫痪。为对抗这种瘫痪，常采用一些抗痉挛模式，主要有上下肢抗痉挛模式、躯干抗痉挛模式、肩部的抗痉挛模式、手的抗痉挛模式、一些原始反射（如紧张性颈反射、紧张性迷路反射）的抗痉挛模式等。

（4）合并感觉、知觉障碍，应及时给予治疗。运动功能的恢复需要有感觉和知觉的参与，感觉和知觉障碍严重影响着运动功能的康复效果。因此，需要对感觉和知觉障碍进行及时的治疗。

（5）多渠道、多形式地增加感觉输入，以促进运动反应。运动是机体对感觉输入所作出的反应，没有充分的感觉输入，就难以有适当的感觉输出。增加感觉输入的方法有肢体负重、压迫肢体关节、前庭刺激、视听感觉输入、压力夹板等、

（6）利用交叉促进法加强对患肢的注意。中风患者常感到身体分为两半，患侧肢体失去安全感，因此常忽略了对患侧肢体的使用和训练。为了引起患侧的注意，让健侧进行一些超越身体中线的运动，以便于患侧肢体的康复。

（7）按照运动发育顺序和不同的姿势反射水平进行运动训练。运动发育的顺序有几种类型：

1）翻身、俯卧、肘撑俯卧、爬行、站立。

2）踢、翻身、爬、跪、站。

3）翻身、坐、站。

根据患者的特点可从头开始，或跨越一些阶段进行训练。在姿势反射方面，从低到高也分为 4 个水平：①脊髓水平，主司正、负支持和回缩反应。②中脑水平，主司紧张性颈反射和紧张性迷路反射。③基底节水平，主司调整反射和平衡反应。④皮质水平，主司随意运动和一些熟练的技巧。

治疗时应按照由低级到高级的顺序进行训练，才能达到康复效果。

（8）避免联合反应。联合反应是健侧用力时引起的患侧肢体的张力增加和广泛的痉

挛，是一种病理反射。这种反应不仅可由对侧肢体的运动诱发，同侧肢体的运动也可以诱发，如上肢运动诱发下肢运动的联合反应，下肢运动诱发上肢的联合反应，另外在患者恐惧下也可引起。治疗时身体的任何部位不应用力过度，而且要避免患者的恐惧感。任何治疗不应使患者感到发窘和为难。

## 第二节　中医传统理疗方法

中医传统理疗方法历史悠久，经验丰富，有的沿用至今不断发展，有的古代盛行而今人少用，有的则流散于民间。传统理疗方法对人体基本没有伤害，其中有的影响是全身性的，有的影响是局部性的。传统理疗一般都需与其他疗法杂合应用，在中医康复理论的指导下，运用现代科学方法和手段，改进其应用方式与途径，随着时代发展不断进步。中医传统理疗方法种类丰富，如自然康复法，即利用自然因素的影响，促进人体疾病好转、身心康复的方法；又如传统物理康复法，即运用色、声、香、水、磁、气、蒸气，尝试促进人体疾病好转、身心康复的一种方法。除此以外，有些借助器械的疗法可归于物理疗法。

### 一、泉疗法

饮用泉水及外浴泉水可促使人体疾病好转、身心康复。本法历史悠久，如先秦时期的《山海经》就有了温泉疗疾的记载，《神农本草经》也有“水泉之甘苦，令民知所避就”的记录。汉代张衡《温泉赋》提出饮泉的康复治疗作用。《本草纲目》云：“盖水为万化之源，土为万物之母。饮资于水，食资于土，饮食者，人之命脉也。而营卫赖之。故曰：水去则营竭，谷去则卫亡。”可见人体脏腑气机的升降出入赖水以濡润，气血津液赖水以滋荣。温泉疗法在我国古代早有记载，《本草纲目》曾说温泉疗法能治“诸风筋骨挛缩，及肌皮顽痹、手足不遂、无眉发、疥癣诸疾”。

**1. 泉浴法**　本法是康复治疗中最常用的方法。《本草纲目》云“以温泉洗浴……疥癣风癞杨梅疮者，饱食入池，久浴得汗乃止，旬日自愈。”这是全身浴法与长时浴法相结合的运用。又云：“深汤中坐，浸至腹上。”这描述的是半身浴法。泉浴法所使用的泉水以温泉为主。

关于全身浴法，患者仰卧浸泡在浴盆或专备的矿泉浴池里，以水浸过乳头为宜。如水面过高会影响心跳与呼吸。如患者精神异常，需用宽布将腰部或臀部围裹，使之舒适。全身浴法亦是按摩适应范围，可配合水下按摩，效果更好。也可用柔软毛刷，轻轻刷摩局部，由于水下按摩要求患者平卧，水浸面较高，故施术时间不宜过长，数分钟即可。温泉的温度水压、浮力等自然因子刺激人体，鼓动阳气流通经络，流畅气血，怡神畅志，所以可以促进身体的痊愈和身心的康复。由于泉水温热及机械因对人体内外的神经末梢产生了刺激，通过神经体液的反射作用来治疗疾病。

**2. 泉饮法** 又称泉饮疗法、饮泉疗法。至于饮泉的具体方法在古籍中记载颇多。《本草纲目》所载治疗煤气中毒："一时晕倒，不救杀人，急以清泉灌之。"温泉水性味甘平，多有补养之功。人体脏腑气机的升降出入受水以濡润，则营卫和，阴阳调。泉水对人体的康复作用是由泉水本身的性功效所决定的，如泉质气味甘平，"人饮之者，疾皆除"。外浴泉水，气味辛热，"其水温热若汤能愈百病"。泉水所含矿物质不同，对人体的影响亦异，能产生不同的治疗效果。饮用温泉水是能充分利用温泉特征的一种康复手段，温泉的各种特征由泉水所含的特殊成分以及渗透压、pH 值、温度等决定。饮用的泉质不同，医疗或康复价值亦不同。碳酸泉水可产生爽快、清凉的感觉，可促进胃液分泌，增强消化功能；铁元素有治疗贫血之效；饮用富含硫酸钠及镁元素的泉水，可促进大便通畅，有预防老年人便秘之功效；低浓度氯化物可刺激胃黏膜，促进胃液分泌，有益于老年性胃炎康复。

## 二、岩洞疗法

岩洞疗法是指利用自然环境中的天然洞穴，或掘地为窟、为屋的人工洞穴，进行摄生防病和康复治疗的方法，亦称岩洞康复法。天然岩洞、人工石窟或土屋，其环境特别安静，能使人精神宁静，情绪稳定，心志怡悦，对精神创伤者十分有利。岩洞四季恒温，寒暑变化的影响较小，或是冬暖夏凉，有利于正气虚弱、抵抗力差的患者康复。而且岩洞内的尘埃和微生物很少，也是隔离治疗的理想环境。李时珍《本草纲目》说："诸土皆能胜湿补脾。"在进行岩洞疗法时，根据病情配合气功、导引、按摩、音乐，疗效更好。但因现代社会的条件限制，去实行这种康复较为困难。

## 三、森林疗法

森林疗法即是利用森林环境的影响，促进人体疾病好转、身心康复的方法。森林植物的绿色，给人优雅和宁静之感，使人消除疲劳，焕发精神，而树林又有减少噪音干扰的作用。在这样的环境中，人的心绪平静，精神安宁，自然有益于身心的康复。绿色植物所具有的吸附尘埃、净化空气的功能，为人体生命活动提供了至关重要的新鲜空气。因而以增强人的体质和正气，促进疾病的康复，所以现在很多疗养院都建立在森林附近。如果有行动不便的患者和老年人，则应该配备医疗小组。

## 四、香花疗法

利用鲜花绚丽的颜色和扑鼻的馨香，以及对环境美化净化的作用，促进人体身心康复的方法，称为香花疗法。此外，利用药物或香花的自然香气，以防治疾病、康复身心的方法，称为香气疗法。香气治病，主要是通过鼻闻的途径而起到康复作用的。花朵以绚丽姿色、馥郁馨香和蓬勃生气，给人们以美的享受，因而成为精神文明生活中不可缺少的一部分。香花的康复作用是通过它的色、气、形、味作用于人体的。如郁金作为药物疗法有行气解郁之功，而用作香花疗法更有怡心之效，此法后被李时珍收载《本草纲目》之中。此外，如牡丹、芍药之娇丽艳色，带来热烈、动情、欢心之感；兰花、山栀、水仙、茉莉花之素雅洁白，使人以沉静、朴实、高洁为乐，此皆色之为用也。现代科学家确认，水仙与莲花的香气使人情感温柔细腻，紫罗兰和玫瑰的香气给人以爽朗、愉快的感觉，橘子和柠檬的香气使人兴奋、进取，茉莉和丁香的气味使人沉着，牡丹花、芍药花、桃花、梅花、紫罗兰、柠檬花、茉莉花、栀子花、黄花、兰花、桂花、木芙蓉、凌霄花、迎春花、郁金花等，能够缓解患者情绪不乐、郁郁寡欢的情绪。

香花疗法的适应证甚广，但某些特殊体质的患者，如对某些花粉有过敏史者，应慎重使用。

## 五、泥疗法

泥疗法是利用天然泥土作外用或内服，以达到康复疾病的方法。如使用各种泥类物质加温后涂敷于患部治疗，因泥类具有特异的理化性质，故在传导热疗法中具有独特的作用。晋代葛洪的《肘后备急方》中就载有用黄泥搅水中，澄清后洗眼，以治疗“卒然目盲”；还可用井泥或瓦沟中的泥敷患处，以治疗蝎蜇伤。《外台秘要》记载用胡燕窠土加猪油、苦酒调和，敷患处以治蠼螋尿疮；用灶心土加蒜捣作泥，或用鸡蛋黄和作泥，敷患处，治疗一切痈肿；用蚯蚓泥加水和敷患处，治疗一切丹毒。泥土为药多是用来治疗脾胃病，其源出于《黄帝内经》及“脾属土”的理论。现代医学的“泥疗”也认为，泥土的温热作用，对局部减轻压力和摩擦的作用，以及泥土中各种气体的作用，是其有治疗效果的原因。土热敷法一般以黄土加热以布裹之。根据现代应用经验，用黄土调水加温，干湿得当，先于治疗部位涂一薄层适温黄土作为保护，以免过热损伤局部皮肤，然后将加热黄土敷之于上，厚 3 ～ 6cm，外用纱布包之，胶布固定好，或用被裹之，以保温。每次治疗 30 分钟左右，然后除去泥层，温水洗净，每天或间日 1 次，15 ～ 20 次为一疗程。泥疗法的治疗作用包括：

**1. 温热作用**　泥疗的温热作用是由其特殊的物理性质所决定的。人体局部在温热作用的影响下温度增高，毛细血管扩张、充血，因之增强了局部的血液、淋巴循环，提高了新陈代谢作用，皮肤及组织的营养得到改善，加强了再生机能，促进慢性炎症、瘢痕、浮肿、粘连、浸润、渗出液和血肿等病理变化的好转，并提高了人体的防御能力，从而使各器官系统的功能迅速恢复。泥疗不仅有局部作用，而且对皮肤刺激作用强，使表层细胞蛋白分解，产生类组织胺物质，这种物质可被血液及淋巴循环运至全身，引起全身反应，是人体体温稍升高，汗腺分泌增强，脉搏和呼吸加速，血压短时间升高后降为正常。温热对末梢神经有降低其兴奋性作用，同时使肌肉张力减低，因而有镇痛和解痉的作用。低血压患者常在治疗后血压升高，中枢神经系统常表现为疲乏、头痛等，因此应用时需注意。

**2. 机械作用** 机械的刺激作用是由于泥类物质有一定的重量，对组织产生压迫作用及泥微粒对皮肤的摩擦作用等，可促使血液、淋巴液回流，而发挥其治疗作用。

**3. 化学作用** 泥中含有多种物质，其化学成分错综复杂。如泥中含有的气体（二氧化碳）及挥发性物质（硫化氢、氨）能被正常皮肤吸收，可以刺激呼吸、循环系统，使呼吸加快、加深，心血管系统循环改善。泥中含有的矿物质，如钙、镁、钠等可附着体表影响散热，并能调节自主神经系统功能；磷酸可促进组织对水分的吸收，含有的单宁酸和铁、铅等金属化合物有收敛作用。某些有机酸，如蚁酸、醋酸、硫的化合物等，可成为皮肤的强烈化学刺激剂。二价铁离子有触媒作用，食盐可促进腺体分泌（汗腺与皮脂腺），并能刺激皮肤持久充血。抗菌物质有抗菌的功能，针对女性有调节内分泌系统之效，生物原刺激素可以治疗营养性溃疡。某些散射性物质（镭、铀）有辐射作用，此等物质可被皮肤的类脂体吸收，可增强细胞活力，促进新陈代谢，并具有镇痛、镇静、消炎及提高造血机能的作用。由于泥疗具有较强的热作用和复杂的化学刺激作用，周身容易引起全身反应，如血沉增快，体温增高，病灶的疼痛加剧及极度疲倦等。

## 六、日光疗法

利用太阳光照射人体促进疾病好转、身心康复的方法，即为日光疗法。古称“晒疗”，现代称日光浴。日光疗法的作用机理主要是以天时的阳气补人体之阳气，主要是日光浴。除冬季外，一般以早晨接受日光浴为最有效。

## 七、五色疗法

以中医五色配五脏的理论为指导，让患者眼观目睹各种有关颜色，从而发生影响以促进疾病和身心康复的疗法，称为色彩疗法，简称色疗。当代社会，色彩疗法已被众多医学家所重视，发表了大量研究报道。如德国专家认为，颜色可以像药物一样治疗疾病。像红色可以医治小肠和心脏部位的疾病，蓝色可以治疗大肠和肺部的疾病，黄色可以医治脾脏和胰腺的疾病，绿色则能治疗肝脏和胆囊的疾病。一方面，五色配五脏是色彩疗法的理论基础，可以利用不同的颜色来疏导或补益脏腑；另一方面，可根据五行生克理论来调配颜色，进行康复治疗。

关于五脏补泻色彩方，红色（或类红色）针对心脏，青色（或类青色）针对肝脏，黄色（或类黄色）针对脾脏。白色（或类白色）针对肺脏，黑色（或类黑色）针对肾脏。深浅不同的色彩有不同的作用，如浅色起到补益的作用，而深色起到祛邪的作用。以上是根据中医理论和现代人的临床实践而得出的治疗经验。

## 八、七情疗法

### （一）喜

**1. 概说** 喜是高兴之意，为情感变化的一种表现形式。喜乐制情是针对以忧愁、悲哀、思虑为特点的一类情志疾病或消除这类情绪，适用于治疗因形病志苦而表现出忧愁、思虑情绪的患者。喜乐疗法，除治疗悲、思、忧情志疾病以外，“养生家养治其心”，多用于疾病后期康复。

**2. 治疗方法** 由于情志致病能导致机体气机紊乱，损伤脏腑、精血，故气机失调为其主要机理。如“怒则气上，喜则气缓，悲则气消，恐则气下，惊则气乱，思则气结”。以情制情法就是利用情志能够影响气机的升降聚散的原理，以达到治愈疾病的目的。例如忧愁者，精神抑郁则气机闭塞而不畅行，可用喜乐疗法治疗，“喜则气和志达，营卫通利”，气血和畅。古代医学家张子和提出了“喜可治悲，以谑浪亵”的具体方法，即利用轻浮浪漫、妙趣横生的语言和滑稽可笑的表演，说笑话，听相声，观喜剧，乃至医生有意的荒唐诊断，解救患者的困境等，皆能使患者喜乐，收到以喜治悲的效果。当然实施喜胜悲法，要因人施乐，掌握分寸，防其太过而“暴喜伤阳”。方式不宜重复，内容要不断更新，不宜连续使用。笑，可使人体内的膈、胸、腹、心、肺，甚至肝脏都能得到短暂的体育运动。笑得有力。则能使脸、臂与腿的肌肉得到松弛，会使动脉扩张，毛细血管充血，引起脸部、颈项发红，有时头皮和手也会发红。还有一种说法，认为笑能刺激大脑产生一种名为苯邻二酚胺的激素，可以减轻心脏、肌肤和关节的疼痛。笑对人的作用有 10 点：①增加呼吸量。②清洁呼吸道。③抒发健康的感情。④消除神经紧张。⑤使肌肉放松。⑥减轻各种精神压力，驱散愁闷。⑦有助于散发多余的精力。⑧促进食欲，增加消化液的分泌和加强消化器官的活力。⑨有助于克服羞怯情绪、困窘的感觉以及各种各样的烦恼，并且有助于人际交往。⑩使人对往日的不快变得淡漠，而对美好的未来表示向往。

### （二）怒

**1. 概说** 怒疗法是医者利用具有一定刺激强度的非药物治疗手段去触怒患者，使之产生愤怒的情绪以治疗忧愁、惊恐的情志病变，或消除患者因疾病而产生的其他负面情绪，以及因躯体残疾所产生的忧愁和惊恐症状的一种方法，具有升发阳气、振奋气机之功，亦可用于阳气郁滞、气机阻塞、营血凝涩的病证。依据中医“怒胜思”的法则，怒疗法宜用于长期忧思不解，气结成疾或情绪异常低沉，用喜无效时，方可以怒治之，但必须掌握“以怒胜之，以喜解之”的原则，即一怒解之，当以喜善后。至于平素肝阳上亢，肝火易升，以及心实火盛之病证，都禁用怒疗。

**2. 治疗方法** 语言触怒患者有两种方法，一是口头语，二是书面语言。口头语言是指通过患者交谈而触怒之，有些事例可由医者直接进行，有些由旁人执行为好，以既能收效，又能“收场”为度。至于书面语言，多用于不便开口的语言，一般会有较重的触怒程度，因此要对执行者在一定条件下进行保护。不管用何种方法，都需要先告知患者亲属，以免误会。

### （三）哀（悲）

**1. 概说** 在一定范围内，悲哀是人体的正常情态反应，也是一种不良的情绪。但是，中医学利用“悲胜怒”和“悲则气消”的作用，使其具有治疗功能。悲哀疗法是医者有计划地采取一定强度的治疗手段，有目的地促使患者产生悲哀情绪，借以治疗情绪激动、心神不安等一类情志疾病，或因其他疾病而导致的情绪躁动的一种方法，有收摄阳气、镇静安神、稳定情绪的效果。

**2. 治疗方法**

（1）*顺势法*：患者在悲伤难忍时，医者顺势利导，激其痛哭一场，以宣散内郁之结气，达到宽胸抒怀之目的，这种方法最适于患者自觉以哭为快的症状，如强忍反觉郁闷不舒。现代医学研究也认为，极度悲哀，如不痛哭流泪、会影响人体健康。

（2）*逆情法*：是指采用与患者心情相反的做法引起悲哀之情，以控制另一种病态情绪的悲疗方法。哀属阴，怒属阳。在一定条件下，大怒则气血厥逆于上，扰乱心神，悲则气血沉降。悲胜怒法，在于以阴治阳，使气机升降达到阴阳平衡。故悲哀可以平息怒动。张子和在《儒门事亲》中提出了“悲可治怒，以凄怆苦楚之言感之”的基本方法。例如，怒郁有解者，以肺腑之言感化其心，使之渐生恻怜之心，其怒可解。哀疗法适宜治疗其他病证兼有情绪亢奋的症状者，如眩晕、狂证、痫证等。

### （四）思

**1. 概说** 思有思想、思考之意，可以来解脱病态的情绪，从而促进身心健康。忧思疗法，是针对神气涣散的病机特点，采用语言或非语言手段，使患者产生忧思的情绪，以治疗多种情志疾病的一种方法。通过“思则气结之理”，收敛涣散的阳气，促进患者的康复。忧思疗法的应用很广，凡悲、哀、恐、怒等所致病证，均可施之。不仅如此，忧思疗法还可健脑提神，促进智慧的发育。

**2. 治疗方法** 忧思疗法是一种移情的方法，重在转移患者的注意力，使之忘记情志因素对患者的刺激，具有稳定情绪的作用，能控制多种情志症，制约情志因素。忧思疗法宜于治疗狂证、智残、失眠、遗精、阳痿以及残疾病证兼有亢奋症状者。

### （五）恐

**1. 概说** 恐多与惊并行，其特点是较为持久，多用于惊恐疗法。惊恐疗法是医者有计划地采取一定强度的非药疗手段，促使患者产生惊恐情志，从而对忧虑过度、气机郁滞、神情呆钝的患者，产生惊恐情志以振奋精神、消除思虑的一种方法。实施惊恐疗法，务必以喜善其后巩固疗效。用惊恐之法为某些精神疾病的人治病。根据“恐胜喜”

的治疗原则，认为借“恐则气下”之力，以压抑其太过之不良情绪而起治疗作用。恐疗之后，还要适当些安慰解释，以免又因恐致病。

**2. 治疗方法**　惊恐疗法适宜治疗郁证、喜笑不休证、悲哭证及肺气闭郁病证者。有的人高兴时过于激动，不能自制，甚至影响正气，此时采用得当惊恐疗法，往往能立即生效。当兴奋情绪平静安定之后，及时做安慰解释工作，以善其后。

**（六）惊**

**1. 概说**　惊多与恐并行，其特点是持续时间较为短暂。惊多出乎意料的突发事件或某些紧张恐怖的场景刺激所诱发，同样用于惊恐疗法，可以治疗患者精神、行为障碍，打乱其固有的病理性节律、消散其郁闷，而使病情改善。

**2. 治疗方法**　“惊则神无所依，神无所归，虑无所定，故气乱矣。”是患者因惊而致病的原理，然而，医生可以用惊则气乱的理论，临床上如患者描述紧张、恐怖、惊惧，但能即刻引起患者情绪的高度应激化和行动的积极化，而且还能迅速改变机体的激素水平，影响或牵动机体的生理过程，而治疗气机郁滞，情志闭塞的一些病证。临床上往往惊恐两法并用而取效。

## 九、推拿疗法

中医认为，脑梗死的发病原因与肝肾不足有密切关系，保健按摩可达到补肾平肝、祛风通络的作用。下面就介绍两种自我保健按摩方法，都是对后期恢复有很大的帮助。

**1. 医师推拿疗法**

（1）患者仰卧，医师立于患者头顶前方，用双拇指或双掌揉摩头部数次，然后按揉百会、风池、太阳、翳风、印堂等穴。

（2）拿揉双上肢，以患侧为主，然后用多指弹拨腋下神经干和尺神经沟部位 1 ～ 3 次，捻揉、牵拉十指关节数次，点按曲池、合谷、内关、外关各 1 分钟。

（3）按揉双下肢数次，以患侧为主，然后用拇指弹拨风市、阳陵泉、昆仑、太溪等处的肌肉 1 ～ 3 次，并按揉上述穴位及足三里各 1 分钟。

（4）患者俯卧，医师常规按揉肩背部数次，然后按揉天井、天宗、心俞、肝俞、肾俞各 1 分钟。

（5）拿揉双下肢，拨揉环跳、殷门、委中、承山以及跟腱数次。

（6）最后用推法和揉法施术于四肢各 3 ～ 5 遍。

**2. 患者自我保健疗法**

（1）用健侧手拿揉患侧上肢和下肢数次，并在腋下尺神经沟、曲池、合谷、阳陵泉、昆仑、足三里处作弹拨法。

（2）用手掌擦揉肩部、胸部、臀部数次，然后拨揉肩并、环跳、委中和太溪。

（3）腕、髋、膝、各关节自我运动 10 ～ 15 次。

## 十、针灸疗法

**1. 经络空虚，风邪入中**

（1）主证：手足麻木，肌肤不仁，或突然口眼歪斜，言语不利，口角流涎，甚则半身不遂，或兼见恶寒发热，肢体拘急，关节酸痛，舌苔薄白，脉浮弦或弦细。

（2）治则：祛风通络，养血和营。

（3）取穴：以局部取穴为主。取印堂、睛明、迎香、下关，颊车、风池、肩井、曲池、合谷、环跳、委中、承山。

（4）手法：一指禅推法、按揉法、拿法、擦法。

（5）操作方法：患者仰卧位，以一指禅法推面额，自印堂开始，经神庭至头维，再从睛明开始，绕眼眶一周，再从睛明到迎香，绕口唇经内关、颊车至人中。一指禅推风池、曲池、合谷，拿肩井，揉环跳、委中、承山。半身不遂者患侧肢体，被动屈伸各关节，掌擦患肢，以透热为度。

（6）方义：本型因络脉空虚，风邪入中，以口眼歪斜、口角流涎为多见，此为面瘫。以一指禅推印堂、睛明、迎香、颊车、下关以舒经活络，行气活血，配合风池、曲池、合谷以祛风散邪。如病重至半身不遂者须治疗上肢、下肢，被动活动各关节以舒经活络，行气活血。一指禅推风池、肩井、曲池、合谷、环跳、委中、承山等穴以疏通经气，掌擦上下肢以皮肤发红，局部发热以促进血液循环，改善肌肉筋脉营养。

（7）随证加减：兼见恶寒发热，关节酸痛加箕门，推大椎以祛风散邪。口角流涎，语言不利加揉人中、承浆、心俞、脾俞以化痰开窍。

**2. 肝阳上亢，脉络受阻**

（1）主证：半身不遂，患侧肢体僵硬，拘挛头痛，目赤耳鸣，舌红苔黄，脉弦有力。

（2）治则：平肝潜阳，息风通络。

（3）取穴：以足厥阴肝经及患侧肢体穴位为主，取肝俞、期门、太冲、行间、百会、肩贞、曲池、合谷、环跳、委中、承山、肾俞。

（4）手法：一指禅推法、拔法、按揉法、擦法、拿法

（5）操作方法：患者俯卧位，医者以一指禅肝俞、肾俞，直擦督脉和两侧足太阴膀胱经，法施于背、腰、臀及患侧上下肢，按揉肩贞、曲池、合谷、环跳、委中、承山、太冲、行间，被动活动肘、膝各关节，掌擦上下肢，以透热为度。最后用一指禅推面额，分抹面部，采百会，拿五经。

（6）方义：一指禅推肝俞、期门、太冲、行间、百会能平肝潜阳，镇肝息风。按揉肩贞、曲池、合谷、环跳、委中、承山，再用推法施于上下肢，配合被动活动患侧各关节以活血祛瘀，舒筋通络。一指禅推面额，分抹面部，按揉百会，拿五经能促进头部血液循环，改善大脑供血。

（7）随证加减：肾虚腰痛、膝酸、头晕者加肾俞、命门、涌泉以强腰壮肾。眩晕耳鸣、面红目赤者加胆俞、三焦俞以清泻三焦之火。

**3. 气虚血滞，脉络受阻**

（1）主证：偏枯不用，肢软乏力，面色萎黄，或肢体麻木，舌淡紫或有紫斑，苔白脉细弱或虚弱。

（2）治则：益气活血，祛瘀通络。

（3）取穴：以任脉和足太阴脾经穴位为主，取关元、气海、膻中、三阴交、血海、膈俞、肩井、曲池、合谷、环跳、伏兔、阳陵泉、委中、承山。

（4）手法：一指禅推法、滚法、按揉法、擦法、拿法。

（5）操作方法：患者仰卧位，以一指禅推气海、关元、膻中、血海、三阴交，擦上下肢前侧，并按揉伏兔、阳陵泉、解溪、肩井、曲池、合谷、环跳、委中、承山，逐节按揉督脉和两侧足太阳膀胱经穴位，重点是膈俞、脾俞、胃俞，背部及患侧上下肢背侧，掌擦患侧肢体。

（6）方义：本型即王清任用补阳还五汤治疗的气虚血滞、脉络瘀阻的软瘫症，治疗须补益元气，气盛才能行血，血行则瘀去，故益气为本。关元、气海是任脉与足三阴经的交会穴，膻中为气会穴，一指禅推此三穴，能补益元气。配合推足阳明胃经的血海、血会膈俞能养血和血。患侧上下肢，按揉肩井、曲池、合谷、环跳、委中、承山、三阴交等穴，被动活动各关节能活血祛瘀，舒筋通络。

（7）随证加减：如兼脾虚食少，腹胀，乏力者，加推中脘、足三里，并逆时针方向摩腹，以健运中焦。如肾虚腰痛膝酸者，加肾俞、腰阳关、命门、太溪以补肾强腰。

**4. 风痰流窜，阻塞脉络**

（1）主证：肢体颤动或麻木，口眼歪斜，口角流涎，咳嗽痰多，脘闷纳呆，嗜睡头昏，目眩，舌淡胖，苔厚腻，脉弦滑。

（2）治则：除湿化痰，息风通络。

（3）取穴：以足太阴脾经、足阳明胃经和足厥阴肝经穴为主。取中脘、丰隆、天枢、膻中、脾俞、太冲、行间、阳陵泉、足三里、迎香、地仓等穴。

（4）手法：指禅推法、按揉法、擦法。

（5）操作方法：患者仰卧位，以一指禅推中脘、丰隆、天枢、膻中，顺时针方向摩腹；之后改俯卧位，推背部督脉和两侧足太阳膀胱经，摩擦至皮肤潮红，逐节按揉椎旁穴位，推患侧上下肢，被动活动各关节，按揉肩贞、曲池、合谷、环跳、委中、承山、阳陵泉等穴。掌擦患肢，以皮肤潮红为度。

（6）方义：此型由肝风挟痰湿流窜经络，阻塞脉道，以致肢体瘫痪，口眼歪斜，故治拟化痰息风通络。一指禅推中脘、丰隆、天枢、膻中、脾俞、胃俞能健脾和胃，理气化痰。按揉太冲、行间以平肝息风。上下肢及面部其他各穴位均为局部取穴法，意在活血通络。

（7）随证加减：肝阳亢盛，肝风内动，症见头晕目眩，肢体颤动者加期门、章门、百会、肝俞以平肝息风。痰盛脘闷纳呆者加推脾俞、胃俞。

## 十一、药浴疗法

（1）取蓖麻仁300g，桃枝500g，柳枝500g，桑枝500g，槐枝500g，茄根500g。将上药切成2～3cm长的短节，用纱布包好，加清水8～10倍，浸泡半小时，然后煮沸20分钟，将药液滤入盆内。先用热气熏蒸患肢，后用药液烫洗。每日1～2次，每次15～20分钟，15次为一疗程。本方有助于肢体功能的恢复。

（2）取防风、苏叶、菊花、地肤子、钩藤、节节草、益母草、红花、田七、川牛膝、柳枝、桑枝、忍冬藤适量，煎取500mL浓缩液，加入浴盆中，水温以42～46℃为宜，进行全身浸泡洗浴，每次20～40分钟。每日1次，5次为一疗程。本方主治高血压所致的突然中风。

（3）取红花、田七、槐枝、淫羊藿、当归等药适量，制用法同上。本方用于中风后肢体软弱无力的恢复。

（4）取川芎、穿山甲、田七、牛膝、益母草、通草、伸筋草、透骨草、桃枝、桂枝、络石藤等药适量，制用法同上。本方主治中风恢复期肢体僵硬、拘挛、疼痛。

（5）取伸筋草、透骨草、红花各30g，上药加适量水煮沸10分钟，以50～60℃之药液浸泡手足15～20分钟（药液温度降低时再加热），每日3次。浸泡时手足在药液中进行自主屈伸活动，连用2个月。本方主治中风后遗症见手足拘急者。

## 十二、药枕疗法

取杭菊花500g，冬桑叶500g，野菊花500g，辛夷500g，薄荷200g，红花100g，将上药拌匀捣碎，拌入冰片50g，装布袋，用作睡枕。本方具有清肝明目、通络活血作用。

## 十三、其他外治疗法

**1. 穴贴法**

（1）选取川丹参、丹皮、全蝎、延胡索为主药，适当辨证加减化裁，将药物制成直径2cm的药膏备用。取穴廉泉、华盖、神阙、涌泉，将药膏贴敷穴上，每日换药1次，15天为一疗程。本法可治中风先兆，见肢体麻木、活动沉迟、眩晕、肌肉抽搐等症。

（2）选取海参肠100g，蓖麻仁10g，松香30g，麝香0.04g。先将海参肠煎30分钟，滤出药液2500mL，放入碾碎之蓖麻仁，继续加热，待煎至蓖麻仁油浮出水面、其渣沉底后，再放入碾碎之松香，煎至松香彻底溶化并与蓖麻仁油完全结合后即可取出，然后捏制成膏。每料药可配膏6贴。治疗时先针刺患者下关穴，得气留针10～15分钟，将麝香 0.04g 置于下关穴，再外敷用热水烫软的膏药即可，5 天换药 1 次。本方主治口眼歪斜。

（3）取生马钱子、麝香、白附子、全蝎、僵蚕等药适量，将上药研细末装瓶备用。患者取正坐位或卧位，取穴翳风、颊车、下关、地仓、四白、阳白、攒竹、太阳，每次选 3 ～ 5 个穴，常规消毒后用梅花针叩至皮肤微出血，用小匙取适量备用药粉，均匀撒在剪好的小块海马膏上，然后紧贴在所选叩的穴位上，随后照射 5 ～ 10 分钟，并嘱患者定时按压敷贴处，3 ～ 5 天 1 次，5 次为一疗程。本方主治面神经炎。

（4）取金头蜈蚣（焙干）50 条，马钱子（去毛、炒黄）30g，冰片 10g，诸药共研细末，贮棕色玻璃瓶中备用。用时取穴上关、下关、翳风，每穴以药粉 0.5 ～ 1g 用黄酒或生姜汁适量调成糊状外敷，并用胶布固定，每次敷 10 ～ 12 小时，可晚敷晨取。每日 1 次，7 天为一疗程。本方主治面神经炎。

（5）取桃仁、红花、赤芍、川芎、细辛、桂枝、丹皮各等份。上药研末，装瓶备用。用时取上药 10 ～ 20g，用温开水调匀，做成直径 1.5cm 大小药饼，贴于患者病侧肢体穴位，胶布固定，每次取穴 2 ～ 4 个，一般三阳经与三阴经穴位交替选用。贴药 8 ～ 12 小时后令患者自行取下，温水清洗，每日一换。本方可治缺血性中风，见手足麻木、肌肤不仁、口眼歪斜、语言不利、口角流涎，甚则半身不遂。

（5）取防风、羌活、白芷各 250g，天麻、制南星、白附子各 200g，麻油 2500mL。将药物加入麻油内煎枯，滤渣加松香油 300g，黄丹 250g，收汁，冷却至 25℃左右保温。用时先用 75% 酒精擦揉下关、颊车、太阳等腧穴，然后将药膏涂于牛皮纸上并加温溶化，贴于穴位上。5 日一次，30 天为一疗程。本方主治面神经麻痹。

（6）取制草乌、生芥子（鲜者佳）、制马钱子各 9g，细辛 15g。将上药研为细末，加入适量凡士林和少量松节油调成糊状，在患侧的颊车、地仓、下关、太阳、四白、眉冲等穴位交替外贴，每次贴 2 ～ 3 穴。贴 12 小时后取下，每日换药 1 次。

（7）取桃仁、山栀各 7 枚，麝香 0.3g。上药研细，涂于手心，外用胶布固定。每疗程换药 3 次。本方有助于中风后遗症恢复。

**2. 脐疗法**　取黄芪、羌活、威灵仙、乳香、琥珀、肉桂等药适量，舌謇、语言不清可加石菖蒲、葛根，高血压可加牛膝、地龙、夏枯草，下肢瘫痪、半身不遂重者加牛膝、地龙、独活、桑枝。上药共研细末，每晚睡前洗净脐眼，取药粉 10g，用醋或酒调成糊状，敷脐，以麝香壮骨膏固定，然后用热水袋敷脐 0.5 ～ 1 小时，热度以口中有药味或醋、酒味为宜。次晨取下药膏。本方主治中风后遗症。

**3. 电针疗法**

取穴：取手足阳明经穴为主，辅以太阳、少阳经穴。

操作：针刺得气后右侧酸、麻、胀、重，针感向远端扩散后接电疗器，电流频率 11Hz 左右。强弱根据患者病情和适应能力决定，针后留针 30 分钟，中间捻针 3 ～ 5 次，每日 1 次。

疗程：12 天为 1 个疗程，疗程之间休息 6 天。

## ■ 十四、药食疗法

### （一）常用食物

**1. 豆腐** 豆腐营养丰富，色味俱佳，是一种高蛋白的食物，所含的植物性脂肪有降低血脂和防止动脉硬化的作用，对体质肥胖、高脂血症最为适宜。

**2. 土豆** 土豆主要含糖类和蛋白质，可供给人丰富的营养物质，同时土豆产生的热能不易储存，所以对降血脂有一定作用。

**3. 南瓜** 南瓜是常见的食品，营养丰富。据有关资料介绍，南瓜中的某些成分能促进胰岛素分泌，增加肝肾细胞的再生能力，有降低血糖、血脂、血压的作用。

**4. 黄瓜** 黄瓜具有润燥止渴、利尿消肿的功效，据报道，黄瓜中含有丙醇二酸，能抑制糖类在体内转化为脂肪，但不妨碍糖类向人体提供能量。另外，黄瓜还有降低胆固醇的作用。经常食用，对于高血压、高血脂、肥胖患者都有益，能预防动脉硬化和中风的发生。

**5. 芹菜** 芹菜味甘，性凉，归胃、肝二经，能平肝清热，祛风利湿。现代医药学研究认为，芹菜含大量粗纤维及丰富的矿物质，多种维生素及甘露醇、挥发油等，并含有降压、降脂及促进脂肪分解的物质，因此有利于治疗高血压、高脂血症和肥胖症，并有通便作用，可用于中风各期的食疗。

**6. 蕹菜** 蕹菜又称空心菜，含有丰富的胡萝卜素及钙、镁、锌、磷等元素，粗纤维含量丰富，具有显著的促进胃肠蠕动、通便解毒的作用。蕹菜味甘，性寒，能清热解毒，凉血通便，同时紫色蕹菜中含胰岛素样物质，可降低血糖，故有利于糖尿病和中风的治疗，特别是有利于出血性中风急性期伴有血糖升高、大便干结者。

**7. 胡萝卜** 胡萝卜又称黄萝卜，味微苦辛，性微寒，有健脾和胃，补气养血的功效，胡萝卜富含维生素，每 100g 胡萝卜含胡萝卜素高达 4 ～ 10μg，相当于视黄醇 668μg。胡萝卜又含降血糖、降血压的成分，所以有利于中风的防治，兼治糖尿病、高血压及肿瘤等。

**8. 枸杞头** 枸杞头又称清明菜，既是一种很好的野蔬，又是一种营养丰富、延年益寿的保健食品。枸杞头性平，味甘，微苦，有补虚益精、清热止渴、祛风明目的功效。人们常用枸杞头预防高血压、眩晕等病证，中风眩晕、耳鸣者可以用枸杞头作为常用食物，有辅助治疗的作用。

**9. 菠菜** 菠菜是绿叶蔬菜中富含维生素 A、维生素 B、维生素 C 的品种，其所含维生素 A 虽然只有胡萝卜的一半，但却是白菜的 170 倍，黄瓜的 20 倍，所含的维生素 B 是胡萝卜的 11 倍，白菜的 1.5 倍。因此，中风患者恢复期多吃菠菜相当有益。

**10. 大蒜** 大蒜味辛，性温，功能温中健胃，消食理气，化肉消谷，解毒除湿。大蒜有较明显的降脂、降糖、降压作用，同时可以抑制血小板凝聚，对动脉硬化症、脑梗死有治疗作用，对康复期的中风患者也有治疗作用。

**11. 甘薯及其茎叶** 甘薯又称红薯、地瓜，味甘甜，是理想的减肥益寿食品，日本和我国的长寿老人多以甘薯为主食，食甘薯保健的习俗已风靡全球。经常食用甘薯还可预防心脑血管疾病，防治动脉硬化，减少皮下脂肪，并有利于中风患者半身不遂的肢体运动的恢复。甘薯及其茎叶可以生津润燥，补中和血，益气宽肠，其降糖作用也十分明显，不仅对糖尿病患者有益，而且可以延缓糖尿病对血管的损害，从而起到防治中风的作用。

### （二）常用药物

**1. 黄精** 黄精味甘，性平，有补脾、益精、润肺的作用，实验证明其能降低血液的黏稠度，改善血液循环，预防动脉硬化，预防脑中风的形成。黄精有补肾填精的作用，能够治疗中风后的老年性痴呆，改善脑部供血，有抗衰老作用。黄精还有一定的降血糖及降血压作用，多应用于肝肾不足、气血虚弱的高血压和糖尿病患者。

**2. 桑椹子** 桑椹子味酸，性平，有补肝肾、益精血作用。桑椹子由于其味酸，入肝经，因此多用于肝肾不足、肝风内动的高血压，有息风定眩的作用，实验也证明其有降血压，预防中风的作用。桑椹子也可用于中风后遗症，症见偏瘫肢体强硬、屈伸不利。

**3. 枸杞子** 枸杞子味甘性平，能补肾益精，养肝明目，是最常用的食疗品，主治中风属肝肾不足型的头晕、头痛、腰膝酸软无力及耳鸣、视力模糊等症。研究表明，枸杞子有降糖和降压的作用。

**4. 何首乌** 何首乌味甘、苦、涩，性微温，有养血滋阴、润燥通便、解疮毒的作用，是滋补良药，有显著的降低血中胆固醇的作用，并能调节血糖，防治脑动脉硬化，对中风有预防作用。若中风后症见头晕目眩、记忆力减退、腰腿酸软、大便不通最为适合。

**5. 杜仲** 杜仲味甘、微辛，性温，可补肝肾，强筋骨，并有显著的降血压作用，凡血压升高，辨证属肝肾不足者最适合服用。对中风后筋骨痿软无力，半身不遂，手足麻木也有作用。

**6. 益智仁** 益智仁味辛，性温，长于补肾固精，缩小便，温脾止泻，摄涎唾，可用于中风患者，辨证属肝肾亏虚，小便失控或夜尿多、大便稀溏、流涎等症状。

**7. 黄芪** 黄芪味甘，性微温，有补气升阳、固表止汗、利水消肿、托疮生肌等功效。对于中风患者因气虚血滞所致的肢体麻木，半身不遂以及中风后长期卧床不起、褥疮形成疗效较好。研究表明，黄芪能扩张血管，改善微循环，降低血压，因此也用于防治中风及治疗虚性高血压。

**8. 当归** 当归味甘、辛、苦，性温，有补血、活血、通经、止痛、润肠通便的功效。实验表明当归能增加脑血流量，改善微循环，治疗中风患者半身不遂，麻木疼痛或合并有便秘者效果最佳，尤其适用于中风后遗症的调养。

**9. 山楂** 山楂味甘、酸，性微温，入脾、胃、肝经，能消食健脾，行气散瘀，对治疗心脑血管病、扩张脑血管、降血压、降血脂都有一定的作用，是防治中风、促进中风患者康复的药物。

**10. 鸡血藤** 鸡血藤味苦、微甘，性温，能行血补血，舒筋活络，凡因血虚、血瘀而半身不遂，麻木疼痛，手足肿痛，肢体僵滞不和，均可以鸡血藤治疗。因其又能降血压，尤适宜于治疗中风后遗症合并高血压患者。

**11. 三七** 三七味甘，微苦，性温，是血证要药，能够化瘀止血，通经止痛，对于脑出血急性期治疗效果显著，也可用于冠心病冠状动脉缺血引起的心绞痛。研究表明，三七能缩短凝血时间，并能够降低毛细血管通透性，增加毛细血管的抵抗力，降低心率及扩张血管，有降压作用，尤适合于高血压辨证为瘀血阻滞的患者。

**12. 丹参** 丹参味苦，性微寒，具有凉血祛瘀、安神定志作用，能扩张外周血管，改善微循环，增加脑血流量，促进脑组织修复和血管再生，并能抑制血管内皮细胞的过度增生，防止动脉硬化。因此，丹参对中风早期的治疗十分有益。特别是脑出血急性期，应用丹参有凉血宁络作用，能使病情稳定，同时又能改善脑的供血状况，有利于中风的恢复。

# 第三节 现代康复方法

康复（rehabilitation）是指应用医学科学及其有关技术，使有功能障碍的患者的潜在能力和残存能力得到充分发挥的方法和过程。现代康复医学的雏形形成于第一次世界大战期间。20 世纪 70 年代以后，康复医学逐渐向分科化的趋势发展，渗透到各临床学科，脑梗死康复亦随之逐步发展起来。我国许多传统的治疗方法对世界康复医学的发展有着深远的影响，但我国正式的康复组织“中国康复医学研究会”1983 年才成立，1988 年更名为“中国康复医学会”，并采取强有力的措施将有中国特色的中西医结合的康复医学与西方现代康复医学融合，使我国康复医学得到快速发展。

## 一、脑功能恢复的机制及脑梗死后的常见异常模式和反射

### （一）脑功能恢复的机制

脑中风康复的发展得益于对脑中风病理生理研究的不断深入和现代康复医学的进展，使人们认识到脑损伤后的恢复是可能的。中枢神经系统本身具有抗损伤和修复的能力，即自发性出现一定程度的恢复。它反映了大脑的可塑性，即在结构和功能上有修改自身以适应或改变现状的能力。中枢神经系统损伤之后，残留部分通过功能上的重组，以新的方式完成已经丧失的功能，在此过程中，特定的功能训练是不可缺少的。因此，这一理论又称为再训练理论，可通过 4 种方式来实现。

**1. 发芽论** 所谓“发芽”，即从一个神经细胞的胞体、树突或轴突长出新的树突或轴突芽。众所周知，死亡的脑神经细胞是不可再生的，但只要细胞还活着，轴突、树突

和突触可重新生长、发芽而补充损伤区，以替代退变的轴突。原则上发芽可恢复已丧失的功能，并建立新的连接。末端可形成新的突起而形成新的突触连接，这种现象在神经系统是普遍存在的。轴突侧支发芽是中枢神经系统可塑性重要的形态学基础，一般在发病后 2 ～ 6 个月内完成。

**2. 替代论**　即脑损伤部位的功能经过训练后能由周边未损伤的脑细胞来代替。脑有足够的可塑性与重建功能来代替原来的信息系统。

**3. 突触调整论**　发育中的脑神经原是超额产生的，过剩的神经元与神经元间的连接是有选择的，过剩的神经元间的连接并不被消除而是被抑制，这些被抑制的连接在正常时并不起作用或作用甚微。但在中风等损伤后，这些被抑制的连接经过突触的强度调整，在功能恢复上将起重要作用。中风后，某些功能的重组数小时后即可启动，乃通过原先存在的神经环路重现所致，潜在的突触重现或功能的重组，系由调整或增加环路中的突触强度所致。

**4. 功能重组论**　在中枢神经系统可塑性的基础上，进行功能训练，即遵循感觉可以调整运动的机制，促进脑可塑性的发展。运动系统在相当大的程度上依赖于感觉系统对外界环境的有效反应，通过控制感觉输入，可以抑制或促进运动输出。因而，功能训练是中枢神经系统功能重组的主要条件。这是一个再学习过程，一种运动技巧的获得需要多次的重复，只要运用正确的康复手段，及时而不是延时地进行康复治疗，可在一定程度上加速其功能的恢复。

### （二）脑梗死后的常见异常模式和反射

**1. 典型痉挛模式**　偏瘫患者上肢典型痉挛模式表现为患侧上肢内收内旋、屈肘、前臂旋前、屈腕指、拇指内收，下肢痉挛模式表现为患侧下肢外展、外旋、髋膝过伸、踝跖屈、骨盆上抬。

**2. 联合反应**　作用于健侧肢体，引起患侧肢体的肌紧张，为不随意运动，由脊髓控制，在瘫痪恢复的早期出现。常用的检查方法是：让患者仰卧，两下肢外展，当对健肢内侧向外施加阻力，同时让患者内收健肢时，患侧下肢也出现内收反应；再如健侧肘关节抗阻力屈曲，患侧肘关节出现类似动作。

**3. 非对称性紧张性颈反射**　当身体不动，头部左右转动时，面向侧伸肌张力增高，肢体易伸展，枕向侧屈肌张力增高，肢体易屈曲。如脑中风偏瘫患者常将头转向健侧，会使偏瘫上肢屈肌张力增高，此时想伸直患肢，则面部需转向患侧，而面部转向患侧后，则因伸肌张力高不能完成屈曲上肢触摸自己面部的动作。

**4. 紧张性迷路反射**　又称前庭反射，是由于头部空间位置变化所引起，表现为仰卧位时伸肌张力增高，四肢易伸展。俯卧位时屈肌张力增高，四肢容易屈曲。

**5. 共同运动**　当让患者选患侧上肢或下肢的某一关节时，相邻的关节甚至整个肢体都可出现一种不可控制的运动，并形成特有的活动模式，这种模式就称为共有运动。该运动有部分性随意运动，也有非随意运动成分，是脊髓控制的原始或低级运动。

## 二、脑梗死康复原则及康复的预后

### （一）脑梗死康复治疗原则

**1. 早期康复** 脑梗死的康复治疗应及早开始。目前早期康复的时间尚无统一标准，一般以生命体征（体温、呼吸、脉搏和血压正常）平稳48小时以上，经综合评估无禁忌后，即应进行康复治疗。及早而正确的康复治疗可以增加感觉信息的输入，促进脑的重塑功能，促进血液循环和新陈代谢，降低神经功能的残疾程度。另外，早期康复还可以杜绝或减轻误用综合征和废用综合征的发生，如褥疮、肌肉萎缩、关节疼痛、关节挛缩，并可缩短康复疗程，减少经济上的开支。而且，早期康复为恢复期及后期的康复，做好心理与身体上的准备。

**2. 个体化原则** 康复治疗的方式、方法以及运动的量都必须根据具体病情、身体的健康状况、功能恢复的程度以及性别、年龄、职业等个人特点来制定，也就是因人而异，不能千篇一律。

**3. 持之以恒，循序渐进** 一般要求每日进行至少一次康复训练，如果间隔时间过长，则锻炼的作用不能累加和巩固。另外训练的量和难度一定要根据患者的具体情况逐步提高，急躁只会造成精神的过分紧张和体力的过度消耗。然而，如果肢体的功能已经提高，如不充实和调整训练内容，也达不到进一步促进功能恢复的目的。所以，康复的实质是“学习、运动、再学习、再运动”的过程，即是一个相对较长期的、循序渐进的过程。

**4. 综合康复** 中风康复除了运动康复外，尚应注意加强语言康复、认知康复、心理康复、职业康复与社会康复等，特别是心理康复，它关系到整个康复流程的快慢及最终的康复结局。

**5. 集体参与** 这里所说的集体包括神经内科医师、康复医师、康复治疗师、患者家属及患者本人。它是一种集体行为，需要以上集体中各成员的通力合作才能收到预期的效果，不是其中哪一个可以独立完成的。

### （三）脑梗死功能恢复的影响因素

**1. 常见的影响康复疗效的不利因素**

（1）肢体瘫痪程度：瘫痪程度重的患者康复效果较差，尤其肌力2级以下者。此外，肌张力过早增高或增高过甚者，疗效亦较差。

（2）感觉丧失：视觉和皮肤感觉丧失较为明显。

（3）认知能力：有认知功能障碍者，由于理解、沟通困难等原因，日常生活能力恢复较差，运动功能恢复也较差。

（4）早期意识状态：据统计，起病初不伴昏迷者，6个月后有65%左右的患者可获得不同程度的恢复，而有昏迷者则恢复慢。

（5）年龄：年龄大的脑中风患者，由于其生理机能老化，心、肺、肌肉、骨关节等机能低下，恢复能力较差，且常难以坚持治疗，康复效果较差。

（6）大小便控制：有大小便失禁者，如果不是继发膀胱功能障碍，则说明双侧大脑半球损害较广泛，康复也较困难。

**2. 常见的促进康复的有利因素**

（1）1 周内便开始出现一些随意运动。

（2）没有持续的视觉缺损和皮肤感觉障碍。

（3）无明显语言交流障碍。

（4）无明显情绪障碍。

（5）患者有强烈的康复欲望。

（6）有良好的家庭支持。

## 三、脑梗死康复的基本条件

### （一）康复医疗小组成立

临床医师、康复医师、康复护士、治疗师（包括运动治疗师、作业治疗师、语言治疗师、心理治疗师）、社会工作者等专业人员，他们承担的任务各不相同。

**1. 康复医师**　主要是组织和监督患者的康复治疗程序、康复治疗的执行及完成情况。康复医师必须对患者存在的问题进行全面了解，要充分掌握患者的一般情况、预后、障碍的特征，指导康复的进程，提出促进恢复适当的治疗方案及康复目标。

**2. 心理治疗师**　主要是协助解决患者在康复中存在的心理障碍，如抑郁、焦虑、紧张，需用神经心理测试，对患者进行一系列的心理评估，并进行相应的神经心理治疗。消除心理障碍，促使患者的康复治疗顺利进行，心理医师在康复小组中的作用是极为重要的。

**3. 康复护士**　要在基本护理的基础上，帮助患者达到短期的和长期的康复目标。康复护士必须参与部分康复治疗，如定时变换体位、良好的肢位摆放、关节被动活动，指导及帮助患者进行日常生活活动动作的训练，如进食、洗漱、穿衣等。

**4. 语言治疗师（ST）**　主要是对患者的交流能力（听、说、读、写等功能方面）进行评定和训练。此外，也对患者的吞咽和认知功能进行评定，并协助反复训练。

**5. 运动治疗师（PT）**　任务是应用神经肌肉促通技术对患者进行促进功能运动范围、平衡、耐久性的训练和一些日常生活活动的训练，如床上移动、转移、轮椅操作和步态，以提高患者的运动功能的水平和生活质量。

**6. 作业治疗师（OT）**　主要是集中在为了提高日常生活能力而进行上肢及下肢的运动功能的训练。日常生活能力训练，包括进食、穿衣、洗擦、修饰、上厕所及室内活动的技巧。选择合适的辅助工具协助上肢及下肢功能，提高日常生活能力的水平。指导改造患者居住及工作环境适应患者的要求，最大程度保证患者安全及独立。

**7. 社会工作者** 协助沟通患者及家属与社会的联系，解决患者的工作、学习问题，同时协助小组其他成员与患者家属的交流。提出改变患者的生活、工作的建议，协助患者重新回到工作、学习岗位。

**8. 工程人员** 根据康复医师、运动、作业治疗师对患者功能障碍存在的问题而提出的需要，来设计制作与患者障碍有关的支具及矫形器，以帮助患者达到自理、

**9. 其他家属** 同样作为小组成员，应积极地鼓励他们参与，这对患者出康复治疗及恢复会起到积极作用。还应让患者主动参与他自己的康复训练，制定安排训练日程表及项目，按时进行。

### （二）康复治疗前的准备工作

**1. 康复小组会议** 又称康复评定会议，是脑梗死单元神经康复小组主要活动形式。其目的是每一位小组成员都能就患者的情况进行交流。一般是在患者住院后一周就应举行首次康复小组会议，以后每 1 ～ 2 周举行 1 次，康复小组的成员都必须参加，在康复医师主持下进行。一般可分为初期、中期、终期三个阶段的康复小组会。

（1）初期评定会议：在制定康复计划和康复治疗前举行，小组会议的内容是就患者的各种功能状况、障碍程度、病因、康复的潜力、预后、影响康复的因素、患者的全身状况，进行广泛的交流。小组每一成员根据自己职业范围提出自己的看法、治疗计划、方案及目标，最终在神经康复医师的领导下，协调制定康复计划及康复近期目标和最终目标。

（2）中期评定会议：约在康复治疗 1 ～ 2 周后进行，会议就康复治疗开始后神经运动功能变化状况、障碍改善程度、日常生活能力水平、治疗计划实际执行的情况、完成近期目标的状况，进行广泛的讨论，对存在的问题分析其原因，并制定出中期目标。

（3）终期评定会议：在康复治疗即将结束时进行，对经过一疗程的康复治疗后的神经功能康复恢复的状况、日常生活能力的提高程度进行总结，评定康复治疗的效果，并提出今后回归社会或社区进一步康复治疗的意见。

**2. 评定**

（1）一般情况：如患者的姓名、年龄、既往史、梗死部位、所受教育、职业、有何爱好、家庭环境等。

（2）功能障碍状态：包括躯体运动功能、智能、言语障碍等。

（3）心理状态：包括抑郁症、焦虑状态、患者个性等。

**3. 确定康复目标** 根据病情制定个体化的目标，为近期、中期及远期。近期目标是指治疗 10 ～ 14 天时要求达到的目标，中期目标一般是指治疗 14 ～ 30 天后应达到的康复目标，远期目标也是出院目标（出院后患者所要达到的目标）。

康复目标的制定是由康复小组制定完成，其组成包括医疗、康复护理、运动疗法、作业疗法、语言疗法、临床心理及社会康复等部门的人员。根据每位患者的功能障碍、一般情况、社会不利的具体情况制定近、中、远三期康复目标。在康复医师主持下制定

出各个阶段康复的具体目标，并把目标及治疗方案分解给各个康复治疗师，安排好每日的康复程序，根据康复程序进行各种治疗及机能训练。急性期患者经过一段时间治疗，须根据患者情况做近期康复目标修正，制定出中期康复目标。依此类推，患者出院前制定出远期康复目标。制定出的康复目标和实际达到的目标是有距离的，因此必须对每个患者每 1 ～ 2 周举行一次评定会议，评定是否达到目标，如果在康复治疗当中没有达到预期目标，要分析其原因，变更目标，修正训练内容。在所有中风患者中，与上肢瘫相比，下肢瘫后其功能有一定程度的自然改善趋势。而上肢（特别是手功能的恢复人群）的恢复情况不甚乐观，有时通过强化治疗亦如此。有统计表明 71.4% 的患者的手功能在发病 3 个月后不再有恢复，且单肢瘫痪疗效优于双肢瘫痪，近端肢体瘫痪疗效优于远端肢体瘫痪。从解剖学上分析，人体各部在运动中枢的大小，取决于此部位运动功能的重要性和复杂性，手的运动复杂而精细，其投射区就较大，手的动作最需皮层控制。锥体束控制上肢的纤维远比下肢和躯干者为多。皮质脊髓束中 5% ～ 20% 起自中央前回最粗大、传导速度最快的纤维，直接止于前角神经元，这是一种突触联系，也称为皮质－神经元系统。上、下运动神经元间的单突触系在进化上很新，与技巧性活动的发展有关。人的肢体，特别是手的技巧活动发展到顶峰，因此支配指、腕关节肌肉的神经元与皮质脊髓束之间具有较多的单纯突触联系。这种单纯突触损伤后恢复较难，不能像其他脑神经元受损后通过以使邻近恢复：神经元转变为阈上神经元方式而获得对下运动神经元的重新支配，所以上肢瘫恢复较难。

## 四、脑中风的康复技术

脑中风患者恢复需综合运用多种康复疗法，其中应用最广泛的是神经发育促进技术（Neuro Developmental Techniques，NDT）。NDT 是根据神经生理与神经发育的规律，应用促进和抑制的方法改善脑病损者运动控制能力的一类康复治疗方法。在康复治疗中应用较普遍的有 Rood 方法、Bobath 方法、Brunnstrom 方法、神经肌肉本体促进技术运动再学习（MRP）方法等。

### （一）神经发育促进技术（NDT）基本原理

以神经生理与神经发育理论为基础，认为人体从婴幼儿发育至成年人，各种神经功能的形成和完善均遵循一定的神经发育的规律。运动发育是动态的、有顺序的、从头端到尾端和从近端到远端发展的。早期的运动行为受反射活动所控制，婴儿期存在的反射活动至成人时并不完全消失，而是整合在各种神经系统功能之中。神经系统有病变时，其 CNS 的发育就停止在某一水平上不能进展，即出现刻板型的运动，不能完成技巧性运动。在临床上将神经生理学与神经发育学的基本知识运用到运动疗法具体操作中，发挥易化作用，使动作便于完成，逐渐形成了一个改善神经损伤患者的运动控制能力的治疗技术体系，即神经生理与神经发育疗法，它是现代康复医疗的一个重要手段。

### （二）各种神经发育促进技术

**1. 神经发育促进技术各种方法的共同之处**

（1）治疗原则：都把神经生理与神经发育理论运用到神经系统损伤后运动障碍的康复治疗中。

（2）治疗目标：都是为了改善神经损伤患者的运动控制能力，主张把治疗与功能活动特别是与 Adl 结合起来。

（3）治疗对象：以中枢神经系统损伤作为治疗的重点对象，按个体发育顺序，通过对躯干和肢体的良性刺激，抑制异常的病理反射和病理运动模式，引出并促进正常反射，建立正常运动模式。

（4）治疗方法：强调感觉刺激对完成运动动作的重要性，应用多种感觉刺激，包括躯体、语言、视觉等，并强调重复强化训练对运动学习的必要性。

（5）治疗时间：强调早期治疗，重视患者及其家属的主动参与，这是治疗成功与否的重要因素。

**2. 神经发育促进技术各种方法的不同特点**

（1）Rood 方法：以感觉刺激技术为主。

（2）Bobath 方法：主要通过适当的刺激诱发基本姿势、运动模式、翻正与平衡反应，从而使患者感受到正常运动的感觉，并运用反射性抑制模式（RIP）来控制关键点。

（3）Brunnstrom 方法：核心为中枢兴奋扩散原理，早期充分利用一切方法及各种运动模式引出肢体的运动反应，再从异常模式中引导分离出正常的运动成分，最终脱离异常模式，形成正常模式。

（4）本体感觉神经肌肉本体促进法（PNF）：强调本体感觉促进的作用。

（5）运动再学习方法（MRP）：主张中风患者需要通过学习重新获得运动功能，强调早期开始训练，把目的性功能运动与本体促进技术相结合，以加快实现自理活动的总体康复模式。

### （三）各类神经发育促进技术的理论要点与实施步骤

**1. Rood 方法**　又称多种感觉刺激技术，是由美国治疗师 Margaret Rood 于 1956 年提出的一种治疗方法。该方法是在肌腹的皮肤区域施以温和的机械刺激或表面温度刺激，通过皮肤的刺激使传出神经激活，以诱发骨骼肌运动，使之能完成某一动作势的控制过程；诱发肌肉反应的感觉刺激方法包括促进和抑制两类方法，前者用于弛缓性瘫痪、肌张力低等情况，后者适用于肌肉痉挛和肌张力高的情况。

**2. Bobath 方法**　又称神经发育方法，强调在治疗中把患者作为一个整体来治疗，不仅治疗瘫痪肢体，更重要的是鼓励患者积极参与治疗，去体会和掌握肢体运动时的感觉，而不是运动时的动作本身，正确的运动感觉对发展运动控制能力是不可缺少的。Bobath 技术主张按照正常个体发育的顺序，通过正常的自发性姿势反射和平衡反应来调节肌张力，诱发正常的运动反应，先学习并掌握基本的姿势与运动模式，然后逐渐转变为日常生活中复杂的功能性、技巧性动作。

**3. Brunnstrom 方法** 它是利用脑中风后残余的肌肉功能进行最大用力活动时所引起的联合反应、共同运动和其他粗大活动的作用，以促进正常运动出现的方法。主张在恢复早期利用这些异常的模式来帮助患者控制肢体的共同运动，达到最终能自己进行独立运动的目的。治疗上是顺应弛缓期、痉挛期、共同运动期、脱离共同运动、独立站立期、近于正常期这样一个恢复过程，以获得正常机能为目标，是目前应用最广泛的治疗方法之一。

**4. PNF 方法** PNF 技术是指通过本体感受器来促使某些特定共同运动模式中肌群的收缩，以正常的运动模式和运动发展为基础，强调整体运动而不是单一肌肉的活动。PNF 技术较复杂，治疗师必须始终和患者进行相当默契的配合，包括用语言暗示去激发运动和产生共同控制，通过确切的螺旋对角线轨迹引导运动，并通过未受影响的健侧体的最大活动来影响患侧肢体运动，治疗师所给予的阻力要以患者逐渐增加的收缩力相互适宜。

**5. 运动再学习（MRP）** 把中枢神经系统损伤后运动功能恢复训练视为一种再学习或再训练的过程。强调患者主观参与和认知重要性的前提下，着重按照运动学习的方法，对患者进行再训练，以恢复其运动功能的方法。训练内容包括上肢功能、口面部功能、从仰卧到坐起、坐位平衡、站起与坐下、站立平衡、步行等。治疗人员可根据情况，选择最适合与患者的任一部分开始。

神经发育促进技术在中风患者的躯体运动功能恢复过程发挥了重要的作用，但每一个技术都不是独立的，只有根据患者的情况，综合应用这些技术，才能使患者的功能恢复达到最高水平。

## 五、脑梗死的康复治疗

成人偏瘫的康复治疗应从早期开始，患者度过急性期，生命平稳后应积极进行康复治疗。偏瘫的康复过程分为五期：急性期、软瘫期、痉挛期、相对恢复期和后遗症期，时期不同治疗方法和目的也不同。治疗师应从众多的治疗技术中选择适合的技术，在治疗中观察患者的反应，调整治疗技术。患者也应将自己在治疗中的体会和感觉及时告诉治疗师，使其能及时了解治疗方法是否有效，这样在治疗中互通信息、主动参与，体现了康复技术的精神。

### （一）急性期

脑梗死的急性期是指发病的头几天，治疗以临床抢救为主，康复医疗措施应早期介入，但以不影响临床抢救为前提。但是如果患者清醒，又没有进行性梗死的表现，那么像输氧、鼻饲，甚至手术后，都不应该成为尽早进行康复医疗的障碍。急性期康复的目的是预防并发症和继发损害，同时为下一步功能训练做准备。

（1）预防并发症：包括褥疮、呼吸道感染、泌尿系感染、深部静脉炎形成、肩痛和肩－手综合征的预防，以达到预防关节挛缩和变形的目的。

（2）良肢体位：床上良肢体位是早期治疗中的极其重要的方面。良肢体位能预防和减轻上肢屈肌、下肢伸肌的典型痉挛模式的发生，这种痉挛模式会妨碍上肢的日常活动及步行时形成划圈步态。

1）健侧卧位：是患者感觉最好的体位。患者在胸前放一枕头，使肩前伸，患侧肘关节伸展，腕、指关节伸展放在枕上。患腿屈曲向前，放在身体前面另一枕上，髋关节、膝关节自然屈曲，支撑枕高低适宜，以舒适为度，健侧自然放置。

2）患侧卧位：在该体位时，患臂前伸、前臂外旋，将患肩拉出，防止肩受压和后缩。患腿放置舒适位，膝关节微屈，健腿屈曲向前，前置于体前支持枕上。

3）仰卧位：重症患者多采用的体位。仰卧位时应让肩关节前伸，手臂伸直、外旋、稍抬高，患臂放在体旁枕上，掌心向上，手指稍分开。骨盆前挺，大腿稍向内加紧并稍内旋，膝关节稍弯曲，膝下放一低枕头支撑。

4）被动运动：如患者昏迷时间过久或其他原因（严重的合并症）在数天后仍不能开始主动床上训练，则需维持被动的运动。活动顺序由大关节到小关节，循序渐进，缓慢进行，多做与痉挛相反的活动，如肩外展、外旋，前后踝关节背伸，腕指关节的伸展活动。

5）传统疗法：如针灸、按摩等方法在此期均可应用，帮助促进运动、语言、认知的恢复。

### （二）软瘫期

软瘫期是指发病在 1 ～ 3 周内（脑出血 2 ～ 3 周，脑梗死 1 周左右），患者意识清楚或有轻度意识障碍，生命体征稳定，但患肢肌力、肌张力均很低，腱反射低，即为软瘫期（Brunnstrom 期）。此期康复治疗的主要目的是利用躯干肌的活动，通过联合反应、共同运动姿势反射等活动，促进肩胛带和骨盆带功能的部分恢复，达到床上翻身、卧坐转换和坐位 1 级平衡的目标。应鼓励患者作主动运动，这不仅可以预防痉挛的发生，更重要的是让患者知道自己的“能动”，增强对恢复的信心。

**1. 翻身训练** 要求患者从仰卧位向两侧翻身，仰卧位是引起伸肌痉挛的最强体位，亦可加重肩胛骨的后突，因此不应该总保持仰卧位，应尽快学会向两侧翻身。

（1）向患侧辅助翻身：令患者抬起健侧腿向患侧伸，健侧上肢也向前摆，辅助者一手放在患膝上辅助患腿外旋，另一手可辅助患肢上肢处于前伸位置。

（2）向患侧独立翻身：患者于仰卧位双手交叉握住，由健侧上肢带动患侧上肢伸直，健侧下肢屈曲，用健侧上肢将患侧上肢置于外展位，以防翻身后受压。

（3）向健侧辅助翻身：患者于仰卧位双手交叉握住，辅助者屈曲患者下肢，双手放于患者臀部和足部，辅助向健侧翻身，摆放好肢体。

（4）向健侧独立翻身：患者仰卧位，健腿插入患腿下方，双手交叉，向上伸展上肢，左右摆动，加大幅度，摆至健侧时，顺势翻向健侧，同时用健腿带动患腿翻身。

**2. 桥式运动**　在床上进行翻身训练的同时，必须加强患侧的伸髋练习。

（1）双侧桥式运动：治疗师帮助患者将两腿屈曲，双足平踏床面，让患者伸髋，将臀抬离床面。如患髋外旋、外展不能支持时，治疗师帮助将患膝稳定位。

（2）单侧桥式运动：当患者完成双桥动作后，可让患者伸直健腿，患腿完成屈膝、伸髋、抬臀的动作。

（3）动态桥式运动：为了获得下肢内收和外展控制能力，患者仰卧屈膝，双足踏住床面，双膝平行并拢，健腿保持不动，患腿作交替的幅度较小的内收和外展动作，并学会控制动作的幅度和速度。然后患腿保持中立位，健腿做内收外展，并与双桥运动结合起来。

（4）坐位及坐位平衡训练：尽早让患者坐起，能防止肺部感染，改善心肺功能。先从半坐位开始，如患者无头昏等不适症状，可加大角度、延长坐起时间，然后让患者坐到床上或椅子上。

（5）肩的控制与肩胛带的运动：肩的控制与运动是上肢功能恢复的重要部分，即能帮助肩部运动，也可以预防肩痛和肩关节挛缩。

**3. 被动运动**

（1）肩胛带运动：患者仰卧位，治疗师用双手托住患肩，保持伸展外展位，然后向上、向前推患者的肩胛。当肩胛带活动不再有阻力时，可逐渐加大肩关节的角度，直到不痛为止。

（2）肩关节运动：治疗师一手握住患侧上肢做肩关节的屈曲、伸展、外展、内旋、外旋、内收、外展等活动，另一手固定肩关节加以保护。

（3）肘关节运动：患者仰卧位，上肢放在体侧，治疗师一手握住肘关节后部，另一手握住手腕，做屈肘或伸肘运动。

（4）腕、手指关节运动：被动做腕、手指关节的屈曲和伸展运动，控制好拇指的外展功能。

（5）双手抓握上举：即 Bobath 握手，让患者双手交叉抓握，掌面接触，用健手带动患手上举，伸直患臂。在坐位或仰卧位，患者均可多次重复地做，增加肩部活动，改善伸肘伸腕能力。

（6）下肢控制能力训练：许多患者在下肢控制能力很差时就试图行走，这是不正确的，易形成难以纠正的误用综合征。改善步态，必须对下肢进行控制能力的训练。

（7）髋和膝的屈曲：伸髋时屈膝练习，这对避免产生偏瘫步态是十分重要的。

（8）踝背屈练习：当患者可以控制一定角度的屈膝动作后，脚踏住支撑面，再进行主动的踝背屈练习。

（9）下肢内收外展控制训练：见动态桥式运动。

（10）促进技术的应用：采用毛刷轻刷患肢前臂、胫前部，一并同时应用拍打、震动等手法，促进伸腕和踝背屈动作的出现。传统疗法如按摩、针灸等方法在此期间均可应用，帮助促进运动功能的恢复。

### （三）痉挛期

随着疾病的恢复，痉挛逐渐出现，即进入痉挛期，亦为 Brunnstrom 2 ～ 3 期。此期的康复治疗目的主要是控制痉挛和异常运动模式，促进分离运动的出现。

痉挛期一般持续 3 个月左右，以上肢的屈肌和下肢的伸肌为重，是联合反应和共同运动发展的结果。痉挛使患腿对伸展不能控制，使腿没有足够的力量负重，使随意运动控制更加困难。痉挛的控制贯穿于整个治疗过程中，如软瘫期的抗痉挛体位在此期仍可以使用。

**1. 抗痉挛模式** 即良肢体位摆放、使患侧整个上肢保持伸展、外旋、上举和整个下肢保持屈曲，只有打破由于共同运动、联合反应、异常姿势等构成的异常运动模式，才有望恢复上下肢的精细运动。

**2. 尽早负重** 坐或站立患侧负重是偏瘫后首要任务，如软瘫期就使用斜板床站立，让患者获得立位的感觉刺激。亦可采用四点跪位、双腿持重、重心转移等训练。

正确的姿势是：患者头、颈、躯干应保持左右对称，躯干无扭转现象，躯干伸直；髋、膝、踝关节均应保持 90°屈曲位，患侧的小腿与地面应保持垂直，这样可避免患侧髋关节外展、外旋及膝关节的内翻和足下垂。

**3. 坐站转移及站立平衡训练** 患者坐站转换之前，要求训练坐位屈膝，即在足跟不离地面向后拉至坐椅前缘下，以便为转移站立做准备。让患者双手交叉，套在治疗师颈后，双膝抵住患者的患膝，指导患者屈髋、身体前倾、双腿负重，当重心由坐骨结节移到双脚时，让患者伸膝、伸腕、挺胸直立。完成坐位转移后可进入扶站、平行杠间站立、徒手站立及站立 1 级平衡训练。

**4. 步行训练** 步行是患者恢复健康、达到生活自理的重要环节，步行训练前要加强患肢负重能力训练，力争负重达体重的 3/4，并达Ⅲ级站立平衡。同时加强髋、膝的控制能力训练，如床边桥式运动训练等。

**5. 促进技术的应用以降低痉挛**

（1）躯干控制能力训练

1）治疗时将患者双下肢屈曲，治疗师的双手固定患者的膝关节，让患者头肩向左，下肢与髋部向右进行反方向的运动。

2）取健侧卧位，治疗师一手置于患者的肩部，另一手置于患者髋关节处，两手做反方向运动，停留片刻后再做反方向运动，重复数次。

（2）上肢控制能力训练

1）肘关节分离运动：患者取坐位或仰卧位，保持上肢上举过头，要求患者屈肘时用手摸头颈（控制下进行）。范围由小到大，并随着主动性增加，逐渐减少辅助量。

2）改善腕伸展练习：患者双手交叉，手掌朝前，手背朝脚，然后伸展上肢超过头，再回到脚部或顶住墙上下滑动。

3）手指与腕关节控制能力训练：治疗师一手握住患手四指，另一手控制患手拇指，并将五指及腕关节均置于伸展位。

（3）下肢控制能力训练

1）下肢屈曲、伸展的控制训练：治疗师一手控制住患足，保持患足背屈、外翻，另一手控制膝部，辅助患者屈曲、伸展，逐渐加大自主运动范围，最后达到可在不同角度停留，训练下肢控制能力。

2）屈髋屈膝训练：患者取仰卧位，治疗师一手托住患足，患者屈膝并将患肢放到床下，在髋伸展状态下，由治疗师协助患者将患脚抬至床面，并反复练习。

3）踝背屈训练：患者取仰卧位，患脚支撑在床上，治疗师一手固定患者踝关节，另一手协助患者踝关节做背屈、外翻。

（4）作业治疗：作业训练对改善偏瘫患者的日常生活活动能力十分重要，有认知知觉障碍者亦要进行认知知觉方面的训练。日常生活活动训练早期即可开展，如训练进食、个人卫生等，以后逐步进行穿衣、床椅转移、洗澡等有关日常生活活动的训练。还可以通过编织、绘画、陶瓷工艺、橡皮泥塑等训练两手协同操作，通过打字、砌积木、拧螺丝、拾小钢珠等训练的精细动作亦可以进行与家务劳动有关的作业训练，以提高患者的综合能力。

（5）抗痉挛的其他措施：痉挛的出现是脑梗死疾病发展的规律，尽管做了早期康复治疗，仍然有 15% ～ 20% 的患者不能顺利在 6 个月内恢复步行。故可知用以下措施，将有助于患者向分离运动、协调运动方向发展，从而顺利进入恢复期。

（6）其他疗法

1）药物：如力奥来素，系氨基酸受体拮抗剂，对痉挛有良好的控制作用。起始量为 5mg，每日 3 次，3 天后改为 10mg，每日 3 次，但每日总量不超过 80mg，用量以控制痉挛而不影响肌力为主。也可以应用妙纳（myonol），该药有周围性松弛肌张力的作用，用量为每次 50mg，每日 3 次，有良好的改善中风患者肌痉挛的作用。

2）充气夹板：将患肢置于抗痉挛模式中，夹板充气。利用充气后的机械作用，缓慢牵拉，使痉挛下降。

3）痉挛性电刺激疗法：以两组先后出现的方波分别刺激痉挛肌及拮抗肌，脉宽 0.2 ～ 0.5ms，延迟 0.1 ～ 0.5s，频率 0.66 ～ 1Hz，每对肌肉刺激 10min，每次治疗可刺激 2 ～ 3 对肌肉，每日治疗 1 次，10 ～ 20 次为 1 个疗程。这对减轻肌痉挛有一定疗效：

### （四）相对恢复期

此期是患者逐渐修正错误运动模式，产生正确运动模式，出现选择性分离运动，以及改善精细活动能力和速度的阶段，相当于 Brurmstrom Ⅴ～Ⅵ级，此时患者的肌张力降低或已恢复正常。姿势反射出现在皮层和基底节水平，分离运动已较为明显，开始能控制技巧性运动，但运动的顺序和速度差。此期的治疗目的除延续部分痉挛期的治疗外，主要进行改善功能和改善步态的训练。

（1）手的训练：患者前臂旋后，治疗者将其拇指外展并保持这一位置。被动屈掌指关节及指间关节，以牵拉伸指肌，并在伸直肌皮肤上给予刺激，促进伸指。本训练多在作业治疗室进行，基本动作有；

1）伸腕：坐位，前臂放在桌上采用中立位，腕伸出到桌前沿的前方，让患者握住一个杯子，治疗师固定前臂，让患者用腕将杯子举向上，然后放到原位，再重复：

2）拇指与其他手指的对掌：前臂旋后，练习拇指与各指在掌对合，成功后让患者用拇指分别拾起桌子上的物品，放在盒内。

（2）改善步态的训练：主要是进一步练习站立平衡、负重、重心转移，以及屈髋、屈膝、踝背屈、患腿支撑，健腿向前后迈步等训练。站立平衡可在接地弧形的平衡板上进行，初期进行平衡治疗时，治疗师须监控患者踝关节的位置。练习膝踝屈曲时，可让患者健足在前站着，然后令其迈步，将髋关节移至健足上方，此时病足背屈加大，但不让足跟离地，反复练习。训练患者独立站起，让患者的臀部移向椅子的前部，髋关节、膝关节屈曲90°，双膝并拢，双足跟着地，嘱患者双手 Bobath 握手，双上肢上举至肩关节屈曲90°，起立时，嘱患者躯干前屈，重心前移，髋关节上提，伸展下肢和躯干缓慢站起。

（3）坐位平衡训练

1）坐位前后方向的平衡训练：患者取坐位，治疗师站于前方，用双手诱导患者向前方屈曲躯干，然后再恢复原位。

2）坐位侧方的平衡训练：患者取坐位，治疗师从左、右分别向相反方向施加一定力量，指导者抵抗阻力并自主地恢复原位。

3）手膝位平衡的训练：引导患者向前、后、左、右各个方向移动重心，再恢复原位，同时保持平衡。

4）跪位平衡的训练：治疗师位于患侧，通过患侧上肢的支持，诱导患者向左右转移重心，并尽可能地让患侧负重同时保持平衡，

（4）立位平衡的训练

1）练习立位初期，先进行静态下的站立，嘱患者两足平行，与肩膀同宽，双下肢必须均等负重，不加入躯干和上肢的任何运动，治疗师立于患侧加以保护。

2）达到静态下的站立平衡以后，可指导患者用健手或患手支持扶手，进行站立位下的平衡训练。

（5）平衡杠内的步行训练

1）向前伸出健侧上肢，用健手握住木杠并将部分重心移向前方。

2）向前迈出患侧下肢，这个过程中由健侧上，下肢负重。

3）健侧下肢跟上，这个过程由健侧上肢和患侧下肢负重。

（6）拄拐步行训练：拐杖的高度是以患者股骨大转子的高度为宜。动作顺序如下所述：

1）健手持拐杖向前伸进，与健侧下肢共同负重。

2）患侧下肢向前迈进，由患侧下肢和拐杖共同负重。

3）健侧足跟跟上。

（7）步行的条件

1）独立维持立位平衡 30 秒。

2）髋关节和膝关节有一定选择性控制能力。

3）双下肢能完成重心转移。

4）良好的关节位置觉。

（8）步态训练的注意事项：运动缺损是中风后最常见的功能障碍，就患者的生存质量而言，下肢的步行功能远较上肢功能意义深远。原则上早期患肢负重可强化运动功能，即有利于功能的恢复。

1）步行训练应在有经验的康复治疗师指导下，循序渐进地进行。

2）把传统的康复训练和神经促通技术相结合起来，依据患者的具体情况，对于条件允许者，应进行早期强化训练。

3）不要过度疲劳，运动量约为正常运动量的 70% ～ 80%。若每天练得筋疲力尽，反而痉挛加重，强化了痉挛模式，有害而无益。

（9）上下楼梯训练

1）上楼梯的顺序：拐杖（或健手）→健侧下肢→患侧下肢。

2）下楼梯的顺序：拐杖（或健手）→患侧下肢→健侧下肢。

### （五）后遗症期

偏瘫经过各种临床和康复治疗，仍有部分患者留有不同程度的各种后遗症，如痉挛、关节挛缩畸形、姿势异常等。此期的目的是继续训练和利用残余动能，防止功能退化，并尽可能改善患者周围环境，争取最大程度的生活自理。

（1）进行维持功能的各种训练，即仍延续痉挛期，恢复期的康复治疗手段。

（2）正确使用手杖、步行器、轮椅、支具等辅助器具，补偿患肢的功能。

（3）充分训练健侧的代偿功能。

（4）对家庭环境做必要的改造，如门槛和台阶改成坡道，蹲式便器改成坐式便器，厕所及浴室加扶手等。

### （六）矫形器在治疗中的作用

偏瘫患者治疗在软瘫期、恢复期、后遗症阶段都可能应用矫形器。

**1. 软瘫期**　用于保护弛缓性瘫痪的肌肉，如配合早期训练先使用通用型吊带保护肩周围的肌肉，预防肩关节半脱位或脱位。

**2. 痉挛期**　应用各种固定性矫形器，减轻肌肉的痉挛。如步行中在摆动期和支撑期合并有膝关节过伸和足的内翻或外翻畸形，这类情况可选用硬性塑料踝足矫形器

（AFO）。合并有足内翻或外翻的，应在外踝或内踝部位加软垫。若有垂腕，可采取手矫形器（EO），以预防屈指、屈腕畸形。

**3. 后遗症阶段** 可订制正式矫形器。

（1）垂足：如果小腿三头肌没有痉挛或只有轻度痉挛，可应用软性塑料踝足矫形器。

（2）膝关节屈肌痉挛：影响膝关节稳定性者，可应用膝踝足矫形器，要求膝关节铰链带锁以稳定膝关节。注意，膝屈肌严重痉挛时，需消除痉挛后再装矫形器。

### （七）并发症的治疗

**1. 肩关节半脱位** 在偏瘫患者很常见，发生率可高达81%。

（1）纠正肩胛骨的位置，通过手法活动肩胛骨和保持正确的卧位姿势。如在仰卧位时，患肩下应用枕垫高，以防肩后伸；在坐位时，把患侧上肢放在面前的桌子上；患者可自己通过双手十指交叉，健侧上肢带动患侧上肢向前上方做充分伸展。

（2）加强刺激肩关节周围的肌肉，促进其功能的恢复。术者一手将患侧上肢拉向前方，另一手在腋下快速而有力向上拍打肱骨头，以通过牵张反射来增加三角肌和冈上肌的张力和活动：或者术者用手在冈上肌、三角肌和肱三头肌表面由近端向远端快速用力按摩。

（3）维持患侧肩做全关节无痛性的被动运动。可按照前面所描述的中风患者肩关节扭动运动的有关内容进行。

在进行以上三项的活动时应特别注意，不能因活动产生患侧肩关节或组织的疼痛。而且，在治疗中千万不能牵拉患肩，以免造成肩关节半脱位。故早期正确护理脑梗死患者将能有效地降低肩关节半脱位的发生率。

**2. 肩痛** 多在脑中风很长时间后发生，发生率约为84%左右，疼痛常非常剧烈，患者拒绝接触患肢，完全回避治疗，成为治疗的主要障碍。所幸的是，通过早期适当的处理和治疗，完全可以避免肩痛发生。

（1）肩痛的原因：一般认为与肩关节半脱位、肩－手综合征及肌痉挛所致肩关节正常机制被破坏等有关。

（2）治疗原则

1）在床上保持正确的姿势放置。如在仰卧位时，患肩下应用枕垫高，以防肩后伸；在坐位时，把患侧上肢放在面前的桌子上。

2）抗痉挛、恢复正常肩肱节律，主要采取牵拉、挤压、拍打等手法。

3）增加肩胛骨被动运动范围。

4）双手交叉前伸的上肢自助运动。

5）同时应用止痛药物控制疼痛。

6）局部使用短波、超声波等物理治疗改善症状。

注意，如果一个患者在未予治疗前已经出现了肩关节强直、疼痛，处理方法应有所不同。治疗师首先应取得患者的信赖，如果患者因预感到疼痛而害怕运动，那么当活动上肢时，便会更早地出现疼痛。恐惧会增加屈肌张力，使肩胛骨下沉、后缩及肱骨内旋，所以治疗师应告诉患者不会牵拉患者的患肢，并让患者确信通过两人的共同努力，最终将完全消除肩痛。

**3. 肩－手综合征**　又称反射性交感神经营养不良。在脑梗死发病后 1 ～ 3 个月很常见，表现为肩痛、手部肿胀、皮温上升、关节畸形。在早期，只要出现水肿、疼痛、运动受限时，应立即治疗。治疗原则为：

（1）调整床上的体位：应采用良肢卧位。

（2）避免腕关节屈曲：为改善静脉回流，腕关节长期保持背伸状态很重要，必要时可制作夹板支持腕关节于适度的背伸位。患者戴夹板同时也能进行自主活动，这样可保持肩关节的活动度。

（3）压迫性向心缠绕：用一直径为 1 ～ 2mm 的线绳由远端向近端缠绕拇指，然后是其他手指、手掌和手背缠绕，直至腕关节以上。缠绕开始时于指甲处围成一环，缠完后立即从指端绳环处迅速拉开缠绕的线绳。向心性缠绕手指或四肢是一种简单、安全和非常有效的治疗周围性水肿的方法。

（4）尽可能让患者做主动运动：肌肉收缩为减轻水肿提供了微型泵的作用，任何可以刺激患肢功能恢复的活动都可应用，特别是抓握活动。

（5）冰疗法：患者的手与治疗师的手同时伸入含有冰水混合液，（冰、水比例为 1 ∶ 3），由治疗师的手能忍受程度来决定浸泡时间，可连续 3 次，2 次浸泡之间有短暂的间隔。

**4. 废用性肌无力及肌萎缩**　是指由于肌肉不活动所引起的肌容积减小肌力和耐力下降现象。其中以肌红蛋白减少、肌原纤维蛋白质减少为主，外观肢体变细的现象可能不明显，因为外周神经对肌肉的营养作用仍然存在，患侧肌肉因中枢性瘫痪，主动减少甚至消失，废用性肌萎缩发生得快而严重。健侧肌肉因神经支配完全正常，只是由于卧床，时向较长，主动活动减少，废用性肌萎缩发生得较慢、较轻。因此，其肌萎缩程度与瘫痪程度、主动运动及每天的活动量大小有关。主要措施为：促进患侧肢体运动功能的恢复，如正确的被动运动、电刺激、电针促进患侧肢体肌肉的被动收缩，尽可能地利用现有的患侧肢体进行主动活动并逐渐加大运动量，同时还应加强人体的营养，使肌萎缩逐渐减轻。

**5. 关节挛缩**　这是由于关节、软组织、肌肉缺乏活动或被动运动范围受限而导致的。挛缩的发生，在上肢的肩、肘、腕、指关节最易发生，在下肢是腿、膝、踝关节。挛缩对肢体功能和日常生活能力有严重影响。

（1）临床表现

1）疼痛：一般说大关节更易受到疼痛的影响发生挛缩，如在脑血管病时有肩痛者常致肩关节挛缩。

2）肢体运动功能障碍：肢体出现瘫痪后，患者无主动运动，正常的关节运动消失，出现关节挛缩。

3）痉挛：中风患者肌张力异常增高呈痉挛，使肌肉处于不平衡，一部分的肌纤维、结缔组织维持在短缩位置。若这种短缩位置出现 5 ～ 7 天，就可使胶原纤维挛缩和肌纤维弹性下降。大约在 3 周后，肌肉和关节周围的松弛的结缔组织改变为紧密的结缔组织，导致关节挛缩。长时间关节静止不动在卧床时长时间固定的不良肢位，如在屈髋位，常产生髋关节屈曲挛缩。未能及时早期康复

（2）*治疗方法*：如能及时针对病因进行康复治疗，包括主动或被动的关节活动范围扩大训练，就可防止关节挛缩的产生。防治的主要措施是：

1）定时变换体位，如翻身、床上移位等。

2）保持良好肢位。

3）被动无痛范围内的关节活动。

4）自主被动关节活动。

5）持续性、小力量的牵拉方法，以改善关节挛缩所至关节活动度减少的问题。牵拉的方法包括徒手牵拉、自然牵拉、使用器械的持续牵拉方法。在进行持续牵拉的同时，合并运用温热疗法则效果更佳。牵拉过程中，应注意避免引起肌肉、韧带、关节及骨质的损伤；牵拉的力量不宜过大，以出现可耐受的疼痛为度。

6）抑制痉挛治疗，如 Bobath 法、PNF 法等。

总之，对脑梗死患者而言，预防比治疗更重要，也容易得多。做好患侧肢体良肢位的摆放和早期的康复是预防关节挛缩非常重要的一环。

**6. 废用性骨质疏松** 是由于骨骼缺乏负重、重力及肌肉活动等刺激，使骨量减少和骨组织的显微结构退化为特征的疾病。中风患者由于肢体瘫痪，卧床时间长，负重活动减少，相应机械性刺激也减少，而出现骨质疏松。此外，由于长期不活动状态影响内分泌系统，使尿中钙的排泄增加，羟脯氨酸排泄增加，粪便中钙的排泄增加。由于患侧上肢恢复较下肢慢，故患侧上肢骨质疏松比患侧下肢发生率高、程度重。

（1）*临床表现*：骨质疏松的患者最易发生骨折，如跌倒可致股骨颈骨折。严重骨质疏松的患者，可因自身动作引起自发性骨折。因而对脑中风所致的废用性骨质疏松患者应给予高度重视，防止骨折发生。

（2）*防治方法*：主要是负重站立。如患者不能进行自行站立，可用斜板站立床帮助站立，可根据患者情况逐步增加斜坡角度。此外应进行力量、耐久和协调性的训练，肌肉等长收缩、等张收缩，尽可能早恢复日常生活活动。

**7. 位置性低血压（直立性低血压）** 正常人从卧位到坐位或立位，由于重力的作用，全身血流量的 70% 处于心脏水平以下，静脉回流量减少，使血压下降，但此时作用于动脉压力感受器刺激交感神经，反射性使心搏出量增加，动、静脉收缩，各脏器的血流再分布，确保血压下降不低于 2.7kPa（20mmHg）以上，舒张压略上升，使平均血压几乎与平卧位处于同一水平，从而维持循环血液动力学的稳定性，确保脑血流供应。脑梗死患者偏瘫后，若长期卧床，突然由卧位至坐位或立位等体位变化时，患者可出现头

晕、恶心、呕吐、面色苍白、冷汗甚至晕厥等脑缺血、缺氧表现，测量血压可较平常下降 20mmHg。由此可见，对神经系统疾病长期卧床的患者，给予足够的重视，采取必要的措施，避免发生直立性低血压。直立性低血压的预防措施主要有以下几个方面：

（1）定时变换体位，开始时动作要缓慢，逐步提高。

（2）仰卧时，头高于足约 30 ～ 50mm，随着病情稳定，逐渐抬高上身，以 15°、30°、45°直至达到 80°～ 90°，直至坐直，每回 3 次，每次以患者能耐受为准。

（3）适当主动或被动运动运动四肢，改善血液循环，增强反射敏感。

上述各项预防、治疗措施中，最重要的是尽可能避免长期卧床，尽可能早期开始坐位训练，这是防止中风患者发生直立性低血压最佳方法。改变那种认为脑梗死患者必须长期“静卧不动”的缺乏康复意识的陈旧观点，要建立起早期坐位训练的意识。

**8. 误用综合征**　是 Hireschberg 首先提出的，即在康复治疗中方法错误，引起医源性的继发性损害。在我国现代康复技术尚未普及的情况下，由于康复方法的错误导致的误用综合征是相当普遍的，因此一旦产生就会给患者的恢复造成不良后果，严重的可导致终身残疾。常见的有以下几种：

（1）*粗暴的长时间的关节被动活动*：瘫痪的肢体关节被动运动是重要的康复措施之一，其原则是在其关节允许的范围内进行，再逐步扩大其运动范围。如关节被动活动超越该关节允许的范围，猛然扩大，就会引起韧带撕裂、关节腔内出血，不仅引起疼痛，如反复进行则可发展为慢性炎症，久而久之造成关节挛缩。常见的是出现肩 - 手综合征、肩关节周围炎等。过大的被动关节运动训练造成的另一后果是关节周围的异位骨化。

因此，在做关节被动活动时必须手法轻柔，注意训练量及训练强度。一般关节每次活动 3 ～ 5 次，每日 1 次，即可达到康复目的。切忌粗暴的关节被动活动。

（2）*康复方法及指导的错误*：中枢运动神经瘫痪时，正确康复方法必须遵循 Brunnstrom 恢复原则，应用运动神经发育及本体感觉神经肌肉促进法来做康复治疗。如在中风患者的痉挛期，只按传统方法进行针灸、按摩，而不按照神经生理原理进行神经促通技术的应用，这不仅不能抑制异常肌张力，反而起到相反作用。如无肌张力就不能站立的错误认识，以及患者、家属甚至医务人员希望脑中风患者“早日能走”，常在未进行坐、站立训练的情况下，由人扶着强行“步行”。这不仅达不到行走目的，反而加剧膝过伸及划圈步态。少数医务人员对疾病康复“急于求成”，使运动治疗的量、次数及强度超过了患者实际能承受的负荷，未遵循 Brunnstrom 恢复原则，这样会产生全身性疲劳及局部肌肉、关节损伤。

因此，为了避免产生过用综合征，必须掌握患者的全身的状况，经过客观的、科学的康复评定，遵循少量的多次的训练康复原则，科学地安排每日训练量。所谓的少量多次训练，即保证每日训练 1 ～ 2 次，每次 30 ～ 40 分钟。每次训练之间要有充分的休息时间，训练量逐渐增加。同时，应给患者、家属以正确的指导及健康教育，既要做到符合当前国际上倡导的强化训练的总量，又要避免产生过度负荷的不良的影响。所以，我们要对患者进行科学的康复治疗，同时医务人员要提高康复理论知识的学习，减少和避免误用综合征的出现。

### （八）日常生活活动训练

日常生活活动（Adl）是指人在独立生活中反复进行的、最必要的基本活动，包括进食、更衣、用厕、出入卫生间、转移及家务活动等，日常生活活动训练是作业治疗的基本方法之一。训练前，首先要使用 Barthel 指数或 FIM 等方法进行日常生活能力的评定，根据评定的结果，制定出可行的康复训练计划，然后有步骤地进行日常生活活动训练。训练要反复练习多次，直至活动的能力、方法、质量、安全及对活动环境的控制都达到一定水平才算完成训练。几种常进行的训练如下：

**1. 床上运动与转移训练** 床上运动训练是最基本的功能活动之一，包括翻身及患者在床上的侧方、前、后方向的移动等。它不但可避免发生褥疮，而且让患者学会自己主动进行床上运动后，可减轻照顾者的负担。

（1）患者在室内的转移：包括转移的方式、范围、用具和环境等，如步行、上下楼梯、助行器和轮椅的使用等。

（2）从床转移至椅子：患者坐于床边，椅子放于床旁。患者前臂搭在辅助者肩上或腰上，在辅助者帮助下身体前倾，重心移至脚上，臀部离开床面，然后以健脚为轴，旋转身体，将臀部对准椅面坐下，整理好坐姿。

（3）从床转移至轮椅：轮椅置于患者健侧，与床呈 30°～40°角，确认刹车后，利用健侧上肢支撑站起后，以健侧下肢为轴旋转身体，臀部对准轮椅，最后待躯干充分前屈后在缓缓坐下。

（4）从轮椅至床：以健侧接近床沿，与床呈 30°～45°角，确认刹车后移开踏板。用健手扶助床面，以健足为轴，转动身体，坐到床沿上。

（5）从轮椅转移至坐便器：为患者如厕方便及安全，可在墙壁或坐便器上安装扶手。

**2. 个人的 Adl 训练** 必须根据实际情况，并综合考虑各方面因素后，制定周密的训练计划。一般可在日常生活环境进行训练，对特定的动作进行分解，必要时可使用辅助的装置，如穿鞋夹、穿袜器等。

（1）饮食训练：进食和饮水是综合而又繁杂的过程，若患者存在吞咽困难，应进行早期针对性训练。对一些餐具可进行改造。如勺子柄的加粗，防止餐具滑脱的木板，及带橡胶吸盘的洗手用刷子。

（2）洗脸：用健手持毛巾洗脸，然后利用水龙头拧干毛巾擦脸。

（3）洗手：可将改造后的细毛刷（毛刷背后加两个吸盘）吸在洗手池壁上，健手在毛刷上来回刷洗。

（4）更衣训练：更衣不仅是生活必需，也是人们感情表达的重要方式之一。穿脱衣物和鞋袜需要许多技能才能完成，包括平衡协调能肌力、关节活动范围、感知和认知等能力等。

1）穿脱上衣训练：原则是先患侧，再健侧。穿衣时患者取坐位，分清衬衣前后左右位置，用健手帮助，先将患肢套进衣袖并拉至肩部，健手由颈后抓住衣领，并将上衣另一只袖口从身后拉向健侧肩，健手穿入袖中，整理好后系上纽扣。脱上衣时，先脱健侧，再脱患侧，用健手解开纽扣并将上衣脱至肩部；先把健手从袖口中脱出，继而帮助脱出患手。穿套头衫时，则按患手、健手、头部的顺序进行。

2）穿脱裤子训练

①床上卧位穿裤：健手辅助先将患侧下肢搭在健侧下肢，将患侧下肢伸入裤管中，再穿健侧裤管。用健腿支撑抬起臀部，以便将裤子提至腰部，用健手系好腰带。

②椅上坐位穿裤：健手提起患侧下肢，搭在健侧下肢上，下肢套上裤管后放下；之后健侧下肢套入裤管，用健手拉住裤腰站起，以便将裤子提至腰部，用健手系好腰带。脱裤子时要松开腰带，若患者站立位，裤子可自然下落。

# 参考文献


1. 杨静 . 脑血管疾病的中西医诊治［M］. 长春：吉林科学技术出版社，2019.
2. 缺血性脑血管疾病中西医结合诊治与护理［M］. 天津：天津科学技术出版社，2019.
3. 杨连霞 . 心脑血管疾病中西医结合治疗与康复护理［M］. 北京：科学技术文献出版社，2019.
4. 王蕊 . 中西医结合心脑血管疾病诊疗学［M］. 哈尔滨：黑龙江科学技术出版社，2019.
5. 裴云芳，张田仓，盛有根 . 中西医临床诊治［M］. 长春：吉林科学技术出版社，2019.
6. 中西医结合内科学［M］. 长春：吉林科学技术出版社，2019.
7. 中西医结合神经内科疾病诊治概要［M］. 北京：科学技术文献出版社，2019.
8. 中西医结合治疗糖尿病的经验及临床应用［M］. 北京：科学技术文献出版社，2019.
9. 常见神经系统疾病的中西医诊治［M］. 哈尔滨：黑龙江科学技术出版社，2019.
10. 唐德刚 . 糖尿病中西医结合治疗理论与实践［M］. 北京：科学技术文献出版社，2019.
11. 李贤黄，春英文 . 中风病中西医防治学［M］. 南宁：广西科学技术出版社，2021.
12. 张晓云，袁维真 . 中西医临床危重病学（第 2 版）［M］. 北京：中国医药科技出版社，2019.
13. 周德生 . 脑科理论实证录［M］. 长沙：湖南科学技术出版社，2019.
14. 仓志兰，司亮 . 江苏省名中西医结合专家汤粉英医案医话［M］. 南京：江苏凤凰科学技术出版社，2019.
15. 陈维养 . 九十初度——陈可冀医学选集［M］. 北京：科学出版社，2019.
16. 牛建忠，牛湛芸 . 牛建忠名老中医辨证论治方法荟萃［M］. 北京：科学技术文献出版社，2019.
17. 谢英彪 . 药茶与健康［M］. 合肥：安徽科学技术出版社，2019.
18. 张茂雷 . 中医内科常见病诊疗精粹［M］. 北京：金盾出版社，2019.
19. 冼绍祥，杨忠奇 . 岭南内科进展［M］. 广州：广东高等教育出版社，2019.
20. 吴士延 . 凌耀星内科学术经验集［M］. 上海：上海科学技术出版社，2019.
21. 赵洪钧 . 医学中西结合录［M］. 北京：学苑出版社，2019.
22. 夏小军 . 夏小军医学文集［M］. 兰州：甘肃科学技术出版社，2019.
23. 孙灵芝 . 曹晓岚教授临床医案精选［M］. 北京：科学技术文献出版社，2019.
24. 朱红霞 . 中医学理论与常见病诊治［M］. 北京：科学技术文献出版社，2019.
25. 孙明辉 . 现代疾病中医诊治要点［M］. 哈尔滨：黑龙江科学技术出版社，2019.
26. 侯斌，王小亮，林枫 . 张树泉学术思想及临证经验集［M］. 南昌：江西科学技术出版社，2019.
27. 丁娟 . 简明神经内科学［M］. 长春：吉林科学技术出版社 .2019.